JN181376

犬と猫の救急医療プラクティス

疾患別 その日その場の対応法

監修 岡野昇三

緑書房

ご 注 意

本書中の診断法，治療法，薬用量については，最新の獣医学的知見をもとに，細心の注意をもって記載されています。しかし獣医学の著しい進歩からみて，記載された内容がすべての点において完全であると保証するものではありません。実際の症例へ応用する場合は，使用する機器，検査センターの正常値に注意し，かつ用量等はチェックし，各獣医師の責任の下，注意深く診療を行ってください。本書記載の診断法，治療法，薬用量による不測の事故に対して，著者，監修者，編集者ならびに出版社は，その責を負いかねます。

（株式会社 緑書房）

はじめに

伴侶動物を取り巻く環境の変化に伴い，動物とその家族のニーズ，社会のニーズは，人医療に近づきつつあり，いつでも安心した獣医療を受けられることが切に望まれている。これらのニーズを反映して，夜間救急や24時間対応の動物病院が多く認められるようになったことは喜ばしいことである。そして，大学教育においてもカリキュラムの改善などにより「救急医療学」を独立した授業科目として教えている大学が増えているのも実状である。

救急患者の管理は，原因や状況に合わせて適切な対応を実施する必要があり，総合的な知識や技術が要求されるために，日頃から日常診療のみならず救急医療の知識や技術を向上させる努力が求められる。

しかし，救急疾患に対する対応を学ぶための情報源は，残念ながら国外で出版された救急医療学の翻訳書が主流である。そのため，原因となる疾患や対応方法および使用薬剤などに差異が認められることがある。そこで，本書「犬と猫の救急医療プラクティス」は，国内の臨床現場で広く役に立つバイブルそして教科書として活用して頂きたく，第一線で活躍されている先生に執筆して頂いた。

本書の特徴は，単に救急疾患の解説に留まらず，救急対応の手順をチャートにして要点を短時間で理解しやすいよう記載していることにある。また，注意点やポイントを挙げることで，救急対応における見落としなどを最小限にする配慮を行った。本書が伴侶動物の救急疾患に対する救命率や予後の改善に少しでもお役に立てれば幸いである。

本書の刊行にあたり，多大なご尽力を頂いた緑書房月刊CAP編集部の方々にこの場をかりてお礼申し上げる。

2015年12月

岡野昇三

監修者・執筆者一覧

（所属は 2015 年 11 月現在）

[監修者]

岡野昇三　OKANO Shozo

北里大学 獣医学部 獣医学科 小動物第 2 外科学研究室

[執筆者（五十音順）]

秋吉秀保　AKIYOSHI Hideo ……………… 2-2-1，2-2-3

大阪府立大学大学院 生命環境学研究科 獣医学専攻 獣医臨床科学分野 高度医療学講座 獣医外科学教室

岩井聡美　IWAI Satomi ……………… 2-4-1，2-4-2，2-4-3

北里大学 獣医学部 獣医学科 小動物第 2 外科学研究室

遠藤　薫　ENDO Kaoru ……………… 2-7-1，2-7-2

遠藤犬猫病院

岡野昇三　OKANO Shozo ……………… Introduction，1-1，1-2，1-3，2-2-4，3-1，Appendices

前掲

金井一享　KANAI Kazutaka ……………… 2-8-1，2-8-2，2-8-3

北里大学 獣医学部 獣医学科 小動物第 1 内科学研究室

佐野忠士　SANO Tadashi ……………… 3-2

酪農学園大学 獣医学群 獣医保健看護学類 動物行動学ユニット／動物集中管理研究室

柴田久美子　SHIBATA Kumiko ……………… 2-9-1

DVMs どうぶつ医療センター横浜，YOKOHAMA Dermatology for Animals

竹内和義　TAKEUCHI Kazuyoshi ……………… 2-2-5

たけうち動物病院

田中　宏　TANAKA Hiroshi ……………… 2-6-1，2-6-2

中山獣医科病院

近澤征史朗　CHIKAZAWA Seishirou ……2-10-1，2-10-2
北里大学 獣医学部 獣医学科 小動物第２内科学研究室

中村篤史　NAKAMURA Atsushi ……2-2-2，2-11-1，2-11-2
TRVA 夜間救急動物医療センター

西飯直仁　NISHII Naohito ……2-3-1，2-3-2，2-3-3
岐阜大学 応用生物科学部 共同獣医学科 臨床獣医学講座 獣医内科学研究室

藤野泰人　FUJINO Yasuhito ……3-6
浦安中央動物病院

堀　達也　HORI Tatsuya ……2-5-1，2-5-2
日本獣医生命科学大学 獣医学部 獣医学科 臨床獣医学部門 治療学分野Ⅱ 獣医臨床繁殖学研究室

堀　泰智　HORI Yasutomo ……2-1-1，2-1-2，2-1-3
北里大学 獣医学部 獣医学科 小動物第２内科学研究室

前田賢一　MAEDA Kenichi ……3-3，3-4，3-5
北里大学 獣医学部 獣医学科 小動物第２外科学研究室

桃井康行　MOMOI Yasuyuki ……1-4
鹿児島大学 共同獣医学部 獣医学科 臨床獣医学講座 画像診断学分野

目次 Table of contents

Introduction

9　救急疾患の動物に対応するために

Chapter 1 重要な病態

16　1-1　呼吸困難
23　1-2　ショック
29　1-3　アナフィラキシーショック
33　1-4　播種性血管内凝固（DIC）

Chapter 2 救急疾患各論

1　循環器
40　2-1-1　心タンポナーデ
47　2-1-2　血栓塞栓症
54　2-1-3　危険な不整脈
2　消化器
60　2-2-1　異物（食道・胃・腸管）
79　2-2-2　胃拡張捻転症候群
90　2-2-3　腸重積
97　2-2-4　肝性脳症
102　2-2-5　犬の急性膵炎
3　代謝・内分泌
114　2-3-1　低血糖症
118　2-3-2　糖尿病性ケトアシドーシス
122　2-3-3　アジソンクリーゼ
4　泌尿器
126　2-4-1　無尿
137　2-4-2　尿路閉塞
151　2-4-3　尿道損傷

5 生殖器

162 2-5-1 子宮蓄膿症

170 2-5-2 異常分娩

6 神経

180 2-6-1 胸腰部椎間板ヘルニア グレード5と診断した場合の対応

190 2-6-2 てんかん重積状態

7 運動器

195 2-7-1 骨折の応急処置 小型犬の橈尺骨骨折と猫の交通外傷による骨折

206 2-7-2 犬の靭帯断裂

8 眼

211 2-8-1 角膜穿孔

215 2-8-2 緑内障

221 2-8-3 眼球脱臼

9 皮膚

226 2-9-1 熱傷

10 腫瘍

230 2-10-1 腫瘍破裂に伴う腹腔内出血 脾臓血管肉腫

234 2-10-2 抗がん剤投与後の急変 急性腫瘍溶解症候群(ATLS)および好中球減少症

11 その他

237 2-11-1 中毒

254 2-11-2 熱中症

Chapter 3 必要な手技

262 3-1 気道確保

267 3-2 心肺蘇生法(CPR)

279 3-3 血管内留置

286 3-4 投薬方法

292 3-5 輸液療法

304 3-6 輸血療法

Appendices

314 Appendix-1 エマージェンシーボックス

315 Appendix-2 救急医療で使用される主な薬剤

8 略語表

316 索引

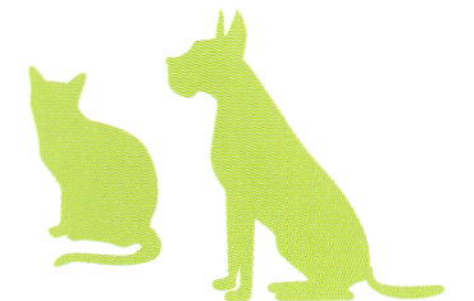

略語表

※本文(図表も含む)に使用されている主な用語を対象とする

薬剤投与経路

IV	静脈内投与
IM	筋肉内投与
SC	皮下投与
PO	経口投与
IO	骨髄内投与
IT	気管内投与
CRI	静脈内持続点滴，持続定量点滴

薬剤投与間隔

SID	1日1回
BID	1日2回
TID	1日3回
QID	1日4回

血液検査

CBC	全血球計算検査／血液検査
WBC	白血球数
RBC	赤血球数
Hb	ヘモグロビン濃度
HCT(Ht)	ヘマトクリット値
PCV	血球容積／HCTと同意
MCHC	平均赤血球血色素濃度
PT	プロトロンビン時間
APTT	活性化部分トロンボプラスチン時間
Fib	フィブリノーゲン
FDP	フィブリン・フィブリノーゲン分解産物
AT Ⅲ	アンチトロンビンⅢ
Glu	グルコース／血糖値
AST	アスパラギン酸アミノトランスフェラーゼ
ALT	アラニンアミノトランスフェラーゼ
ALP	アルカリホスファターゼ
T-Bil	総ビリルビン
BUN	血中尿素窒素
Cre	クレアチニン
TP	総蛋白
Alb	アルブミン
NH_3	アンモニア
CK(CPK)	クレアチンキナーゼ(クレアチンホスホキナーゼ)
TG	トリグリセリド／中性脂肪
CRP	急性期蛋白／C反応性蛋白
PLI	膵特異性リパーゼ免疫反応活性
TLI	トリプシン様免疫反応活性

A

ACTH	副腎皮質刺激ホルモン
AKI	急性腎障害
ARDS	急性呼吸窮迫症候群
ATLS	急性腫瘍溶解症候群

B

BCS	ボディ・コンディション・スコア
bpm	ビート・パー・ミニット(1分あたりの拍数)

C

CKD	慢性腎臓病
COX	シクロオキシゲナーゼ
CPA	心肺停止
CPR	心肺蘇生
CRT	毛細血管再充満時間

D

DIC	播種性血管内凝固

E

$EtCO_2$	終末呼気二酸化炭素分圧

F

FeLV	ネコ白血病ウイルス
FIP	猫伝染性腹膜炎
FIV	ネコ免疫不全ウイルス

G

G	ゲージ(針の太さの単位)
GDV	胃拡張捻転症候群
GFR	糸球体濾過量
GON	緑内障視神経症

K

KCL	カリウム製剤

L

LMN	下位運動ニューロン

M

MODS	多臓器機能障害症候群
MPSS	コハク酸メチルプレドニゾロンナトリウム

N

NAC	N-アセチルシステイン
NSAIDs	非ステロイド系抗炎症薬／鎮痛薬

P

$PaCO_2$	動脈血二酸化炭素分圧
PaO_2	動脈血酸素分圧
PAM	プラリドキシム
PCA	心肺停止後の期間
PD	腹膜透析
PLR	瞳孔対光反射
PZI	プロタミン亜鉛インスリン

R

ROSC	自己心拍再開

S

SAMe	S-アデノシルメチオニン
SIRS	全身性炎症反応症候群
SpO_2	動脈血酸素飽和度

T

t-PA	組織プラスミノーゲン活性化因子
TPR	体温・血圧・呼吸(バイタルサイン)

U

UMN	上位運動ニューロン
UPC	尿蛋白／クレアチニン比

Introduction

救急疾患の動物に対応するために

はじめに

救急疾患は，迅速な診断，治療が必要不可欠である。救急疾患の原因が明確に確定すれば方向性は決定できるが，その原因は多岐にわたっている。そのため，救急疾患で動物が来院した際は，まず第一に動物の状態の安定化を図り，その次に必要な検査・治療を実施する。そこで，本稿では救急疾患に対する基本的な対応の手順，救急疾患の診断に必要な検査などを概説する。

来院までの対応

救急患者は，時間外や夜間では特に来院前に電話での問い合わせがある場合が多く，動物を直ちに来院させて診察・治療する必要があるかどうかを判断しなければならない場合がある（**表 1**）。来院に際しては，骨折などが疑われる動物には安静を保つように小さなケージや箱に入れて来院するように勧める。また，興奮している動物や毒物摂取が疑われる動物に対しては，飼い主に危害が加わらないよう慎重に対応するよう指導する。

受付での対応

病院の受付では，必ず飼い主に急患のために来院したのか，通常の治療のために来院したのかを確認する。急患で来院したのであれば，その時点で獣医師に知らせ救急処置を開始する（**図 1**）。また，その時点で動物が呼吸をしているか，意識はあるか，などの簡単な視診を実施する。そのためには，受付業務を行う

表 1．できるだけ早く来院して診断・治療が必要な症状

●呼吸困難
●神経学的な異常（虚脱，昏睡，痙攣，異常興奮など）
●可視粘膜の蒼白，チアノーゼ
●重度の外傷
●出血
●急速で進行性の腹部膨満
●持続的な下痢・嘔吐
●排尿困難
●薬物・毒物の摂取

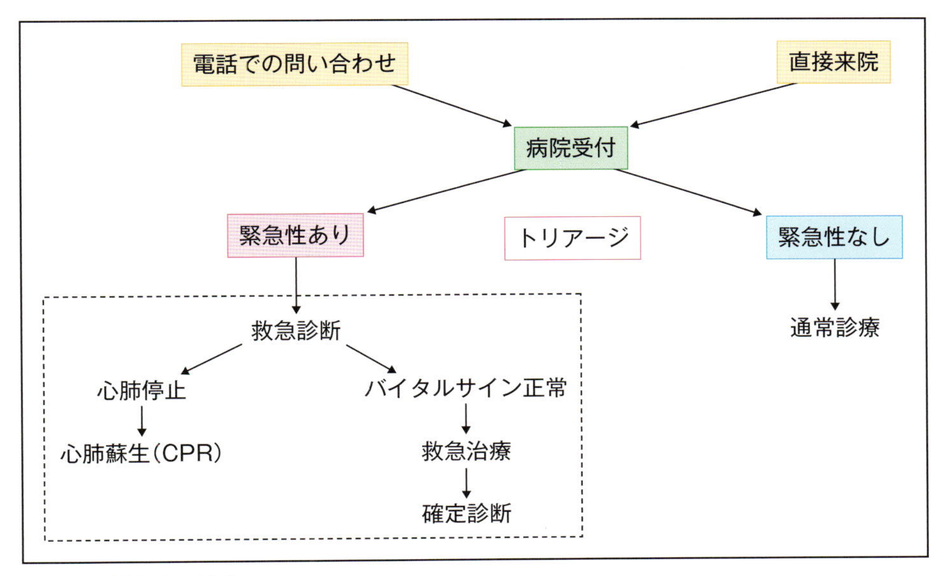

図 1．受付での対応

表 2. 動物への接し方・扱い方

- 安心感を与えるように穏やかな声を掛ける
- ゆっくりと慎重に行動する
- 状況を悪化させないようにする
- 興奮させない
- 痛みや不安で攻撃的な場合があるので注意する
- 苦痛を取り除くように対応する

表 3. 救急患者の特徴

- あらゆる部位・疾患が含まれる
- 緊急度・重症度が多様である
- 病歴が不明の場合が多い
- 疾患部位が特定できない場合が多い
- 原因が不明な状態で治療を開始する場合が多い
- 適切な治療で劇的な改善が認められる場合が多い

スタッフに対し最低限のチェックが実施できるようにトレーニングしておく必要がある。

動物への接し方・扱い方

救急で来院した動物は，けが，痛み，不安などで興奮していたり攻撃的になっている場合があるため，急に動物を触ったり保定しようとすると噛みついたり引っ掻いたりする。そのため，動物に接する際には，動物に不安や恐怖心を与えないように優しく声などを掛けながら接する必要がある(**表 2**)。

動物の保定や移動などに際しては，丁寧な扱いが必要である。特に，呼吸器に問題がある場合には保定により呼吸停止が起こることがあり，また，交通事故などで脊椎損傷がある場合には脊髄へのダメージを大きくしてしまうことがある。さらに，腹腔内に大きな腫瘍がある場合に腹部を強く圧迫すると腫瘍が破裂してしまう可能性があるので慎重に対応する必要がある。

救急患者の特徴

救急患者は，通常の診療のために来院する動物とはいくつか異なる特徴を有している(**表 3**)。それは，

1. あらゆる部位のあらゆる疾患が含まれている
2. 重症度も色々である
3. 突然の発症であるものもあれば，慢性疾患の急性増悪によるものもある
4. 現病歴が不明確なものが多い
5. 一般的に「どこが悪いか分からない」ものが少なくない。さらに時間的制約のために，不十分な情報のままで治療開始を迫られる
6. 治療に比較的よく反応する可能性があり，救急処置の適否の責任が大きい

などの特徴がある。そのため，できるだけ迅速に病態を把握し，的確な処置を施す必要がある。

一方，飼い主によっては，本来の救急患者に相当しない動物に対しても救急処置が必要であると思い込み来院する場合，および本来は救急処置が必要な動物であるのに十分な理解を示さない場合がある。そのため，動物の治療以外に飼い主に対する対応も重要である。また，交通事故などで飼い主が明らかでなく，拾われた方が動物を連れて来られる場合があるので，その際の対応方法などを決めておく必要がある。

救急診断の基本

救急治療が必要な動物に対しては，状態を把握するために迅速な診断が基本となる(**表 4**)。

1. バイタルサイン(脈拍，血圧，呼吸，体温)や意識状態などの把握を最優先する
2. 動物の示している問題点(主訴・主症状)を明らかにし，診断の方向性を決定する
3. 大きな異常に主眼を置いて診断する。慢性的な異常の診断に専念してはならない
4. 局所の異常の診断は，全身症状の把握の後に行うが，特に緊急性を要する状態(例えば局所の循環障害，血栓など)については診断に遅れがないようにする
5. 症状は短時間で変動することが多いので，継続的に監視して検査・診断を反復的に行う
6. 検査はできるだけ簡便で，かつ短時間に有益な結果が得られるものを選択する
7. 検査と同時に治療が開始されることが多いが，診断操作はそれらを妨げないようにする

表４．救急診断の基本

1)バイタルサインと意識状態の把握を最優先する
2)原因となる主症状を明らかにする
3)突出した異常に主眼を置く
4)症状が変化しやすいので反復して検査する
5)簡便で侵襲が少なく短時間に結果が得られる検査を選択する
6)治療を妨げてはならない
7)最終的な診断は，状態が安定してから行う

8. まず初めの救急診断は，最終的な確定診断に継続するものでなければならない

実際に動物に対して診断を進める場合は上記の原則に準じて行い，動物の状態に合わせて検査項目や検査時期を判断する。正確な診断ができたとしても，動物を助けることができなければ全く意味をなさない。

トリアージ

トリアージとは，限られた人的・物的資源の状況下で，最大多数の動物に最善の医療を施すため，動物の緊急度と重症度により治療優先度を決めることである。人医学領域では，災害医療(地震，大規模な事故など)でトリアージタッグなどを用いその機能を発揮している。しかし，小動物臨床においては，病院での診察・治療が必要なのかどうか，病院内でいかに有効的(人，時間など)に動物を治療するかの分別に用いられる。そのため，救急患者に対しては，動物病院受付において救急対応が必要な症例か，通常の診療で対応可能かの判断が求められる。最も緊急度の高い心肺停止状態では，すぐに対応する必要があるので，処置を優先していわゆる受付の手続きは後回しにする。

受付でのトリアージを確実に実施するためには，最低限の判断項目および判断基準を日頃よりトレーニングしておく必要があり，判断に苦慮する場合は速やかに獣医師に連絡することを指導しておく。

救急診断の手順と優先順位

救急患者に対応する場合は，ときとして処置を優先し，処置を行いながら診断・検査を実施して，また次の処置を計画するような手順を踏まなければならない。診断は，全身的評価，呼吸循環器系の評価から開始して，局所診断，原因診断に移行する。また，診断の見落としがないように頭部から四肢末端まで確認する。

さらに緊急診断の検査は，次の要件を伴う。

1. 簡便な検査でデータがすぐに得られるもの
2. ベッドサイドで行えるもの
3. 動物に与える侵襲が少ないもの

また，救急診断に必要な検査を，簡便さと情報価値から判断してその必要度を３段階に分類する(**表５**)。

1．緊急的検査
（最も必要な検査，直ちに行うべき検査）

1)脈拍(回数，リズム)
2)呼吸(回数，リズム，気道閉鎖症状，胸郭の動き，胸部聴診)
3)血圧(観血的，非観血的，触知)
4)体温(低体温，高体温)
5)心電図(リズム，不整脈の有無)
6)意識確認

2．準緊急的検査
（前述の緊急的な検査に引き続いて行うべきもの）

(1)視診・触診と理学的所見

・体表面の所見

皮膚の色調，温度，それらの局所性異常，腫脹，創傷など

・胸腹部の所見

胸郭の呼吸性運動，呼吸音，呼吸型，腹部の圧痛，蠕動音など

・神経学的所見

瞳孔，眼球位置，麻痺・痙攣の有無，四肢硬直の程度など

(2)CBCと一部の血液生化学検査

赤血球数，白血球数，ヘマトクリット，血小板数，Na，K，血糖値，総蛋白などを測定して，脱水，貧血，感染の有無，電解質異常による痙攣や不整脈がないかどうかを確認する。

(3)尿量

腎血流を介して全身循環機能を判断するための指標となる。尿が出ない場合には，膀胱破裂や尿道閉塞な

表 5. 救急診断における検査の必要度

1. 緊急的検査(最も必要な検査，直ちに行うべき検査)
①バイタルサイン(脈拍，呼吸，血圧，体温) ②心電図 ③意識確認
2. 準緊急的検査(前述の緊急的な検査に引き続いて行うべきもの)
①視診・触診と理学的所見 ② CBC と一部の血液生化学検査 ③尿量・尿検査 ④超音波検査 ⑤ X 線検査 ⑥血液ガスと酸-塩基平衡
3. 特殊救急検査(原因の確定のため)
①画像診断(内視鏡検査，CT など) ②穿刺検査 ③髄液検査 ④血液生化学検査 ⑤血液凝固系検査

どの有無を確認する。

(4)尿検査

蛋白，糖，潜血などの定性試験および沈渣(赤血球数，細胞数)などを検査する。

(5)超音波検査

非侵襲的で繰り返しの検査が可能であり，腹腔内および胸腔内液貯留の有無，心機能の評価，肝・胆道系疾患，腎・泌尿器系疾患などに対して有用な検査である。

(6)X 線検査

胸部・腹部の異常を確認するために重要な検査である。腹腔・胸腔内の出血の有無や臓器損傷を評価する。また，頭部，脊椎，骨盤，四肢などの骨折の有無を確認する。さらに胸部 X 線では，肺疾患の診断以外にも心機能の評価がある程度可能である。そのため救急患者のスクリーニングとして必ず実施すべきである。

(7)血液ガスと酸-塩基平衡(測定可能であれば)

動脈血を採取することにより，呼吸機能の評価とともに代謝異常の評価が行える。

3. 特殊救急検査(原因の確定のため)

(1)内視鏡検査

麻酔をかける必要があるが，胃・食道および結腸・直腸，気管・気管支の診断が直視下ででき，場合により根本治療が可能である。

(2)穿刺検査

胸腔および腹腔を穿刺して貯留している液体の性状を検査し，症状の一時的な緩和とその原因を判断するための材料を得るために実施する。

(3)髄液検査

髄膜炎および頭蓋内出血の疑い，原因不明の意識障害に対して，髄液圧測定，細胞数，糖，蛋白，混濁，細菌培養などを検査する。

(4)血液生化学検査

BUN，Cre，AST，ALT，CK(CPK)，NH_3，アミラーゼなどを測定することにより，各臓器の障害程度を評価する。

(5)血液凝固系検査

出血傾向を有する救急患者や，重度な感染による播種性血管内凝固(DIC)が疑われる動物に対して，血小板数，PT，APTT，FDP を測定する。

モニター

救急患者に対しては，検査や治療を実施する際に十分なモニターを行う。まず，確認する項目として，脈拍(回数，リズム)，呼吸(回数，リズム，気道閉鎖症状，胸郭の動き，胸部聴診)，血圧(観血的，非観血的，触知)，体温(低体温，高体温)，心電図(リズム，不整脈の有無），意識の有無などが挙げられる。

救急時には，モニターを十分に行い刻々と変化する病態を把握し，できるだけ早く十分な治療を行う必要がある。また，治療効果の判定のためにも，モニターや検査が必要であるが，すべてを実施することは難しいため，必要なモニターや検査を選択する。救急患者に対するモニターとして最も大切なことは，動物をよく観察することである。

救急治療に必要な器具・薬剤

救急患者に対しては，できるだけ速やかに治療を開始しなければならない。特に，心肺停止を起こしている動物には迅速な処置が必要である。その際に，必要な薬剤がバラバラに保管されていると薬剤の準備に時間および人手を要してしまい，救命できる可能性を逸してしまうことがある。そうならないためには，普段から救急処置に必要な器具や薬剤を移動可能なトレイまたはワゴンなどにひとつにまとめて準備しておく必要がある。また，救急時には冷静さを欠いており，その場で各薬剤の投与量を計算していたのでは計算ミスが起こったり，時間がかかってしまうので，事前に薬剤ごとに体重当たり必要な投与量を明記しておくと便利である。救急治療に必要な器具・薬剤に関しては「Appendices」も参考頂きたい。

救急に対する基本的な対応

救急治療においては，**まず初めに酸素吸入，輸液などを実施して動物の安定を図る**。酸素吸入は，動脈血酸素含量および組織への酸素供給を増加させる（詳細は「1-1 呼吸困難」を参照のこと）。また，輸液は，心臓から送り出す血液量である心拍出量を増加させ，特にショックを起こしている動物に対しては循環血液量の補充が必須であるために必ず実施する（詳細は「1-2 ショック」を参照のこと）。また，**救急疾患で最も緊急を要するのがバイタルサインの消失が認められた場合であり，心肺蘇生を実施する**（詳細は「3-2 心肺蘇生法（CPR）」を参照のこと）。

表 6．インフォームの要点

1. 短時間に現状と必要な検査・処置を説明して同意を得る
2. 来院時は飼い主の気が動転している可能性があるので，しかるべき時期に詳細な説明を行う
3. 救急疾患は状態が変化しやすいので，繰り返し状態を説明することを心掛ける
4. 重大な判断が必要な際は，飼い主が冷静に判断できる時間や環境をつくる

インフォームの要点

救急疾患では，迅速な診断や処置が必要不可欠である。しかし，すべての検査や処置は，飼い主の承諾がないと実施できない。そのため，動物の状態や必要な検査，処置を短時間に説明しなければならない。その際のインフォームの要点を**表 6**にまとめた。

緊急性が高い場合には，短時間に現状と必要な検査・処置を説明して同意を得る。救急で来院された場合には，動物の状態や予後を正確に判断できない可能性がある。そのため，飼い主には繰り返し状況を説明することが望ましい。また，気が動転している飼い主も居られるので，動物の状態が安定した段階で詳細を説明する方が理解されやすい。動物の状態により安楽死を提案せざるを得ない場合や，重大な判断をしなければいけない場合などは，飼い主が冷静に判断できる時間や環境をつくる必要がある。

（岡野昇三）

Chapter 1

重要な病態

1 呼吸困難
2 ショック
3 アナフィラキシーショック
4 播種性血管内凝固（DIC）

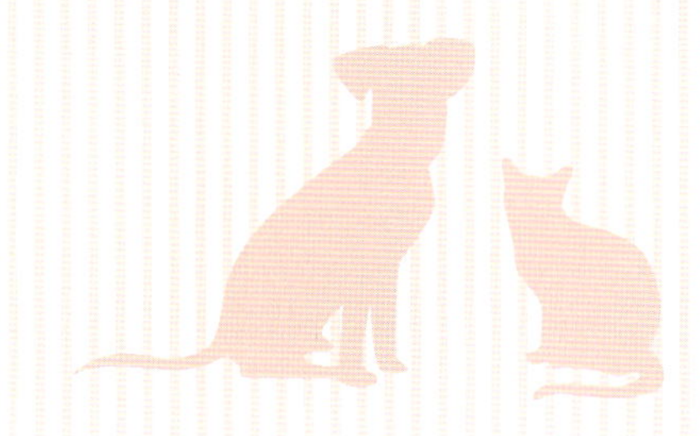

1-1

呼吸困難

概要

呼吸は，生命を維持するために最も大切な機能のひとつである。何かの原因により呼吸ができない状況が数分間続いただけでも動物は死に至る場合がある。呼吸に関与する臓器・器官は，肺以外にも中枢神経系(特に脳幹部)，胸郭，横隔膜や腹部筋群などの呼吸筋，肺循環などがあり，そのうちのいずれかに異常が起これば呼吸困難の原因となり得る。

重度な呼吸困難すなわち呼吸不全とは，種々の原因により血液中の酸素や炭酸ガスが急激に異常値を示し，正常な機能を営むことができなくなることで生命の恒常性を保てない状態である。また，基準としては，動脈血の血液ガス所見で動脈血酸素分圧(PaO_2)が60 mmHg以下，動脈血二酸化炭素分圧($PaCO_2$)が50 mmHg以上であるとするが，$PaCO_2$が正常でもPaO_2が60 mmHg以下の場合には呼吸不全と診断される。

呼吸不全の要因には，肺胞低換気，肺内シャント，換気・血流比の不均等分布，拡散障害の4つの機序が関与する(**表 1**)。また，呼吸困難の原因は，障害部位により，上部気道閉塞，下部(細)気道閉塞，肺実質性疾患，胸膜腔疾患，その他に分類されている(**表 2**)。

症状

呼吸困難による臨床症状は，原因により差異はあるが呼吸数の増加，パンティング，努力性呼吸，頭部および頚部の伸張，肘を外転させるような姿勢，開口呼吸，チアノーゼなどにより特徴付けられる。特に，猫における開口呼吸は犬に比較して呼吸状態がより重篤であるので早急の対応が必要である。また，頻脈，虚脱，喘鳴，発咳，刺激に対して無関心になるなどの症状を認める。咽頭部の異常を有する場合には，鳴き声の変化を認めることがある。また，努力性の呼吸，パンティングを呈している動物では高体温を認めることがある。

表 1．呼吸不全の要因

①肺胞低換気	呼吸筋の疲労，胸郭の外傷，気管虚脱，気道閉塞，胸膜腔疾患などにより換気量が減少することで肺胞内の酸素濃度の低下および炭酸ガス濃度の上昇が起こり，PaO_2の低下および$PaCO_2$が上昇する
②肺内シャント	右-左短絡，動静脈瘻などにより静脈血が肺で酸素化されることなく動脈血に流入するため，酸素化された動脈血が希釈されてPaO_2が低下する
③換気・血流比の不均等分布	肺血栓症，肺炎，心不全などにより肺胞における換気量と血流量のアンバランスが起こることで，肺胞でのガス交換に障害が生じてPaO_2が低下する
④拡散障害	肺水腫，肺炎などにより肺胞から肺毛細血管への酸素の移行が障害されてPaO_2が低下する

表 2. 呼吸困難の原因

①上部気道閉塞	気管虚脱，軟口蓋過長，短頭種気道症候群，異物，喉頭麻痺，外傷，腫瘍など
②下部(細)気道閉塞	喘息，無気肺，外傷など
③肺実質性疾患	心原性肺水腫，非心原性肺水腫，ARDS(急性呼吸窮迫症候群)，肺炎，肺挫傷，感電など
④胸膜腔疾患	気胸，血胸，乳び胸，膿胸，横隔膜ヘルニア，腫瘍など
⑤その他	肋骨骨折による動揺胸，神経筋疾患や脳神経系障害による呼吸筋運動の抑制，薬物，肺血栓症など

診断

呼吸状態を含めた全身症状の把握のためにまず始めに実施することは，視診および身体検査である。外観，呼吸状態，呼吸様式，呼吸音，粘膜の色調，外傷がある場合には胸壁の変形，奇異性運動などを素早く判断して診断の方向性を決定する。動物の状態が安定している場合には，画像検査(X 線検査，超音波検査など)，胸腔穿刺，血液ガス測定などにより呼吸困難の原因および状態を明らかにする。診断に際して最も注意すべきことは，動物を興奮させないことである。そのため，必要な検査を実施する前には安静の状態を保ち，検査に際して無理な保定や体位を避け，必要であれば酸素吸入をしながら検査を実施する。

● 身体検査

呼吸困難の発現はどのタイミングか

呼吸困難の発現が呼気相，吸気相，あるいは両方に認められるかにより，呼吸困難の原因を判断する助けとなる。吸気時に呼吸困難を呈する原因としては，気管虚脱，軟口蓋過長，喉頭麻痺など上部気道の閉塞に関連している。呼気時に呼吸困難が著しく目立つ原因としては，喘息のような下部気道の閉塞に関連するものが挙げられる。また，吸気時と呼気時の過度な努力性呼吸の原因としては，胸膜腔疾患や肺実質疾患と関連している場合が多い。また，触診および打診により，頚部の腫瘤，胸壁の変形，胸水や気胸の確認，気管損傷による皮下気腫の存在などが確認できる。

聴診

聴診では，心音や呼吸音に異常がないか，もしあればその異常が限局的であるのか左右差があるのかなどを確認する。肺水腫による呼吸困難が疑われる場合には，心雑音の有無を確認して心原性または非心原性であるかを判断する。呼吸音の異常としては，水泡音(粗い断続性ラッセル音)，捻髪音(細かい断続性ラッセル音)，喘鳴(高音性の連続性ラッセル音)，いびき音(低音性の連続性ラッセル音)などがある。水泡音は，肺炎や肺水腫などで比較的大きな気管支レベルに分泌物が貯留している場合に聴取される。捻髪音は，水泡音が発生するよりも細い気管支内に分泌物が貯留している場合に聴取される。喘鳴は喘息時に聴取され，いびき音は気管虚脱や軟口蓋過長で聴取される。

● X 線検査

ポジショニング

呼吸困難な動物に対する X 線検査は，最も有効な診断法のひとつである。理想的には 3 方向からの撮影が有用ではあるが，撮影時の保定が最も動物にストレスを与えるため，酸素供給を行い動物の状態を確認しながら無理のないように撮影を行う。また，背腹方向の撮影は動物へのストレスが少ないので，まずこの体位での撮影を行い，気胸，胸水，肺水腫などがないかどうかのスクリーニングを実施する。もし，この時点で大きな異常が認められたならば，それ以上の撮影をいったん中止して胸腔穿刺などの治療を実施した後に，再度撮影を実施すべきである。また，動揺胸が疑われる動物に対しては，動揺する胸を下側にすることで胸壁の動きを正常な状態に近づけることができるので，この体位で撮影することで動物への負担を軽減できる。

読影のポイント

呼吸困難を診断する際には，胸部のみではなく頚部を含めた撮影を実施する。胸部の病変に対しては，気管支パターン，間質パターン，あるいは肺胞パターンなのかを判断し，さらに病変が限局性なのか広域性なのかを判断する。外傷などを伴う場合には，横隔膜ヘルニアを考慮して造影検査を実施する必要がある場合もある。

● 超音波検査

超音波検査は，正常な胸腔に対しては十分な能力を発揮することができないが，胸水貯留や横隔膜ヘルニアによる腹腔臓器の陥入などの診断には有効な方法である。さらに，胸腔穿刺に際しての位置確認や肺水腫に対する心臓の関与の有無などを確認する。

● 胸腔穿刺

胸腔穿刺は，胸腔内に貯留している液体成分が血液，乳び，膿汁，漏出液などなのか，腫瘍性の細胞が存在しているのかなどを判断するのに重要である。穿刺液が乳びの場合には，トリグリセリドおよびコレステロールを測定し，血中の数値と比較する。膿汁である場合は，細菌同定や薬剤感受性試験を実施する。また，胸腔穿刺により貯留している液体や空気を除去することで呼吸が楽になり，他の検査を安全に実施することを可能にする。

● 血液ガス

血液ガス測定は，呼吸不全の機序を鑑別するのに最も有効な方法である。特に，血液ガス検査データから肺胞気動脈血酸素分圧較差（$A\text{-}aDO_2$）を算出することで有用な情報が得られる。血液ガス測定が実施できない場合は，パルスオキシメーターによる動脈血酸素飽和度（SpO_2）で代用することが可能である。SpO_2 は，正常な換気状態では 98％程度を示す。換気状態が悪化すると低下して 95％では PaO_2 は約 80 mmHg を呈しており，90％では PaO_2 は約 60 mmHg を呈している。そのため，SpO_2 が 90％以下に低下した状態は，呼吸不全を生じていると考えて素早い対応が必要である。ただし，末梢循環が低下している状態では，数値が低く出やすいので，呼吸不全が存在しているのかを判断する際には注意する。

治療

● 気道の確保

呼吸困難を呈している動物への初期治療として重要なことは，気道の確保である。口腔内を確認して，異物，分泌物，吐物などが認められた場合には，指または鉗子を用いて異物を取り除くか，吸引器またはガーゼで分泌物や流動物を取り除く（気道確保の手技の詳細については「3-1 気道確保」も参照のこと）。

気管内挿管

気管内挿管は，最も確実な気道確保の方法である。しかし，意識のある動物に対しては，鎮静薬や麻酔薬の投与が必要な場合がある。そのため，動物の全身状態や循環器系の状態を考慮して，気管内挿管の必要の有無を判断しなければならない。

気管切開

気道閉塞が重度であるか，または異物除去などが不可能な場合には，気管切開を実施する。切開は，咽頭より 2～3 cm 尾側を気管と平行に正中線上を 5 cm ほど切開する。胸骨舌骨筋を鈍性に剥離して気管を露出する。気管チューブまたは気道管を挿入する部位の気管輪の間を全周の 40％程度切開する。気管の切開部位の両側に支持糸をかけて気管チューブまたは気道管を挿入する。局所に抗菌薬を塗布した後に，必要であれば皮膚を緩く縫合してからガーゼおよび包帯で術部を保護する。また，長期的に気管切開による呼吸管理をする場合は，酸素の加湿や分泌物の吸引などの処置を施す必要がある。

気管切開を行えない場合には，20 G 程度の留置針を気管に穿刺して，そこから酸素を供給することも可能である。

● 酸素供給

酸素吸入は，動脈血酸素含量および組織への酸素供給を増加させる。酸素供給の方法には，マスク法，フローバイ法，経鼻法，気管内法，酸素ケージなどがあり，動物の状態，設備およびスタッフ数などにより適切な手段を選択すべきである。マスクに順応する動物であればマスクを用いた酸素供給が簡単で確実である。しかし，マスクを嫌がる動物に対してはフローバイ法が適応される。経鼻法や酸素ケージは，動物の状

表 3. 各酸素供給方法の流量と吸入酸素濃度および利点・欠点

	流量	吸入酸素濃度	利点	欠点
マスク法	【マスクを密着できる】 0.5～1 L/min 【マスクを十分に密着できない】 2～5 L/min	40～60%	・(マスクが許容できれば)簡単で確実	・マスクに覆われることを嫌がる動物がいる
フローバイ法	2～5 L/min	25～40%	・マスクなどを密着させる必要がないために動物が許容しやすい	・動物の動作に合わせて，蛇管端を常に動物の鼻先に移動させる必要→動物によっては十分な酸素供給ができない
経鼻法	50～100 mL/kg/min	30～50%	・低流量で十分に吸入酸素濃度を増加させることができる ・動物の行動をほとんど制限しない	・分泌物により閉塞することがある ・胃拡張を起こすことがある
気管内法	0.5～2 L/min	30～100%	・気道閉塞や呼吸停止の動物に対して確実で有効な方法	・意識があると利用できない ・常に動物を監視する必要がある
酸素ケージ	1～5 L/min	40～60%	・酸素濃度，温度や湿度が一定に管理されているケージ内で非侵襲的に酸素を吸入させることができる	・酸素消費量が大きい ・獣医師の目が届かない場所に動物が隔離される ・ケージのドアを開けると急激に吸入酸素濃度が低下してしまう

態が安定した後に長期的な酸素供給を実施する際に適応される。各酸素供給方法の流量と吸入酸素濃度，および利点・欠点を**表 3** に示す。

マスク法

マスク法は，マスクを密着させられる場合には酸素流量 0.5～1 L/min で，十分に密着させられない場合には酸素流量 2～5 L/min で吸入酸素濃度を増加させることができる簡単で効果的な方法である。

フローバイ法

フローバイ法は，鼻端部(またはパンティングしている動物の口)から 2～5 cm に蛇管端を保持し，酸素流量 2～5 L/min で酸素供給を行う方法である。この方法は，マスク法と異なりマスクなどを密着させる必要がないために動物が許容しやすい。しかし，この方法は動物の動作に合わせて蛇管端を常に動物の鼻先に移動させる必要があり，動物によっては十分に高い吸入酸素濃度を成し遂げることができないことがある。

経鼻法

経鼻法は，経鼻カテーテルを外鼻孔に挿入して酸素供給を行う方法である。酸素流量 50～100 mL/kg/min の低流量で十分に吸入酸素濃度を増加させることができ，動物の行動をほとんど制限しないので動物へのストレスが少ない。

気管内法

気管内法は，気管内チューブ，気管切開チューブまたは経気管カテーテルによって酸素供給を行う方法である。気道閉塞や呼吸停止の動物に対して確実で有効な方法である。

酸素ケージ

酸素ケージは，酸素濃度，温度や湿度が一定に管理されているケージ内で非侵襲的に酸素を吸入させることができる。しかし，酸素消費量が大きいこと，獣医師から動物が隔離されてしまうこと，また，検査や治療のためにドアを開けると急激に吸入酸素濃度が低下してしまうなどの欠点がある。

● 薬物投与

呼吸困難の治療に用いられている薬剤としては，鎮静・鎮痛薬(ブトルファノール，ブプレノルフィン，ジアゼパムなど)，気管支拡張薬(アミノフィリン，テルブタリンなど)，ステロイド(デキサメサゾン，プレドニゾロン，コハク酸メチルプレドニゾロンなど)，利尿薬(フロセミド，マンニトールなど)，血管拡張薬(ニトロプルシドなど)，抗菌薬などがある(**表 4**)。

鎮静・鎮痛薬

呼吸困難の動物を治療する際には，動物を安定化さ

表 4. 呼吸困難の治療に用いられる薬物

鎮静・鎮痛薬	用量
ブトルファノール	0.1～0.8 mg/kg, IV, IM, SC, 4～6 時間ごと
ブプレノルフィン	5～20 μg/kg, IV, IM, SC, 6～12 時間ごと
アセプロマジン	0.02～0.05 mg/kg, IV, IM, SC, 6～8 時間ごと
ジアゼパム	0.2 mg/kg, IV
気管支拡張薬	**用量**
アミノフィリン	5～10 mg/kg, IV, PO, 6～8 時間ごと
テルブタリン	0.01 mg/kg, SC, 8～12 時間ごと 0.1 mg/kg, PO, 8～12 時間ごと
ステロイド	**用量**
デキサメサゾン	0.5～1 mg/kg, IV, IM, SC
プレドニゾロン	0.5～1 mg/kg, IV, IM, SC
コハク酸メチルプレドニゾロン	5～10 mg/kg, IV, IM
利尿薬	**用量**
フロセミド	1～4 mg/kg, IV, IM, PO, 2～12 時間ごと
血管拡張薬	**用量**
ニトロプルシド	1～10 μg/kg/min(犬), CRI

せるための鎮静薬または鎮痛薬を投与する。動物のストレスを軽減するのみで酸素要求量を軽減させることができる。また，痛みにより呼吸筋の運動を抑制している場合があるので，鎮痛薬を投与することで呼吸がスムーズに行える可能性がある。しかし，鎮静薬や鎮痛薬は呼吸器系および循環器系に抑制的にはたらくものが多いので注意が必要であり，比較的影響の少ないブトルファノールが広く用いられている。

気管支拡張薬・ステロイド

アレルギー疾患による喘息や炎症などにより下部気管支の閉塞が疑われる動物に対しては，気管支拡張薬やステロイドの投与が行われる。また，気道の浮腫や炎症を軽減するためにステロイドの投与が行われるが，細菌感染を考慮して抗菌薬の投与と併用されることが多い。

利尿薬・血管拡張薬

さらに，肺水腫に対しては利尿薬の投与および心不全を考慮して強心薬や血管拡張薬の投与が行われる。また，心筋症などに関連した血栓症に対しては，ヘパリンや抗血栓薬の投与が実施される。

● 胸腔穿刺

胸水貯留および気胸が認められる場合には，胸腔穿刺を実施して肺の拡張を阻害している因子を取り除く。胸腔穿刺を行う際には，事前にX線検査を実施し，貯留している量や状態を確認しておき，さらに超音波診断装置で穿刺する部位に心臓や他の臓器などがなく安全に穿刺できるかを確認しながら実施する。

準備するもの

胸腔穿刺に必要なものとしては，留置針，延長チューブ，三方活栓およびシリンジである。

実際の手順

動物を無理のないように保定して穿刺部位(多くの場合，第6～8肋間)を剃毛・消毒する。肋間動静脈を傷つけないように肋間の中央部を穿刺して，留置針の先端が胸腔内へ達したら素早く内針を引き抜く。貯留している胸水および空気はできるだけ除去するよう心掛ける。可能であれば，除去が十分に行われたかを確認してから留置針を抜き取る。多くの場合，胸腔穿刺を実施している最中から酸素飽和度，チアノーゼ，粘膜の色調，呼吸様式の改善などが認められる。

胸腔穿刺後は，定期的に胸腔の状況を確認して，短時間に胸水や空気が貯留するようであれば胸腔ドレーンチューブの設置を考慮する。胸腔ドレーンチューブを設置することで持続的に胸腔内に貯留する液体や空気を除去することが可能である。その際に，チューブを固定するためのバンテージなどは，呼吸を圧迫しないよう，きつく巻きすぎないように注意する。

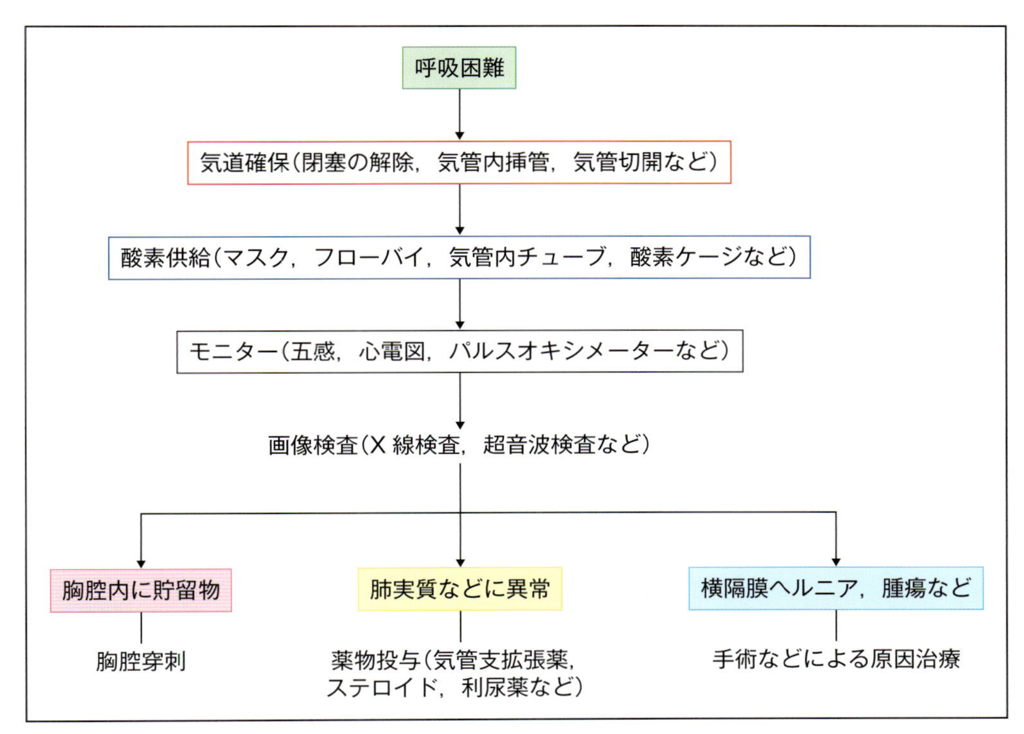

図 1．救急対応の手順(呼吸困難)

予後

呼吸困難に対する予後は，原因により異なる。気道閉塞による呼吸困難は，原因が解除されれば予後は良好である。また，胸腔内疾患による呼吸困難も胸腔内の液体や気体の除去により劇的な改善が認められる。しかし，肺実質性疾患による呼吸困難は，基礎疾患の治療が難しい場合が多く，予後不良になりやすい。

救急対応の手順(図 1)

1. 呼吸困難を認める動物に対しては，酸素供給のための気道確保を行う。
2. 100％酸素を供給する。供給方法は，マスク，フローバイ，気管内チューブ，酸素ケージなど動物の状態に合わせて選択する。
3. 視診，触診などの五感によるモニター，心電図，パルスオキシメーターなどの機器によるモニターを適宜使用して動物の状態を把握する。
4. 胸腔内に液体や気体が貯留している場合は，胸腔穿刺により除去する。
5. 肺実質に異常がある場合などは，薬物投与を主体とした治療により動物の安定化を図る。
6. 横隔膜ヘルニア，腫瘍による場合は，外科的な処置を考慮する。

注意点

□呼吸に関与する臓器・器官は，肺以外にも中枢神経系(特に脳幹部)，胸郭，横隔膜や腹部筋群などの呼吸筋，肺循環などがあり，そのうちのいずれかに異常が起これば呼吸困難の原因となる
□猫における開口呼吸は犬に比較して呼吸状態がより重篤であるので対応に注意する
□努力性の呼吸，パンティングを呈している動物では高体温を認めることがある
□呼吸困難の発現と呼吸相(呼気相，吸気相，あるいは両方)の関係に注意する
□呼吸状態を正確に判断するには血液ガス測定が必要である
□動物の安定化を最優先して初期治療，酸素供給，薬物投与などを実施する

ポイント

□動物を興奮させない
□できるだけ早く酸素供給を開始する
□呼吸困難の原因を明らかにして，適切な処置を実施する
□画像診断は有効な情報をもたらすことが多い
□胸腔穿刺は診断および治療に有効な手技である

参考文献

1. 天羽敬祐．標準集中治療医学．真興交易．2000.
2. Fossum TW. Small Animal Surgery. 1st. Mosby. 1997.
3. King L, Hammond R, eds.　中間實徳 監訳．犬と猫の救急処置マニュアル．学窓社．2002.
4. Murtaugh RJ 編．山根義久 監訳．重症患者の管理と診療テキスト．ファームプレス．2004.
5. 日本救急医学会 著．標準救急医学．第 2 版．医学書院．1995.
6. Slatter D eds. Textbook of Small Animal Surgery. 2nd ed. Saunders. 1993.

(岡野昇三)

1-2

ショック

概要

ショックとは，急激な全身性循環不全のため臓器を構成する細胞機能が傷害された結果生じる症状や徴候の総称と定義されている。つまり，急激な循環不全に伴い末梢組織へ十分な酸素が供給できないことにより，好気的な糖代謝ができずエネルギー産生ができないために誘発される臓器機能障害である。

ショックの分類

ショックは，治療方法を考慮して大きく4つに分類されている(**表1**)。**循環血液量減少性ショック**は，重度な下痢，嘔吐などによる脱水や出血などにより循環血液量が減少して，心臓への血液灌流が減少することに起因する。**血液分布異常性ショック**は，敗血症，アナフィラキシー，重度の疼痛などにより，末梢血管が拡張することで血液が貯留することに起因する。**心原性ショック**は，心筋症や不整脈により心臓自体のポンプ機能が低下したことにより誘発される。**閉塞性ショック**は，血栓などで血管が閉塞しているために心臓から血液が拍出できない場合，または心タンポナーデなどのように心臓への血液充満ができない場合に誘発される。

表1．ショックの分類と主な原因

1．循環血液量減少性ショック
出血，脱水，熱傷など
2．血液分布異常性ショック
敗血症，アナフィラキシー，疼痛など
3．心原性ショック
不整脈，腱索断裂など
4．閉塞性ショック
心タンポナーデ，肺塞栓症など

症状

急性の循環障害に関連した症状が認められる(**表2**)。主な症状としては，血圧低下，脈圧の減少，心拍数の増加，毛細血管再充満時間(CRT)の延長，虚脱などが認められる。心原性ショックでは，頚静脈の怒張やうっ血による肝腫大などが認められる。神経系の症状としては，脳血流量が減少することにより意識レベルの低下が起こる。また，ショックの進行状態により不穏，興奮，傾眠，昏睡などを呈する。呼吸器系の症状としては，初期には過呼吸が認められるが，ショックの末期で意識障害が進行すると呼吸運動は低下し，舌根沈下による気道閉塞のために無呼吸となることがある。また，アナフィラキシーによるショックでは咽頭浮腫，気管支収縮により，ショック初期から

表2．ショック時に認められる症状

循環器系	血圧低下，脈圧の減少，心拍数の増加，毛細血管再充満時間(CRT)の延長
神経系	不穏，興奮，傾眠，昏睡など
呼吸器系	促迫，呼吸低下，無呼吸
泌尿器系	乏尿，無尿

著明な呼吸困難を呈することがある。泌尿器系の症状としては，腎血流量が減少することにより乏尿または無尿が認められる。これらの症状以外にも可視粘膜の蒼白，筋肉の緊張性の低下などを認める。

しかし，症状はショックの種類によりかなり差を認めることがあるので注意を要する。

診断

ショックの診断は，飼い主への問診(侵襲の種類，出血の有無や量など)，視診，脈の触診，意識状態，尿量などにより判断する。一般的なショックの診断基準を**表 3** に示す。

その他，外傷を認める症例に対しては，外傷の程度および出血の有無などを確認する。また，循環血液量減少性ショックが疑われる症例に対しては，X 線検査および超音波検査を行い，胸腔，腹腔内の出血の有無を確認し，さらに脱水の有無，下痢，嘔吐の確認，血液生化学検査を行う。心原性ショックが疑われる症例に対しては，聴診，心電図検査および超音波検査を行い心機能を評価する。その他の検査として，血液凝固系検査，血液ガス分析や体温測定などを実施する。

表 3．ショックの診断基準

血圧低下
収縮期血圧 90 mmHg 未満，あるいは基礎値より 40 mmHg を超える減少
小項目(3 項目以上を満たす)
①心拍数　160 bpm 以上(犬)，250 bpm 以上(猫) ②微弱な脈拍 ③毛細血管再充満時間(CRT)の延長 ④意識障害または不穏・興奮状態 ⑤乏尿・無尿(0.5 mL/kg/hr 以下) ⑥体温：37.8℃以下または 39.7℃以上

血圧低下＋小項目 3 項目以上の場合をショックとする

治療

ショックに対する治療の基本は，各組織・臓器への酸素供給である。各組織・臓器への酸素供給を改善するためには，心拍出量および動脈血酸素含量の改善が重要である。そのため，心拍出量を増加させるために急速な輸液や強心薬の投与を行う。さらに，必要に応じて心拍数を最適化するためには抗不整脈薬の投与を行う。また，動脈血酸素含量は，主に酸素飽和度およびヘモグロビン濃度で決まる。ショック時の対応として広く実施されている酸素吸入は，酸素飽和度および動脈血酸素分圧の両方を増加させ，その結果として動脈血酸素含量および組織への酸素供給も増加させる。しかし，出血などに伴いヘモグロビン濃度に低下が認められる場合には輸血を行う。

● 1．輸液・輸血

輸液は，循環血液量を上昇させ，心拍出量を増加させる。特に循環血液量減少性ショックに対しては，循環血液量の補充が必須である。出血による循環血液量減少に対しては輸血が望ましい。それに対して，心原性ショックでは，循環血液量の不足を認めないために輸液は最小限に抑える。

晶質液

晶質液(乳酸リンゲル，酢酸リンゲル，重炭酸リンゲルなど)の投与方法は，急速に，いわゆるショック用量(犬；90 mL/kg/hr，猫；60 mL/kg/hr)で 15 分間投与を実施する。そして，循環動態の評価を行い血圧の上昇や，心拍数の減少など，ショック症状の改善が認められた場合には投与速度をゆっくりにする。もし，治療効果が認められない場合には，再度，同様の投与および効果判定を継続する(**表 4**)。また，大型犬など晶質液を短時間に多量に投与できない場合には，7.5％高張食塩液の投与(3～5 mL/kg を 5 分間程度かけて)が有効である。高張食塩液を投与すると，細胞内液が一過性に細胞外液へ移動することで循環血液量が増加する。この効果は一過性であるために，引き続き晶質液または膠質液の投与が必要である。

膠質液

膠質液(デキストラン，ヒドロキシエチルデンプンなど)の投与方法は，5 mL/kg をボーラス投与する。その後，晶質液の持続投与を実施する(**表 4**)。しかし，心疾患，肺疾患および血管透過性亢進などが認められる場合には，1～3 mL/kg に減量して投与を実施する。また，膠質液の投与量は 20 mL/kg/day 以下とすべきであり，これ以上の投与では血液凝固障害を誘発する可能性がある。

表 4. 輸液療法

晶質液	
乳酸リンゲルなど	90 mL/kg/hr, 15 分(犬), 60 mL/kg/hr, 15 分(猫) それ以降必要に応じて 10～15 mL/kg/hr
7.5%高張食塩液	3～5 mL/kg, 5 分程度かけて。その後に晶質液または膠質液の投与
膠質液	
デキストランまたは ヒドロキシエチルデンプン	1～5 mL/kg, ボーラス投与, その後に晶質液の持続投与 総量として 20 mL/kg/day(犬), 15 mL/kg/day(猫)

輸血

輸血は, 循環血液量やヘモグロビン濃度を上昇させる最も有効な方法である。輸血に際しては, 特別な理由がない限り, 交差適合試験を実施する。また, 輸血する際には, 微小血餅による障害を防止する目的でメッシュフィルターが入っている輸血専用チューブを使用する。輸血開始直後はゆっくりとしたスピードで投与を行い, 副作用のないことを確認する。詳細は「3-6 輸血療法」を参照のこと。

● 2. 酸素吸入

酸素吸入は, 動脈血酸素含量および組織への酸素供給を増加させる, 簡単で効果的な治療法である。しかし, 酸素吸入をさせるためには, 気道の確保が必要である。出血や吐物などによる口腔内異物はきれいに除去し, 頚部を伸展させることで気道確保を行う。また, 意識のない動物に対しては, 気管内挿管を実施して気道確保を行う。酸素供給の方法には, マスク法, フローバイ法, 経鼻法, 気管内法, 酸素ケージなどがあり, 動物の状態, 設備およびスタッフ数などにより適切な手段を選択すべきである。酸素吸入に関する詳細は, 「1-1 呼吸困難」を参照のこと。

● 3. 強心薬

十分な輸液・輸血を実施しても血圧の上昇や頻脈の改善が認められない場合には, 強心薬の投与を行う(**表 5**)。強心薬としては, 一般的に調節性に優れているドパミンやドブタミンなどのカテコラミンが使用される。ドパミンは, 心拍出量および腎血流量を増加させるが, 多量投与により作用が強く現れ頻脈や不整脈を起こすことがある。ドブタミンは, 心拍出量を増加させるが, 心拍数や血圧をあまり変化させない。

● 4. 血管収縮薬

敗血症によるショックでは, 十分な輸液・輸血を実施しても血管が拡張しているために血圧を維持することができない場合がある。このときは, ノルエピネフリンやバソプレシンを投与する(**表 5**)。

アナフィラキシーショック時には, ヒスタミンなどの影響により末梢血管が拡張しているので, 第一選択薬として血管収縮作用のあるエピネフリンの投与が行われる(詳細は「1-3 アナフィラキシーショック」を参照)。

● 5. 抗不整脈薬

不整脈は, そのものがショックの原因となることがあるが, ショック時には心臓への酸素供給が低下した結果として認められることがある。心原性ショック時には不整脈により急激な循環不全に陥ることがある。そのため不整脈の種類により抗不整脈薬を使用する必要がある。心室性期外収縮は, 特に注意を要するものであり, リドカインの投与(**表 5**)が第一選択であ

表 5. 心機能の維持に使用される薬剤

ドパミン	5～20 μg/kg/min, CRI
ドブタミン	5～20 μg/kg/min, CRI
エピネフリン	1～10 μg/kg/min, CRI
ノルエピネフリン	0.05～1.0 μg/kg/min, CRI
リドカイン	1～8 mg/kg, IV または 25～75 μg/kg/min, CRI(犬) 0.25～1 mg/kg, IV(猫)

表 6. 敗血症より誘発されたショックに対する抗菌薬

一般的に使用される抗菌薬	
アンピシリン ＋ エンロフロキサシン	25 mg/kg, 8 時間ごと, IV 5 mg/kg, 24 時間ごと, SC
ピペラシリン・タゾバクタム ＋ エンロフロキサシン	25 mg/kg, 8 時間ごと, IV 5 mg/kg, 24 時間ごと, SC
イミペネム	3～10 mg/kg, 6～8 時間ごと, IV
その他成書にて推奨されている抗菌薬	
アンピシリンまたはセファゾリン ＋ アミカシンまたは ゲンタマイシン	22 mg/kg, 8 時間ごと, IV 15 mg/kg, 24 時間ごと, IV 6 mg/kg, 24 時間ごと, IV
セフォキシン	30 mg/kg を 1 回投与後, 15 mg/kg, 4 時間ごと, IV
アンピシリン ＋ セフタジジム	22 mg/kg, 8 時間ごと, IV 22 mg/kg, 8 時間ごと, IV

る。リドカインの投与法としてはボーラス投与であるが，作用時間の関係で持続点滴が必要な場合がある。また，猫へのリドカイン投与量は犬にくらべて少ないので注意が必要である。

● 6. 原因の除去

ショックに対する治療を実施しても，ショックを誘発した原因が除去されていない場合には，治療効果が得られないばかりか，ショックから離脱しても再びショックに陥る可能性がある。

損傷や手術などの疼痛によりショックに陥った場合には，疼痛の緩和を図る。手術中であれば麻酔深度を調節し，術後や外傷による疼痛には，鎮痛薬の投与を行う。循環血液量減少性ショックのうち，外傷などによる出血に対しては出血部位の止血を行う。また，重度な下痢・嘔吐による脱水が原因である場合には，止痢薬や制吐剤の投与により水分喪失を防ぐ。敗血症に対しては，感染源が明確な場合には感染巣の除去，腹腔への消化管内容物の流出には腹腔洗浄を行う。閉塞性ショック，特に心タンポナーデによるショックに対しては心嚢穿刺による血液の除去を行い，アナフィラキシーショックに対しては，ショック誘発の原因物質の投与などを中止する。

表 7. DIC への治療

ヘパリン	100 U/kg, 8 時間ごと, SC
低分子ヘパリン	100 U/kg を 24 時間で持続投与
メシル酸ガベキサート	1 mg/kg/hr, CRI
メシル酸ナファモスタット	0.1 mg/kg/hr, CRI

● 7. 抗菌薬の投与

敗血症より誘発されたショックに対しては，できるだけ早い段階で広域な抗菌薬の投与を行う。一般的に殺菌作用の強い抗菌薬を静脈内投与する。投与期間は抗菌薬の半減期，作用機序および動物の状態により多少変化するが，6～8 時間ごとに静脈内投与ないしは点滴投与を行う。一般に，β ラクタム系やセファロスポリン系と，アミノグリコシド系のゲンタマイシンなどとの組み合わせが推奨されている（**表 6**）。

● 8. DIC への治療

ショック時には，末梢循環不全および凝固因子の活性化のために DIC を併発することが多い。そのため，予防および治療を目的としてヘパリン（100 U/kg，8 時間ごと）や蛋白分解酵素阻害薬のメシル酸ガベキサートやメシル酸ナファモスタットの投与が行われる（**表 7**）。また，凝固因子補充を目的として新鮮凍結血漿の投与が推奨されている。

予後

ショックを誘発した原因により異なるが，出血や脱水などによる循環血液量減少性ショックは比較的予後がよい。また，ワクチンなどによるアナフィラキシーショックも，比較的予後はよい。それに対して腱索断裂などの心原性ショックは根本的な治療が難しいために予後不良となる可能性が高い。また，ショックに対する対応が遅れ，臓器不全を併発した場合は予後不良となる。

救急対応の手順(図 1)

1. 酸素供給(マスク，フローバイ，気管内チューブ，酸素ケージなど)を実施する。
2. 血管確保がされていなければ血管確保を行う。
3. 輸液・輸血を実施する。
4. モニターによりバイタルサインのチェックをする。
5. これまでに十分な効果が得られなければ強心薬の投与を行う。
6. ショックの原因の除去・治療を行う。

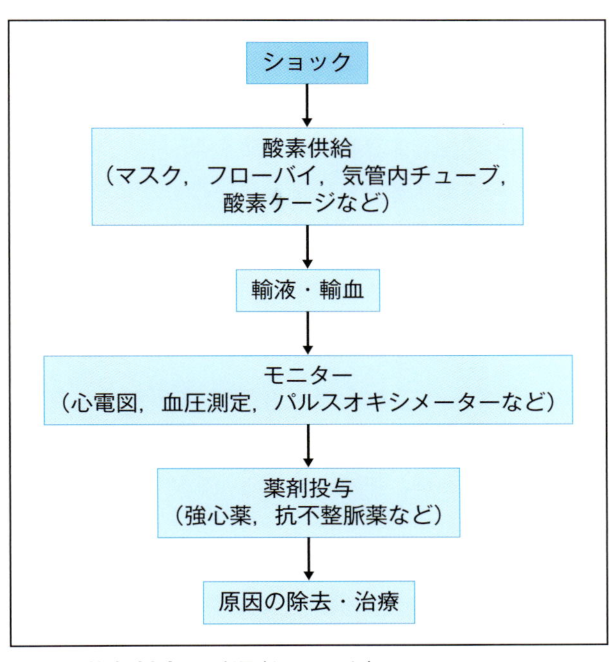

図 1．救急対応の手順(ショック)

【敗血症性ショックと SIRS】

敗血症性ショックは複雑な病態を呈し死亡率が高いため，人医学領域でも重大な問題となっている。また，最近では敗血症性ショックに対する概念が従来の考え方とはやや異なっており，SIRS(systemic inflammatory response syndrome，全身性炎症反応症候群)という概念が取り入れられている。

SIRS とは，いわゆる従来の敗血症性ショックとして分類されている病態に対する治療成績が悪いことから，できるだけ早期に患者を敗血症として確定させたいために提唱された概念である。SIRS の診断基準は，体温，心拍数，呼吸数，白血球数の 4 項目のうち 2 項目以上に異常が認められた状態を SIRS と診断する大変簡単な基準であり，同時に敗血症，敗血症性ショック，低血圧などの定義もなされている。従来の敗血症のイメージは，患者の血液から細菌が検出される菌血症のイメージが強かった。しかし，SIRS の概念を基本とした敗血症の定義は，緩やかな基準で早期に敗血症を診断しようとする意図が理解される。

獣医学領域においても SIRS の基準が提唱され，敗血症性ショック，低血圧などの基準も明確になってきており，SIRS という概念は今後の獣医学領域においても定着するものと考えられる。

獣医学領域における SIRS および敗血症の定義

SIRS	
以下のうち 2 項目以上を満たすとき SIRS と診断する	
□体温	37.8℃以下または 39.7℃以上
□心拍数	160 bpm 以上(犬)，250 bpm 以上(猫)
□呼吸数	40 回/分以上または $PaCO_2$ 32 Torr※以下
□白血球数	16,000/μL 以上または 4,000/μL 以下，桿状好中球 10%以上

※ 1 Torr＝1 mmHg

敗血症	SIRS を伴う感染症
重度敗血症	臓器障害，循環不全(乳酸血症，乏尿)，低血圧を伴う敗血症
敗血症性ショック	十分な輸液を行ったにもかかわらず，低血圧の持続する敗血症(血管収縮薬を投与して血圧を維持している動物も含める)
低血圧	収縮期血圧 90mmHg 未満，あるいは基礎値より 40mmHg を超える減少

⚠ 注意点

□ショックが疑われた場合は，できるだけ速やかに酸素供給および輸液を実施する
□原因の除去・治療を実施しないと十分な治療効果が期待できない

ポイント

□原因は様々であるが，治療方法を考慮してショックを分類する
□病態の根本は，組織・臓器への酸素供給低下である
□酸素供給，輸液が治療の基本となる
□基本的な治療に十分な反応が得られない際には，各種薬剤の投与を考慮する
□原因の除去・治療を実施する

参考文献

1. American College of Chest Physicians/Society of Critical Care Medicine Consensus Conference: definitions for sepsis and organ failure and guidelines for the use of innovative therapies in sepsis. *Crit Care Med*. 1992 Jun; 20 (6): 864-74.
2. DiBartola SP. Fluid, Electrolyte, and Acid-Base Disorders in Small Animal Practice. Saunders. 2011.
3. Ford RB, Mazzaferro E. Kirk & Bistner's Handbook of Veterinary Procedures and Emergency Treatment. 9th. Saunders. 2011.
4. 日本救急医学会 著．標準救急医学．医学書院．
5. Silverstein D, Hopper K. Small Animal Critical Care Medicine. Saunders.
6. Murtaugh R, Kaplan P. Veterinary Emergency and Critical Care Medicine. Mosby.

（岡野昇三）

1-3

アナフィラキシーショック

概要

アナフィラキシーショックは，ワクチンや薬剤などが原因でIgEを介したⅠ型アレルギー反応(即時型過敏性反応)により重篤な全身症状を示す疾患である。臨床的には明らかなアレルギー反応が特定できなかったとしても，アナフィラキシーショックと判断をして対応する。

● 主な原因

アナフィラキシーの代表的な原因には，ワクチン接種や薬剤などがあり(**表1**)，症状も軽度な皮膚病変から呼吸困難，ショックなどによる死亡など幅がある(後述)。

● 病態

アナフィラキシーショックの病態は，アレルギー反応で放出されたヒスタミンを初めとするメディエーターが，血管，気管支や組織に作用する(**図1**)。

● 症状

アナフィラキシーショックの症状は，多量に放出されたメディエーターが全身に作用することで循環器系，呼吸器系，皮膚，消化器系などに広く認められる(**表2**)。特に，血圧低下，呼吸困難など生命にかかわる症状が認められる可能性があるので注意が必要である。その他に，虚脱，呼吸促迫，チアノーゼ，皮膚症状(顔面腫脹，浮腫，紅斑など)，嘔吐，下痢などが認められる。一過性に認められる症状から持続的かつ進行する症状まで様々である。

診断

ワクチン接種や薬物投与後に認められる皮膚の発赤や腫脹，気管支収縮による呼吸困難と末梢血管拡張によるショックなどが認められた場合には，アナフィラキシーと診断して対応する。

ワクチン接種による血圧低下や呼吸困難は，接種後数分から30分で現れるので診断は比較的容易である。数時間から半日程度してから現れる症状は軽度であり，命にかかわるようなショックを誘発することはほとんど起こらない。また，ワクチン接種によるアナフィラキシーショックは，小型犬や純血種で多く発症し，特にミニチュア・ダックスフンドで注意が必要である。そのため，診断に際しては，動物種，既往症，摂取した可能性の高い薬物や食物に対して注意深い問診を行うことが診断の助けとなる。

治療

アナフィラキシーショックに対しては，呼吸困難お

表1. アナフィラキシーの主な原因

・ワクチン	・抗菌薬
・昆虫刺傷	・造影剤
・麻酔薬	・食物

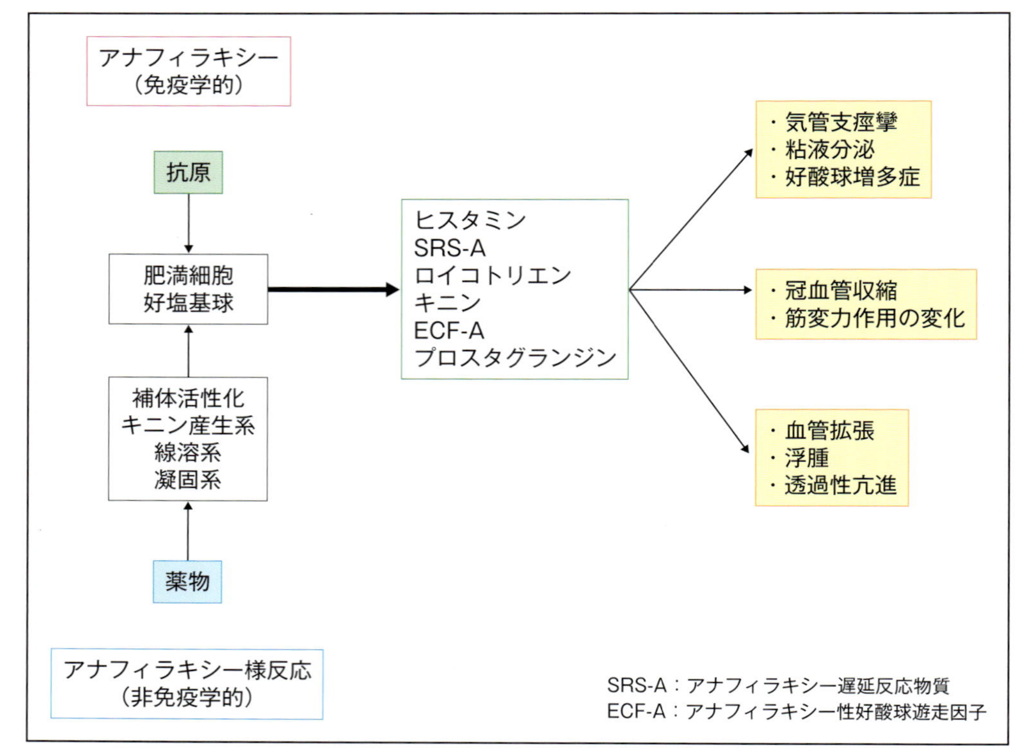

図 1. アナフィラキシーショックの病態

表 2. アナフィラキシーショック時に認められる主な症状

循環器系	虚脱，血圧低下，CRT 延長など
呼吸器系	呼吸促迫，チアノーゼ，呼吸困難など
皮膚	顔面の腫脹，浮腫，紅斑など
消化器系	嘔吐，下痢など

よび循環の改善のために治療を迅速に実施する。

● 呼吸困難に対して

ヒスタミンなどのメディエーターにより引き起こされる気管支痙攣や，喉頭浮腫による呼吸困難に対しては，マスクなどによる気道確保および酸素供給を実施する。他の原因によるショックよりも呼吸器系への症状が強く発現するので確実に対応する。なお，気道確保や酸素供給の詳細は「1-1 呼吸困難」，「3-1 気道確保」を参照頂きたい。

● 薬剤投与

アナフィラキシーショックに対する治療は，他のショックが多量な輸液による循環改善を優先的に行うことに比較して，できるだけ早期のエピネフリンを初めとする薬剤投与が推奨されている。なお，アナフィラキシーショック時に使用される主な薬剤を**表 3** に記載する。

エピネフリン

エピネフリンは，α，β 作用のバランスがよく，α 作用が末梢血管を収縮させ，β 作用が気管支を拡張させる。そのため，アナフィラキシーショックに対しては他の治療に先立ちエピネフリン投与を最優先に実施する。血管が確保されていれば静脈内投与するが，ワクチン接種などにより誘発された場合には，血管が確保されていないのがほとんどであるため，迅速な投与

表 3. アナフィラキシーショック時に使用される薬剤

エピネフリン	10 μg/kg, IM または 5 μg/kg, IV
ステロイド	
コハク酸メチルプレドニゾロン	30mg/kg, IV
デキサメサゾン	2mg/kg, IV
抗ヒスタミン薬	
ジフェンヒドラミン	1mg/kg, IV
ラニチジン	1mg/kg, IV
気管支拡張薬	
ネオフィリン	5〜10mg/kg, IV

のために筋肉内投与を実施する。

ステロイド

ステロイドは，多くのメディエーターを抑制するためにアナフィラキシーショックの治療に有効である。しかし，ステロイドの作用は，ホスホリパーゼ A_2 を抑制することで発現するので作用発現までには時間を要する。そのため，アナフィラキシーショック時の治療としては，血管収縮による血圧上昇のためにエピネフリン投与を優先する。その後に，アレルギー反応を抑制することを目的に投与することが望ましい。

抗ヒスタミン薬・気管支拡張薬

その他に，アナフィラキシーショックにはヒスタミンによる血管拡張，浮腫，透過性亢進や気管支痙攣などが深くかかわっているために，その作用を抑制するための抗ヒスタミン薬を投与する。また，気管支痙攣が呼吸困難の原因となっているため，気管支拡張薬を投与する。

輸液療法

アナフィラキシーショックでは末梢血管が拡張しているために，心臓への血液灌流が十分に行えていない。そのため，他のショックと同様に太い血管を確保した後に十分な輸液を実施する。輸液の詳細は「1-2 ショック」を参照頂きたい。

予後

アナフィラキシーショックを誘発した原因により異なるが，早期に適切な治療が実施された症例の予後は比較的良好である。

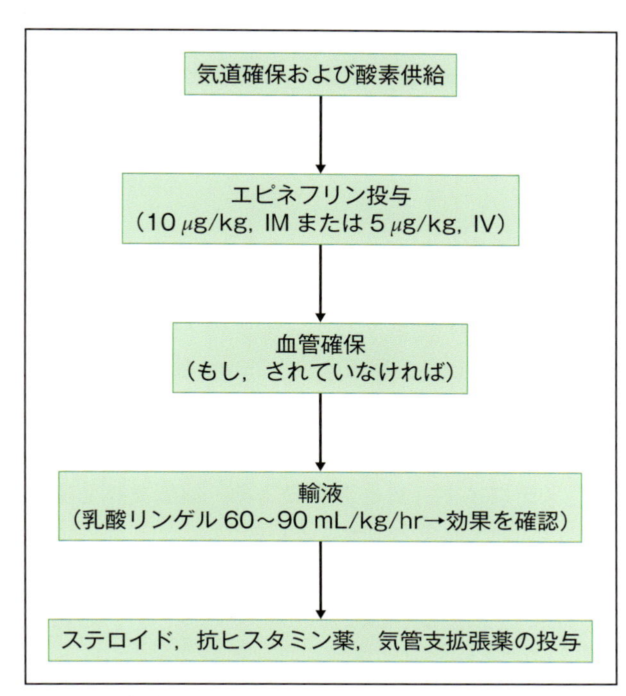

図 2. 救急対応の手順（アナフィラキシーショック）

救急対応の手順（図 2）

1. アナフィラキシーショックまたはその疑いのある動物に対しては，速やかに気道確保および酸素供給を行う。
2. エピネフリンを静脈内投与または筋肉内投与する。
3. 血管確保がなされていない動物に対しては，速やかに血管確保を行う。
4. 輸液剤の投与を開始する。
5. ステロイド，抗ヒスタミン薬，気管支拡張薬の投与を行う。

注意点

- □アナフィラキシーショックが疑われた場合は，原因特定の有無にかかわらず救急対応をまず実施する
- □ワクチン関連のアナフィラキシーショックは，接種後 30 分以内に発症することが多いので注意する
- □エピネフリンは希釈をして保存しておくと変性するので，使用する直前に希釈することが好ましい
- □アナフィラキシーショックは他のショックと異なり，できるだけ早くエピネフリンを投与することが推奨されている

ポイント

- □臨床現場で遭遇する機会の多いアナフィラキシーショックの原因はワクチン接種である
- □ワクチン接種後 30 分間は動物の様子を観察する
- □エピネフリン投与を最優先に行う
- □ステロイド，抗ヒスタミン薬，気管支拡張薬は，効果発現に時間を要する
- □再発防止のため原因物質との接触の回避などを飼い主に指導する

参考文献

1. Ford RB, Mazzaferro E. Kirk & Bistner's Handbook of Veterinary Procedures and Emergency Treatment. 9th. Saunders. 2011.
2. 日本救急医学会 著．標準救急医学．医学書院．
3. Silverstein D, Hopper K. Small Animal Critical Care Medicine. Saunders.

（岡野昇三）

1-4

播種性血管内凝固(DIC)

各疾患の概要

播種性血管内凝固(disseminated intravascular coagulation, DIC)は特定の疾患ではなく，腫瘍，全身性の細菌感染症，自己免疫性溶血性貧血などの基礎疾患に伴い，全身の微小血管に血栓が形成される病態である。微小循環が阻害される結果，組織虚血が起こり，腎障害，肺血栓による呼吸障害，消化管出血などの多臓器不全に陥る。また血管内凝固により，血小板や凝固因子が消費され枯渇するため，逆説的な出血傾向を呈するようになる。

基礎疾患に関係なくDICに陥ると斃死することが多いため，迅速に診断し，基礎疾患の治療とともにDICに対する適切な対応が必要となる。

症状

DICの症例にはDICを誘発するような腫瘍や感染症などの重篤な基礎疾患が存在する。逆にそのような重篤な状態にある症例では，常にDICの可能性を考慮しておくべきである。典型的なDICでは血小板および血中の凝固因子が枯渇するため，出血傾向がみられるようになる。DICに起因する出血傾向では，血小板減少による一次止血異常(主に皮膚の紫斑，粘膜の点状出血)および凝固因子欠乏による二次止血異常(主に体腔内出血)の両方がみられる可能性がある。また微小血栓形成による組織還流障害のため，腎臓や肺などを中心に多臓器不全に陥っていく。一方，症状としては出血傾向がみられないが，臨床検査ではDICに一致した所見が得られる症例もある。このような症例は前DICの段階にあると考えられる。前DIC段階にある症例をできるかぎり早期に発見し，治療することにより，真のDICへと増悪させないようにすることも臨床的には重要である。

DICの判定

DICの状態に陥ると，多臓器不全や出血傾向のため状態が急激に悪化し，死に至ることも多い。検査に時間をかけると，結果が判明したときにはすでに転帰が決まっている恐れもあり，DICの診断ではスピードが重視される。そのため人医療ではpoint of careすなわち臨床現場で実施できる検査を中心とした判定基準が提案されている。

獣医療での明確な判定基準はないが，人の基準に準じて考えることが妥当であろう。1例として，厚生労働省によるDICの判定基準(人)を示した(**表1**に簡略化して記載)。多くの判定基準では，DICを起こし得る基礎疾患の存在を前提に，出血傾向や臓器不全の症状，血小板数，フィブリノーゲン，PTおよびAPTT，FDP(またはD-dimer)，を主要な検査項目としている。さらに簡便な松田私案では臨床検査項目として血小板数とFDPまたはD-dimerのみを評価項目として検査を迅速化している。

犬や猫のDICでよくみられる異常は人と同じく，血小板減少，PT，APTTの延長，FDPやD-dimerの増加などであるが，これに加えて微小循環の障害に起因する破砕赤血球も血液塗抹上で高頻度に認められ

表 1. 人における DIC の診断基準

		スコア			
		0	1	2	3
基礎疾患		なし	あり		
臨床症状	1）出血症状	なし	あり		
	2）臓器症状	なし	あり		
検査成績	1）血清 FDP 値（μg/mL）	10 未満	10〜20	20〜40	40 以上
	2）血小板数（$\times 10^3/\mu L$）	120 を超える	120〜80	80〜50	50 以下
	3）血漿フィブリノーゲン濃度（mg/dL）	150 を超える	150〜100	100 以下	
	4）プロトロンビン時間比（実測値／対照値）	1.25 未満	1.25〜1.67	1.67 以上	

※判定　スコア合計 7 点以上：DIC　　6 点：DIC の疑い　　5 点以下：DIC の可能性少ない

厚生省特定疾患血液凝固異常症調査研究班（1988）より簡略化して抜粋

表 2. 犬・猫の DIC 判定に用いられる検査項目と意義

検査項目	意義と備考
血小板数	血球計算機で評価可能。正確に測定できない装置の場合には，血液塗抹で概数を把握する。
破砕赤血球	微小血栓に関連して生じるとされる。血液塗抹で観察する。
PT，APTT	DIC では，凝固因子が消費され枯渇するため延長する。院内向けの凝固系測定機器が利用可能。通常クエン酸処理血漿を用いる。時間的な余裕があれば外注検査も利用できる。
FDP，D-dimer	線溶系の亢進によりフィブリンやフィブリノーゲンが分解されて生じる。外注検査で受託可能。血漿での測定も可能である。腹水などにより上昇することもある。犬で院内測定可能な試薬もある（研究用）*。
フィブリノーゲン	血栓形成時に消費されるため低下する。院内向けの凝固系測定機器には測定できる機種がある。動物では 1 回の検査としては感度はよくない。
AT Ⅲ（アンチトロンビンⅢ）	DIC では消費されるため低下する。鋭敏な指標である。現時点では外注検査のみ利用可能である。

＊㈱キューメイ研究所で研究用キットが製造されている。理化学機器・動物用研究試薬はプレシジョン・システム・サイエンス㈱から販売予定

る。動物の DIC の判定に有用と思われる検査項目と所見を**表 2** に挙げた。残念ながら動物の DIC の判定基準でコンセンサスになっているものはない。人の判定基準では，異常となる検査項目数が多くなるほど，またその異常の程度が重度なほど DIC である可能性が高く，病態としても重篤となる。動物でも同様と思われ，人の基準に則して動物での判定基準を考えると，DIC を誘発する基礎疾患があることを前提に，以下の所見のうち 4 つ以上みられる場合には DIC と考えることが多い[1]。

①血小板数の減少
②PT の延長または APTT の延長
③FDP または D-dimer が増加している
④血漿フィブリノーゲンの減少
⑤アンチトロンビンⅢ（AT Ⅲ）活性の低下
⑥破砕赤血球の増加

表 3. 筆者が行っている簡便な DIC の判定基準

DIC を誘発する基礎疾患があることを前提とし，
□血小板数の減少
□ PT，APTT の延長
□ FDP または D-dimer の増加
□血液塗抹上での破砕赤血球の増加

該当項目 2 個以上で DIC を疑い，3 個以上で DIC と考える

動物でも異常項目が多いほど DIC の可能性が高く重篤な状態と考えるべきだろう。このうちいくつかの検査項目は感度が低かったり，測定に時間がかかったりするため，筆者は簡便に**表 3** の項目を評価し，2 項目以上の明確な異常で DIC を疑い，3 項目以上で DIC と考えている。DIC における止血異常項目について文献を挙げておくので参考されたい[2-4]。

表 4. 獣医療における DIC の治療に用いられる製剤

薬剤		商品名等	用量	特徴
未分画ヘパリン		各社	75〜150 U/kg, q6〜8 h, SC	以前から使用されているヘパリン製剤。出血のリスクのため現在あまり使用されない
低分子ヘパリン	ダルテパリン	・フラグミン®	75 U/kg/day, 持続点滴（人の用量から推定）	未分画ヘパリンにくらべ出血リスクが低い。犬では皮下投与で抗凝固作用を得るのは困難かもしれない。静脈投与でも人にくらべ高い用量が必要と思われる
	ダルテパリン	・ダルテパリン Na	40 U/kg, ボーラス IV 以後 20 U/kg/hr, 持続点滴（犬の研究から推定）	
	エノキサパリン	・クレキサン®	犬：80 U/kg/day, q6 h, SC 猫：75 U/kg/day, q6 h, SC	低分子ヘパリンであり, 人では皮下投与で使用される。本剤はシリンジキットでの販売であり, 小さな動物では希釈が必要となるだろう
ダナパロイド		・オルガラン®	25 U/kg, q12 h, IV（人の用量から推定）	低分子ヘパリン様物質で半減期が長く, 人では 1 日 2 回で投与される。動物での報告はない
フォンダパリヌクス		・アリクストラ®	0.05 mg/kg, q24 h, IV（人の用量から推定）	第 Xa 因子阻害剤。人で半減期が長く, 1 日 1 回投与とされる。動物での報告がない
アルガトロバン		・ノバスタン®HI	0.2〜0.4 mg/kg を 3 時間程度かけて IV（人の用量から推定）	抗トロンビン薬で血栓形成と血小板凝集を抑制する。人で脳血栓や慢性動脈閉塞に対して使用される
メシル酸ガベキサート		・エフオーワイ®（FOY®）	20〜40 mg/kg/day, 24 時間かけて持続点滴（人の用量から推定）	蛋白分解酵素阻害薬で, 人では DIC に対して適応がある。膵炎の用量よりも高用量で使用される。投与部位の血管炎に注意
メシル酸ナファモスタット		・フサン®	0.06〜0.2 mg/kg/hr, 24 時間かけて持続点滴（人の用量から推定）	蛋白分解酵素阻害薬で, 人では DIC に対して適応がある

治療

● DIC の治療

DIC の治療は, 2 つに向けられる。ひとつは DIC を誘発した基礎疾患に対する治療であり, もうひとつは DIC 状態に対する治療である。基礎疾患については, もともと有効な治療手段がないために増悪し, DIC に至っている症例が多い。もし基礎疾患が治療可能な場合には, 積極的に治療を行い早期に DIC の原因を排除するように努める。他方, DIC 状態に対する治療では, 治療目標は, 凝固亢進状態を止めることにある。薬剤としてはヘパリン製剤が中心であり, ヘパリンの効果を担保するために, 凝固因子の補充が行われる。以下に DIC の治療で用いられるヘパリンおよびその他の治療薬をまとめた。

ヘパリン製剤

ヘパリンは血液検体処理用の抗凝固剤, また留置針の凝固防止剤としてもよく用いられている。ヘパリンは AT Ⅲと結合し, AT Ⅲによるトロンビン阻害作用を活性化することにより凝固を阻害する。症状のある DIC では凝固因子の枯渇により逆説的に出血傾向がみられることが多く, 凝固を阻害するヘパリン製剤の投与がためらわれるが, DIC と診断された場合には, 凝固亢進状態を止めるためにヘパリン製剤が投与される。

現在利用可能なヘパリン製剤を**表 4** に示した。以前は未分画ヘパリン（標準ヘパリン）が用いられていたが, 現在では低分子ヘパリンが広く用いられるようになっている。ヘパリンは第 Xa 因子とトロンビンを阻害することで作用するが, 低分子ヘパリンは第 Xa 因子への選択性が高い。人医療ではさらに第 Xa 因子選択性が高いダナパロイドやフォンダパリヌクスが用いられるようになっている。これらの薬剤は未分画ヘパリンと比較して全血凝固時間の延長が少なく, 出血傾向を助長する作用が低い。低分子ヘパリンは人では皮下投与で用いられるが，作用は動物種により差があり[5,6]，犬・猫では半減期が短く皮下投与の頻度を多くする必要がある。エノキサパリンは抗第X因子活性を指標として動物で最も安定した効果が報告されている[7-10]。しかしながら使用するヘパリンの種類や投与方法について，まだ十分な比較臨床研究は少ない。

治療における benefit/risk は，ヘパリン投与によるDICの抑制効果という benefit と出血傾向助長という risk との兼ね合いになる。低分子ヘパリンの登場以降，出血リスクの少ない薬剤が登場しており，リスクの軽減によりDICに対する治療介入を行いやすい状況にある。

ヘパリン製剤（特に未分画ヘパリン）を使う際，ヘパリンが作用するにはAT Ⅲの存在が必要であることに注意する。DICではAT Ⅲが消費され，活性が減少していることが多い。人ではそのような場合AT Ⅲ製剤を投与するが，動物では人用のAT Ⅲ血液製剤は異種蛋白となり使用が難しいため，犬の血漿輸血や輸血で補充する。

その他の抗凝固剤

現在，人医療では抗血栓作用をもつ薬剤が使用されるようになっている。これらの薬剤は主に深部静脈血栓症などを標的に開発されており，ヘパリンよりも作用が特異的で出血リスクが低い。しかしDICのように劇的で生命危機にある病態に十分な効果がみられるかどうかは，今後の研究が待たれる。ダナパロイドは第Xa因子阻害作用を特異的にもつ長時間作用型の製剤であり，人では持続点滴の必要がなく12時間ごとのボーラス投与で使用される。犬での臨床研究はみあたらない。合成第Xa因子阻害剤であるフォンダパリヌクスは，人では1日1回の投与とされるが，これも動物での報告はみあたらない。

蛋白分解酵素阻害薬

これらの薬剤は獣医療でも膵炎の治療に利用されることがある。獣医療での報告は多くないが，実験レベルで犬のDICに投与している研究がある。これらの薬剤は凝固因子の蛋白分解酵素としての活性を阻害し，抗凝固作用を示す。その作用機序にAT Ⅲ活性を必要としないという利点があり，ヘパリン製剤と異なり出血のリスクが少ない。医療領域でも主に国内でよく使われているが，エビデンスはあまり多くない。もともと膵炎治療のための薬剤であるので膵炎を併発している症例には投与しやすいだろう。

● 対症療法

組織虚血が多臓器不全の発生に関与するため，十分な補液療法を行う。また，肺炎，不整脈など臓器の機能不全に対し，抗菌薬，抗不整脈薬など適切な対症療法を行う必要がある。

予後

DICの予後は厳しい。基本的にはDICを誘発した基礎疾患の治療が可能な場合には，基礎疾患を排除し，DICに対する適切な治療を行えば回復する可能性がある。しかし基礎疾患の治療が困難な場合には，治療のゴールは過剰な血管内凝固を停止させ，臓器の機能を維持することに向けられる。DICでは，検査で異常項目が多いほど予後は厳しいと考えられるが，過去の報告によればDICと診断された犬の生還率は50％程度である。飼い主にはまず，DICにより生命危機に陥っている状態であること，および治療にもかかわらず救命できない場合が多いこと，そしてDICを改善できた場合でも，基礎疾患の治療が困難な状況では，長期の生命予後は厳しいことを理解してもらうように努める。

救急対応の手順

DICを誘発するような重篤な基礎疾患をもつ動物では，常にDICが生じる可能性を考慮しておくべきである。また入院動物等で継続的に検査データが蓄積されている場合には，日々のデータをみる中で血小板数の増減や血液塗抹像の変化にも注意し，DICが重篤になる前に治療を開始することが重要である。そのためにはDICの診断と治療の準備を整えておくことが必要で，院内の凝固系検査機器の整備やDIC治療用のヘパリン製剤を用意しておく。

DICの症状として出血傾向がみられる場合には，ヘパリンなど抗凝固療法が躊躇される。DICに対するヘパリン投与の有用性について犬ではエビデンスがほとんどないが，現在では必要な治療と考えている獣医師が多い。判定基準に従い，DICと判定した場合には，早期に治療を開始した方がよい。低分子ヘパリンの標準的な用量ならば臨床的に問題になるような出血傾向を生じることは少ないだろう。

治療薬の選択

DICの治療薬としてはヘパリン製剤が中心である。凝固カスケードを阻害するためには，蛋白分解酵素阻害薬も考慮できるが，この薬剤の臨床的エビデンスは少ない。現在，治療のためのヘパリンは，従来の未分画ヘパリンよりも低分子ヘパリンを使う獣医師が増えている。いくつかのヘパリン製剤が利用できるが，現時点ではエノキサパリンが最も安定した効果が期待できる。しかし，投与間隔を短くする必要がある。これに対し，人の深部静脈血栓症の治療に用いられる長時間作用型の第Xa因子阻害剤は興味深いが，DICに対する治療についてはまだエビデンスがないため使用しにくく，今後の報告を待ちたい。人では，補充療法としてAT Ⅲ製剤が使用されることがある。人用の遺伝子組み換え製剤も利用できると思われるが[4]，他種蛋白であること，およびコスト面の問題から導入は困難で，動物では輸血や血漿輸血が行われることが多い。

インフォームド・コンセントにおける注意点

基礎疾患が重篤な上に，DICが加わり，症例は危険な状態にある。またDICの治療を適切に行っても基礎疾患を解決できないことも多い。飼い主には生命予後が厳しいことを十分に認識してもらい，難しい治療になることについて十分にインフォームド・コンセントを得ておくべきである。

ポイント

- □ DICの判定と治療はスピード感をもって行う
- □ DICの判定には，基礎疾患があることを前提に，血小板数，PTおよびAPTT，FDPまたはD-dimerを検査する。早期の診断にはAT Ⅲ活性測定も有用
- □治療には，低分子ヘパリンが広く用いられるようになっている。必要に応じて，血漿輸血を考慮する

参考文献

1. 獣医内科学第2版 小動物編．岩崎利郎，滝口満喜，辻本 元 監修．P281, 488．文永堂出版．2014．
2. Development of a model based scoring system for diagnosis of canine disseminated intravascular coagulation with independent assessment of sensitivity and specificity. Wiinberg B, Jensen AL, Johansson PI, Kjelgaard-Hansen M, Rozanski E, Tranholm M, Kristensen AT. *Vet J*. 185: 292-298, 2010.
3. Diagnosis of disseminated intravascular coagulation in dogs admitted to an intensive care unit. Bateman SW, Mathews KA, Abrams-Ogg AC, Lumsden JH, Johnstone IB, Hillers TK, Foster RA. *J Am Vet Med Assoc*. 215: 798-804, 1999.
4. スモールアニマルインターナルメディシン 第4版．長谷川篤彦，辻本 元 監訳．P1361．インターズー．2011．
5. Coagulation effects of low molecular weight heparin compared with heparin in dogs considered to be at risk for clinically significant venous thrombosis. Scott KC, Hansen BD, DeFrancesco TC. *J Vet Emerg Crit Care* (*San Antonio*). 19: 74-80, 2009.
6. Pharmacokinetics of the low molecular weight heparin dalteparin in cats. Mischke R, Schmitt J, Wolken S, Böhm C, Wolf P, Kietzmann M. *Vet J*. 192: 299-303, 2012.
7. Pharmacokinetics of subcutaneous low molecular weight heparin (enoxaparin) in dogs. Lunsford KV, Mackin AJ, Langston VC, Brooks M. *J Am Anim Hosp Assoc*. 45: 261-267, 2009.
8. Anticoagulant effects of low-molecular-weight heparins in healthy cats. Alwood AJ, Downend AB, Brooks MB, Slensky KA, Fox JA, Simpson SA, Waddell LS, Baumgardner JE, Otto CM. *J Vet Intern Med*. 21: 378-387, 2007.
9. The effect of a low molecular weight heparin on coagulation parameters in healthy cats. Vargo CL, Taylor SM, Carr A, Jackson ML. *Can J Vet Res*. 73: 132-136, 2009.
10. Enoxaparin: pharmacokinetics and treatment schedule for cats. Mischke R, Schönig J, Döderlein E, Wolken S, Böhm C, Kietzmann M. *Vet J*. 200: 375-381, 2014.

（桃井康行）

Chapter 2

救急疾患各論

1 循環器
2 消化器
3 代謝・内分泌
4 泌尿器
5 生殖器
6 神経
7 運動器
8 眼
9 皮膚
10 腫瘍
11 その他

2-1-1

心タンポナーデ

概要

心膜は厚さ数μmの薄い膜であり，肺や胸腔・縦隔から心臓を保護している。正常な状態でも心囊水はわずかに存在しており，心膜腔内圧は左右の心室拡張期圧よりも低く維持されている。心囊水貯留では，心膜腔内圧と心腔内圧とのバランスにより心タンポナーデを発症するか否かが決まり，心囊水の量とは関係がない。心膜は心筋にくらべて伸縮性が低いため，急激に心囊水が貯留した場合は少量の貯留でも心タンポナーデを発症する。

心タンポナーデは心囊水の貯留によって心膜腔内圧が右心房・右心室拡張期圧を超えた状態であり，拡張期をとおして右心系が虚脱するため，心室の拡張不全と静脈の還流障害を来す。心タンポナーデでは，心室は拡張期に血液を充満することができないため，心拍出量の低下と全身臓器への血液灌流量の減少を引き起こす。このため，進行した心タンポナーデでは動脈圧が低下し，最終的に心原性ショックを引き起こすことがある[1]。

主な要因には心不全，腫瘍，特発性などが挙げられる[1-5]。心囊水の犬の約30％は心臓性血管肉腫であることが報告されており[6]，他にも癌性心囊水の原因としては血管肉腫，中皮腫，リンパ腫，非クロム親和性傍神経細胞腫などが挙げられる[6-8]。心囊水を認める猫では心原性疾患が75％を占め，この中で心筋症は最も多くを占めている[4]。さらに，猫の心囊水の原因には肥大型心筋症(25.3％)，その他の心疾患(20.5％)，腫瘍(19.2％)，猫伝染性腹膜炎(9.6％)の他に播種性血管内凝固(DIC)，心膜横隔膜ヘルニア，外傷，全身性感染症などが診断されている[9]。

好発種

犬では大型犬に多く発生し，小型犬や中型犬では心タンポナーデを発症することは比較的少ない。原因にかかわらず心囊水を認めた犬の約半数をレトリーバー種が占めており，大多数は雄である[2,5,6]。猫における好発血統は不明である。

症状

心タンポナーデでは心拍出量の低下，動脈圧の低下，全身臓器への血液灌流量の減少に伴う徴候が現れ，症例の多くは突然の虚脱や沈うつ，呼吸促迫，運動不耐，食欲不振を主訴に来院することが多い。重症例では呼吸困難やチアノーゼなどの臨床徴候が現れ，慢性例では腹水を伴っていることもある。心タンポナーデの猫では頻呼吸や努力性呼吸，咳などの呼吸器徴候が多くみられる[9]。さらに，猫の場合は進行した心筋症による胸水を合併していることがある。

診断

心タンポナーデの特徴的検査所見を**表1**に示す。

● 身体検査

聴診では心音の減弱，こもった心音が聴取され，こ

表 1．心タンポナーデの特徴的検査所見

身体検査	心電図検査	胸部 X 線検査	心エコー図検査
頚静脈の怒張	R 波の低電位	心陰影の円形拡大	心臓外側の無エコー帯
脈拍の減弱	電気的交互脈		心臓の振子様運動
心音の減弱（こもった心音）			拡張期の右心房・右心室虚脱

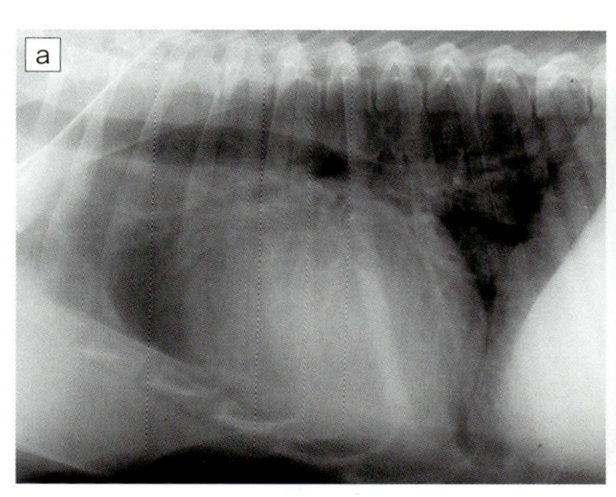

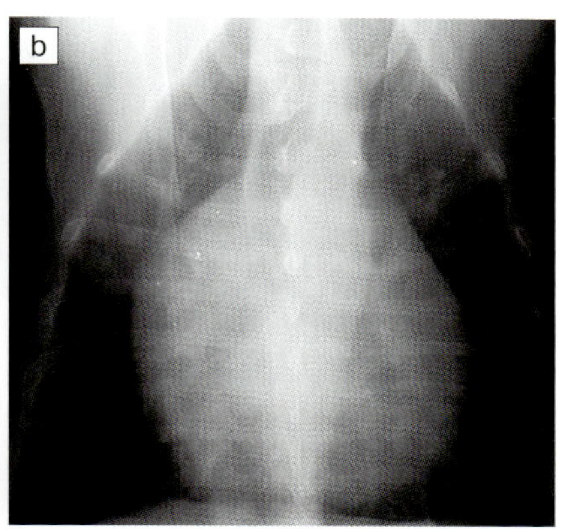

図 1．心タンポナーデの胸部 X 線検査所見
胸部 X 線検査ではラテラル像（a）と腹背像（b）で大きく拡大した心陰影がみられ，心臓は円形に拡大している

れらは心嚢水を示唆する重要な所見である[1]。心嚢水の臨床徴候として，こもった心音（74％），嗜眠（73％），腹水（68％），運動不耐（57％）がみられることが報告されている[5]。この他には，静脈還流や心拍出量の低下に伴う頚静脈の怒張，脈拍の減弱，チアノーゼ，毛細血管再充満時間（CRT）の延長などがみられる。

● 心電図検査

Ⅱ誘導での R 波の低電位（1 mV 以下）や電気的交互脈（R 波が高くなったり低くなったりを繰り返す）などは心嚢水を示唆する所見である。しかし，猫では正常でも R 波が低いことがあり，心電図検査での心嚢水の評価は困難なことがある。

● 胸部 X 線検査

心嚢水が少量の場合には，胸部 X 線検査でこれを検出することはきわめて困難である。重度な心嚢水の場合には，腹背像ならびにラテラル像で円形に拡大した心陰影が確認される（**図 1**）。しかし，胸部 X 線検査では心嚢水と心拡大を鑑別することが困難であり[10]，心嚢水の診断には心エコー図検査が必須である。

心嚢水を抜去する前後の胸部 X 線検査は，心嚢水によって隠れていた心陰影と心臓周囲器官・構造物（大血管や塊状病変）を確認するために必要不可欠である。

● 心エコー図検査

心エコー図検査では，心嚢水は心外膜と心膜の間にエコーフリー（無エコー）の領域として描出され（**図 2**），少量の心嚢水（約 10 mL）でも描出可能だが，見落とすことがあるため意識的に確認する必要がある。多量の心嚢水が貯留している場合には，心臓自体の振子様運動がみられる。また，右心房・右心室の拡張期における虚脱は心タンポナーデの診断的所見である[1]。

心嚢水貯留の症例では心臓腫瘍の可能性を考慮し，心嚢穿刺の前後で詳細な心臓および心臓周囲のスクリーニングを行う。Stafford Johnson らは，心嚢水を認める犬の 69.2％では異常がみられなかったが，30.8％で塊状病変を検出できたことを報告している[5]。さらに，心嚢水を引き起こす心臓腫瘍は心基底部よりも右心房に多いことが報告されている[2,7,11]。

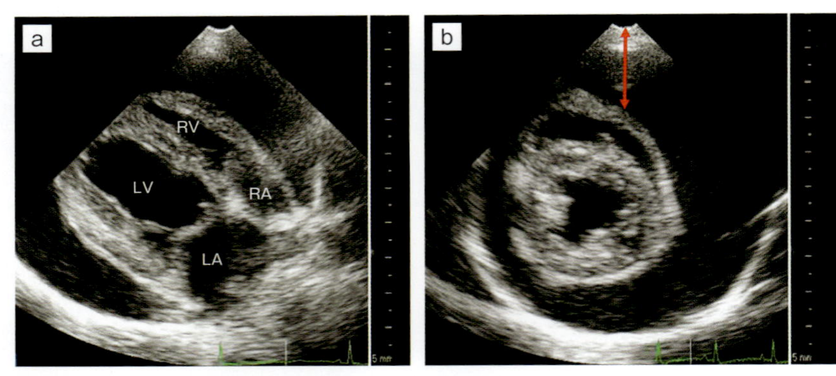

図 2. 心タンポナーデの心エコー図検査所見

a：長軸四腔断面像では心臓周囲の無エコー帯を確認でき，心臓の振子様運動が観察された。画像は心室拡張期であり，右心室(RV)が虚脱している

b：左室短軸断面像では胸壁と右心室の距離を計測し(赤両矢印)，穿刺針の刺入深度を 2.3 cm 未満に決めた

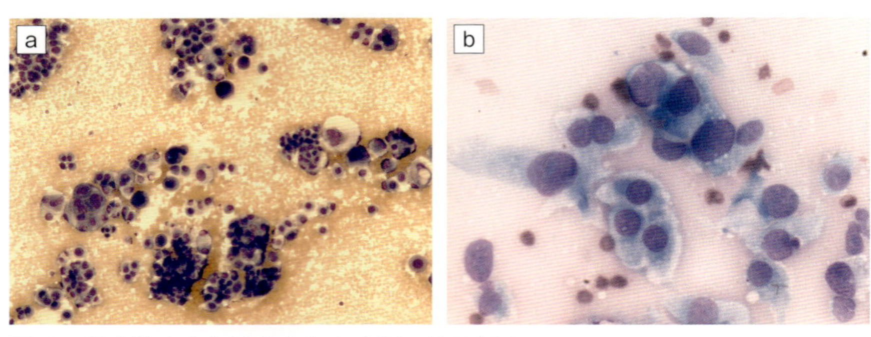

図 3. 腫瘍性疾患と診断された症例の塗抹標本

a：心嚢水が認められ，心嚢穿刺液の沈渣から作成した塗抹標本では多数の有核細胞が認められた。明らかに有核細胞数が多いときは腫瘍性疾患を疑う必要がある。本症例は細胞診で悪性中皮腫と診断された

b：血様心嚢水が認められ，心嚢穿刺液の沈渣から作成した塗抹標本では非上皮性の悪性腫瘍が疑われた。本症例は切除した右心耳腫瘤の組織検査から血管肉腫が診断された

写真は北里大学獣医学部附属動物病院 小動物診療センター 川崎氏(検査技師)のご厚意による

● 細胞診

筆者は，心嚢穿刺液の細胞検査では沈渣と原液の塗抹を行っている。細胞診では，原因疾患(特に腫瘍)の診断精度は低いことが知られている[7,12,13]。しかし，心臓性リンパ腫では 91.7%の症例で細胞診が診断に有効であったと報告されている[8]。また，筆者の経験では，有核細胞数が多い症例(>1,000/μL)は腫瘍性疾患の可能性が高いと感じている(**図 3**)。

診断精度は低くても腫瘍細胞が検出されたときには診断的情報になるので，心嚢水を採取した際には必ず性状検査(ヘマトクリット，総蛋白濃度，比重，有核細胞数など)と細胞診を実施すべきである。

治療

心膜は弾力性に乏しいため，心嚢水の貯留が急速な場合には少量(10〜15 mL)でも心嚢内圧は急速に上昇し，心タンポナーデを発症する[1]。心タンポナーデの症例の多くは虚脱しており，重篤な場合にはショック状態であるため，迅速な心嚢水の除去が必要不可欠である。次に心嚢穿刺の手順を示す。

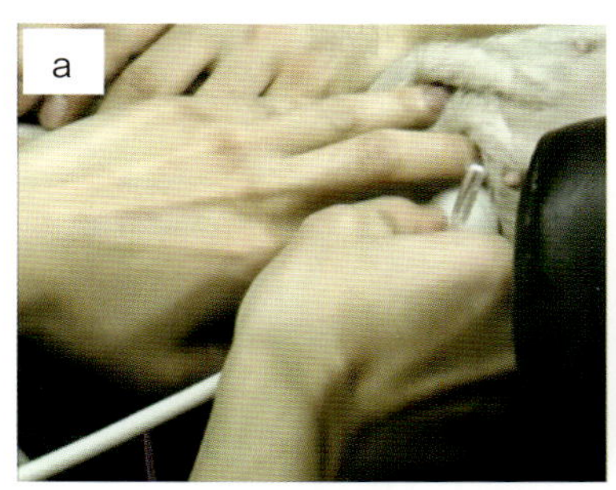

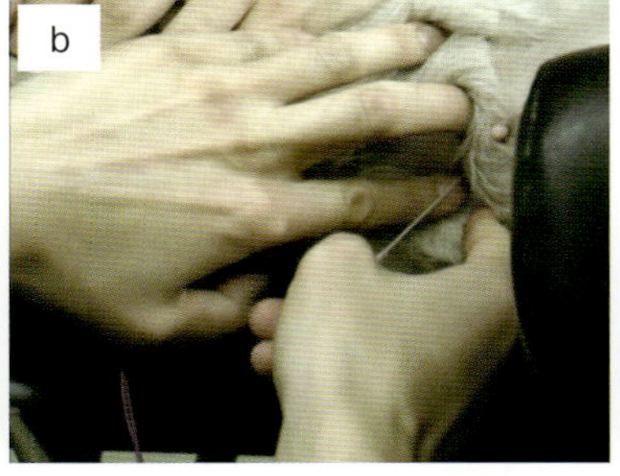

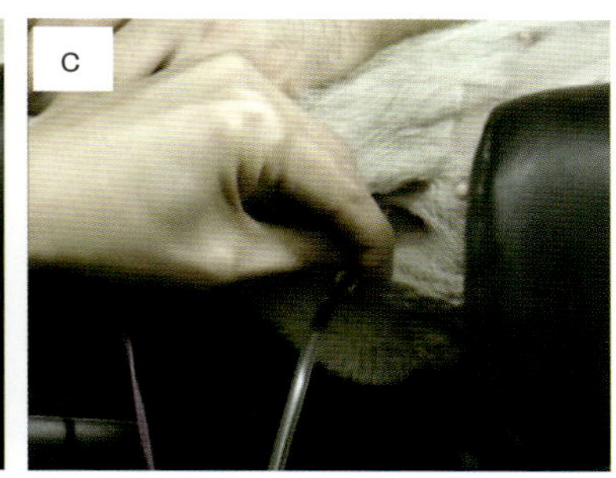

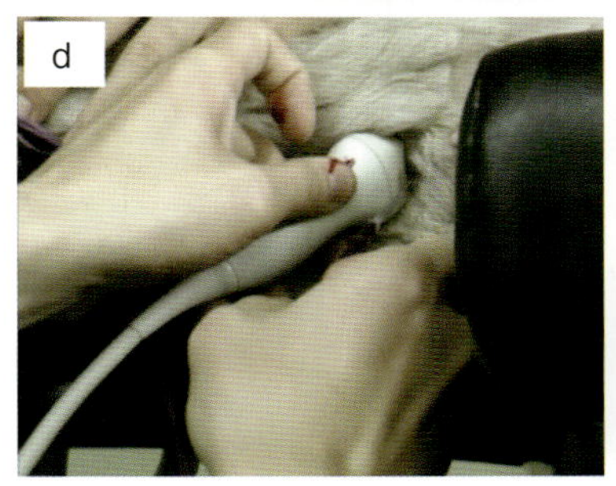

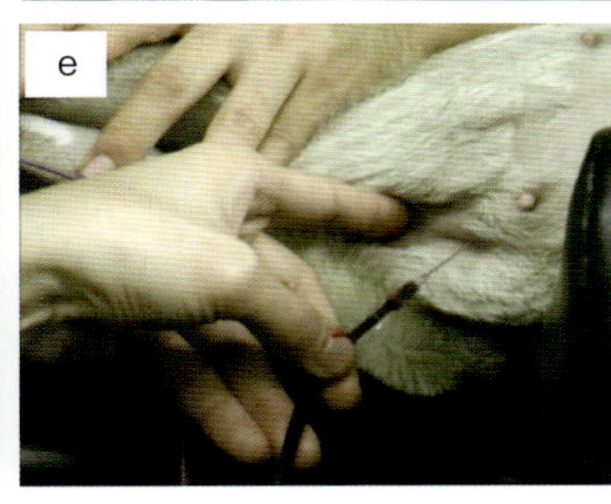

図 4．心嚢穿刺の手順

a：超音波ガイド下で大血管や心基底部（心房付近）を避け，貯留液がプールしている場所を探す
b：超音波検査時のプローブの位置・方向・角度をもとに穿刺針を刺入する
c：延長チューブ内に血様の心嚢水が流入している。基本的に心嚢水は自由落下で排液する
d：穿刺針の位置を超音波で確認する
e：心嚢水の排液時は穿刺針が動かないように，手指を保定台やエコーベッドに固定している

穿刺部位の確認

①心嚢穿刺を行う際には右側横臥位に保定することで，心膜が右胸壁と接するため，穿刺が容易になる。穿刺部位の毛刈りを行い，長軸四腔断面や短軸断面をとおして貯留液の分布状況を立体的に捉え，適切な穿刺部位を確認しておく（**図 4a**）。大血管や心基底部（心房付近）を避け，心尖部で最も心嚢水の貯留している場所が適切である（**図 2，5**）。心房壁は厚さが 1～2 mm と薄く，穿刺針によって破れる可能性がある。一方，心室壁は厚いので，穿刺針が心臓に触れたとしても破裂・出血するリスクは少ない。このことから，心房付近は避け，心室に向かって穿刺できる部位を検索する。

②穿刺部位を決めたら，超音波ガイド下で穿刺針を刺入する方向と深度を確認する。超音波ガイド下でのプローブの向きが針の刺入方向・角度となる（**図 4a，b**）。描出画像から心嚢水の厚さ（胸壁から心臓までの距離）を計測し，穿刺針を刺入する深さを決める（**図 2**）。

穿刺

穿刺部位・穿刺針の刺入方向と深度を決めたら，穿刺部位を消毒する。

①心膜内に針が到達するとハブに心嚢水の流入が確認されるので，外套を少し進めてから内套を抜き，延長チューブに連結する（**図 4b，c**）。このとき，シリンジで吸引すると針の先端に組織を吸引し，排液できないことがあるため，自由落下で排液することもある。穿刺針を心膜に刺入した後に，超音波ガイド下で針先の位置を確認する（**図 4d**）。

②動物や術者の体動によって穿刺針が抜けたり，折れることがあるので，穿刺針の向き・深さを一定に保てるように固定しておく。筆者は保定台や診察台，動物の体壁に手指を当てながら穿刺針を固定している（**図 4e**）。

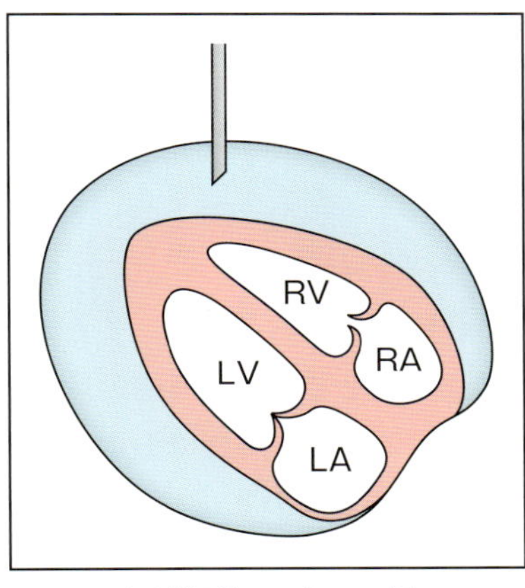

図 5．穿刺部位のイメージ

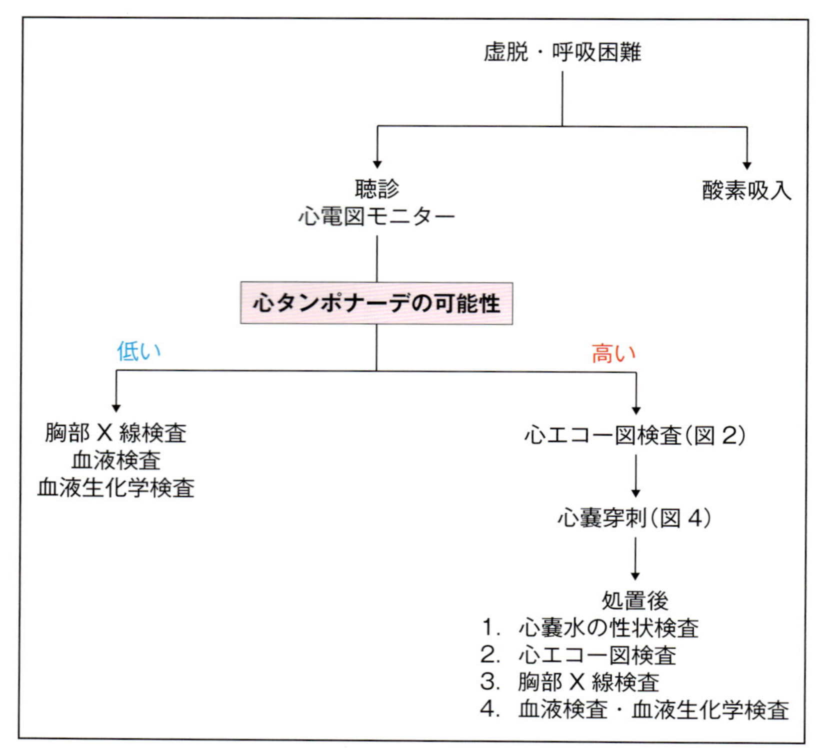

図6. 救急対応の手順(心タンポナーデ)

予後

心タンポナーデは様々な疾患によって発生するため，予後は基礎疾患に左右される。多くの症例では，心嚢水を除去することで直ちに心拍出量が回復し，身体機能を改善させることが可能である。

特発性心嚢水は心嚢穿刺を1〜2回行うと自然に治まることが多い[14,15]。また，特発性心嚢水が原因で死亡することはほとんどなく，予後は良好である[5]。

癌性心嚢水は心嚢水の原因の30〜60％を占めることが報告されており[2,5,6,16]，血管肉腫や中皮腫などの癌性心嚢水では心タンポナーデの再発が多く，再発までの時間は特発性心嚢水より短い[14,15]。このため，短期間(1〜2週間)のうちに心嚢水が再発し，心嚢穿刺を頻繁に繰り返さなければならない症例は，癌性心嚢水の可能性が高いと考えられる。心エコー図検査で心臓の塊状病変が検出された犬の予後は悪く，特に血管肉腫の犬は他の腫瘍よりも予後が悪い[7]。

心嚢水の犬を対象にした臨床研究によると，特発性心嚢水の中央生存期間は最も長く，中皮腫(13.6カ月)，血管肉腫(16日)の順に予後が悪い[14]。血管肉腫や中皮腫の場合には心膜切除をしても生存期間には差がないことが示されている[14,15]。また，リンパ腫に起因した心嚢水の中央生存期間は41日との報告もある[8]。

救急対応の手順(図6)

突然の虚脱や呼吸困難の症例では，酸素吸入と聴診・心電図のモニタリングを行いながら心タンポナーデの可能性(こもった心音やR波の低下など)を評価する。心タンポナーデの可能性があれば，心エコー図検査を優先し，心嚢水の有無を確認する。

心エコー図検査では心嚢水の存在診断に加え，穿刺時と同じ保定下で穿刺部位・方向(角度)・深度を確認しておく。心嚢穿刺には留置針または穿刺・透析用カテーテル針を利用する。この他に，局所麻酔，延長チューブ，三方活栓，排液用のシリンジ，排液容器を用意し，セッティングが終了すれば心嚢穿刺を開始する。心嚢水の抜去が終了したら心エコー図検査で心臓内外の塊状病変を精査し，胸部X線検査および血液検査・血液生化学検査を実施する。

●穿刺針の選択

穿刺針の選択は，動物の大きさや心膜までの距離（深さ）をもとに決めている。筆者は主に18～20Gの留置針（猫・小型犬）や透析用留置針（中型・大型犬）を使用している。

●治療薬の選択

左心不全に起因した心タンポナーデの場合は，左心房圧を低下させるために血管拡張薬，利尿薬，強心薬を使用すると，再発予防や再発期間の延長に有効である。非心原性疾患に起因した心タンポナーデの症例でも利尿薬は有効かもしれない。

ポイント

- □穿刺部位は大血管や心基底部（心房付近）を避け，心尖部で最も心嚢水の貯留している場所を探す
- □超音波ガイド下で穿刺部位・方向（角度）・深さを入念に精査する
- □心嚢水抜去の前後で胸部X線検査および心エコー図検査を行い，塊状病変の有無を精査する
- □心嚢水は必ず性状検査を実施し，細胞のみられる場合には細胞診断を行う

⚠ 注意点

- □心嚢水は少量しか抜けなくても臨床徴候の改善が期待できるため，無理な保定や不慣れな処置の繰り返しは避ける
- □穿刺液が血様のときは，周囲血管の損傷や心腔穿刺が疑われるため，超音波で穿刺針の位置と貯留液の減少の有無を確認する
- □心腔穿刺による出血を疑うときは，血液凝固の有無やヘマトクリット値の確認を行うことで確認することができる。心腔内の血液では凝固がみられ，ヘマトクリット値は採血によるものと同等である。血様心嚢水では凝固はみられず，ヘマトクリット値は血液のものより顕著に低い
- □筆者は心腔穿刺のリスクを小さくするために壁が厚く穿刺が起こりにくい心室を狙って針を刺入している。それでも，心腔穿刺の可能性を疑う場合には直ちに処置を中止し，止血剤を投与している

■参考文献

1. Ware WA. Part One Cardiovascular system disorders, 1. In: Nelson RW, Couto CG. Textbook of Small animal internal medicine. 3rd ed. 2003. Philadelphia: Mosby.
2. de Laforcade AM, Freeman LM, Rozanski EA, Rush JE. Biochemical analysis of pericardial fluid and whole blood in dogs with pericardial effusion. *J Vet Intern Med.* 2005 Nov-Dec; 19(6): 833-6.
3. Dempsey SM, Ewing PJ. A review of the pathophysiology, classification, and analysis of canine and feline cavitary effusions. *J Am Anim Hosp Assoc.* 2011 Jan-Feb; 47(1): 1-11.
4. Hall DJ, Shofer F, Meier CK, Sleeper MM. Pericardial effusion in cats: a retrospective study of clinical findings and outcome in 146 cats. *J Vet Intern Med.* 2007 Sep-Oct; 21(5): 1002-7.
5. Stafford Johnson M, Martin M, Binns S, Day MJ. A retrospective study of clinical findings, treatment and outcome in 143 dogs with pericardial effusion. *J Small Anim Pract.* 2004 Nov; 45(11): 546-52.
6. Chun R, Kellihan HB, Henik RA, Stepien RL. Comparison of plasma cardiac troponin I concentrations among dogs with cardiac hemangiosarcoma, noncardiac hemangiosarcoma, other neoplasms, and pericardial effusion of nonhemangiosarcoma origin. *J Am Vet Med Assoc.* 2010 Oct 1; 237(7): 806-11.
7. MacDonald KA, Cagney O, Magne ML. Echocardiographic and clinicopathologic characterization of pericardial effusion in dogs: 107 cases (1985-2006). *J Am Vet Med Assoc.* 2009 Dec 15; 235(12): 1456-61.
8. MacGregor JM, Faria ML, Moore AS, Tobias AH, et al. Cardiac lymphoma and pericardial effusion in dogs: 12 cases (1994-2004). *J Am Vet Med Assoc.* 2005 Nov 1; 227(9): 1449-53.
9. Davidson BJ, Paling AC, Lahmers SL, Nelson OL. Disease association and clinical assessment of feline pericardial effusion. *J Am Anim Hosp Assoc.* 2008 Jan-Feb; 44(1): 5-9.
10. Côté E, Schwarz LA, Sithole F. Thoracic radiographic findings for dogs with cardiac tamponade attributable to pericardial effusion. *J Am Vet Med Assoc.* 2013 Jul 15; 243(2): 232-5.

11. Fine DM, Tobias AH, Jacob KA. Use of pericardial fluid pH to distinguish between idiopathic and neoplastic effusions. *J Vet Intern Med.* 2003 Jul-Aug; 17(4): 525-9.
12. Cagle LA, Epstein SE, Owens SD, Mellema MS, et al. Diagnostic yield of cytologic analysis of pericardial effusion in dogs. *J Vet Intern Med.* 2014 Jan-Feb; 28(1): 66-71.
13. Sisson D, Thomas WP, Ruehl WW, Zinkl JG. Diagnostic value of pericardial fluid analysis in the dog. *J Am Vet Med Assoc.* 1984 Jan 1; 184(1): 51-5.
14. Dunning D, Monnet E, Orton EC, Salman MD. Analysis of prognostic indicators for dogs with pericardial effusion: 46 cases (1985-1996). *J Am Vet Med Assoc.* 1998 Apr 15; 212(8): 1276-80.
15. Stepien RL, Whitley NT, Dubielzig RR. Idiopathic or mesothelioma-related pericardial effusion: clinical findings and survival in 17 dogs studied retrospectively. *J Small Anim Pract.* 2000 Aug; 41(8): 342-7.
16. Rajagopalan V, Jesty SA, Craig LE, Gompf R. Comparison of presumptive echocardiographic and definitive diagnoses of cardiac tumors in dogs. *J Vet Intern Med.* 2013 Sep-Oct; 27(5): 1092-6.

（堀　泰智）

2-1-2

血栓塞栓症

概要

血栓はウィルヒョウの三要素(血管内皮の障害, 血流の停滞, 凝固亢進)のうち, ひとつかそれ以上に異常が生じたときに形成される。犬・猫の血栓塞栓症は主に血液成分の異常や血流の停滞に続発し, 一般的な動脈血栓の塞栓部位は動脈分岐部(三分岐)(**図 1**)である。血栓塞栓症では塞栓した血管の支配領域において機能障害や組織障害が起こり, 重篤な場合には死に至ることがあるため, 迅速な診断と救急処置が求められる。

犬の血栓塞栓症の要因には肝疾患, 腫瘍, 免疫疾患, 感染症, 蛋白漏出性疾患, 副腎皮質機能亢進症, 膵炎, コルチコステロイド投与などがあり(**表 1**), 腹大動脈や大腿動脈に加え肝門部や脾静脈, 後大静脈などにも発生することがある[1-5]。

猫の血栓塞栓症の原因には心筋症(65/127 例)の他に, 甲状腺機能亢進症(12/127 例)や腫瘍(6/127 例)などが確認されている[6]。特に, 猫では重度で進行した心疾患に続発することが多く, 拡大した左心房内での血流停滞による赤血球凝集や, 血管内皮の障害や破壊による血管内皮下層へのフィブリン沈着[7]が血栓形成を引き起こしている可能性がある。

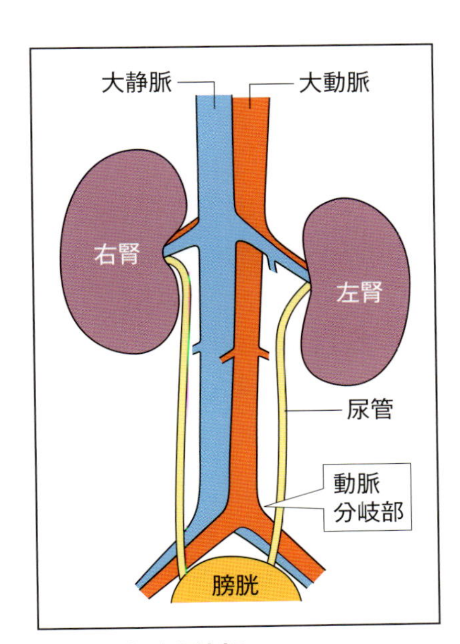

図 1. 動脈分岐部

症状

● 全身状態

血栓塞栓症の犬・猫では, 一般的に興奮または虚脱

表 1. 血栓塞栓症の要因

血管壁の障害	血液成分の異常	血流の停滞
敗血症	肝疾患	心筋症
全身性炎症性疾患	腫瘍	心不全
犬糸状虫症	免疫疾患	腫瘍
腫瘍	蛋白漏出性疾患	ショック
カテーテル	副腎皮質機能亢進症	脱水
外傷	甲状腺機能亢進症	
	ステロイドの投与	
	敗血症・感染症	
	播種性血管内凝固(DIC)	
	膵炎	

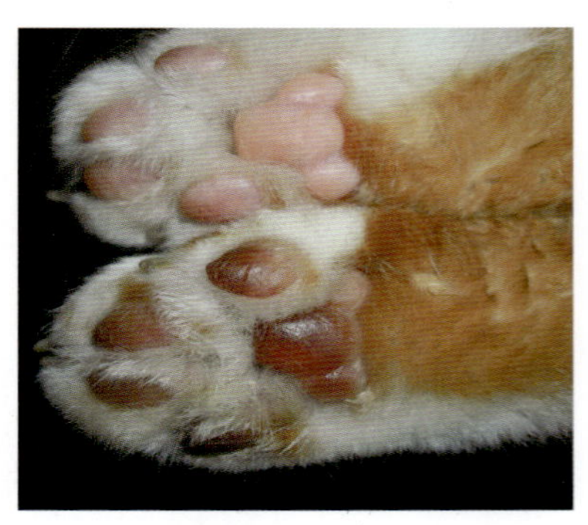

図 2. 血栓塞栓症の罹患肢
罹患肢では健常肢とくらべて四肢末端の色調が悪く（下側が罹患肢），血流が途絶えていることが示唆される

がみられ，腹大動脈の血栓塞栓症では直腸温が低下している。呼吸は速く，心不全の場合には呼吸困難を伴う。心拍数は循環不全や興奮によって上昇しており，心電図検査では心室性期外収縮や心室頻拍が認められることがある。心不全に起因する猫の動脈血栓塞栓症では頻呼吸，呼吸困難，起坐呼吸，肺音の変化などがみられる[8]。

● 罹患肢

突然の跛行や四肢の麻痺は動脈血栓塞栓症にみられる特徴的な徴候である。血栓症に罹患した症例の多くは先行するイベントがなく，突然の四肢不全麻痺（主に後肢）を発症する。腹大動脈や大腿動脈を塞栓すると後肢の麻痺を引き起こすが，まれに，前腕の動脈を塞栓し前肢の麻痺を引き起こすことがある。罹患肢では麻痺に加え反射の消失（ナックリングや知覚の消失）が認められ，罹患肢での負重が困難となっている。

肥大型心筋症の猫に続発した動脈血栓塞栓症は12〜17％に起こり，跛行，不全麻痺，疼痛が主要な徴候である[9,10]。罹患肢の股動脈拍動は微弱か消失しており，四肢の冷感，四肢末端（肉球や爪床）のチアノーゼなどが認められる（**図 2**）。

診断

● 身体検査

血栓塞栓症では頻呼吸（91％），低体温（66％），罹患肢の運動不全（66％）などが高率にみられる[6]。この他にも微弱な股動脈拍動に加え，四肢の冷感や四肢末端（肉球や爪床）のチアノーゼなどが認められる場合には血栓塞栓症を強く疑う必要がある（**図 2**）。判断が困難な場合は，爪を深く切り，出血の有無を確認する。動脈血栓塞栓症では爪を切っても出血しないか黒色の血液がにじみ出る。

● 超音波検査

血栓塞栓症を疑う犬・猫（後躯麻痺，低体温，後肢の冷感など）では心エコー図検査をはじめ，腹部超音波検査による腹大動脈ならびに大腿動脈の精査が必要不可欠である。

腹大動脈ならびに大腿動脈では血管の走行に沿ってカラードプラ検査を行うことで，血流障害の生じている場所を特定することが可能である（**図 3a**）。また，血管横断面のカラードプラ検査によって動脈内に高エコー源性の塊状所見を認めることもあり，塞栓部位の血流を確認することができる（**図 3b**）。

心疾患は血栓塞栓症の主要因子のひとつであり，心エコー図検査をとおして心不全の有無や血栓症のリスクを把握することができる。重度な肥大型心筋症や中等度から重度の左心房拡大は心房・心室における血栓形成の危険因子であり，肥大型心筋症の猫における動脈血栓塞栓症の発生率は12〜17％と報告されている[9,10]。心エコー図検査における**もやもや**エコー※は拡張した左心房全体か左心耳内に認められ，赤血球が凝集している際に発生する[11]。これは動脈血栓塞栓症のリスクが高まっていることを示唆している。心臓内血栓を認める猫は血栓塞栓症や突然死のリスクが高いため，**もやもや**エコーや心臓内血栓が確認されたら抗凝固療法を開始する必要がある。

● 血液生化学検査

血栓塞栓症では高血糖，尿毒症，骨格筋酵素の上昇

※　もやもやエコー：Bモード検査で心腔内を流れる血液の粒子様エコーが煙のように描出される状態。心筋症の猫の左心房内などの血液うっ滞時にみられ，血栓のできやすい状態と考えられる。

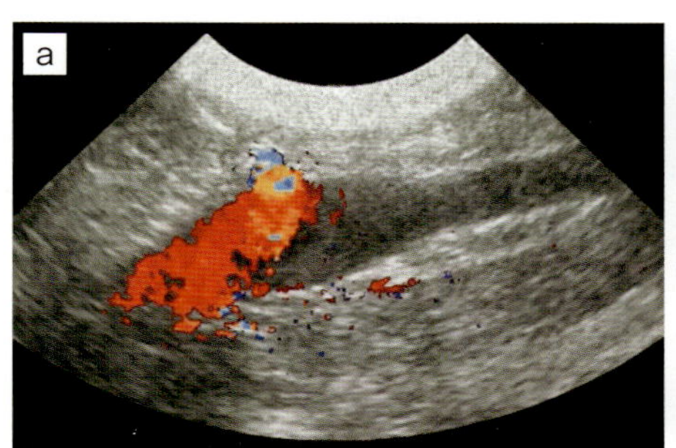

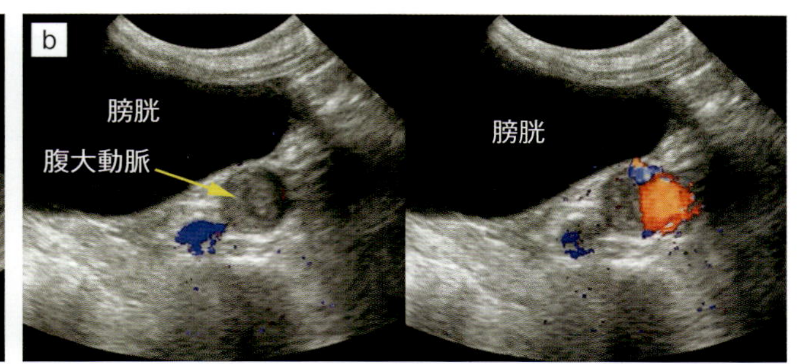

図 3．血栓塞栓症の犬の腹部超音波検査所見
a：腹大動脈の長軸像では図の左側に血流(赤色)が認められるが，中央から右側にかけて血流が認められない
b：腹大動脈・静脈の短軸像では静脈の血流(青色)は認められるが，動脈内には高エコー像が認められ(矢印)，動脈内の血流(赤色)が一部欠損していることから，不完全塞栓が示唆される

などがみられる[6]。特に，筆者の経験では血栓症の症例の CK(CPK)は 5,000 U/L 以上に上昇していることが多く，10,000 U/L 以上の症例も少なくない。その他，血栓塞栓症は心疾患以外にも様々な疾患によって引き起こされるため，内分泌疾患，脱水，低アルブミン血症，全身感染・炎症性疾患の有無などの基礎疾患を精査する。

治療

● 血栓溶解療法

セリンプロテアーゼの 1 種であるプラスミノーゲン活性化因子はプラスミノーゲンをプラスミンに変換する酵素であり，線溶系に関与している。この薬剤にはウロキナーゼと組織プラスミノーゲン活性化因子(t-PA)製剤があり，血栓・血漿中のフィブリンに対する選択性からフィブリン非選択的薬剤とフィブリン選択的薬剤に分けられる。いずれも血栓中で産生されたプラスミノーゲン-フィブリン複合体に結合し，プラスミノーゲンをプラスミンに変換することでフィブリンを分解する(**図 4**)[12, 13]。

フィブリン非選択的薬剤(ウロキナーゼ)

ウロキナーゼは血栓中のプラスミノーゲンの他に，血漿中の遊離プラスミノーゲンにも作用する。このため，ウロキナーゼは血漿中フィブリノーゲンやプラスミノーゲンを消費し[13]，全身的な線維素溶解を引き起こす。猫の動脈血栓塞栓症モデルにウロキナーゼを投与すると用量依存性に線維素溶解作用がみられ，68,000 U/kg を 70,000～126,000 U/hr で持続点滴投与すると最も高い効果が得られることが報告されている[14]。しかし，本邦では 60,000 U/バイアルで販売されているため，筆者は 1 バイアルを 1 時間かけて持続点滴投与している。また，60,000 U/5 mL を 5 分以上かけて塞栓部位に投与する方法も有効である[15]。しかし，犬・猫ともに臨床例を対象にした治験報告は皆無に近いため，経験的な使用法に頼っているのが現状である。

フィブリン選択的薬剤(t-PA 製剤)

リコンビナント t-PA 製剤であるモンテプラーゼ，アルテプラーゼはフィブリンに対して親和性が強く，プラスミノーゲン活性化作用はフィブリンによって増強される[12]。フィブリンは血中に少ないため，t-PA 製剤は血栓局所で効果を発揮することが期待される[12, 13]。血栓モデルの犬・猫を用いた基礎研究では，t-PA 製剤が血栓を溶解したが[16, 17]，t-PA 製剤とウロキナーゼに血栓溶解作用の差はみられないことも示されている[13]。血栓塞栓症の猫に t-PA 製剤を使用した臨床研究では，66％の猫で 12 時間後に臨床徴候の改善がみられた[18]。しかし，出血傾向(血色素尿，胸膜出血，直腸出血など)や不整脈といった副作用に加え，尿毒症や高カリウム血症も高率に認められ，退院できたのは 27％であった[18]。t-PA 製剤は総合的な有用性(退院率や長期予後など)が不明であるが，高い血栓溶解作用が期待される。用法・用量は人医療に従い，モンテプラーゼ(27,500 U/kg，30～60 分かけて静脈内投与[18])が使用されているが，犬・猫ともに薬

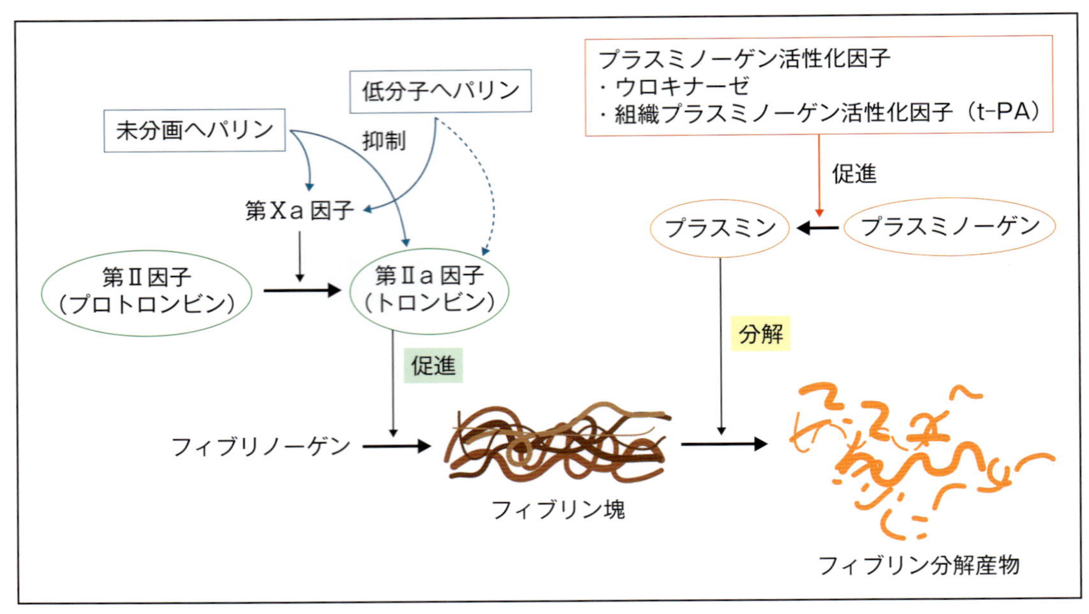

図4．凝固・線溶系と血栓溶解剤およびヘパリンの作用機序

理学的作用や治験報告は皆無に近いため，経験的な使用法に頼っている。

● 抗凝固療法（表2）

超音波検査においてもやもやエコーや中等度から重度の左心房拡大（LA/Ao 比＞1.9）がみられる猫では血栓症を発症するリスクが高く，また，動脈血栓塞栓症の既往歴がある猫では再発防止のために抗凝固療法が必要である。

アンチトロンビンⅢ（ATⅢ）は第Ⅱa因子（トロンビン）を不活化し，フィブリンの生成を抑制することで血栓形成を制御している。未分画ヘパリンは分子量3,000～30,000 Daltons（D）の分画からなり，ATⅢを介して第Ⅱa因子とともに第Xa因子を抑制することで抗凝固作用を発揮する。低分子ヘパリン（ダルテパリン，エノキサパリンなど）は分子量約5,000 Dの分画からなり，抗凝固作用が高く，出血傾向の少ない薬剤として期待されている。第Ⅱa因子抑制が弱く，第Xa因子抑制は未分画ヘパリンと同程度である。その他，経口薬として血小板凝集を抑制するアスピリン，オザグレル，クロピドグレル，ジピリダモールや血液凝固を阻害するワルファリンなどを利用することができる（**表2**）。

予後

動脈血栓塞栓症の猫のおよそ50％は血栓溶解療法を行わなくても1～6週間の間に部分的または完全な運動機能を回復することが報告されている[23]。しかし，本邦では短期・長期的なQOLの改善を期待し，血栓溶解療法を積極的に行っている。血流の回復した猫では運動機能の改善が認められるが，血流が回復しない場合には罹患肢の壊死が生じることがある（**図5**）。

動脈血栓塞栓症を発症した肥大型心筋症の猫の予後は，うっ血性心不全を発症している猫よりも悪く，平均生存期間は61～184日である[9]。他の研究では，血栓溶解療法の有無にかかわらず生存率は30～40％であると報告している[6,24]。

救急対応の手順

突然の四肢麻痺を主訴に来院した症例では，速やかに身体検査を行い，血栓塞栓症の可能性があれば超音波検査により血栓と心不全の有無を確認すべきである。また，胸・腹部の単純X線検査や血液検査・血液生化学検査は基礎疾患の精査や鑑別診断のために実

表 2. 抗凝固療法に使用される薬剤

AT Ⅲ：アンチトロンビンⅢ　COX：シクロオキシゲナーゼ　TXA_2：トロンボキサンA_2
ADP：アデノシン二リン酸　PDE：ホスホジエステラーゼ

抗凝固剤製剤名	作用機序	用量	用法	参考文献
ヘパリン	AT Ⅲに結合※	100～200 U/kg(犬・猫)	IV，SC	
ダルテパリン	AT Ⅲに結合※	100～200 U/kg(犬・猫)	IV，SC	
アスピリン	COX 阻害	0.5 mg/kg, SID～BID(犬) 5 mg/cat, q72 h(猫)	PO	6，19
ワルファリン	ビタミン K の競合的阻害	0.1～0.2 mg/kg, SID～BID(犬・猫) 0.5 mg/cat, SID(猫)	PO	20，21
オザグレル	TXA_2 合成酵素阻害	不明		
クロピドグレル	ADP 受容体の阻害	18.75 mg/cat, SID	食事とともに投与	16
ジピリダモール	PDE 阻害	1.6～2.8 mg/kg, BID(犬) 12.5 mg/cat, BID(猫)	PO	15，22

※ AT Ⅲに結合して，第Ⅱa 因子，第Ⅹa 因子を阻害する

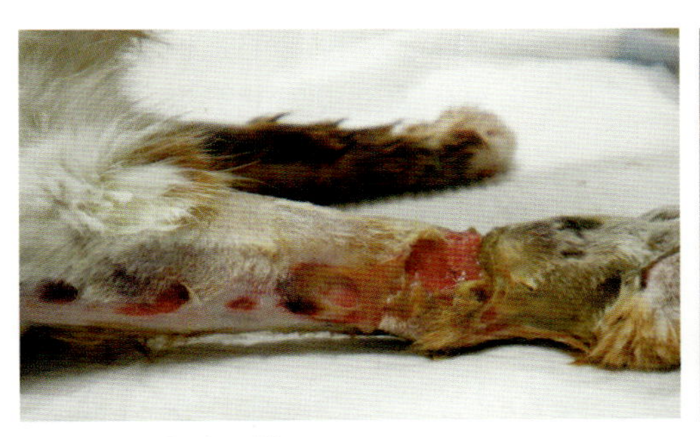
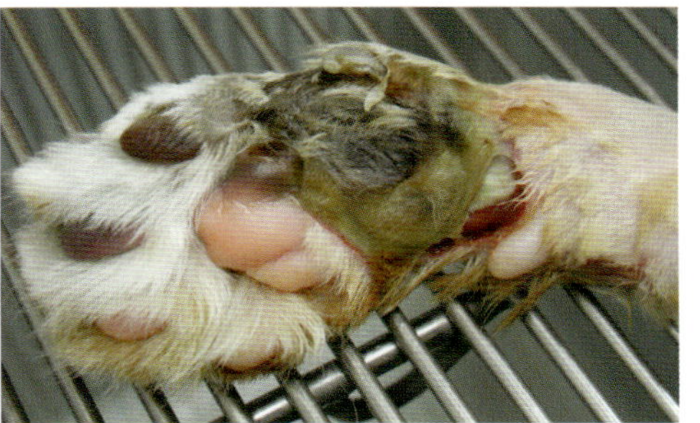

図 5. 罹患肢の壊死
図 2 と同じ症例。本症例では第 14 病日に表皮の壊死・脱落と踵根部の壊死が認められた

施すべきである。呼吸困難を合併している場合には酸素吸入を行いながら，上記検査を迅速に実施しなければならない。

血栓塞栓症が診断されれば，直ちに静脈を確保し，ヘパリンまたは低分子ヘパリンを静脈または皮下に投与する。続いてウロキナーゼまたは t-PA 製剤の持続点滴投与を開始する。この他に，基礎疾患や全身状態に応じた対症療法も必要である。うっ血性心不全に起因する肺水腫を合併しているときには積極的な補液を避け，血管拡張薬，利尿薬，強心薬などを併用する。うっ血性心不全がなく，循環血液量が減少(発熱，脱水，副腎皮質機能亢進症など)しているときには積極的な補液が必要である。動物が激しい疼痛を伴い興奮している場合には，鎮痛薬・鎮静薬を使用してもよい。

治療薬の選択

ウロキナーゼと t-PA 製剤の薬物動態や薬理学的効果に基づいた投与量は明らかにされておらず，経験的治療が中心となっている。これらは有効性，発症からの経過時間，費用などを考慮して選択する。血栓溶解療法の効果は数時間～24 時間後に確認される。筆者は治療開始から 3～5 日間は血栓溶解療法および対症療法(疼痛管理，輸液療法など)を行っている。血栓が形成されてから数時間以内に投薬を開始できれば治療効果は高いが，数時間以上経過していれば，血栓溶解療法の成功率は低くなる可能性がある。24 時間後に治療効果がみられない場合は，血栓溶解療法を継続しても治療効果の得られる可能性はきわめて低い。

犬・猫では低分子ヘパリンの代謝が人とは異なる可

能性があり，血栓形成を抑制できない可能性がある。猫では低分子ヘパリンの代謝が早く，第Xa因子活性を短時間しか抑制できない[25]。犬でもダルテパリン(100 U/kg, q12 h)は十分な抗凝固作用を得られないことが示されている[4]。また，深部静脈血栓モデル犬では，ダルテパリン(200 U/kg，皮下投与)やエノキサパリン(100 U/kg，皮下投与)に比較し，ヘパリン(240 U/kg，皮下／静脈内投与)は血栓形成を有意に抑制したとの報告がある[26]。したがって，筆者は緊急時の抗凝固作用・抗血栓作用を期待してヘパリンを利用している。

血栓塞栓症の発生・再発予防のために抗凝固剤の経口投与を行う際は，APTTが治療前の1.5～2.0倍に延長するように調整する。飼い主には，抗凝固剤によって副作用(消化器症状や出血傾向)のみられる可能性があること，投与量の調整には時間がかかることを十分に説明しておく。

注意点

□血栓溶解療法によって血栓を溶解することができればQOLを大幅に改善できるが，治療効果の得られない症例もいる
□治療効果がみられない場合は，血栓溶解療法を継続しても治療効果の得られる可能性はきわめて低い
□血栓が溶解できない場合には罹患肢の壊死を招くことがあり，断脚の必要性が出てくる
□血栓が溶解できても突然死を起こす可能性があり，長期的予後は悪い

ポイント

□血栓中のフィブリンに対する親和性は，ウロキナーゼよりもt-PA製剤の方が高い
□血栓塞栓症の発症から血栓溶解療法の開始までの時間が早いほど治療効果が高い
□血栓溶解療法の効果は数時間～24時間後に確認することができる
□血栓形成の抑制効果は低分子ヘパリンよりもヘパリンの方が高い

参考文献

1. Laurenson MP, Hopper K, Herrera MA, Johnson EG. Concurrent diseases and conditions in dogs with splenic vein thrombosis. *J Vet Intern Med.* 2010 Nov-Dec; 24 (6): 1298-304.
2. Palmer KG, King LG, Van Winkle TJ. Clinical manifestations and associated disease syndromes in dogs with cranial vena cava thrombosis: 17 cases (1989-1996). *J Am Vet Med Assoc.* 1998 Jul 15; 213 (2): 220-4.
3. Respess M, O'Toole TE, Taeymans O, Rogers CL, et al. Portal vein thrombosis in 33 dogs: 1998-2011. *J Vet Intern Med.* 2012 Mar-Apr; 26 (2): 230-7.
4. Scott KC, Hansen BD, DeFrancesco TC. Coagulation effects of low molecular weight heparin compared with heparin in dogs considered to be at risk for clinically significant venous thrombosis. *J Vet Emerg Crit Care (San Antonio).* 2009 Feb; 19 (1): 74-80.
5. Winter RL, Sedacca CD, Adams A, Orton EC. Aortic thrombosis in dogs: presentation, therapy, and outcome in 26 cases. *J Vet Cardiol.* 2012; 14 (2): 333-42.
6. Smith SA, Tobias AH, Jacob KA, Fine DM, et al. Arterial thromboembolism in cats: acute crisis in 127 cases (1992-2001) and long-term management with low-dose aspirin in 24 cases. *J Vet Intern Med.* 2003 Jan-Feb; 17 (1): 73-83.
7. Liu SK. Acquired cardiac lesions leading to congestive heart failure in the cat. *Am J Vet Res.* 1970 Nov; 31 (11): 2071-88.
8. Ferasin L, Sturgess CP, Cannon MJ, Caney SM, et al. Feline idiopathic cardiomyopathy: a retrospective study of 106 cats (1994-2001). *J Feline Med Surg.* 2003 Jun; 5 (3): 151-9.
9. Atkins CE, Gallo AM, Kurzman ID, Cowen P. Risk factors, clinical signs, and survival in cats with a clinical diagnosis of idiopathic hypertrophic cardiomyopathy: 74 cases (1985-1989). *J Am Vet Med Assoc.* 1992 Aug 15; 201 (4): 613-8.
10. Rush JE, Freeman LM, Fenollosa NK, Brown DJ. et al. Population and survival characteristics of cats with hypertrophic cardiomyopathy: 260 cases (1990-1999). *J Am Vet Med Assoc.* 2002 Jan 15; 220 (2): 202-7.
11. Schober KE, Maerz I. Assessment of left atrial appendage flow velocity and its relation to spontaneous echocardiographic contrast in 89 cats with myocardial disease. *J Vet Intern Med.* 2006 Jan-Feb; 20 (1): 120-30.
12. Murray V, Norrving B, Sandercock PA, Terént A, et al. The molecular basis of thrombolysis and its clinical application in stroke. *J Intern Med.* 2010 Feb; 267 (2): 191-208.
13. Yokoyama M, Ichikawa Y, Yatani A, Matsui K, et al. Comparative studies of thrombolysis with single-chain and two-chain recombinant tissue-type plasminogen activators in canine coronary thrombosis. *J Cardiovasc Pharmacol.* 1996 Oct; 28 (4): 571-5.
14. Hedlund LJ, Carlson JE, Urness M, Bildsoe MC, et al. Urokinase-mediated thrombolysis: a dose-response relationship in cats. Work in progress. *J Vasc Interv Radiol.* 1991 Aug; 2 (3): 349-52.

15. Koyama H, Matsumoto H, Fukushima RU, Hirose H. Local intra-arterial administration of urokinase in the treatment of a feline distal aortic thromboembolism. *J Vet Med Sci.* 2010 Sep; 72 (9): 1209–11.
16. Hogan DF, Ward MP. Effect of clopidogrel on tissue-plasminogen activator-induced in vitro thrombolysis of feline whole blood thrombi. *Am J Vet Res.* 2004 Jun; 65 (6): 715–9.
17. Prewitt RM, Hoy C, Kong A, Gu SA, et al. Thrombolytic therapy in canine pulmonary embolism. Comparative effects of urokinase and recombinant tissue plasminogen activator. *Am Rev Respir Dis.* 1990 Feb; 141 (2): 290–5.
18. Welch KM, Rozanski EA, Freeman LM, Rush JE. Prospective evaluation of tissue plasminogen activator in 11 cats with arterial thromboembolism. *J Feline Med Surg.* 2010 Feb; 12 (2): 122–8.
19. Sharpe KS, Center SA, Randolph JF, Brooks MB, et al. Influence of treatment with ultralow-dose aspirin on platelet aggregation as measured by whole blood impedance aggregometry and platelet P-selectin expression in clinically normal dogs. *Am J Vet Res.* 2010 Nov; 71 (11): 1294–304.
20. Plumb DC. Plumb's Veterinary Drug Handbook. 5th ed. Wisconsin: Blackwell Publishing. 2005.
21. Smith SA, Kraft SL, Lewis DC, Freeman LC. Plasma pharmacokinetics of warfarin enantiomers in cats. *J Vet Pharmacol Ther.* 2000 Dec; 23 (6): 329–37.
22. Boudreaux MK, Dillon AR, Ravis WR, Sartin EA, et al. Effects of treatment with aspirin or aspirin/dipyridamole combination in heartworm-negative, heartworm-infected, and embolized heartworm-infected dogs. *Am J Vet Res.* 1991 Dec; 52 (12): 1992–9.
23. Fox PR. Feline thromboembolism associated with cardiomyopathy. Proceedings of the Fifth Annual Veterinary Medical Forum. *American College of Veterinary Internal Medicine.* 1987: 714–18.
24. Laste NJ, Harpster NK. A retrospective study of 100 cases of feline distal aortic thromboembolism: 1977–1993. *J Am Anim Hosp Assoc.* 1995 Nov-Dec; 31 (6): 492–500.
25. Alwood AJ, Downend AB, Brooks MB, Slensky KA, et al. Anticoagulant effects of low-molecular-weight heparins in healthy cats. *J Vet Intern Med.* 2007 May-Jun; 21 (3): 378–87.
26. Morris TA, Marsh JJ, Konopka R, Pedersen CA, et al. Antithrombotic efficacies of enoxaparin, dalteparin, and unfractionated heparin in venous thrombo-embolism. *Thromb Res.* 2000 Nov 1; 100 (3): 185–94.

（堀　泰智）

2-1-3

危険な不整脈

概要

不整脈とは心拍数やリズムが一定でない状態のことをいい，刺激生成異常や刺激伝導異常によって心臓のポンプ機能が一時的・永続的に障害されると心拍出量が低下し，ふらつき，虚脱，失神などの特徴的な臨床徴候を引き起こすことがある。心臓のポンプ機能を低下させる不整脈には過度な徐脈，頻脈，異所性興奮が挙げられ，さらに不整脈の発生部位によって上室性(洞性)と心室性に分けることができる。

この中で治療を必要とする危険な不整脈には心房細動(粗動)，心室細動(粗動)，心室性期外収縮，心室頻拍，失神を伴う洞徐脈・房室ブロック，洞不全症候群などが挙げられ，重篤な不整脈では生命にかかわる危険があるため，適切な診断と治療が必要である。来院時の心電図検査では不整脈が消失しており，臨床徴候と不整脈の関係を特定することは困難な場合もあるが，本稿では救急処置が必要な重篤な不整脈への対応について頻脈性不整脈，徐脈性不整脈，心室性期外収縮に大別して解説する。

症状

不整脈では種類にかかわらず心拍出量の低下に伴う臨床徴候(沈うつ，ふらつき，虚脱，失神など)がみられる。したがって，これらの臨床徴候のみられる症例では不規則な脈の乱れや頻脈または徐脈の存在を疑う必要があり，心電図検査を行うべきである。

さらに，不整脈を引き起こす合併症や基礎疾患がある場合は，基礎疾患に起因する臨床徴候が生じていることがある。例えば，頻脈の場合には急性膵炎や骨折などによる激しい疼痛，胸・腹腔内出血やショックなどによる低血圧，肺水腫や気道閉塞による低酸素血症を確認する必要がある。徐脈の場合には低血糖に伴う意識の混濁，甲状腺機能低下症に伴う脱毛・低体温・沈うつがみられるかもしれない。

診断

● 身体検査

聴診では心雑音の有無に加え，心拍数とリズムを確認すべきである。犬では70～160 bpm，猫では140～220 bpmが正常心拍数である[1]。

徐脈は犬で70 bpm未満，猫で120 bpm未満のときに診断され[1]，第3度房室ブロックや洞不全症候群の可能性がある。頻脈は犬で160 bpm以上，猫で240 bpm以上のときに診断され[1]，心房細動，上室性頻拍，心室頻拍，心室細動の可能性がある。不規則な脈の乱れがある場合には第3度房室ブロックや心房細動，心室性期外収縮，洞不全症候群などの調律異常が考えられる。また，不整脈の中には心筋が十分に収縮しておらず，心音が聴取されていても脈拍が欠損していることがあるため，心音の聴取と同時に脈拍を確認しておく必要がある。

● 心電図検査

来院時の心電図検査では不整脈が消失しており，臨床徴候と不整脈の関係を特定することは困難な場合も

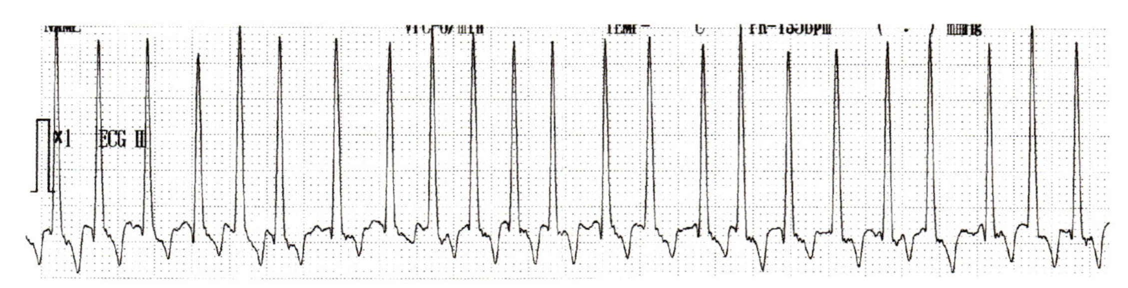

図 1．心房細動の犬の心電図検査所見
心拍数が 241 bpm と速く，明確な P 波が認められない。また，R-R 間隔の不整があることから心房細動と診断した
感度：1，ペーパースピード：25 mm/sec

ある。しかし，失神やふらつきを主訴に来院した症例において，心電図検査は不整脈を診断する最も有効な検査であり，以下の項目について確認する。

P 波の有無・間隔

P 波は洞房結節の興奮を意味し，P 波がない場合には高カリウム血症や心房細動・粗動の可能性があり，特に心房細動では心拍数が早く，R-R 間隔は不整である(**図 1**)。洞性徐脈(心房静止・停止，洞房ブロックなど)では P-P 間隔が不整となり延長している。シックサイナスシンドロームは徐脈-頻脈症候群ともよばれ，洞性徐脈に続いて心房細動などの頻脈性不整脈を繰り返す。

QRS 群の形

QRS 群は心室筋の興奮を意味し，生理的には心室の収縮と血液の駆出に先行して発生する。QRS 時間が延長している場合は心室内での刺激伝導異常(電解質失調，脚ブロック)や心室性期外収縮が考えられる。

P 波-QRS 群の関係

洞房結節から生じた興奮は房室結節を越えて心室に伝搬されるため，正常であれば P 波に続く QRS 群が 1：1 の関係でみられ，PQ 間隔も一定である。P 波-QRS 群の関係が乱れている場合には房室ブロックや心室性期外収縮の可能性がある。第 3 度房室ブロックでは P 波と QRS 群の数が一致しておらず，PQ 間隔も不整である(**図 2**)。心室性期外収縮では P 波を伴わない QRS 群が出現し，QRS 群は幅が広く奇異な形をしている(**図 3**)。孤立性の心室性期外収縮の他に，3 拍以上連続して持続的に出現する心室性期外収縮を心室頻拍といい(**図 4**)，心室細動に発展する可能性がある。特に，QRS 波形が心拍ごとに変化する多形性心室頻拍では心室の複数の箇所から異所性興奮が生じており，危険な不整脈である。

● その他：基礎疾患の有無の確認

救急治療を必要とする不整脈は心筋症や重度のうっ血性心不全の他に，代謝性・内分泌疾患(電解質失調，甲状腺疾患など)や炎症性疾患(膵炎，子宮蓄膿症，胃拡張捻転症候群など)に付随して発生することがあるため(**表 1**)，不整脈がみられる場合には全身状態を把握し，基礎疾患の有無について血液検査，血液生化学検査，超音波検査および X 線検査を実施する必要がある。

特に高カリウム血症は PQ 間隔の延長と尖鋭な T 波(>6 mEq/L)，P 波の消失(>8 mEq/L)，QRS 時間の延長(10 mEq/L)に続き心室細動に移行するため，迅速で適切な処置が求められる。

治療(表 2)

● 頻脈性不整脈への対応

β 遮断薬(クラスⅡ抗不整脈薬)

アテノロール，カルベジロール，エスモロールはクラスⅡ抗不整脈薬に分類される交感神経 β 受容体遮断薬である。これらは交感神経系の亢進に起因する上室性頻脈や心不全に起因する頻脈に使用される。

カルベジロールは α 受容体と β 受容体の両方に親和性をもち，犬・猫に使用することが可能であるが，猫では 0.4 mg/kg でも心拍数は低下しにくい。一方，アテノロールは β_1 受容体を選択的に遮断し，肥大型心筋症の猫において頻脈性不整脈の治療を目的として

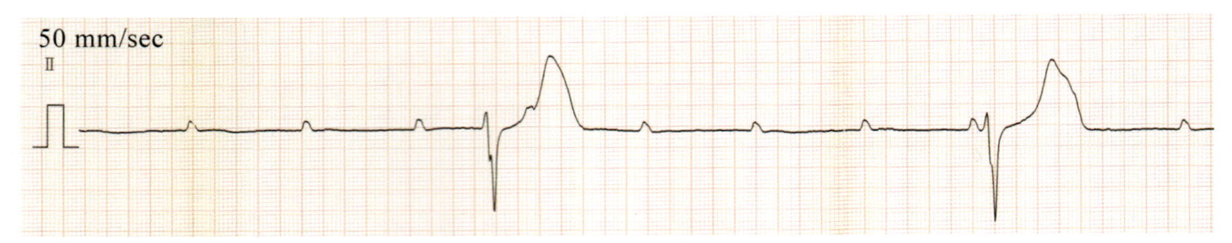

図 2. 第 3 度房室ブロックの犬の心電図検査所見
心拍数が 36 bpm と著しく遅く，P 波と QRS 群の数が一致せず，P 波に続く QRS 群が認められない。また PQ 間隔が不整であることから第 3 度房室ブロックと診断した
感度：1，ペーパースピード：50 mm/sec

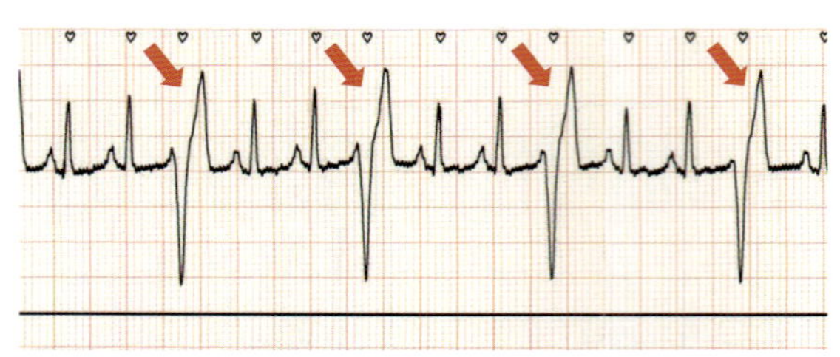

図 3. 心室性期外収縮の犬の心電図検査所見
心拍数が 174 bpm と速く，3：1 の比率で異常な波形が認められる（矢印）。これらの波形には P 波が先行しておらず，持続時間が長いことから心室性期外収縮と診断した
感度：1，ペーパースピード：25 mm/sec

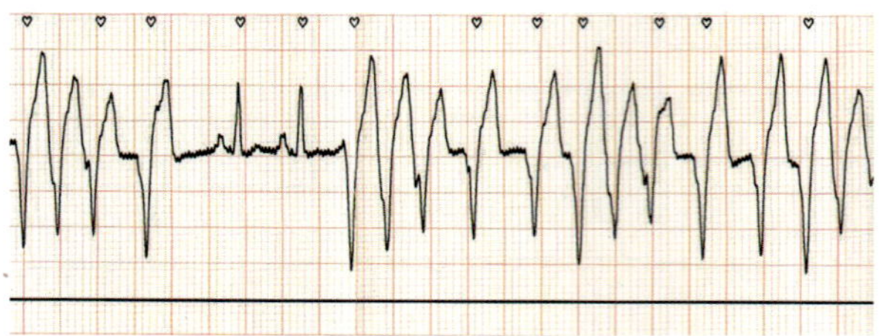

図 4. 心室頻拍の犬の心電図検査所見
心拍数が 175 bpm と速く，心室性期外収縮が 3 拍以上連続して持続的に出現することから心室頻拍と診断した。また，それぞれの心室性期外収縮は波形の電位や持続時間が心拍ごとに変化しており，多形性心室頻拍である
感度：1，ペーパースピード：25 mm/sec

表 1. 不整脈を引き起こす異常・疾患

心原性疾患	心筋代謝に影響する異常	非心原性疾患
刺激伝導系疾患	甲状腺疾患	胃拡張捻転症候群
心筋症	低血糖	炎症性疾患（急性膵炎，子宮蓄膿症など）
心不全（重度の弁膜症）	高カルシウム血症（腫瘍など）	失血性ショック（交通事故，内臓破裂など）
心筋炎	高カリウム血症（尿路閉塞・損傷）	腎不全末期
心内膜炎	低酸素血症	重度な貧血
心臓腫瘍		その他，全身麻酔，術中・術後
心筋虚血		

利用される。本剤は猫での生物学的利用率が高く（90％），半減期は 3.5 時間であるが，β_1 受容体遮断効果は 12～24 時間も持続する[3,4]。薬用量は猫で 6.25～12.5 mg/head，SID～BID の範囲であり，低用量から開始し，心拍数が 160～180 bpm を下回るように適宜漸増する[3]。副作用として無気力，食欲減退，行動の変化などを生じることがある。エスモロールは静脈投与できる β_1 遮断薬であり，血中半減期が短いため持続点滴投与を行う。上室性頻脈の症例に対して有効であるが，収縮能も低下させるため血圧の変化に注意が必要である。

Ca チャネル拮抗薬（クラスⅣ抗不整脈薬）

ジルチアゼム，ベラパミルはクラスⅣ抗不整脈薬に分類される L 型 Ca チャネル拮抗薬である。ベンゾチ

表 2. 治療薬の選択

不整脈	作用機序・特徴	薬剤[2]	用法・用量
頻脈性不整脈 犬≧160 bpm 猫≧240 bpm	β受容体の遮断	アテノロール	PO；1〜2 mg/kg, BID（犬） 6.25〜12.5 mg/head, SID〜BID（猫）
		カルベジロール	PO；0.1〜0.4 mg/kg/day
		エスモロール	CRI；50〜100 μg/kg/min
	Ca チャネルの抑制 （刺激伝導系の抑制：ベラパミル＞ジルチアゼム）	ジルチアゼム	PO；0.5〜1.5 mg/kg, TID
		ベラパミル	PO；0.5〜5 mg/kg, TID
徐脈性不整脈 犬＜70 bpm 猫＜120 bpm	アセチルコリン受容体の阻害	アトロピン	IV；0.02〜0.04 mg/kg PO；0.04 mg/kg, TID
		グリコピロレート	IV, IM, SC；0.01〜0.02 mg/kg
	交感神経受容体の刺激	イソプロテレノール	CRI；0.04〜0.08 μg/kg/min
		エピネフリン	CRI；1〜10 μg/kg/min
	ホスホジエステラーゼⅢの阻害	シロスタゾール	PO；5〜10 mg/kg, BID
心室性期外収縮	Na チャネルの抑制 （結合速度および解離速度が非常に速い） 活動電位持続時間の短縮	リドカイン	IV；2〜6 mg/kg CRI；25〜80 μg/kg/min
		メキシレチン	PO；5〜10 mg/kg, TID
	Na チャネルの抑制 活動電位持続時間の延長	プロカインアミド	IV；6〜8 mg/kg（＞5 min） CRI；25〜50 μg/kg/min PO；8〜20 mg/kg, TID〜QID

アゼピン誘導体であるジルチアゼムはL型Caチャネルの D 部位に結合し，血管拡張作用と刺激伝導系の抑制作用がある。しかし，猫では人や犬の有効血中濃度を超える高用量（塩酸ジルチアゼム 1 mg/kg, TID, 徐放性ジルチアゼム 10 mg/kg, SID）を投与しても，心拍数が低下しないことが示されている[5]。フェニルアルキルアミン誘導体のベラパミルはL型Caチャネルの V 部位に結合し，刺激伝導系の抑制作用が高いが，獣医療での使用報告はない。

● 徐脈性不整脈への対応

抗コリン薬

迷走神経の緊張に起因する徐脈を治療する目的で使われ，硫酸アトロピン 0.02〜0.04 mg/kg を数分かけて静脈内投与し，心拍数の変化をみる[2]。正常ならば約 50％の心拍数増加が認められるが，洞不全症候群ではほとんど反応しないか，わずかに心拍数が増加する[1,6]。

交感神経受容体作動薬

この薬剤は交感神経受容体に作用し，陽性変時作用と陽性変力作用をもたらす。血中半減期が数分と早いため，持続点滴で投与する必要がある。イソプロテレノール 0.04〜0.08 μg/kg/min またはエピネフリン 1〜10 μg/kg/min を低用量から持続点滴投与で開始し，適宜用量を調整する[2]。

ホスホジエステラーゼ阻害薬

シロスタゾールはホスホジエステラーゼⅢを選択的に阻害することで，血小板凝集を抑制するが，副反応として血管拡張や心拍数増加が認められる。犬や猫での経験的な報告は散見されるが，エビデンスは不足している。

● 心室性期外収縮への対応

Na チャネル遮断薬（クラス Ib 抗不整脈薬）

リドカインとメキシレチンはクラス Ib 抗不整脈薬に分類される。本剤は心室筋の活動電位がプラトー相を形成しているときに，不活化された Na チャネルと親和性を示し，チャネルを抑制する。したがって，活動電位持続時間はわずかに短縮するが，次の活動電位が発生するときに Na チャネルの興奮を抑制し，心室筋の過剰な興奮を抑制することで抗不整脈作用を発揮する。また，心房筋は心室筋にくらべてプラトー相が短く，Na チャネルに十分結合できないので，リドカインとメキシレチンは上室性不整脈には効果が期待で

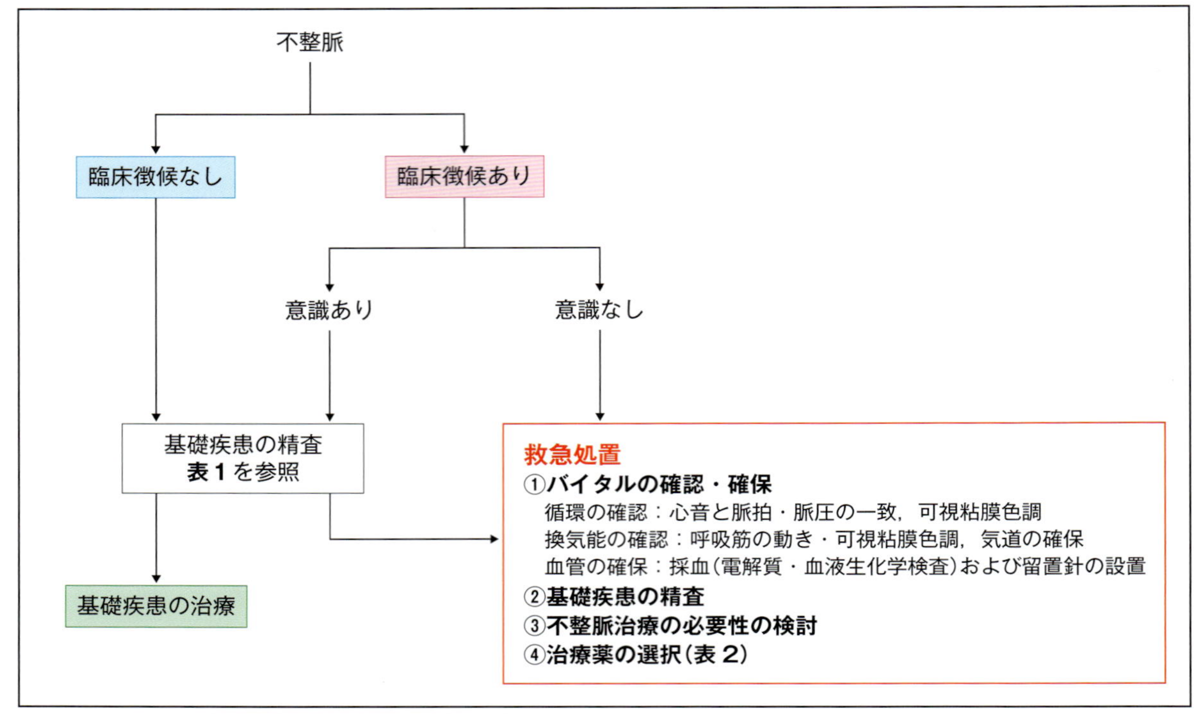

図5．救急対応の手順(不整脈)

きない。リドカインは血中半減期が短いので，ゆっくりと静脈内投与した後に，必要があれば持続点滴投与する。

Naチャネル遮断薬(クラスIa抗不整脈薬)

プロカインアミドはクラスIa抗不整脈薬に分類され，Naチャネルの抑制をとおして活動電位持続時間を延長させ不応期を延長することで，抗不整脈作用を発揮する。本剤はリドカインとは異なり，Naチャネルが活性化しているときにチャネルを抑制するため，プロカインアミドはリドカインに反応しない心室性不整脈に対して選択される。

予後

不整脈をもつ動物の予後は基礎疾患に大きく左右される。基礎疾患によって誘発されている不整脈の多くは基礎疾患の治療によって不整脈が改善し，予後は良好である。一方，刺激伝導系の器質的変化や心筋の障害・変性に起因する不整脈では内科的治療に反応しないケースもあり，QOLは低下する。特に，心房細動や心室頻拍のみられる症例では予後が悪い。

救急対応の手順

不整脈の救急対応では，①バイタルの確認・確保，②基礎疾患の精査，③不整脈治療の必要性の検討，④治療薬の選択が必要である(**図5**)。不整脈治療が必要になるのは臨床徴候が生じているとき，または命にかかわる心拍出量・血圧の低下が予測されるとき，心停止の可能性がある不整脈(心房細動，心室頻拍，心室細動など)が認められるときである。

特に，頻脈は心原性の他に，激しい疼痛，低血圧，低酸素血症によって生じている可能性がある。低血圧や低酸素血症は数分以内に心停止に至る可能性があるため，意識のない状態(ショック，失神，全身麻酔)では血圧と換気能の確認・維持が最優先である。電解質失調，内分泌疾患，全身性炎症性疾患，播種性血管内凝固(DIC)などの基礎疾患がある場合，基礎疾患の治療は不整脈の治療にもつながるため，基礎疾患の精査は不整脈の治療と並行して行う。治療薬の選択について次に示す。

●治療薬の選択

治療薬の選択は，基礎疾患の有無と不整脈治療の必要性に基づいて決定する。特に，頻脈性不整脈や心室性不整脈では激しい疼痛，低血圧，低酸素血症，心不全などの確認や，対症療法を行うことで心拍数が低下することがあり，基礎疾患の治療を優先すべきである。

心房細動・粗動では突然死の可能性があるため，基礎疾患の治療と並行してβ遮断薬やCaチャネル拮抗薬の経口投与を開始する。意識がないか虚脱している頻脈性不整脈の症例では，エスモロールの持続点滴投与が有効である。

徐脈性不整脈では一般的にアトロピンやイソプロテレノールを選択する。近年では，ホスホジエステラーゼⅢ阻害薬のシロスタゾールが徐脈性不整脈の人や犬の治療に応用されている。その他，刺激伝導系疾患では洞結節・洞房結節およびその周囲の炎症・変性・器質化が原因となっていることがあり，ステロイドや抗菌薬が有効なことがある。また，健康動物でも，麻酔導入時には徐脈性不整脈が発現することがあり，救急処置が必要になる可能性がある。一般的に，麻酔導入時にみられる不整脈は一時的であり，アトロピンやグリコピロレートの静脈内投与で十分である。これらの内科的治療に対して反応のない徐脈性不整脈では心臓ペースメーカーが適応となる。

心室性期外収縮では，通院治療ができる症例では低用量からメキシレチンの経口投与を開始し，適宜増量する。入院中や周術期において心室性期外収縮が確認された場合には，リドカインまたはプロカインアミドの静脈内投与を選択する。また，心室性期外収縮は心室筋の虚血，炎症，変性に加え，物理的・化学的刺激が原因となって生じることがあるため，ステロイドや抗菌薬が有効なことがある。

⚠注意点

- □不整脈では基礎疾患の有無を詳細に評価すべきである
- □不整脈に伴う臨床徴候が発現していない場合には，基礎疾患の治療を優先する
- □心房細動・粗動や心室性不整脈は突然死の可能性があるため，臨床徴候がみられなくても不整脈治療を行うべきである

ポイント

- □バイタルの確認，気道・血管の確保を行う
- □不整脈治療の必要性の検討，治療薬の選択
  - —頻脈性不整脈
    β遮断薬，Caチャネル拮抗薬，エスモロールを選択
  - —徐脈性不整脈
    アトロピン，イソプロテレノール，シロスタゾールを選択
  - —心室性期外収縮
    メキシレチン，リドカイン，プロカインアミドを選択
- □刺激伝導系疾患ではステロイドや抗菌薬が有効なことがある

参考文献

1. Fox PR, Sisson DD, Moise NS. Textbook of Canine and Feline Cardiology: Principles and Clinical Practice. 2nd ed. 1999. Saunders. Philadelphia.
2. Plumb DC. Plumb's Veterinary Drug Handbook. 5th ed. 2005. Wiley Blackwell. Wisconsin.
3. Henik RA, Stepien RL, Wenholz LJ, Dolson MK. Efficacy of atenolol as a single antihypertensive agent in hyperthyroid cats. *J Feline Med Surg*. 2008 Dec; 10 (6): 577-82.
4. Quiñones M, Dyer DC, Ware WA, Mehvar R. Pharmacokinetics of atenolol in clinically normal cats. *Am J Vet Res*. 1996 Jul; 57 (7): 1050-3.
5. Johnson LM, Atkins CE, Keene BW, Bai SA. Pharmacokinetic and pharmacodynamic properties of conventional and CD-formulated diltiazem in cats. *J Vet Intern Med*. 1996 Sep-Oct; 10 (5): 316-20.
6. Moneva-Jordan A, Corcoran BM, French A, Dukes-McEwan J, et al. Sick sinus syndrome in nine West Highland white terriers. *Vet Rec*. 2001 Feb 3; 148 (5): 142-7.

（堀　泰智）

2-2-1

異物(食道・胃・腸管)

概要(表 1, 2)

消化管(食道・胃・腸管)内異物は犬・猫では比較的遭遇することの多い疾患である。消化管内異物の中でも救急対応が必要になるのは,**食道・胃・腸管の完全閉塞あるいは穿孔が起こっている場合**となる。本稿では詳しく触れないが,誤食・誤飲した結果,中毒の原因となり得る異物にも注意が必要である。具体的には,医薬品,タバコ,サプリメント,チョコレート,ネギ類,植物(ユリ,シクラメンなど),保冷剤(エチレングリコール),駆除剤,除草剤などが挙げられる(詳細は「2-11-1 中毒」を参照のこと)。アニコム損害保険㈱の家庭どうぶつ白書 2012 によれば,消化管内異物(中毒を含む)疾患の罹患率は犬で 2.2%,猫で 0.6%と報告され,0 歳齢で多い傾向があると報告されている。

● 食道内異物

食道の異物は,果物,野菜,種,おやつ,ジャーキー類,ガム,骨,ボール,玩具,釣り針,などがある。これらの異物は**食べ物などで日頃から口に入れる可能性のあるものと,鋭利なものに大別される**。口に入れる可能性があるものでは,大きな塊を偶発的に飲み込んでしまったときに,食道を通過することができず,食道内に引っかかり閉塞が生じる。また,鋭利な異物では,食道粘膜に刺さることで食道に引っかかったり,穿孔の原因となる。

食道内異物が閉塞しやすい場所は,解剖学的に拡張しにくい部位である**胸郭の入り口(胸部食道の近位部),心基底部,噴門部付近**である。ある程度の大きさの異物が食道内に持続的に存在すると,蠕動が刺激され,蠕動による圧迫によって,炎症や壊死が生じることがある。食道炎になると,食道の運動が妨げられて,食道括約筋の機能が低下する。食べ物や唾液などの液体が閉塞した食道を通過できず,閉塞部近位の食道に貯留すると,閉塞部近位での食道拡張が生じる。いったん食道が拡張すると,正常な神経筋機能が阻害され,蠕動が減少する結果,食べ物や唾液が貯まりやすくなり食道拡張は悪化する。鋭利な異物は食道粘膜を損傷し,食道炎を生じさせる。また,食道を穿孔することがあり,**胸腔内の大血管を穿孔することによる出血,空気が漏出することでの気胸,感染による膿胸の原因**となることがある。異物が胸腔内に迷入することもあり,場合によっては,皮下まで到達することもある。さらに,食道を穿孔した異物が気管も穿孔すると,気管食道瘻が形成される。

● 胃内異物

胃では前述した食道内異物の他にも,石,樹脂製の玩具,ボール,焼き鳥やうなぎのたれの容器,串,爪

表 1. シグナルメント

・猫よりも犬で罹患率が高い
・若齢動物で罹患率が高い
・糸など細い紐状異物は若齢の猫で多い 固形の異物は若齢の犬で多い
・好発品種や性差はない

表 2. 臨床症状

消化管内異物に伴う臨床症状は，異物の種類や大きさ，閉塞部位，穿孔の有無，中毒性物質か否か，時間経過などの要因によって大きく異なり，様々な臨床症状が認められる

食道内異物	吐出および嚥下障害，吐き気，嚥下痛，流涎，食欲不振 吐出により誤嚥が生じた場合：誤嚥性肺炎による呼吸困難 食道穿孔が起こった場合：膿胸や気胸となることで呼吸困難を示す場合もある
胃内異物	幽門で閉塞：持続的な嘔吐 穿孔：腹部疼痛を示すことがある
腸管内異物	急に起こった嘔吐や食欲不振，下痢や腹部痛 ・近位の腸管の閉塞では重度の嘔吐が認められる ・遠位の腸管の閉塞では間欠的な嘔吐，下痢，血便 症状がより重度となるのは，完全閉塞＞部分閉塞，近位腸管＞遠位腸管である 腸管穿孔では腹部疼痛を示すことがある

楊枝，骨，マグネット，綿棒，など様々な異物が認められる。

胃内に異物が存在すると，胃粘膜の刺激，流出路障害によって嘔吐の原因となる。一方で，胃内に異物が存在しても嘔吐を示さないこともあり，X 線検査において偶然発見されることもある。**胃内異物が幽門で閉塞する，あるいは穿孔していない場合は，救急対応の必要はない（異物が消化されずに腸管閉塞を起こす可能性がある場合は，予定処置として対応する）。**

胃において，流出路障害（閉塞）の原因となる異物は，幽門にすっぽりと蓋をするようにはまってしまう**球形の異物（ボールなど）**や，**布などの紐状異物**である。紐状異物では，一部が幽門に引っかかり，他方が腸管内を進むことにより，幽門が遠位に引っ張られることがある。

● 腸管内異物

腸管では，骨，ボール，玩具，石，果物の種，トウモロコシの芯，ドングリ，クルミ，布，金属（釣り針，マグネットなど），毛玉，タンポン，線状物（紐，糸，繊維，タオル，リボンなど），綿棒，などが認められる。

異物によって腸管が完全閉塞に陥った場合は，閉塞部の吻側の腸管にガス（呑気，重炭酸塩の中和反応により発生する二酸化炭素，細菌の発酵によるガス）と液体（唾液，胆汁，胃液，腸液，膵液などの消化液）が貯留し，腸管は拡張する。腸管閉塞の病態生理について**図 1** に示す。腸管が完全閉塞している症例では，部分閉塞の症例と比較して，臨床症状が重度となる。

腸管が異物で閉塞した場合，近位での閉塞の方が遠位での閉塞と比較し重篤な症状を示す。十二指腸や近位空腸の閉塞では，持続的な嘔吐，胃液の喪失，電解質異常，脱水となり，急速な体液の減少によって，循環血液量減少性ショック（場合によっては敗血症性ショックを合併）に陥り，最終的に死亡する。上部消化管の完全閉塞を治療しないと，3～4 日で死に至る。下部消化管の閉塞は様々な程度の代謝性アシドーシスの原因となる。下部消化管の部分的な閉塞では，症状がはっきりしないことも多く，診断が難しい場合がある。

紐状異物

紐状異物（紐，糸，ストッキング，タオルなどの布，袋，リボンなど）は，猫では舌根部，犬では幽門付近に吻側部の異物が引っかかり，残りの部分が消化管内を進む。消化管の蠕動によって，異物を前進させようとするため，結果的に紐状異物の周囲に消化管が集まり（アコーディオン状のひだサイン），部分あるいは完全閉塞となる。通常，紐状異物は消化管の腸間膜側に存在し，消化管を損傷させることがある。

問診・身体検査・血液検査

● 問診

最初に，動物がどの程度生命の危機に瀕しているかを確認（トリアージ：詳細は「Introduction」を参照のこと）する。最低限の問診（年齢，品種，避妊・去勢

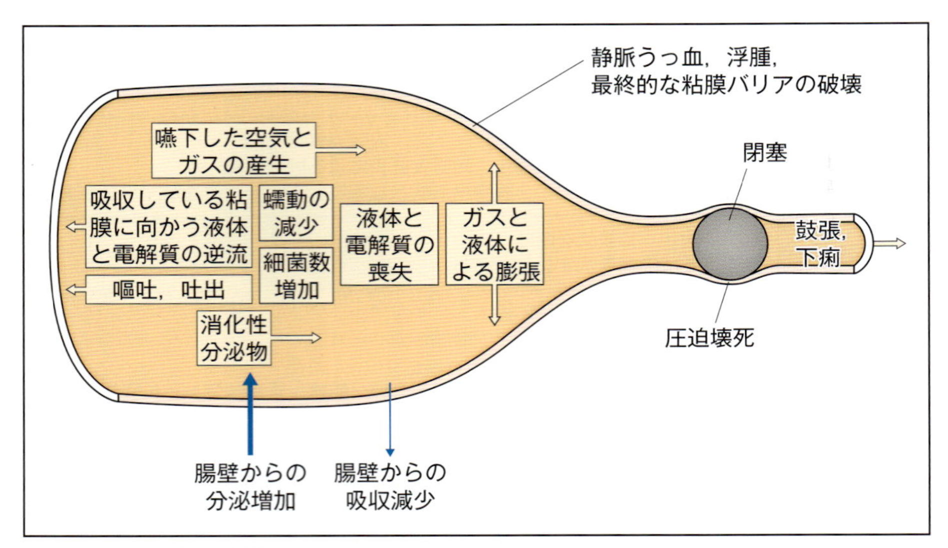

図 1．腸管閉塞の病態生理学

異物による腸管閉塞が生じると…

【腸内分泌液の増加】
　腸管内細菌から産生される毒素→ cAMP や cGMP の増加→塩と水分の産生増加
　閉塞した腸の近位部の血流の増加，腸管径が増大→セロトニン放出→塩素イオンが分泌されるなど

【腸管からの吸収低下】
　リンパ管と静脈のうっ滞・腸管内の浸透圧上昇・腸上皮細胞のターンオーバーの減少→吸収低下
　完全閉塞後 24 時間で，吸収能力は完全に喪失

【腸管内圧の上昇】
　閉塞部より吻側の腸管内圧は，液体とガス貯留のために上昇
　・内圧 30 mmHg →リンパ管および静脈うっ滞（うっ血）
　・内圧 50 mmHg →静脈血流が阻害→動脈血流は正常→消化管の毛細血管床における静脈静水圧が上昇
　　→浮腫

【腸管浮腫】
　浮腫→腸管内腔に液体が漏出
　浮腫が長時間継続→漿膜面から腹腔内に液体が漏出→腹水の原因
　腸管浮腫が重度→消化管粘膜の虚血→閉塞部位での腸管壊死

【腸管の圧迫壊死】
　大きな異物は消化管壁自体を圧迫→うっ血と浮腫・動脈血流障害・潰瘍・壊死，穿孔

【バクテリアルトランスロケーション】
　小腸のうっ滞→腸内細菌の過剰な増殖→腸管粘膜バリアが障害→腸管の透過性が亢進→全身循環や腹腔内に細菌の移動（いわゆるバクテリアルトランスロケーション）や細菌毒素の吸収

参考文献 2，p521 より引用・改変

手術の有無，ワクチン接種歴，フィラリア予防歴，下痢，嘔吐（吐出）の有無，症状の進行の程度，投薬歴，中毒の可能性，外傷の可能性など）を行った後，身体検査を実施する。

● 身体検査（表 3）

ショック状態かどうかの確認

動物がショック状態にあるかどうかを速やかに判断するために，股動脈圧を触診し血圧が低下しているかどうか確認するとともに，脈波が触知される場合は，心拍数を測定する。体温，呼吸数を測定しながら，皮膚ツルゴールや口腔粘膜の湿潤の程度から脱水の程度を推測する。消化管内異物では，頻回の嘔吐・吐出や腸管からの吸収不全に伴いほぼすべての症例で脱水がある。これまでにも来院履歴があり体重の記録がある場合は，体重も脱水の程度を推測する一助となる（BCS に変化がある場合は注意）。これらの検査結果から，ショックの可能性があるかどうかを推測する。

視診・聴診・腹部触診と血管確保

視診では，口腔内を注意深く確認する。特に猫では舌下に紐状異物が引っかかっていることがある。胸部聴診を行い，潜在的な心疾患の有無（心原性ショック

表 3．身体検査所見

共通：様々な程度の脱水 ・穿孔している場合は，体温上昇，呼吸促迫，心拍数の上昇	
食道内異物	・閉塞後すぐには特記すべき所見はない。沈うつ，痛みがあるときは流涎を認める ・頚部食道に異物が存在する場合は触診にて触知されることがある ・誤嚥性肺炎では肺音の異常が聴取される
胃内異物	・猫では，細い糸が口腔内に絡んでいることがある(視診は重要！) ・閉塞や穿孔がなければ，特記すべき所見はない
腸管内異物	・腹部膨満，痛みによる背弯姿勢，腹部疼痛，腹部触診において腫瘤が触知されることがある

表 4．臨床検査所見

共通：脱水(PCV 上昇，総蛋白上昇，腎前性高窒素血症) ・穿孔している場合は，左方移動を伴う白血球数の増多，CRP の上昇，病期によって白血球数の減少 ・若齢動物では低血糖	
食道内異物	特になし
胃内異物	嘔吐によって胃液(HCl)が過剰に排出されることによる，低クロール性低カリウム性アルカローシス
腸管内異物	上部腸管閉塞では，嘔吐による低クロール性低カリウム性アルカローシス，下部腸管閉塞では代謝性アシドーシス

の可能性)，誤嚥性肺炎，気胸，胸水，急性呼吸窮迫症候群(ARDS)※などの有無について評価する。腹部触診では，腹部膨満の有無，疼痛反応(疼痛がある位置を押すと筋肉が収縮することがある)，肝臓・脾臓・消化管の位置や大きさについて評価する。

次に薬物投与と輸液のための血管を確保する。このとき，同時に血液検査用の採血(輸血の可能性を考慮し，クロスマッチ用のサンプルも用意)を行う。症例の状態が不安定な場合は，安定化のための初期治療を実施する。

来院時の身体検査(表 3)と血管確保

・TPR
・体重測定
・視診→特に舌下の紐状異物の存在を確認
・循環血液量減少の程度→可視粘膜色，CRT，心拍数，脈拍の状態から判断
・脱水の程度→皮膚ツルゴール，口腔粘膜の乾燥の程度，体重の変化
・胸部聴診→潜在的な心疾患の有無(心原性ショックの可能性？)，誤嚥性肺炎，ARDS の可能性を評価
・腹部触診→腹部膨満(ガス？ 液体？)，臓器の位置，大きさ，筋性防御(疼痛の有無)，塊状病変の有無
・体表リンパ節の評価
・血管確保(可能な限り太い静脈留置針の設置，場合によっては 2 箇所)と採血

● 血液検査(表 4)

血液検査項目として，CBC，血液生化学検査(最低限，血糖値，BUN，Cre，総蛋白，アルブミンは測定する。初期評価後，必要に応じて CRP，Ca，IP などを追加検査する)，電解質を測定する。また，可能であれば血液凝固系検査，血液ガス測定を行う。

画像検査

消化管内異物が疑われる症例では胸部・腹部 X 線検査が第一選択となる。必要に応じて造影 X 線検査，内視鏡検査などを追加で実施する。

胸水・腹水貯留が認められる場合は，超音波検査および胸腔・腹腔穿刺を行い，貯留液の性状を評価する。

● 胸部・腹部 X 線検査

食道内異物

食道内異物が疑われる症例でも，異物が胃や腸管にも存在する可能性があるため，**胸部に加えて腹部も必ず撮影する**。

ほとんどの食道内異物は，適切な条件とポジショニングで X 線撮影することで検出できる。ただし，X 線不透過性異物は明瞭に観察されるが(**図 2**)，X 線透過性異物では，不明瞭なことがある。その場合は，食道造影 X 線検査を実施する(**図 3，4**)。**食道内異物は内視鏡を用いての摘出や胃に押し込むことが有用な選択肢となることが多いため，硫酸バリウムでの造**

※ 急性呼吸窮迫症候群(ARDS)：詳細は図 5 を参照のこと

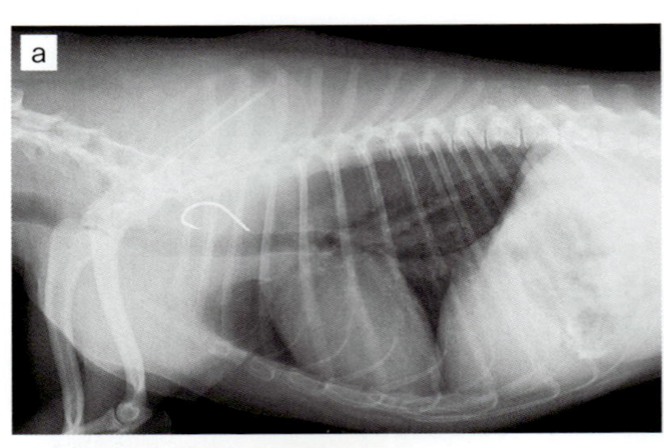

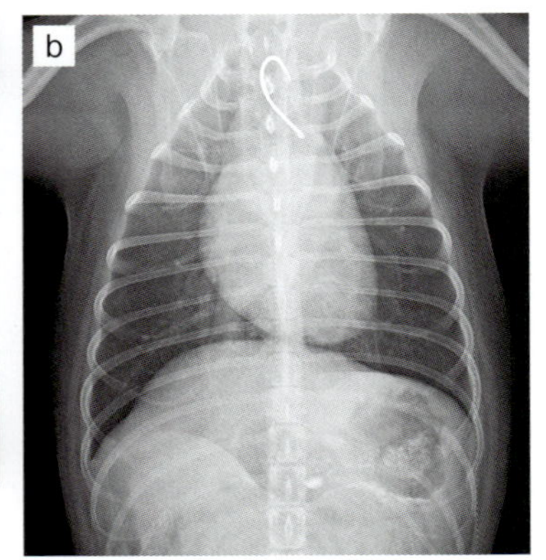

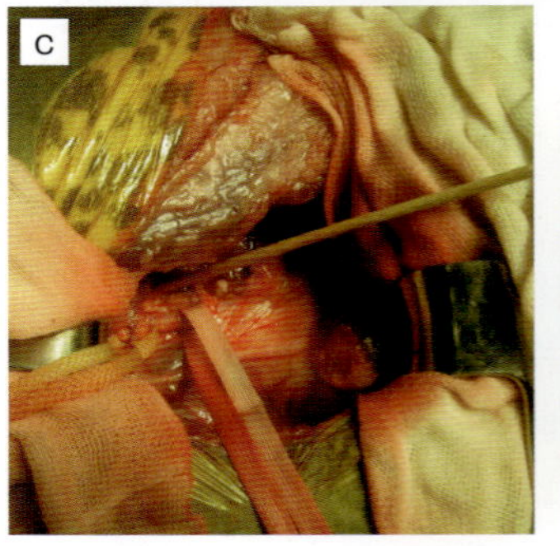

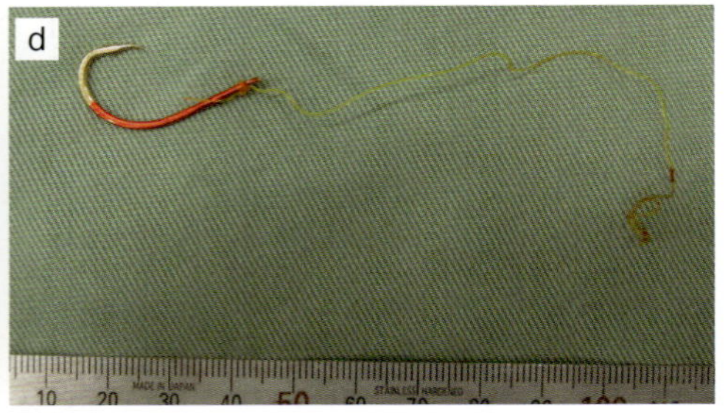

図 2．釣り針による食道穿孔の症例
ジャック・ラッセル・テリア，3 歳 2 カ月齢，避妊雌。
a：胸部単純 X 線検査 ラテラル像　b：同腹背像
c：開胸手術時の肉眼像　d：摘出した糸がついた釣り針
本症例は，誤飲した釣り針が食道を穿孔し，胸腔内に迷入。釣り針は気管の背側，食道の左側の位置で，頚長筋と周囲の脂肪組織内に位置していた。左第 3 肋間開胸により，釣り針と糸を摘出。術中に食道内視鏡検査を実施したが，穿孔部位は確認できず，内腔に異常は認められなかった。胸腔内を洗浄後，ドレーンを設置し閉胸した

影は行ってはならない。穿孔が疑われる場合も同様に硫酸バリウムの使用は禁忌である。穿孔により気管食道瘻が形成されている症例でも安全に施行できるため，水溶性非イオン性ヨード造影剤を用いるのがよい。異物は前述のように，**胸郭の入り口，心基底部(10%)，噴門部付近(85%)に存在**することが多い。食道穿孔の場合に起こり得る，皮下気腫，縦隔気腫，気胸，胸水がないか注意して読影する。食道内異物の症例における代表的な X 線検査所見について**表 5** に記す。

胃・腸管内異物

胃内あるいは腸管内異物が疑われた症例では腹部を中心に X 線検査を実施する。同時に食道内胃物も存在している可能性があること，全身性炎症反応症候群(SIRS)や敗血症から ARDS に進行していることもあるため，**胸部も必ず撮影する**(**図 5**)。X 線不透過性異物は明瞭に確認することができる(**図 6**)。一方，多くの X 線透過性異物では，異物自体は確認できないが，消化管が不自然に直線状を示したり，曲線状や円形に拡張していることがあるので，このような人工的なラインをみつけることが読影のコツである(**図 7**)。典型的な胃・腸管閉塞では，閉塞部近位の消化管の拡張像が認められる(**図 8**)。また，胃・腸管を異物が穿孔している場合には，腹腔内の液体貯留像が認められる(**図 8**)。紐状異物では，腸管が引っ張られることで，重なって集まっているような像(アコーディオン状のひだサイン)を示すことがある。紐状異物は，単純 X 線検査では不明瞭なことがあるため，造影 X 線検査が有用なことがある(**図 9**)。その他の異物を診断するためには，内視鏡検査が優先されることが多く，造影検査を実施することは少ないと思われるが，胃・腸管造影を実施する場合も，食道と同様にバリウムによる造影検査は実施しない。代表的な X 線検査所見を**表 6** に記す。

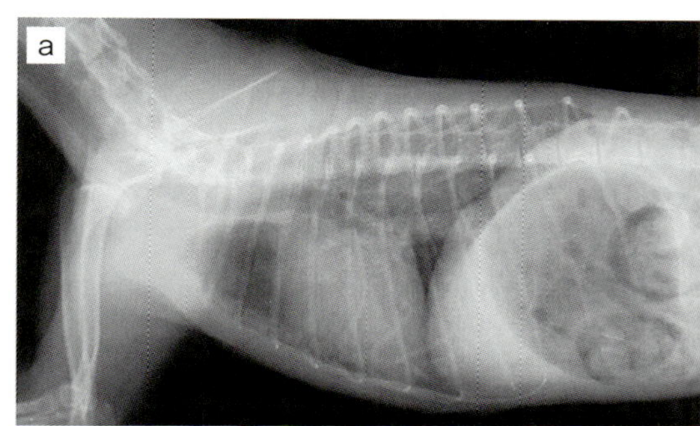

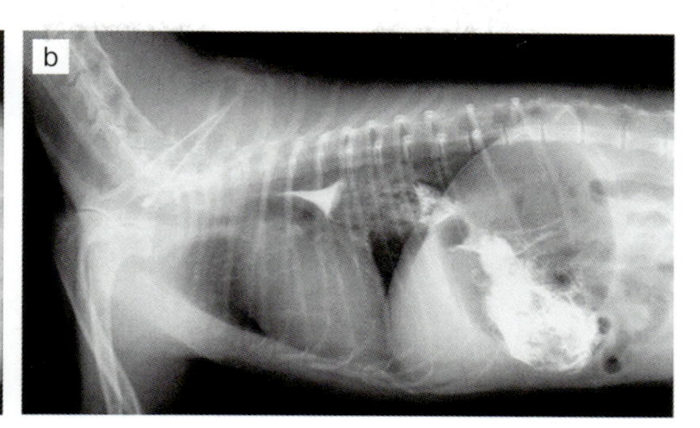

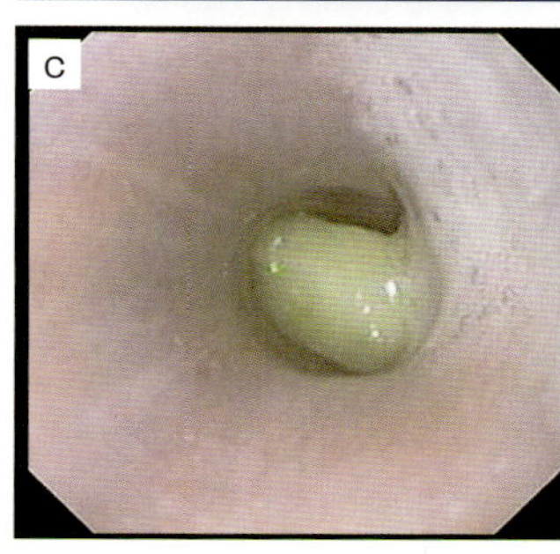

図 3. リンゴによる食道閉塞の症例
トイ・プードル，7 歳 11 カ月齢，雌。
a：胸部単純 X 線検査 ラテラル像　b：食道造影胸部 X 線検査 ラテラル像
c：内視鏡検査像
本症例はテーブルにあったリンゴを誤飲したとのことであった。その後，吐出を繰り返したとの主訴で来院。誤飲したリンゴは噴門部付近の食道に閉塞しており，内視鏡にて摘出された
写真はすべて千里桃山台動物病院 黒川晶平先生のご厚意による

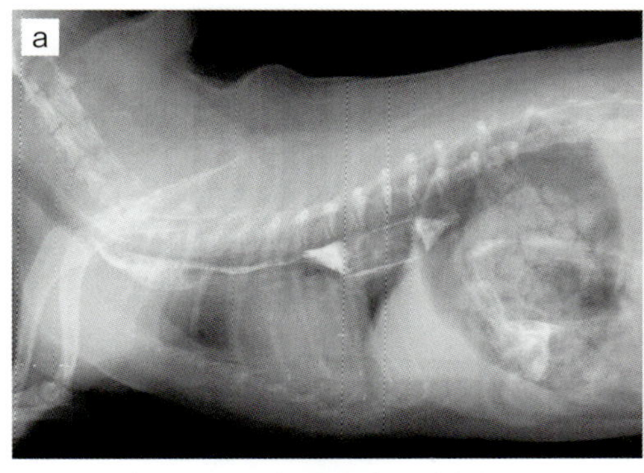

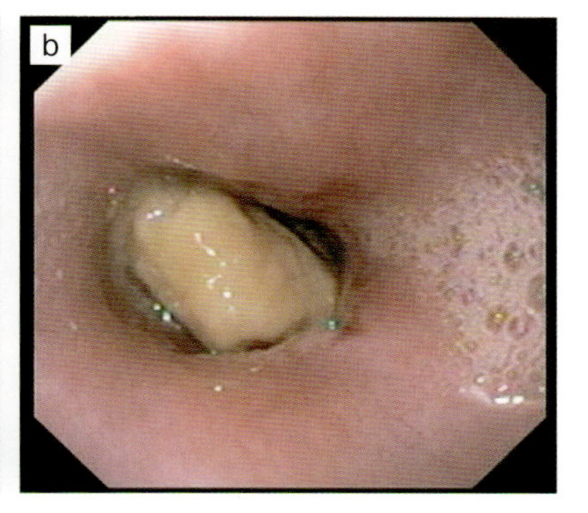

図 4. ガムによる食道閉塞の症例
ヨークシャー・テリア，6 歳 7 カ月齢，避妊雌。
a：食道造影胸部 X 線検査 ラテラル像　b：内視鏡検査像
本症例はガムを丸飲みして，噴門部付近の食道に閉塞した。単純 X 線検査では，異物の存在が不明瞭であったため，オムニパーク® を用いて食道造影を実施した。その結果，噴門部付近の食道内に四角形の造影欠損像が認められ，食道内異物と診断された。誤飲したガムは内視鏡にて摘出された
写真はすべて千里桃山台動物病院 黒川晶平先生のご厚意による

表 5. 食道内異物症例における X 線検査所見

X 線不透過性異物	・釣り針などの金属性の異物は確認できる
噴門部付近の食道の塊状病変	・一般的な食道内異物の所見 ・他の疾患との鑑別が重要
胸腔内の液体貯留	・胸水（滲出液，膿，血液など）→穿孔が疑われる
皮下気腫・気胸 縦隔気腫	・穿孔による空気の漏洩が疑われる

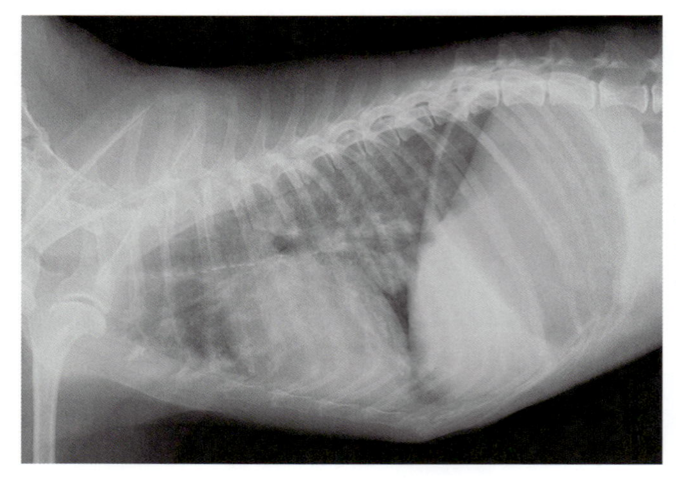

図 5．急性呼吸窮迫症候群（ARDS）症例の胸部 X 線検査所見

パピヨン，13 歳齢，去勢雄。
直腸穿孔に伴う便漏出のため敗血症となった症例。急性発症の努力性呼吸，チアノーゼを示し，左心房圧の上昇が認められないことから，ARDS*が疑われた

＊急性呼吸窮迫症候群（ARDS）
敗血症，肺炎，外傷，誤嚥などを原因として発症する，広範囲の肺の炎症および肺血管透過性の上昇を伴う症候群。低酸素血症および胸部 X 線検査での両側性のび漫性浸潤像が特徴。X 線検査では心原性肺水腫に類似した陰影が認められるが，心原性疾患とは全く異なる病態である。重度の ARDS に罹患している場合は，治療が困難で死亡率が高いと思われるため注意が必要である

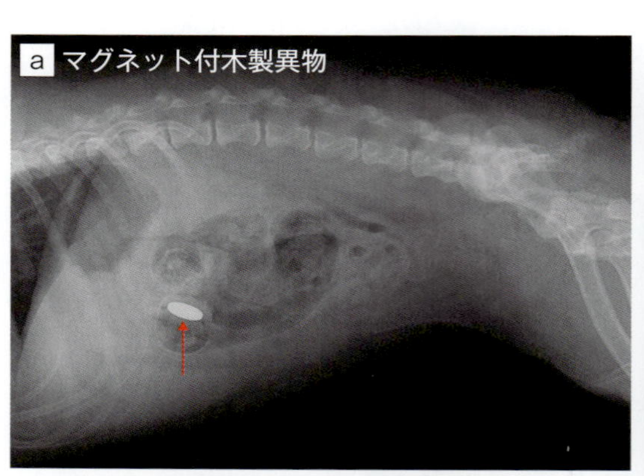
a マグネット付木製異物

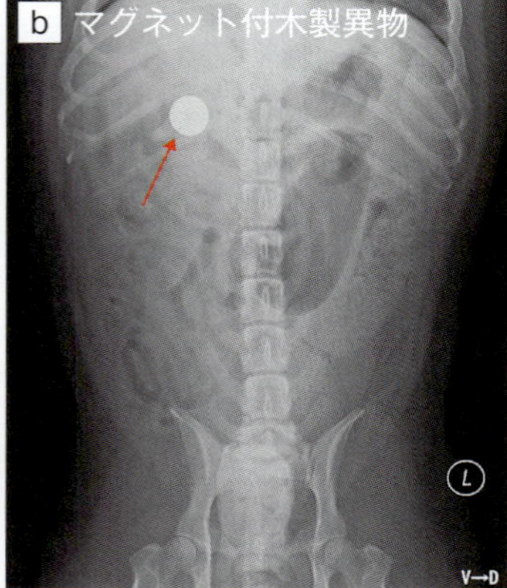
b マグネット付木製異物

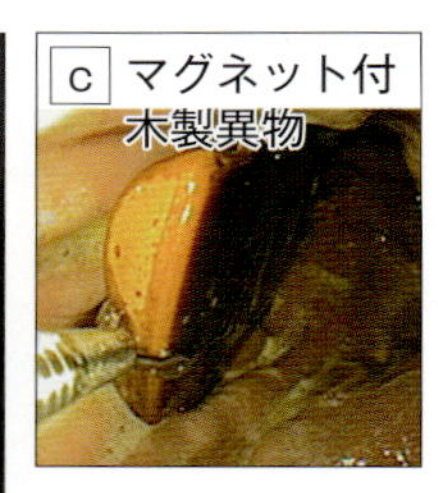
c マグネット付木製異物

d 木製部分

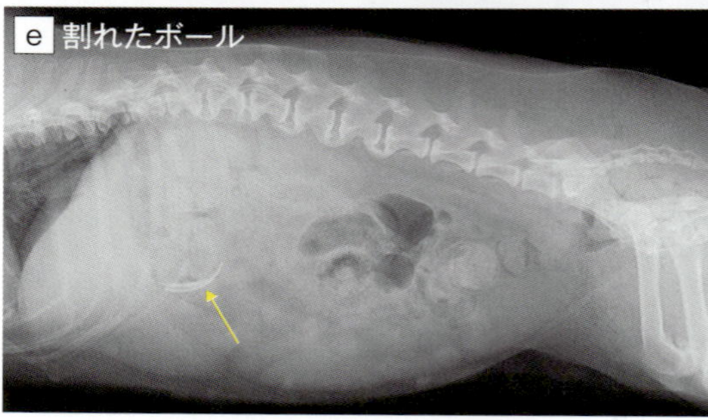
e 割れたボール

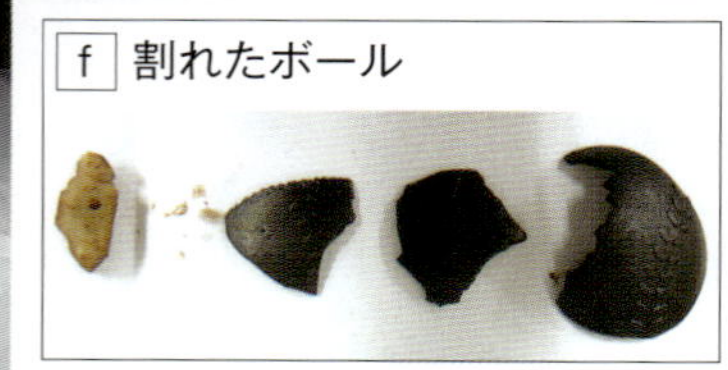
f 割れたボール

図 6．偶発的に発見された胃内異物の 2 症例（X 線不透過性の異物）

a～d：マグネットが背面についた木製の異物
　X 線検査では，円柱状のマグネット部分のみが明瞭に確認できる（赤矢印）が，木製の部分は判別できなかった。内視鏡下で摘出したところ，d のような異物が認められた

e，f：割れたボール
　胃体部に X 線不透過性の異物陰影が認められた（黄矢印）。内視鏡下で摘出したところ，異物は噛み砕かれたボールであった

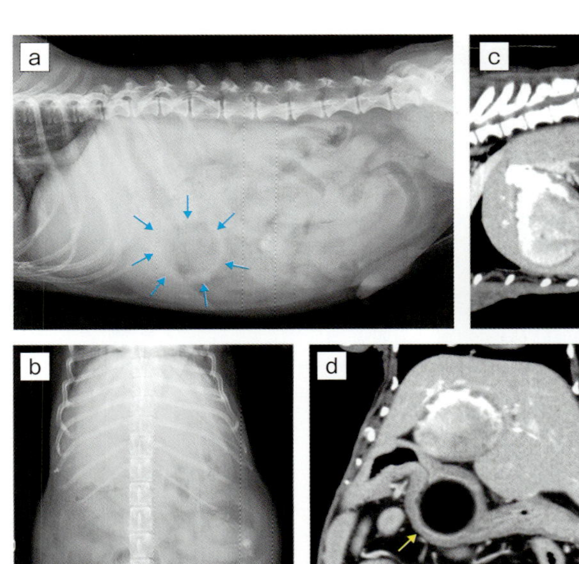

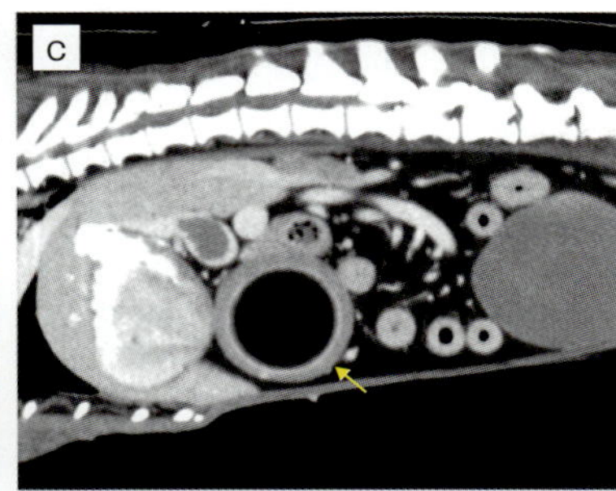

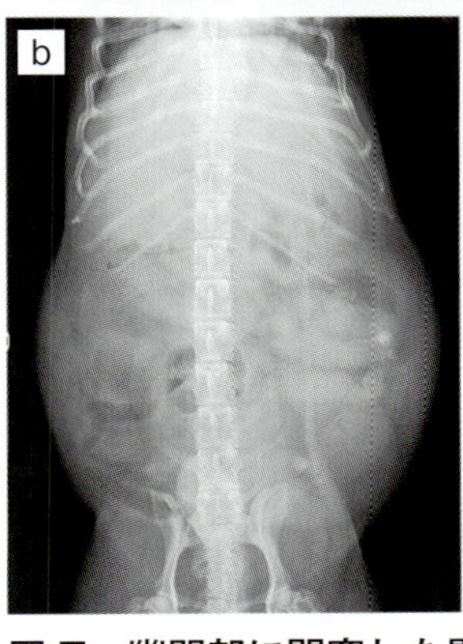

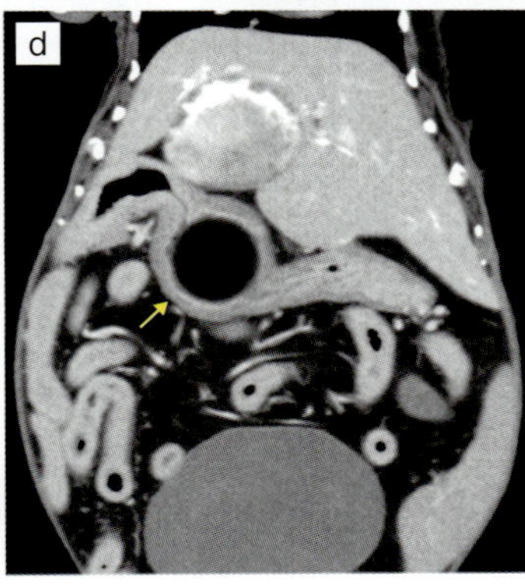

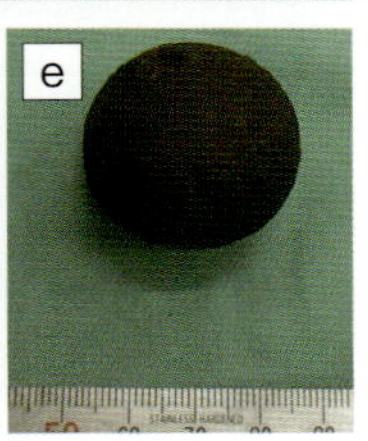

図 7．幽門部に閉塞した胃内異物の症例

ミニチュア・ダックスフンド，8 歳 9 カ月齢，雄。
a，b：腹部単純 X 線検査像　c，d：造影 CT 検査像
e：内視鏡にて摘出した異物（ゴム製のボール）
本症例では，胃幽門部にボールによる閉塞が存在した。単純 X 線検査において，不自然な円形の拡張陰影が認められたことから（a：青矢印），異物による閉塞が疑われた。異物はゴム製のボール（e）であったが，うまく鉗子で把持できたため，内視鏡によって摘出が可能であった

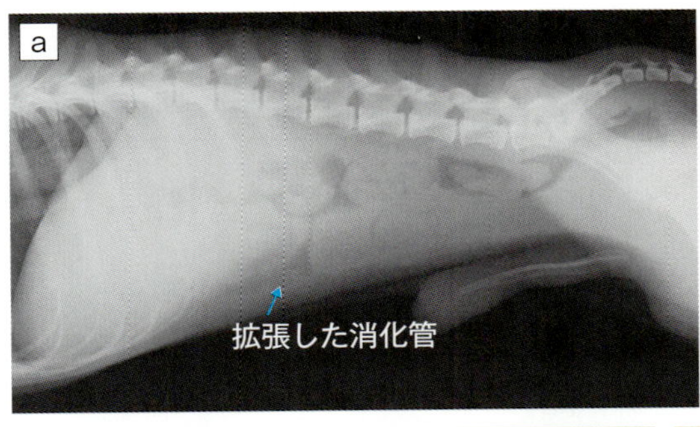

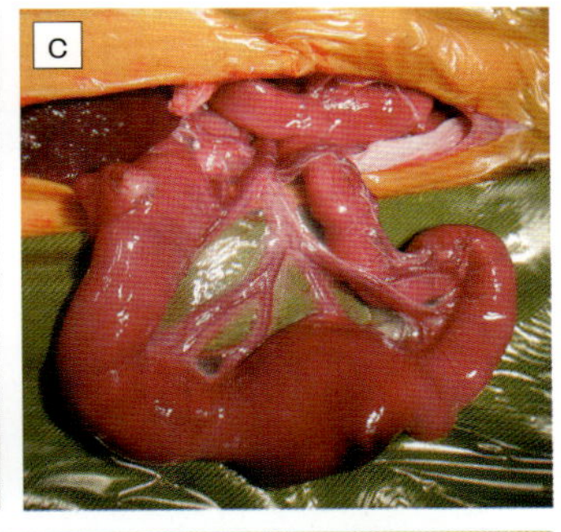

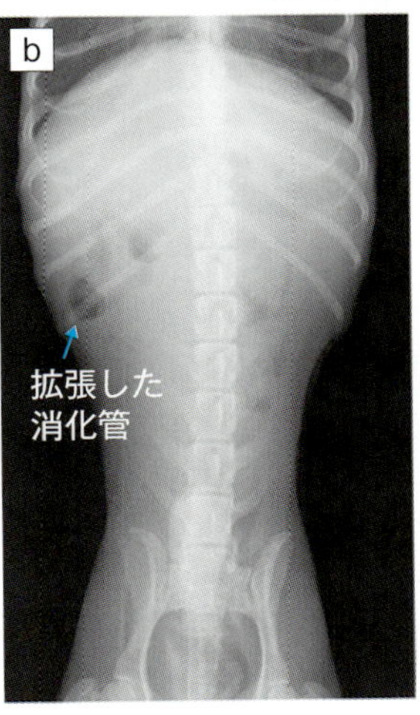

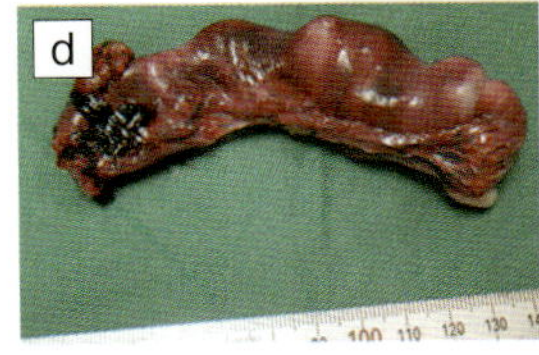

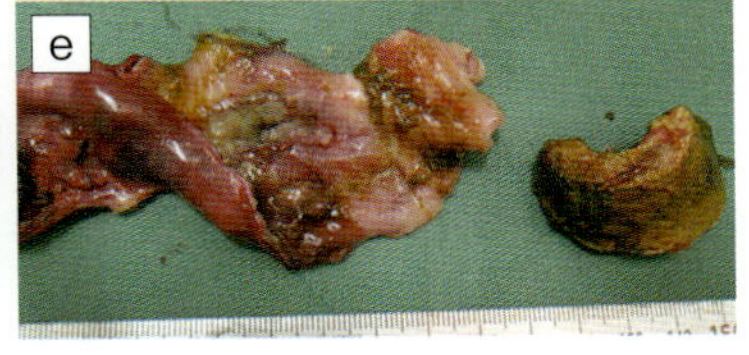

図 8．腸管内異物の症例

犬，雑種，6 歳齢，去勢雄。
頻回の嘔吐および元気消失。空腸内異物による腸閉塞および消化管穿孔。来院時には虚脱，CRT 延長，可視粘膜蒼白，低血圧が認められ，ショックが疑われた
a，b：腹部単純 X 線検査像。腹部ディテールの消失および拡張した小腸ループが認められた（青矢印）。腹腔穿刺にて採取した腹水は滲出性で変性好中球が多数認められ，一部では細菌貪食像が認められた。異物による腸管閉塞および穿孔が疑われた
c～e：輸液療法による安定化後，試験開腹を実施した。異物の閉塞により穿孔した空腸を切除した後，残存空腸を端々吻合し，ドレーンを設置し閉腹した

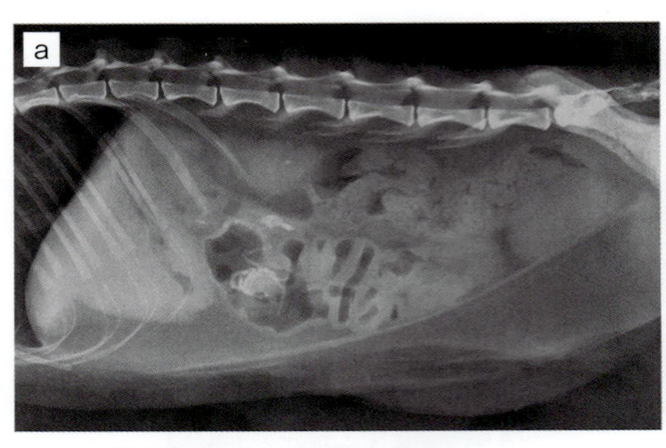

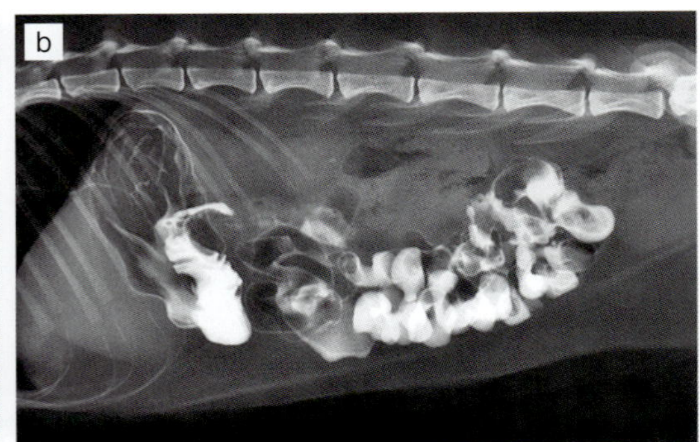

図 9. 紐状異物の X 線検査所見
猫，雑種，3 歳 6 カ月齢，雄。
a：腹部単純 X 線検査 ラテラル像
b：消化管造影 X 線検査 ラテラル像
本症例は身体検査において，舌下に細い糸が引っかかっているのが発見された。消化管造影 X 線検査では，十二指腸から空腸にかけて，紐状の異物陰影ならびにアコーディオン状の小腸が確認された
写真はすべて大阪府立大学細胞病態学教室 鳩谷晋吾先生のご厚意による

表 6. 胃内異物・腸管内異物症例における X 線検査所見

所見	示唆
X 線不透過性異物	・金属などの異物
直線，曲線，球形など人工的で不自然な胃・腸管のライン	・異物の疑い
消化管が集まっている ひだを形成している	・紐状異物の疑い ・アコーディオン状のひだサインとよばれることがある
胃拡張	・幽門での異物の閉塞
腸管拡張	・異物による腸閉塞 ・(ラテラル像において)第 5 腰椎の最も低い部分の椎体の高さと比較して，最大腸管径が 1.6 倍以上 ・肋骨の幅と比較して最大腸管径が 2 倍以上
腹腔内遊離ガス像	・腹腔穿刺前で，最近，開腹手術を受けていなければ，消化管穿孔が疑われる
漿膜ディテールの消失	・腹腔内液体貯留が示唆される。右上腹部のみでディテールが消失している場合は，膵炎の可能性があるため注意する

● 超音波検査

胃幽門部に閉塞している異物の同定に有用な場合がある。また，腸の蠕動を確認できる利点はあるが，胃・腸管内腔が液体で満たされている場合に限定される。異物によって消化管が閉塞している場合は，腸管内にガスが含まれることが多いため，超音波検査による診断は困難である。

● 内視鏡検査(図 3c，4b，6c，10e，f)

検査と同時に異物摘出などの治療を実施することが可能であり，場合によっては粘膜の生検も可能であるなどメリットが多いため，利用できるのであれば内視鏡検査はきわめて有用である。詳細は後述の「治療」を参照頂きたい。

● CT 検査(図 7c，d，10c，d)

CT 検査を利用できれば，異物の検出には有効である。異物が疑われるにもかかわらず，X 線検査において明瞭ではない場合や，内視鏡が届かない位置に異物が存在することが想定される場合も CT 検査を考慮する。また，CT 検査は異物と他の疾患(腫瘍など)との鑑別診断においても有効である。CT 検査を実施する可能性がある場合は，アーティファクトが強く出るために，バリウム造影を行ってはならない。

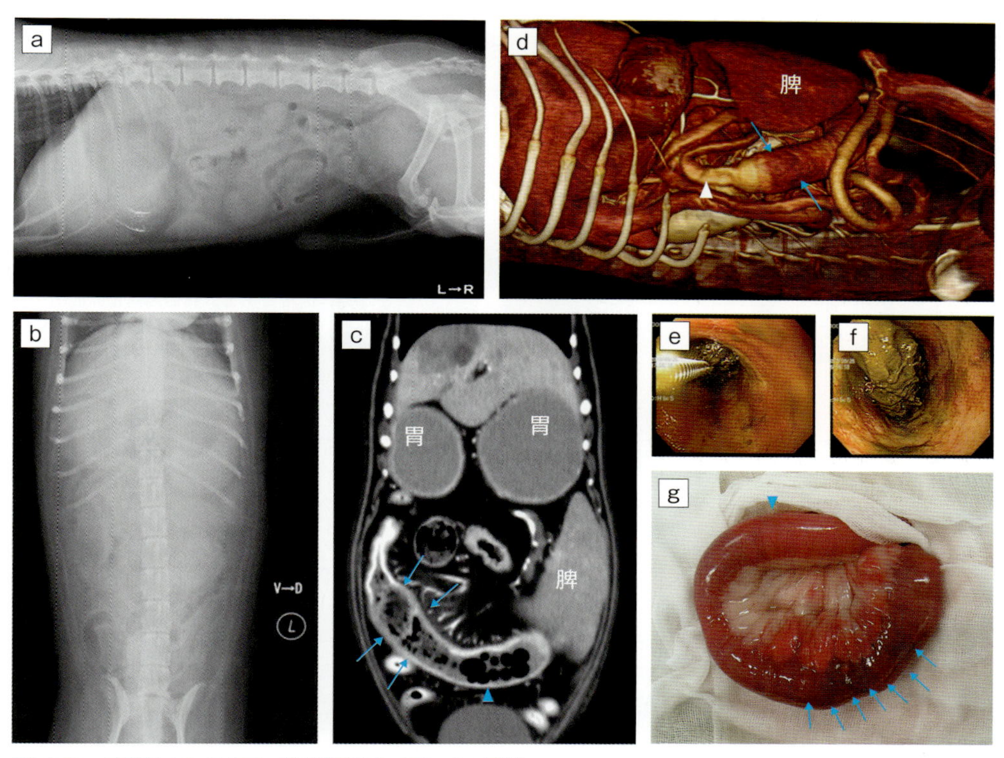

図 10．空腸に布の切れ端が閉塞していた症例

ミニチュア・ダックスフンド，4 歳齢，雄。

a，b：腹部単純 X 線検査像

c：造影 CT 検査（MPR 冠状断像）。空腸近位に閉塞した繊維状の異物（矢印），拡張した閉塞部近位の空腸（矢頭）を認める

d：3D 再構成像。異物によって拡張した空腸が明瞭に認められる（矢印）。閉塞部遠位の空腸は正常の径である（矢頭）

e，f：内視鏡検査像

g：異物が閉塞した腸管の肉眼所見。異物が閉塞し，変色した近位空腸（矢印）および閉塞部近位腸管の拡張（矢頭）が確認される

本症例は，1 週間におよぶ食欲不振と間欠的な嘔吐を主訴に来院した。初期診断において異物が疑われたが，腹部単純 X 線検査では異物を示唆する所見が得られなかった。そのため，初期治療による安定化後，CT 検査および内視鏡検査を実施した。CT 検査では近位空腸に閉塞する繊維状の異物が認められた。続いて内視鏡検査を実施し，同様に異物が確認されたため摘出を試みたが，引っ張ることができなかったため，開腹下において外科的に摘出した

鑑別診断

消化管内異物が疑われた場合でも，他の疾患の可能性があることを忘れてはならない。どの場合でも鑑別診断リストを頭に入れておき，慎重に類症鑑別を行うことが重要である。鑑別診断リストを**表 7** に示す。

表 7．鑑別診断リスト

食道内異物	血管輪奇形，食道外腫瘍，食道腫瘍，食道狭窄，食道炎，胃食道重積，食道憩室，食道裂孔ヘルニア，巨大食道，輪状咽頭筋機能不全など
胃内異物	胃腫瘍，幽門洞粘膜肥大，幽門狭窄など
腸管内異物	腸重積，腸捻転，癒着，狭窄，膿瘍，肉芽腫，腫瘍，先天性奇形など

治療

● 食道内異物

内視鏡による摘出／胃内への押し込み

食道内異物の約 90％は内視鏡によって摘出できるか，あるいは押し込んで胃内に落とすことが可能である。そのため，食道内異物が確認されたら，まずは内視鏡での摘出を試みる。胃内や腸管内異物を摘出する場合でも共通のことであるが，異物摘出用に様々な内視鏡鉗子が用意されているので，必要に応じて適切に使い分けることが重要である。

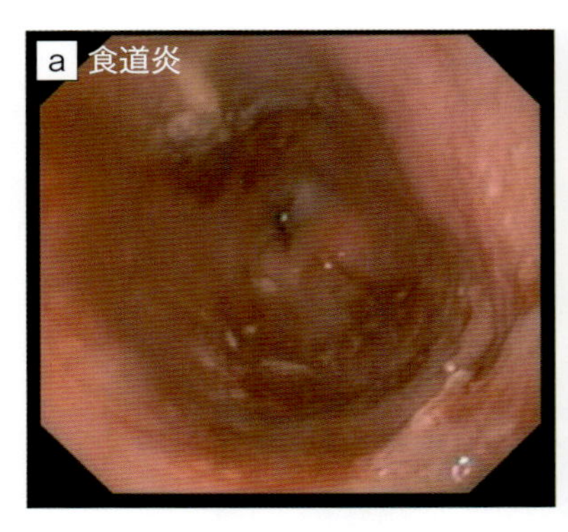

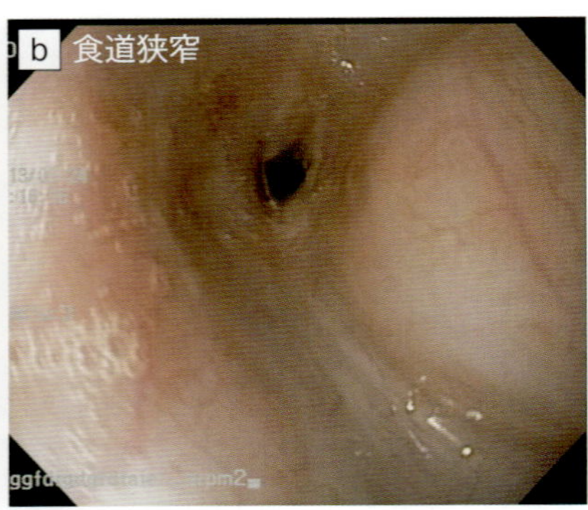

図 11. 食道炎と食道狭窄
食道内異物が長時間閉塞することによって，食道炎(a)が生じることがある。食道炎が重度であると，その後，食道狭窄(b)となることがあるため注意が必要である。食道内異物を摘出した後に，食道粘膜の状態をよく観察し，適切な内科的治療を実施することが重要である

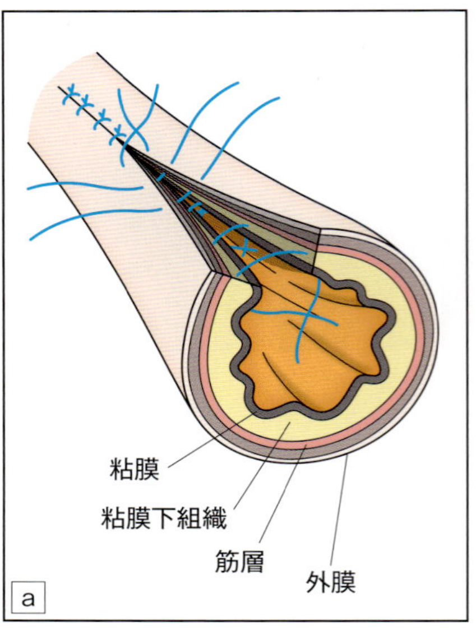

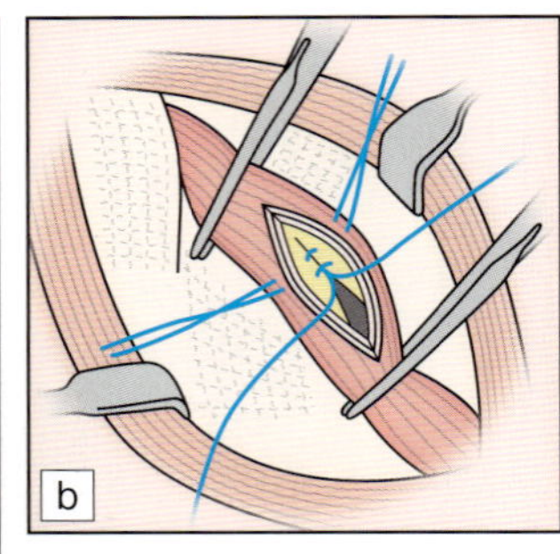

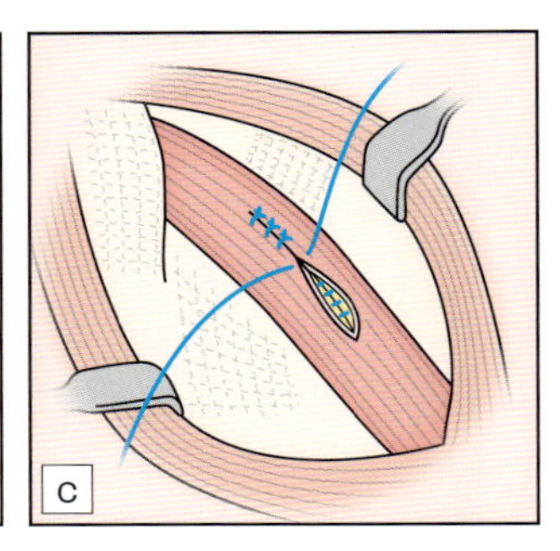

図 12. 食道切開による異物の摘出
詳細な術式は成書を参照のこと。
a，b：食道の二層縫合。粘膜下組織と粘膜を結び目が食道腔内にくるようにして，単純結節縫合を行う
a，c：食道の二層縫合 2。筋層と外膜を結び目が外側にくるようにして，単純結節縫合で閉鎖する
参考文献4，p431 より引用・改変

内視鏡で摘出を試みる場合は，症例の状態が安定した後，全身麻酔下にて実施する。食道内腔を十分に観察しながら，ゆっくりと内視鏡を進め，異物による炎症，出血，狭窄，拡張などの有無について慎重に観察する。X 線検査で確認した異物の部位まで内視鏡を進め，鉗子によって摘出する。異物を口から取り出せない場合は，胃内に押し込んで，胃切開による摘出を行う。おやつや果物など消化されるものであれば，胃内に落とすことで，処置を終えることができる。異物を摘出した後，異物による粘膜の損傷の程度を評価する。

【食道炎への対応と食道狭窄の予防】

食道粘膜が長時間圧迫されている場合には，重度の食道炎が生じていることがある。食道炎が重度の場合，処置後に食道狭窄が生じる可能性があるため注意が必要となる(**図 11**)。食道狭窄を予防するために処置後，スクラルファートの懸濁液を患部にかけるとともに，覚醒後もスクラルファートおよび胃酸分泌抑制薬を用いた内科的治療を継続する。

その他の方法による摘出

噴門部近位に異物が存在し，内視鏡では摘出することも胃に押し込むこともできない場合は，胃切開を行い，鉗子を噴門から食道に挿入し，異物をつかんで摘出することも可能である。異物表面が比較的平滑な場合は，バルーンカテーテルを用いて取り除く方法もある。しかし，これらの方法によって，どうしても異物が摘出できない，あるいは胃内に押し込めないときには，最終的に食道切開あるいは食道部分切除によって取り除く(**図 12**)。

● 胃内異物

胃内異物も内視鏡による摘出が可能であるが，小型のタオルか靴下程度のもの，固形物であれば直径が3 cm 程度の異物に限られる。ゴルフボールなど，大きく（直径が4 cm 程度），表面が平滑で硬い異物は内視鏡で摘出するのが難しいため，外科的に摘出する。

救急対応が必要となるケース

【大きな球状異物】

救急対応が必要となるのは幽門部を通過できない，ある程度以上の大きさのボール状の異物が多い。これらの異物の多くは内視鏡での摘出が難しい。特に大型犬では，テニスボール大の異物を飲み込んでしまい，幽門部に閉塞することがあるが，このサイズの異物を内視鏡で摘出するのはきわめて難しい。長時間（例えば30分程度）かかっても内視鏡によって異物が取り出せない場合は，意地になって粘らずに，外科的摘出に切り替えた方がよい。

【紐状異物】

紐状異物が幽門部に認められた場合は注意が必要である。紐状異物の遠位側が十二指腸や空腸まで動いていることが多いため，内視鏡で無理に引っ張ると，腸管が損傷することがある。少し引っ張ってみて，動かないようなら，外科的摘出に切り替える方がよい。

【鋭利な異物】

異物が鋭利なもの（竹串，針など）であれば，摘出する際に，粘膜を損傷，穿孔させる場合があるため，細心の注意が必要である。内視鏡先端にキャップなどを装着して，中に引き込むなどの工夫が必要である。難しい場合は，無理せずに外科的摘出に切り替える。

内視鏡による摘出後の異物の取り残しの確認

内視鏡によって異物を摘出したら，食道の場合と同様に，異物の取り残しがないか，粘膜の異常はないか，噴門から胃底部，胃体部，幽門の隅々まで確認する必要がある。

外科的摘出

異物が内視鏡で摘出できない場合は，胃切開によって摘出する（**図 13**）。胃穿孔が疑われる場合も，外科的な対応が必要となる。胃穿孔の場合は，穿孔部位や損傷した胃壁を切除する必要があるが，広範囲の場合は，難易度の高い術式（ビルロートⅠ胃切除術，ビルロートⅡ胃切除術など）を適応する必要があるため，しっかり理解・準備した上で手術を行う。

● 腸管内異物

腸管内異物の場合でも，十二指腸に異物が存在する場合は，まれに内視鏡を用いて摘出できることがある。しかしながら，ほとんどの症例では，内視鏡下での摘出は困難であるため，外科的に摘出する。閉塞直後であれば，腸切開術によって摘出することが可能なことが多い（**図 14-1**）。閉塞してからある程度の時間が経過している場合は，異物によって腸管が壊死・損傷している場合が多いため，損傷した腸管の切除ならびに吻合が必要となる（**図 14-2**）。

腸管が異物によって穿孔している場合は，程度に差はあるものの，腹膜炎が必ず認められる。腹膜炎になると腸管が癒着することがあり，手術の難易度が上がり，予後にも影響するため注意が必要である。特に，いったん穿孔性腹膜炎が生じた後，穿孔部が大網や周囲組織で被覆され，腹膜炎が治癒しているような症例では，広範囲の腸管が癒着していることがある（**図 15**）。腸管を縫合した後は，滅菌加温生理食塩液を用いて，徹底的に洗浄する。

腹腔ドレーンチューブの設置（図 16）

腹腔ドレーンチューブは腹腔内の貯留液（滲出液，漏出液，膿，血液，胆汁など）を排出するために設置する。腸管内異物の症例では，穿孔が生じていることも少なくないため，ドレーンチューブを積極的に設置する。開腹手術時の設置や抜去も容易で，感染性腹膜炎では貯留液を排出することによる治療効果は高く，また，排出された貯留液の性状から病態把握が容易となるため，腹腔ドレーンチューブはきわめて有用である。筆者は少しでも心配があったらドレーンチューブを設置することにしている。

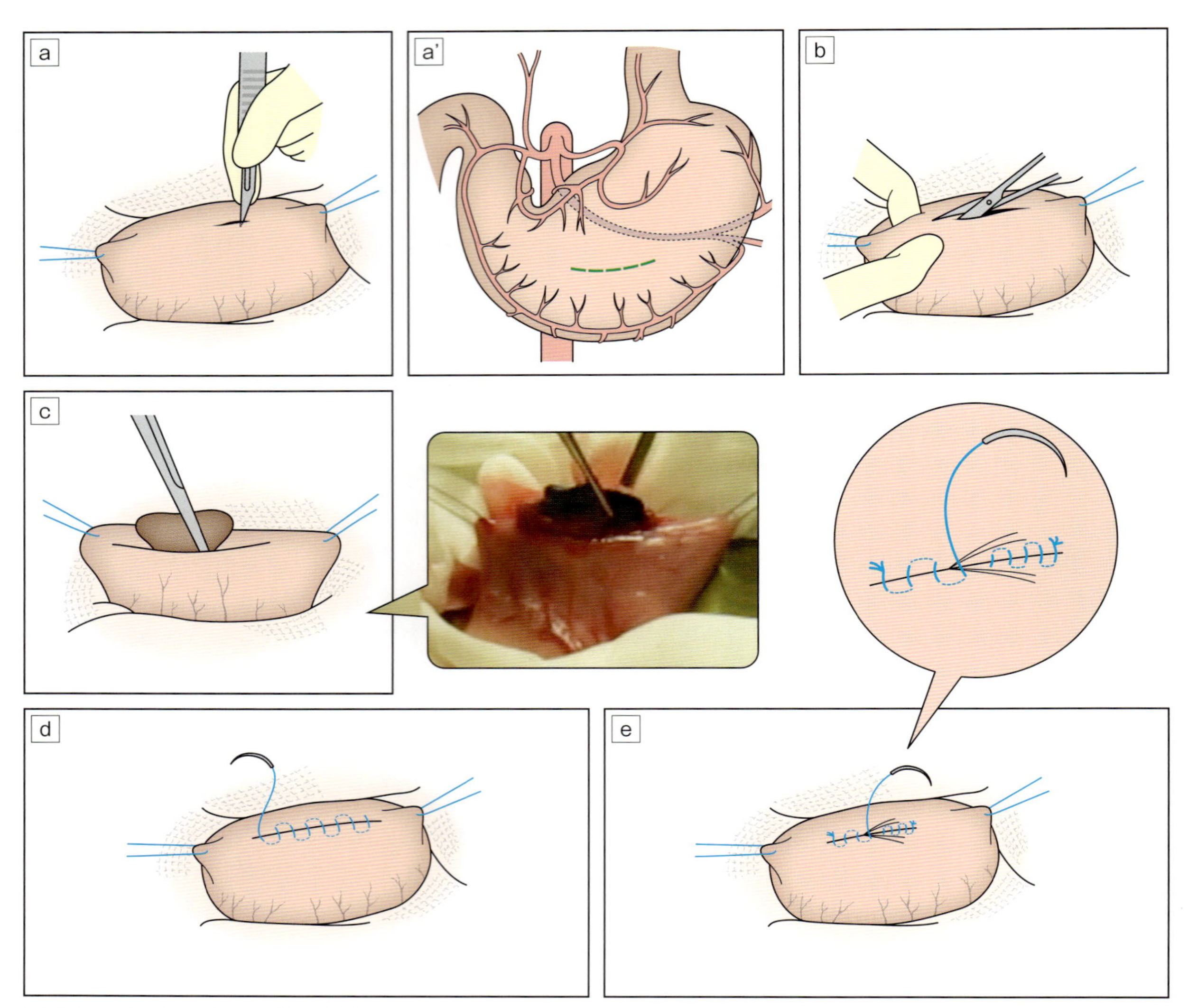

図 13. 胃切開による異物の摘出

詳しくは成書を参照のこと。

a：上腹部正中切開にて腹腔内にアプローチする。胃に支持糸をかけて，胃を確保する。周辺の臓器組織の汚染や乾燥を防ぐために，湿らせたガーゼを敷く。尖刃のメスを用いて，切開部位(a')に対して穿刺切開を行う

a'：胃の切開部位(緑点線)

b：メッツェンバウム剪刀を用いて，切開を拡大する

c：胃内を観察し，異物を摘出する(胃内の液体が多い場合は，適宜サクションで吸引する)

d：胃の二層縫合(一層目：全層の単純連続縫合)

e：胃の二層縫合(二層目：筋層，漿膜をカッシング縫合あるいはレンベール縫合)

＊胃の縫合には他にも，一層目は粘膜のみ単純連続縫合，二層目を粘膜下組織，筋層，漿膜をカッシング縫合あるいはレンベール縫合によって閉鎖する方法がある

イラストは参考文献 7，p465 より引用・改変

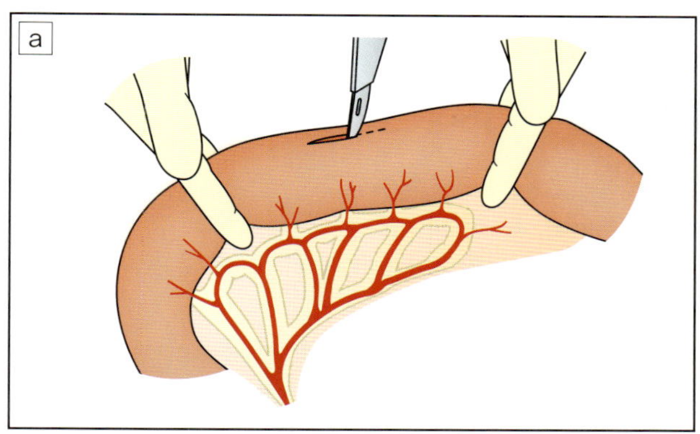

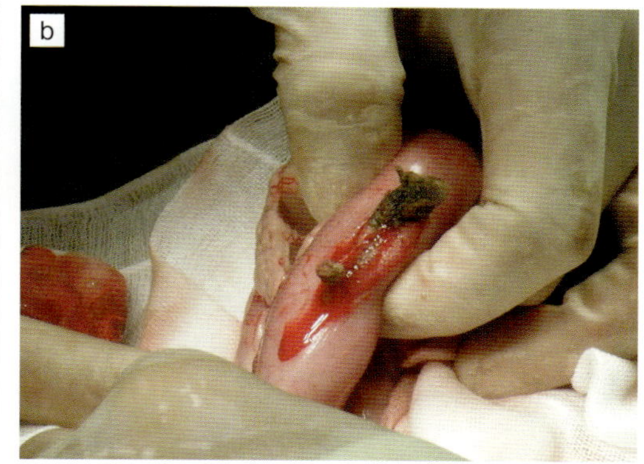

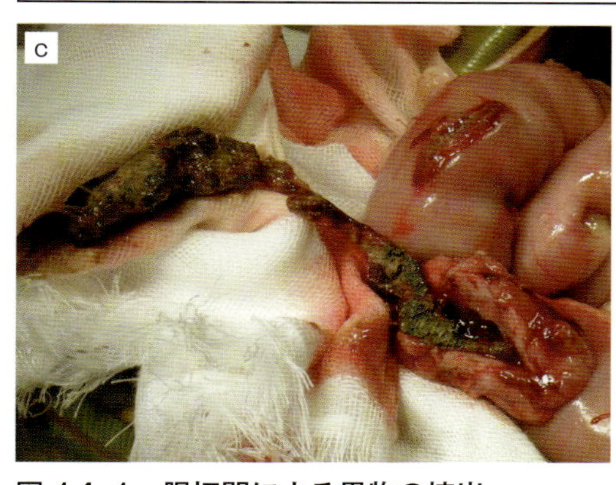

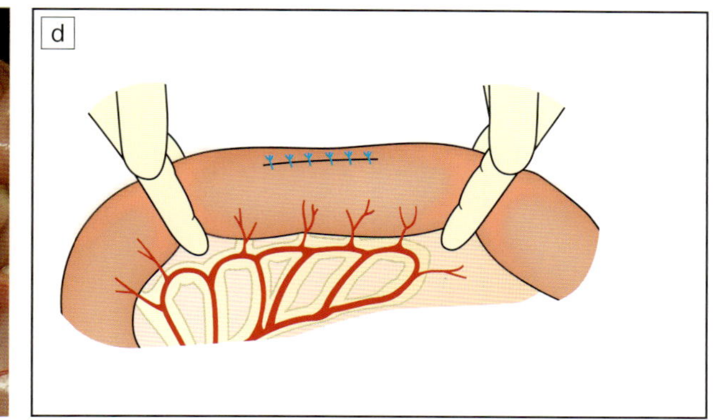

図 14-1．腸切開による異物の摘出

a：中腹部正中切開により腹腔内へアプローチする。目的の腸管を同定し，腹腔外へ取り出す。腸切開部位の両端から 4～6 cm のところを助手の指で挟む。異物がある部位を尖刃のメスで切開する
b：異物の直上を切開したところ。繊維状の異物が一部みえている
c：2 箇所の腸切開により異物を摘出しているところ
d：腸管が損傷していなければ，全層の単純結節縫合により閉鎖する
イラストは参考文献 9，p506 より引用・改変

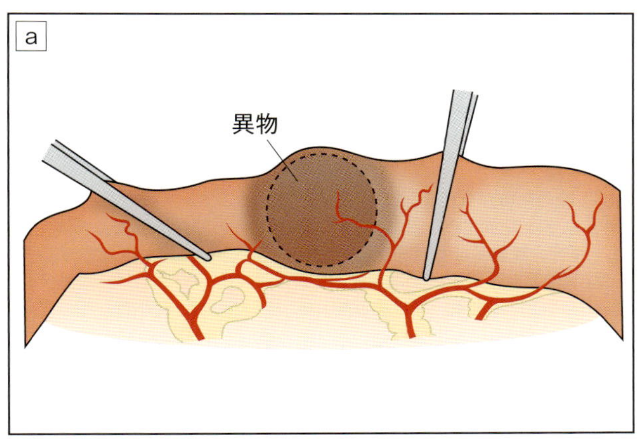

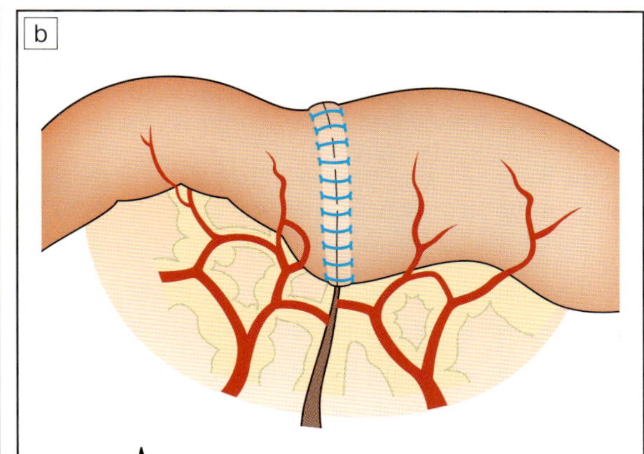

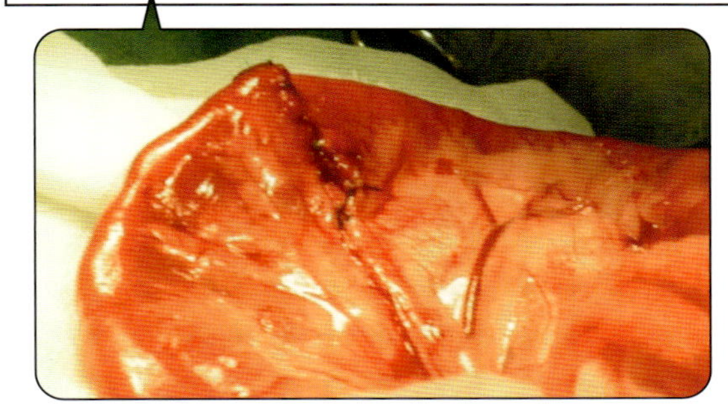

図 14-2．腸管切除と端々吻合

a：異物の閉塞により，腸管が損傷，壊死，穿孔している場合は，その部分の腸管は切除する
b：切除後，全層の単純結節縫合，ギャンビー縫合あるいは単純連続縫合により，端々吻合する
イラストは参考文献 10，p1523 より引用・改変

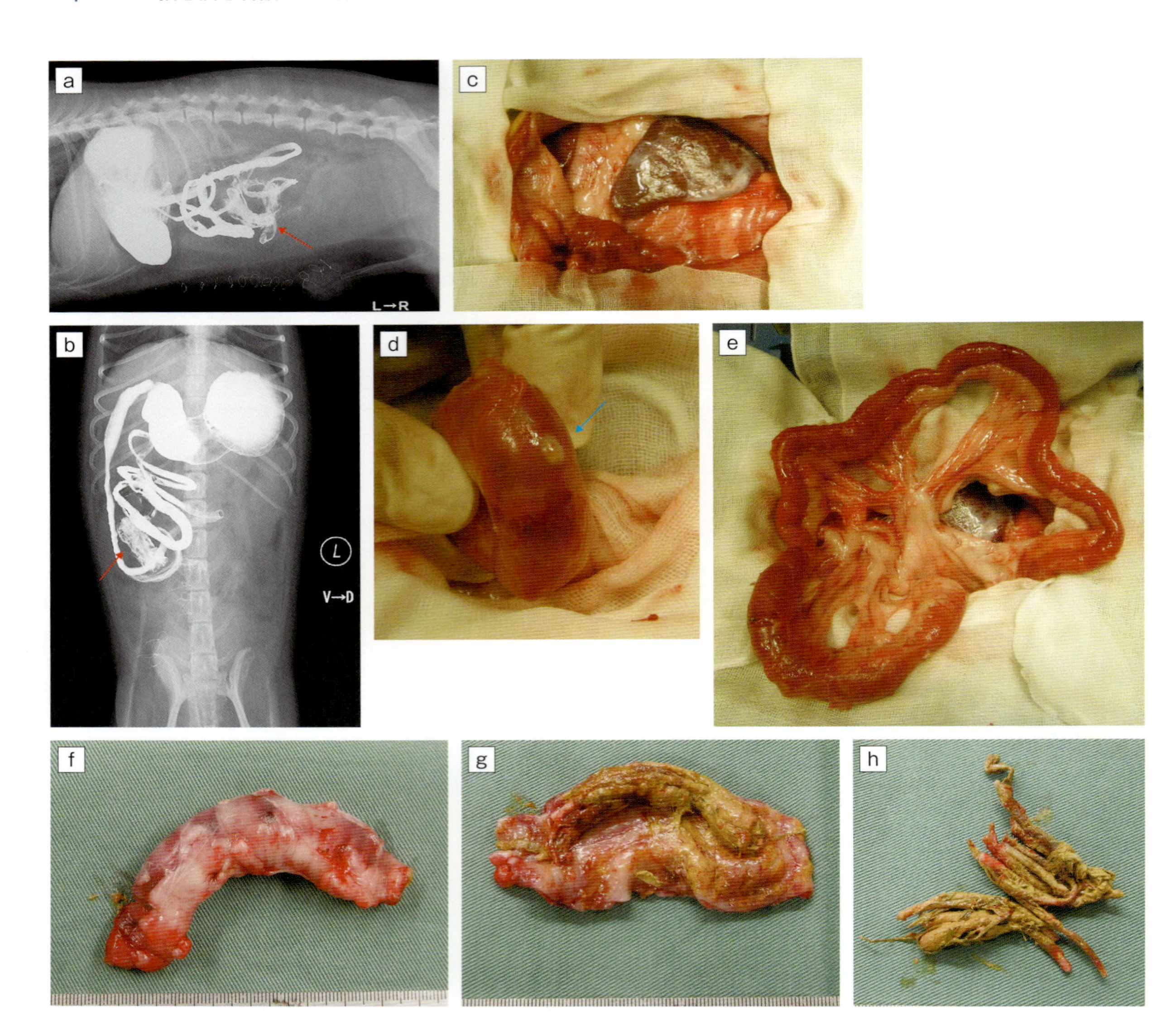

図 15. 空腸内異物による消化管閉塞の症例

トイ・プードル，5 歳 2 カ月齢，雄。
a，b：バリウム造影腹部 X 線検査像
c：開腹時の外観　d：異物が閉塞し穿孔した空腸　e：癒着を剥離した後の空腸
f：切除した空腸　g：切除した空腸を切開したところ　h：閉塞した異物（多数の綿棒が束になっていた）
吻側空腸領域において内腔に造影欠損像（複数の棒状異物陰影による）を伴う拡張所見が認められる（a，b：矢印）。この部位より近位の消化管においてバリウムの停滞が認められた（a，b）。前述したとおり筆者は現在，腸管内異物が疑われる症例に対して，バリウム造影を実施することはない。腹部正中切開により腹腔内にアプローチし腹腔内を観察すると，腹膜は充血し腹腔内には血様の腹水が認められ，腸管は癒着していた（c）。消化管の癒着を剥離し，閉塞部空腸を露出した。閉塞部空腸は拡張し，暗赤色に変色，棒状の異物によって一部消化管穿孔が生じていた（d）。腸間膜の癒着を剥離した後，空腸を展開（e）し，閉塞・穿孔部の空腸を切除後，4-0 モノフィラメント合成吸収糸を用いて端々吻合を行った。腹腔内を滅菌加温生理食塩液で十分に洗浄した後，腹腔ドレーン（閉鎖吸引式）を設置し閉腹，術式を終了した。術後，切除した空腸を切開すると，多数の綿棒の柄と草が認められた（f～h）

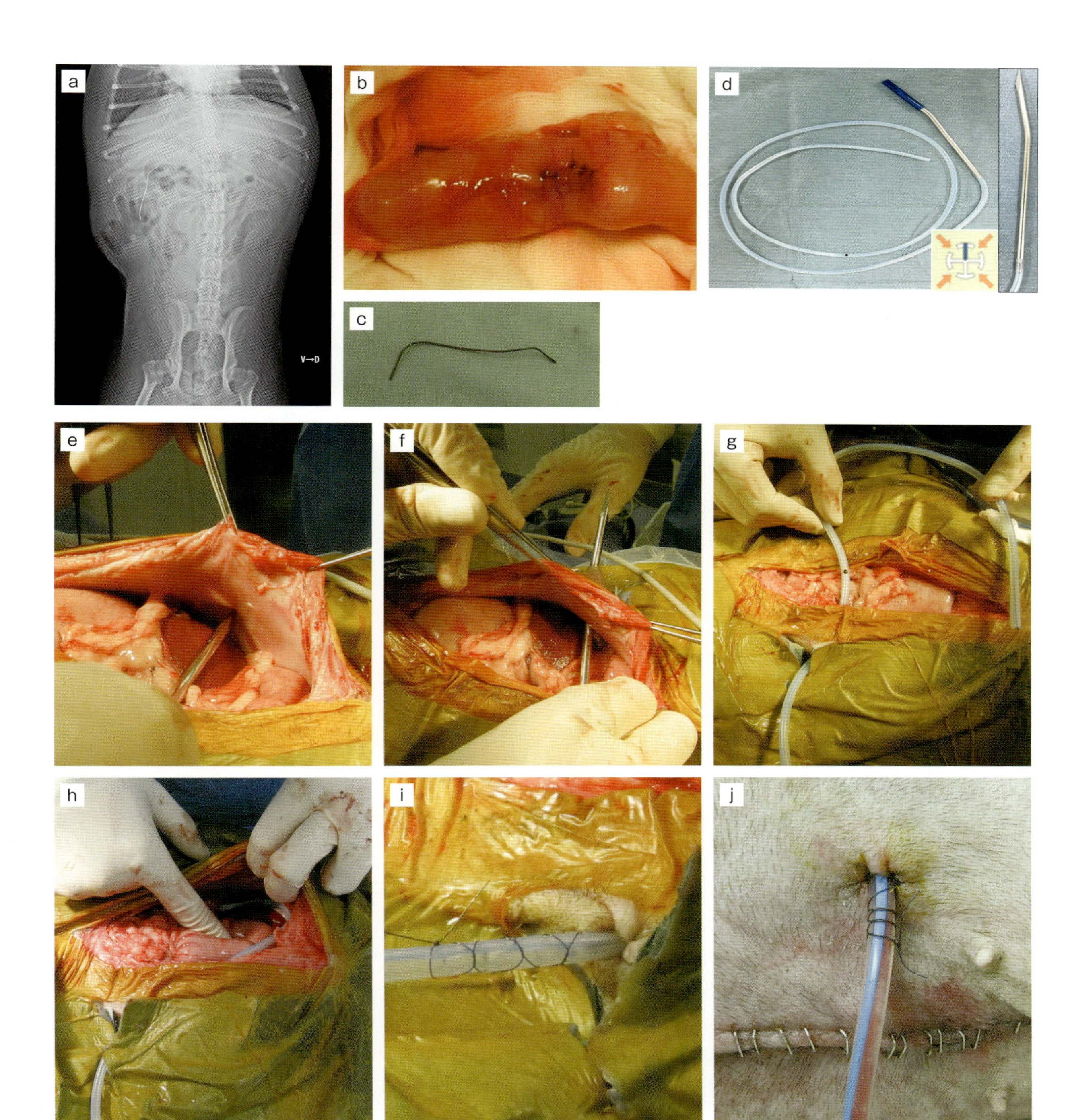

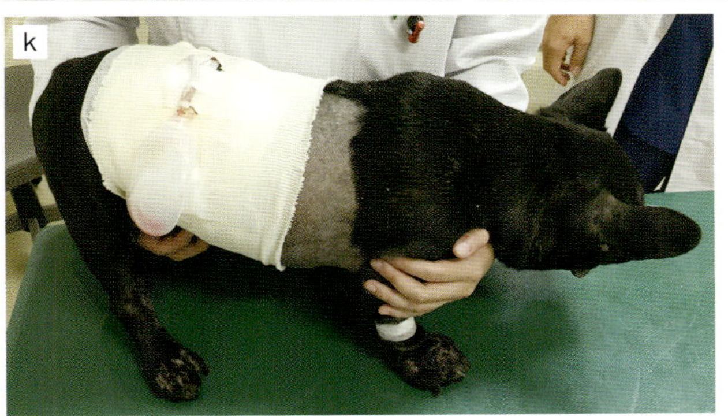

図 16. 針金により腸管穿孔した症例における腹腔ドレーンの設置

パグ，8 歳 7 カ月齢，避妊雌。異物(針金)は下行十二指腸を穿孔し，大網を巻き込んで右側皮下へ進入していたため異物を除去し，十二指腸穿孔部はデブリードメント後，縫合し大網で被嚢した。癒着していた大網などを切除し，J-VAC ドレーンを腹腔内に設置し閉腹した。

a：初診時の腹部単純 X 線画像
b：異物除去後の十二指腸
c：摘出された針金
d：本症例に設置したブレイクドレーン(J-VAC)
e～k：ドレーン設置の手順。ドレーンのトロッカー針を腹壁内腔から皮膚へ刺入し，ドレーンを設置。ドレーンはチャイニーズ・フィンガー・トラップにて皮膚に固定(i)。リザーバーを接続し，閉鎖型持続吸引(k)

異物摘出後の管理

● 食道・胃・腸管内異物の症例共通

術後は，脱水，電解質異常，酸-塩基平衡異常の補正を行う。必要に応じて，適切な疼痛管理を実施する。

● 食道内異物

異物摘出後2～3日間，食道からの漏出や感染徴候がないかどうか，注意深く観察する。経口での食事が可能となるまで，静脈内輸液を継続する。

食道損傷が軽度の場合

食道損傷が軽度の症例では，摘出後，24時間程度から水を与え，異常がないようなら，流動食の給餌を開始する。3～7日間流動食を用いて管理した後，ふやかしたドライフードや缶詰のフードなどに切り替え，徐々に通常食に戻していく。

食道損傷が中等度～重度の場合

食道損傷が中等度～重度の場合は，3～7日間の絶食を行う。その間は，胃瘻チューブからの経腸栄養あるいは末梢静脈栄養などの非経腸栄養を実施して栄養支持する。筆者は，胃より遠位の消化管が正常であれば，胃瘻チューブからの経腸栄養を優先する。

異物を除去した後に食道炎が重度であれば，スクラルファート＋プロトンポンプ阻害薬あるいはH_2受容体拮抗薬を用いて治療する。食道狭窄が生じる可能性があるため注意が必要である。

● 胃内異物

内視鏡によって異物を摘出した場合，胃切開によって摘出した場合でも，症例の水和状態に注意しながら，経口で摂食が可能になるまで静脈内輸液を継続する。術後12～24時間を目処に流動食を開始する。嘔吐が認められる場合は，絶食および制吐剤（マロピタント，メトクロプラミドなど）を投与して経過を観察する。異物によって粘膜が損傷している場合は，スクラルファート＋プロトンポンプ阻害薬あるいはH_2受容体拮抗薬を用いて治療する。

● 腸管内異物

摂食できるようになるまで，静脈内輸液を継続するとともに，腹膜炎があった場合は，抗菌薬を継続投与する。嘔吐がないようであれば，術後8～12時間で飲水，12～24時間から流動食を給餌する。ドレーンを設置している場合は，排液の性状を注意深く観察する。

予後

異物が内視鏡的あるいは外科的に除去され，異物の閉塞によって損傷した消化管組織が適切に切除されれば，予後は良好である。穿孔が生じ，炎症・感染が重度の場合は注意が必要となる。

治療薬の選択

● 食道炎

スクラルファート

犬：0.5～1.0 g/head，BID～SID，経口投与

猫：0.25～0.5 g/head，BID～SID，経口投与

プロトンポンプ阻害薬

オメプラゾール

0.7～1.5 mg/kg，SID，静脈内／経口投与

H_2受容体拮抗薬

ファモチジン

0.5 mg/kg，SID，経口／静脈内／筋肉内／皮下投与

● 術後疼痛管理

フェンタニル

2～10 μg/kg，静脈内投与，

その後2～20 μg/kg/hr，静脈内持続点滴

ブプレノルフィン

0.005～0.02 mg/kg，静脈内／筋肉内／皮下投与，4～8時間ごと

モルヒネ

0.5～2.0 mg/kg，筋肉内／皮下投与，3～4時間ごと

ブトルファノール

0.05～0.6 mg/kg，TID～QID，筋肉内／皮下／静脈内投与

0.1～0.2 mg/kg/hr，静脈内持続点滴

（NSAIDsは使用しない）

● **制吐剤**

マロピタント

1 mg/kg，SID，皮下投与

メトクロプラミド

0.2～0.5 mg/kg，TID～QID，静脈内／筋肉内投与

あるいは

0.01～0.02 mg/kg/hr，静脈内持続点滴

● **抗菌薬**

アンピシリン

22 mg/kg，TID～QID，静脈内／筋肉内／皮下投与

予防的抗菌薬として使用する場合はセファゾリン

22 mg/kg，TID，静脈内／筋肉内／皮下投与

救急対応の手順

これまでのまとめとして，救急対応の流れを**図 17** に示す。

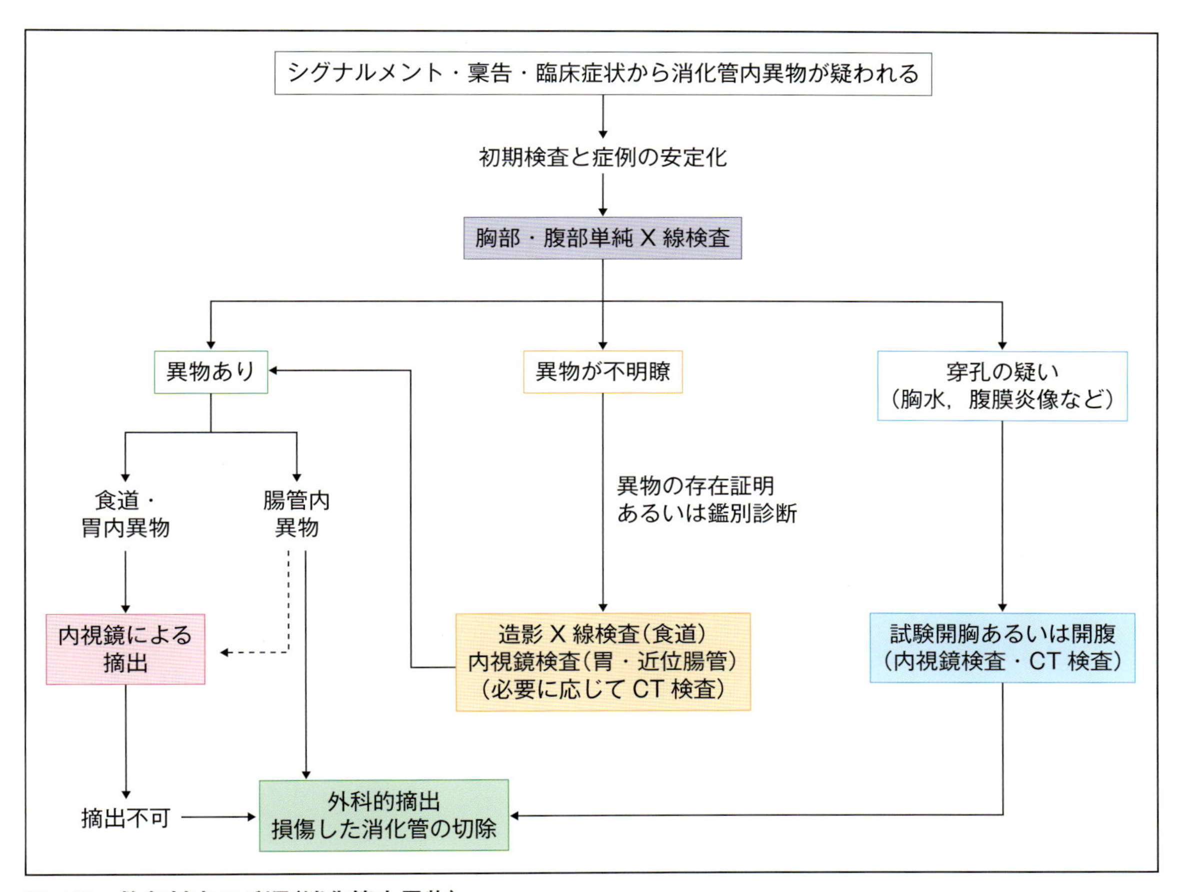

図 17．救急対応の手順（消化管内異物）

ポイント

【消化管内異物で共通】

□若齢で，何でも食べてしまう犬，遊び好きな猫は罹患率が高い

□臨床症状は閉塞の部位や程度により異なる

□X線検査で大部分の異物を検出できる

□内視鏡検査は有用である

□治療後，異物の誤飲・誤食を予防するための飼い主教育が重要

□最初にみつかった場所以外にも異物が存在することがあるため，消化管全体を精査することが重要

【食道内異物】

□閉塞する部位は胸郭の入り口，心基底部，噴門部付近

□食道穿孔によって，胸水，膿胸，血胸，気胸，気管食道瘻を生じる可能性がある

□造影には水溶性ヨード造影剤を用いる(気管食道瘻が疑われれば非イオン性)

□多くの異物は食道内内視鏡により摘出できるか，胃に落とし込める

□異物による食道損傷が重度であれば，摘出後，食道狭窄が生じる可能性がある

【胃内異物】

□幽門閉塞，穿孔，紐状異物は緊急対応が必要

□内視鏡で摘出が難しい場合は，速やかに外科的摘出に切り替える

□異物が移動することがあるため，手術直前にX線検査にて確認する

【腸管内異物】

□SIRS，敗血症，ARDSなどの病態を理解する

□閉塞部の近位において腸管拡張が認められる

□胃を含めて腸管全体を精査し，異物を見逃さない

□穿孔，壊死している腸管は切除し，吻合する

□腸管縫合部位を大網で包む

□腹膜炎の場合は徹底的に洗浄し，閉鎖型吸引ドレーンを設置する

参考文献

1. アニコム「家庭どうぶつ白書」制作チーム(島村麻子，井上舞，金子真未，兵藤未来)．第3章疾患(小分類単位)別の統計．5．異物誤飲．アニコム「家庭どうぶつ白書2012」．アニマルメディア．2012．pp50-51.
2. Hedlund CS，Fossum TW．腸内異物．Fossum TW 監修．若尾義人，田中茂男，多川政弘 監訳．スモールアニマル・サージェリー．第3版．インターズー．2008．pp520-525.
3. Kyles AE. Esophagus. In: Tobias KM, Johnston SA eds. Veterinary Surgery Small Animal. Elsevire. 2011. pp1461-1483.
4. Hedlund CS，Fossum TW．食道の手術〜一般的な原則およびテクニック．Fossum TW 監修．若尾義人，田中茂男，多川政弘 監訳．スモールアニマル・サージェリー．第3版．インターズー．2008．pp422-435.
5. Hedlund CS，Fossum TW．食道内異物．Fossum TW 監修．若尾義人，田中茂男，多川政弘 監訳．スモールアニマル・サージェリー．第3版．インターズー．2008．pp435-440.
6. Cornel K. Stomach. In: Tobias KM, Johnston SA eds. Veterinary Surgery Small Animal. Elsevire. 2011. pp1484-1512.
7. Hedlund CS，Fossum TW．胃の手術〜一般的な原則およびテクニック．Fossum TW 監修．若尾義人，田中茂男，多川政弘 監訳．スモールアニマル・サージェリー．第3版．インターズー．2008．pp462-478.
8. Hedlund CS，Fossum TW．胃内異物．Fossum TW 監修．若尾義人，田中茂男，多川政弘 監訳．スモールアニマル・サージェリー．第3版．インターズー．2008．pp478-481.
9. Hedlund CS，Fossum TW．小腸の手術〜一般的な原則およびテクニック．Fossum TW 監修．若尾義人，田中茂男，多川政弘 監訳．スモールアニマル・サージェリー．第3版．インターズー．2008．pp499-520.
10. Brown DC. Small Intestine. In: Tobias KM, Johnston SA eds. Veterinary Surgery Small Animal. Elsevire. 2011. pp1513-1541.

(秋吉秀保)

2-2-2

胃拡張捻転症候群

概要

胃拡張捻転症候群(gastric dilation-volvulus syndrome, GDV)とは，急性の胃拡張および捻転を伴う変位によって起こる病態の総称である。

大型犬に多く認められる救急疾患であり，十分な治療を実施しても致死率が非常に高い。GDVの原因は複雑であり，完全には解明されていないが，いくつかの罹患しやすい要因(胸郭が深い，高齢であることなど)が明らかになってきている。

GDVを疑う場合，バイタルの確認，診断，適切な初期治療および捻転の解除が必要となる。場合によっては開腹での捻転解除が必要となるが，周術期の合併症が多く，十分なモニタリングと治療が重要となる。迅速かつ適切な対応を実施する上で，病態生理，臨床学的な特徴を理解することが非常に重要である(**図 1**)。

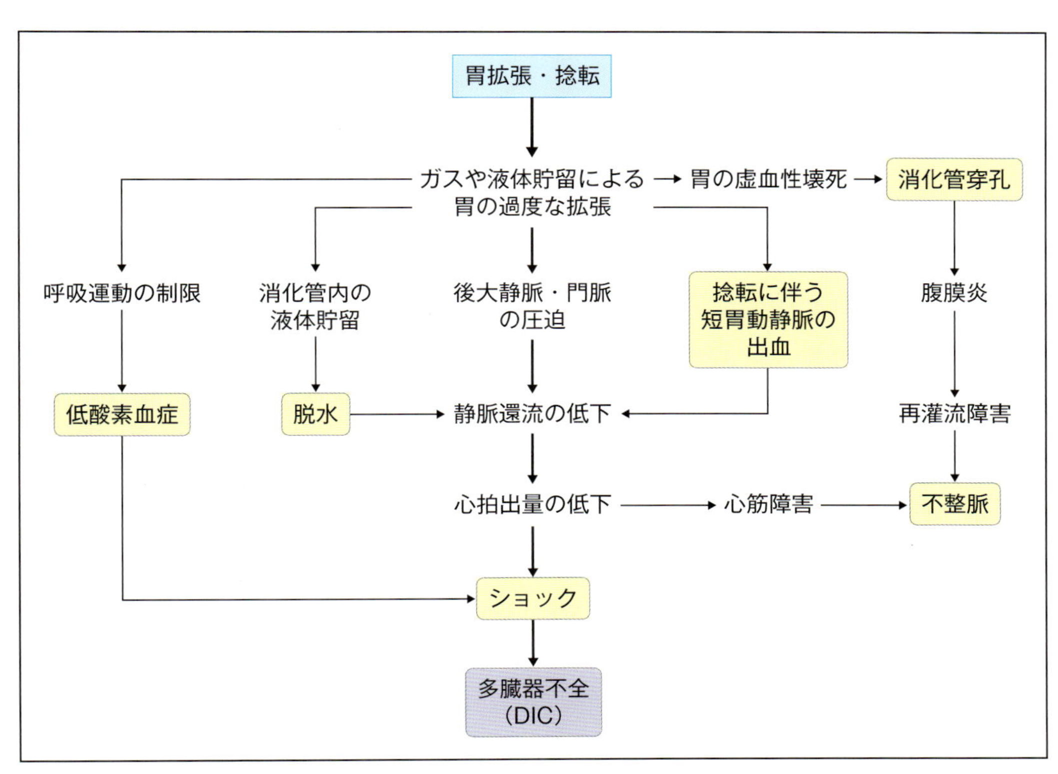

図 1．GDV の病態生理および臨床的特徴

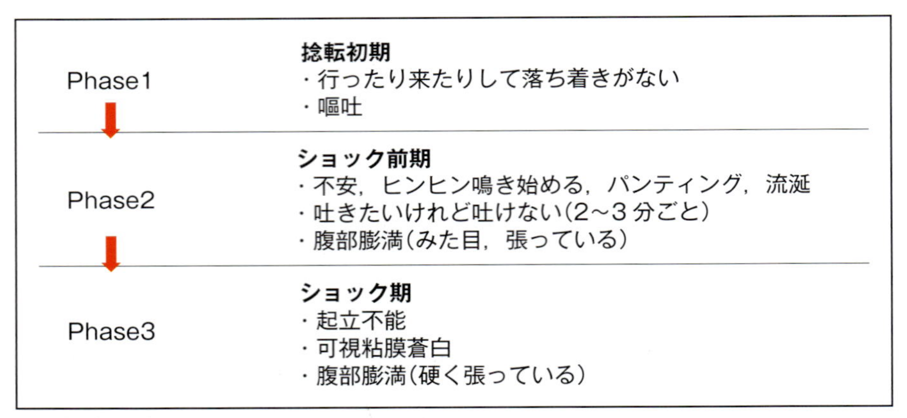

図 2．臨床症状とショック状況

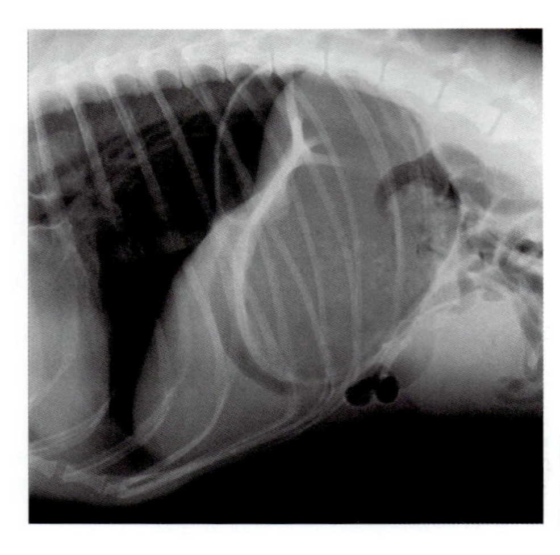

図 3．GDV 症例の X 線検査所見 1
ボルゾイ，8 歳齢，避妊雌，ラテラル像。頭背側に位置する幽門洞が確認される。また，腫大した脾臓陰影に注目する

症状

食後や過度の運動後に生じることが多く，落ち着きがなくなり，不安感を伴い，うろうろ歩き回る。最もよくある症状として，嘔吐しようとするが嘔吐できず，多量の流涎を認める。また，急激な腹部膨満や背弯姿勢を伴うこともある。重篤な場合はショックを伴い虚脱し，起立不能となる場合もある（**図 2**）。

診断

● X 線検査

腹部右側横臥位にて撮影し診断する。これにより，単純性胃拡張なのか捻転を伴う胃拡張なのかを区別することができる。

GDV の動物において，ラテラル像では**幽門洞が胃体部より頭背側に位置し**，軟部組織により胃体部が分割されるように不透過性ラインが描出される（逆 C サイン，ポパイサインとよばれる，**図 3，4a**）。腹背像では，幽門洞が正中より左側，頭背側に位置するため左側にガスが充満した状態で認められる（ダブルバブルサイン，ボクシンググローブサインとよばれる，**図 4b**）。

単純性胃拡張との鑑別として，単純性胃拡張も胃内に大量のガス貯留が認められるが（**図 5**），背側領域にガスの貯留した幽門洞が認められないところに注目する。しかしながら，360° 捻転の場合，単純性胃拡張と同様の所見として認められ鑑別が困難となることに注意する。

図 6 に X 線ラテラル像における胃と十二指腸の解剖学的位置関係を模型で示す。

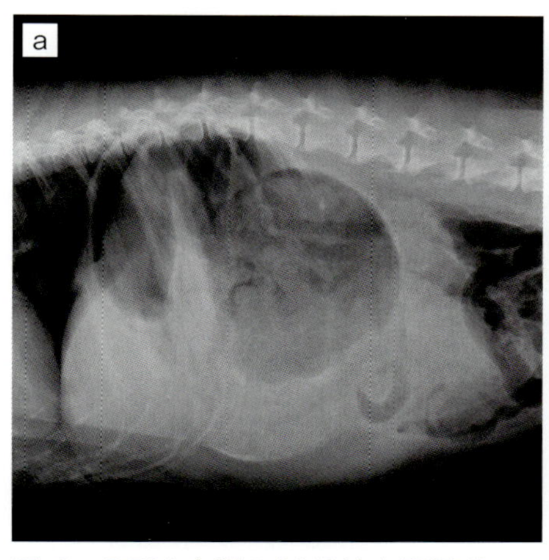

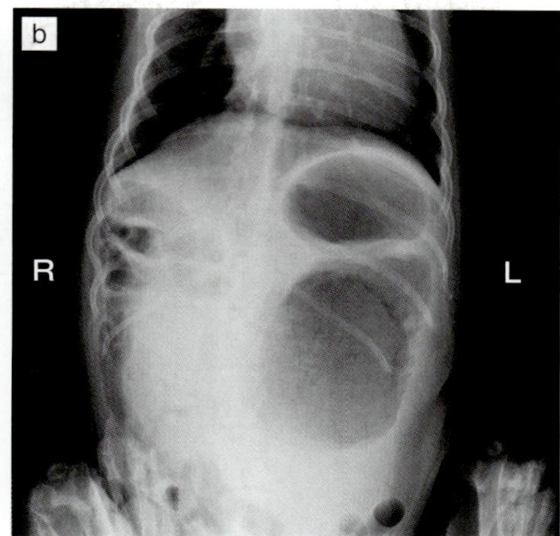

図 4．GDV 症例の X 線検査所見 2

ラブラドール・レトリーバー，12 歳齢，避妊雌。
a：ラテラル像。頭背側に位置する幽門洞に着目
b：背腹像。左頭側に認められる円状の幽門洞ガスに注目する

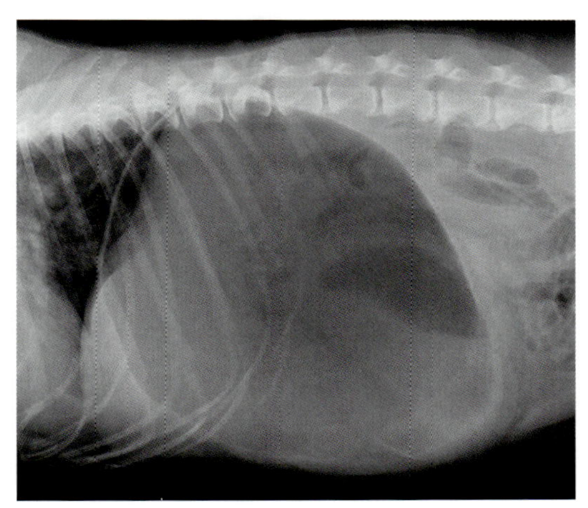

図 5．単純性胃拡張症例の X 線検査所見

ゴールデン・レトリーバー，13 歳齢，去勢雄，ラテラル像。幽門洞が頭背側に認められていないため，単純性胃拡張と診断した

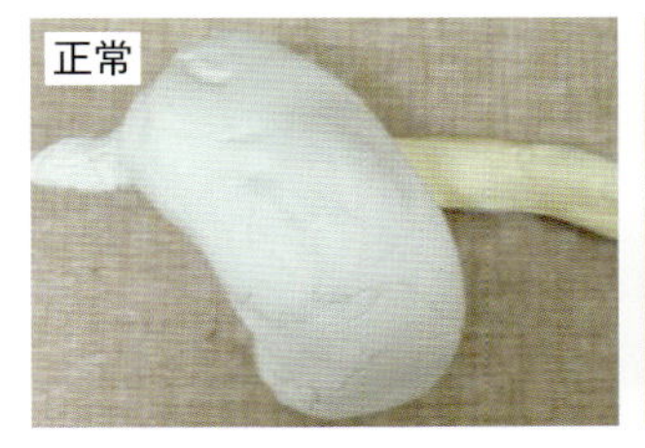

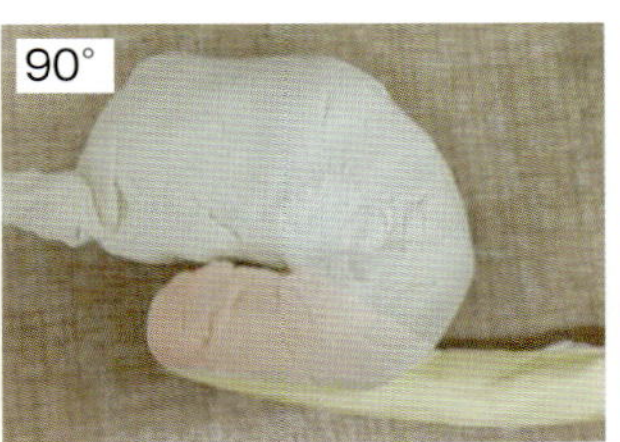

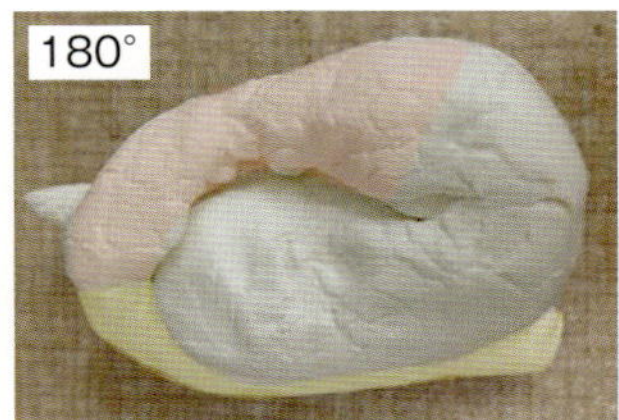

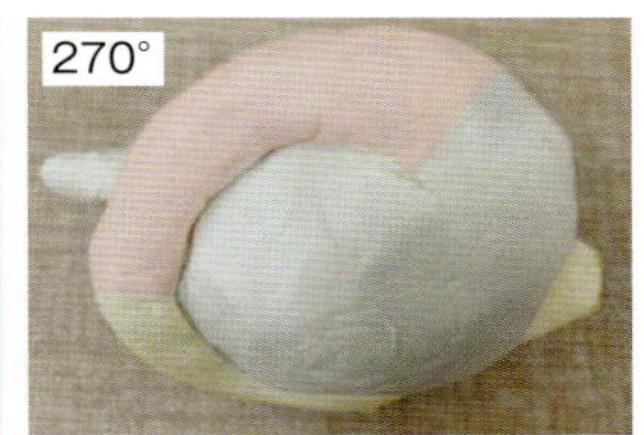

図 6．X 線ラテラル像における胃捻転モデル

捻転の度合いと，ピンク色の幽門洞，黄色の十二指腸の位置関係に注目する

表 1．心室性期外収縮への対応

1）前負荷は十分であるかを確認
2）リドカイン※2～4 mg/kg を 3 分かけてボーラス IV
3）2)に反応がある場合は，リドカイン 25～80 μg/kg/min, CRI
4）低カリウム血症を疑う→あれば補正
5）低マグネシウム血症を疑う場合，硫酸マグネシウム注射液を追加　2～3 mEq，緩徐に IV
6）プロカインアミド　2～20 mg/kg，20 分かけて緩徐に IV
7）プロプラノロール　0.02 mg/kg，効果があるまで 5 分ごとに IV

※リドカイン中毒に注意する：嘔吐，運動失調，徐脈，低血圧

● 追加検査

血液検査

循環障害により生じ得る臓器不全のスクリーニングおよび麻酔処置を実施することを想定した検査を実施する。

短胃動静脈の破綻に伴う腹腔内出血が生じている場合，PCV や総蛋白の低下が認められる。また，血小板減少が認められる場合は播種性血管内凝固(DIC)の可能性も考えられることから，血液凝固系検査も追加すべきである。一般的に GDV 症例では，循環不全に伴う血中乳酸値の上昇が認められる。また，6.6 mmol/L(59.5 mg/dL)以上で予後不良との報告もあり，こういった症例では，胃の壊死が認められる場合がある。

心電図モニター

不整脈は GDV 症例において約 40％程度生じるといわれており，その多くは心室を起源とする心室性期外収縮および心室頻拍である。実験的な GDV モデルにて，冠動脈血流が 50％減少することが知られており，心筋の虚血がその原因とされている。

心室性期外収縮の散発に伴い心拍数が 160 bpm 以上ある場合，心室期外収縮が 3 拍以上続く場合，多源性の心室頻拍が認められる場合，血圧が十分に維持できない場合に抗不整脈薬としてリドカインの投与を実施する(**表 1**)。

治療

● 初期治療

GDV の治療において，ショックあるいはプレショック状態からより早く脱却させることができるか否かが，非常に重要となる。重度の胃拡張および捻転により，後大静脈，脾静脈，門脈の血流が遮断され，心拍出量が重度に低下し，急性の循環不全を生じる。また，胃や消化管内への液体の流出により，循環血液量の低下が認められる。このため急性のショック状態に陥るのである(**図 1**)。

これらの理由より，初期治療としてターゲットとすべきは，①輸液による循環の改善，および②胃の減圧による静脈還流の改善となる。

輸液による循環の改善

GDV 症例は中程度～重度の循環不全が認められる場合がほとんどであり，大量の輸液処置が必要となる(**表 2**)。また，膠質液や高張食塩液を使用することで効率的に循環血液量の増量を試みることができる。

輸液処置の前に心疾患の有無(特に拡張型心筋症など)は確認しておくべきである。心疾患が認められる場合は，積極的な輸液処置により心不全を悪化させてしまう可能性がある。拡張型心筋症などが認められる場合は，低速の輸液に加え，強心薬(ドブタミン)などの併用が必要となる。

捻転が整復されていない限り，横隔膜より尾側の血流は全身循環をまわりにくくなっているため，静脈留置をとる際は，必ず前肢に挿入する。大量輸液を流す可能性もあるため，留置針はなるべく太く，短いものを使用する。ショック状態にあり，大量の輸液剤投与が必要な場合は，両前肢に留置針を入れて管理することもある。

胃の減圧処置

初期治療の胃の減圧処置として，**胃腔穿刺による胃ガスの抜去**および**経食道チューブ(ホース)による胃ガスの抜去**の 2 つの方法があり，前者は鎮静，麻酔は必

表 2. 輸液療法の例（ショックなし／あり）

ショック状態にない場合
収縮期血圧 100 mmHg 以上，心拍数 150 bpm 以下，歩行可能，意識レベル正常など 【対応】 ・酸素吸入 ・輸液療法…晶質液（生理食塩液，乳酸リンゲル，リンゲルなど） 5～10 mL/kg/hr
ショック状態にある場合
収縮期血圧 100 mmHg 以下，心拍数 150 bpm 以上，起立不能，CRT 延長など 【対応】 ・酸素吸入 ・輸液療法 ①晶質液 10～20 mL/kg, IV ボーラス投与 ↓改善の兆しなし ②膠質液 5 mL/kg, IV（最大用量 20 mL/kg/hr） or/and 7～7.5%高張食塩液 4 mL/kg, IV ↓改善の兆しなし ③ドパミン 3～10 μg/kg/min, CRI ドブタミン 3～10 μg/kg/min, CRI ノルエピネフリン 0.1 μg/kg, IV ボーラス投与 反応すれば 0.05～0.5 μg/kg/min, CRI

要ないものの，抜けるガスの量が少ないため捻転の解除はできない。後者は時に鎮静，麻酔が必要となるが，胃内の発酵した胃液を洗い出し，十分に胃の減圧ができることから捻転の解除が可能となる。筆者は，初期治療の対応としては，負担が少ないことから，胃腔穿刺を好んで実施している。

○胃腔穿刺のポイント

穿刺時の体位は右側横臥位あるいは左側横臥位にて実施する。胃底部とともに左から右へと脾臓も動くことが多いことから，脾臓を避けるため右側横臥位にて実施することが多い（**図 7a**）。超音波診断装置がある場合は，胃ガスの位置，脾臓の位置の確認が可能となる（**図 7b**）。穿刺部位は第 12 肋骨の 2 cm 尾側領域としている（穿刺部位が尾側すぎると，ガス抜去時に胃の収縮に伴い針が遠ざかってしまうため，なるべく頭側を穿刺部位としている）。

穿刺部位を剃毛，消毒し，勢いよく穿刺する。筆者は穿刺には 18～20 G の留置針あるいは翼状針を使用している（**図 7c**）。胃腔内に針が入ると，発酵のため酸味のある胃ガスが音をたてて排出する。50 mL シリンジを使用し，可能な限りガスを抜去する（**図 7d**）。抜去していく過程で，貯留した胃液も吸引される。ここで穿刺針の針先を頭側-水平にし，できる限りガスを抜いていく（**図 7e，f**）。

○経食道チューブ（ホース）による胃ガス抜去および胃洗浄による捻転整復

経食道チューブ（ホース）による胃ガスの抜去および胃洗浄処置を実施することで，大量の胃ガスおよび発酵の原因となる胃液を抜去することができることから，捻転の整復も可能となる。

覚醒下あるいは鎮静のみで挿入する際は，バイトブロックを付け，ホースを噛みちぎられないように注意する。また，洗浄を行う際，胃内容物や洗浄液がホースの脇を介して胃内から口腔内に逆流する可能性があることから，誤嚥性肺炎には注意が必要である。

筆者は，誤嚥性肺炎の可能性を危惧し，可能であれば全身麻酔下にて実施している。全身麻酔下では食道拡張が生じることから挿管チューブのカフを十分に膨らませることは必須である。

ホースを挿入する際，ホースの長さを確認することが重要である。鼻から最後肋骨までの長さを測定し，テープなどで印を付ける（**図 8a，b**）。これを怠るとホースを押し込みすぎ，胃粘膜傷害あるいは穿孔を引き起こす原因となり得る。

胃内にうまく挿入されれば，発酵した（酸味のある発酵臭を伴う）胃液および内容物が大量に排出される（**図 8c**）。その後，温水を 30～50 mL/kg 程度（適度に胃が拡張する程度）注入し，軽く揺すってホースより排出させる。この作業を洗浄液が透明になるまで，

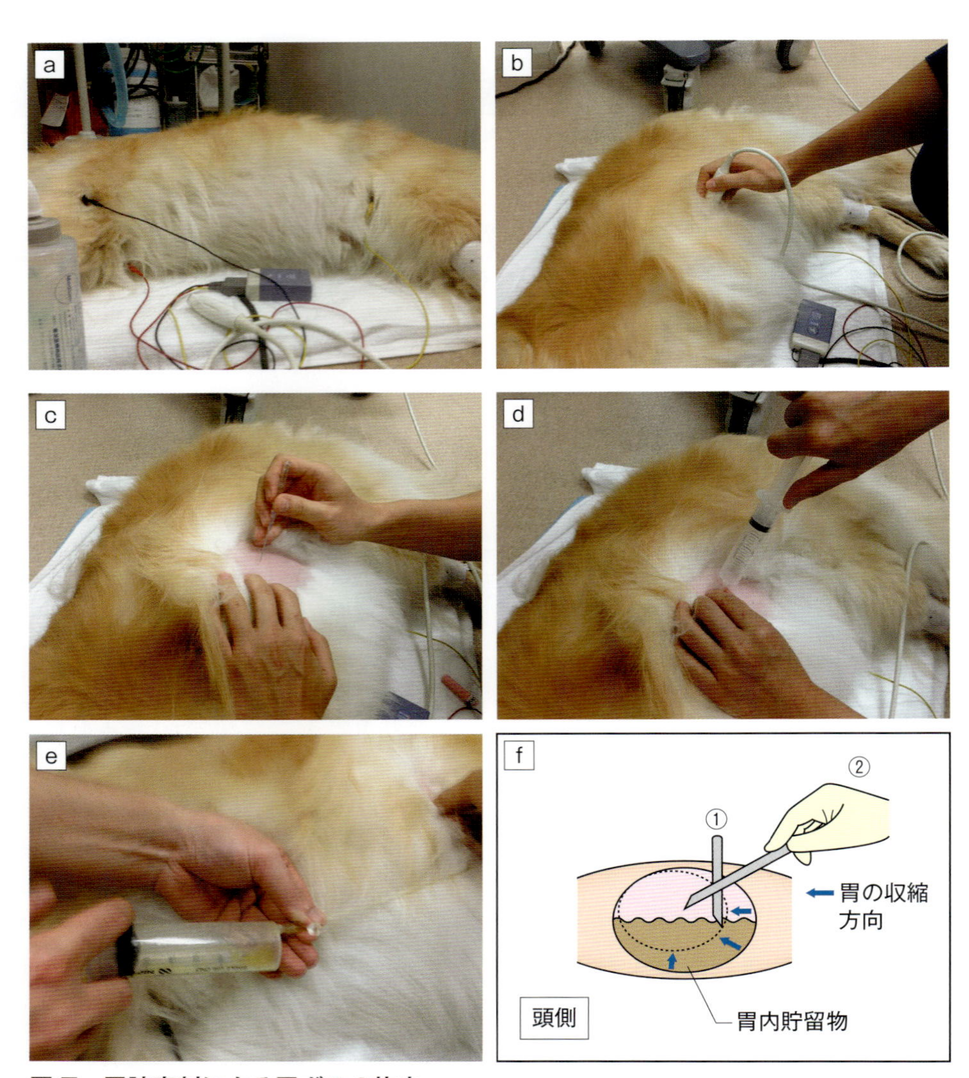

図 7. 胃腔穿刺による胃ガスの抜去
a：右側横臥位。胃の拡張による上腹部の膨満が確認される
b：穿刺前に超音波で胃を確認する
c：左手に第 12 肋骨を確認し，右手で留置針にて穿刺している
d：穿刺後，50 mL シリンジを使用し可能な限りガスを抜く
e：胃液が吸引されたため，針の角度を寝かせて(f)いる。(e は留置針から翼状針に刺しかえてある)
f：針先の角度の変更。①から②(頭側-水平方向)にする
イラストは参考文献 13 より引用・改変

最低でも 10 回以上繰り返して行う。一度に温水を入れすぎると，口や鼻から胃内容物が逆流してしまうため注意する。

2～3 回の洗浄にて液体が透明になる場合は，捻転がきつく洗浄のみでは解除されていない可能性が高いため，再度腹部 X 線検査にて確認し，捻転が整復されていない場合は試験開腹による整復に切り替える必要がある。

十分に洗浄が可能であった場合，ここまでの処置において捻転は解除されることがほとんどであり，飼い主が外科的介入を希望しない場合や麻酔状況が安定しない等の異常がある場合は，腹部 X 線検査で捻転が解除されていることを確認した上で覚醒させることもある(**図 9**)。

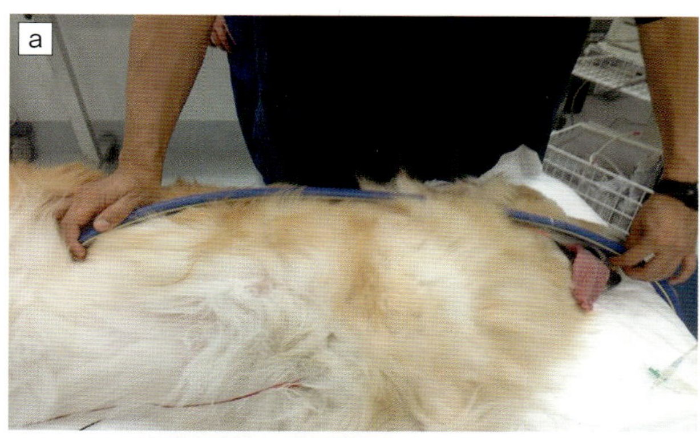

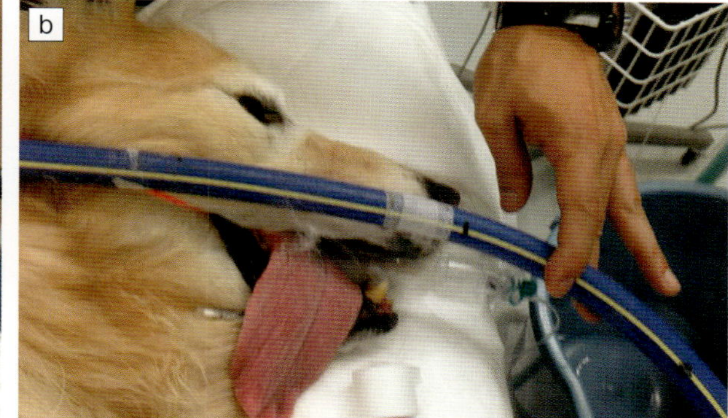

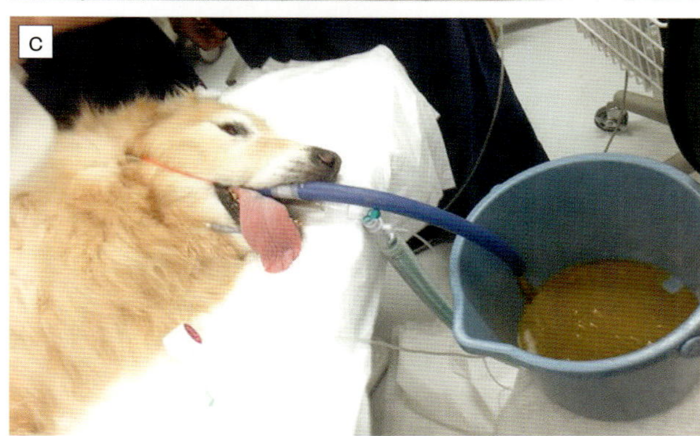

図 8. 経食道チューブ（ホース）による胃ガスおよび胃液・胃内容物の抜去

a：最後肋骨までの長さを測定する
b：胃内までの長さを決めるため，サージカルテープにて印を付けている
c：発酵した胃液が排出される

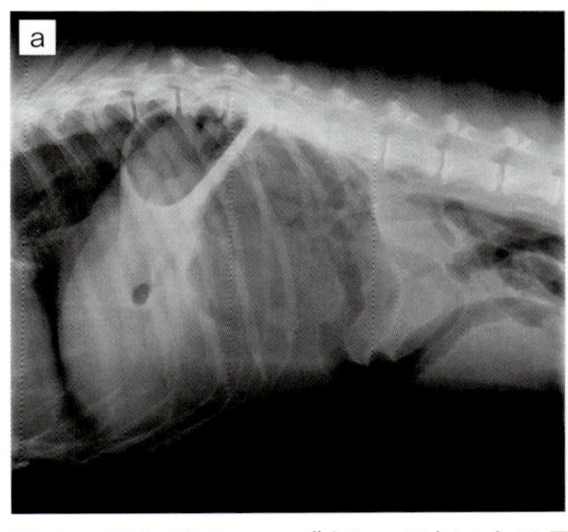

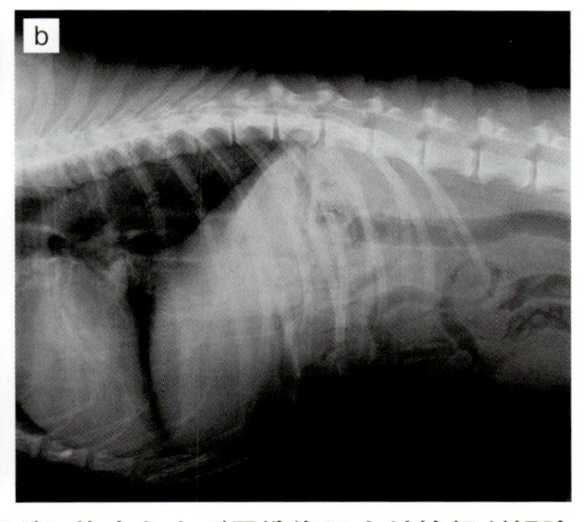

図 9. 経食道チューブ（ホース）による胃ガス抜去および胃洗浄により捻転が解除された症例

ワイマラナー，13 歳齢，去勢雄。
a：来院時。X 線ラテラル像にて胃捻転が確認される
b：全身麻酔下において胃洗浄処置後の X 線ラテラル像では，胃捻転が解除されているのが確認できる

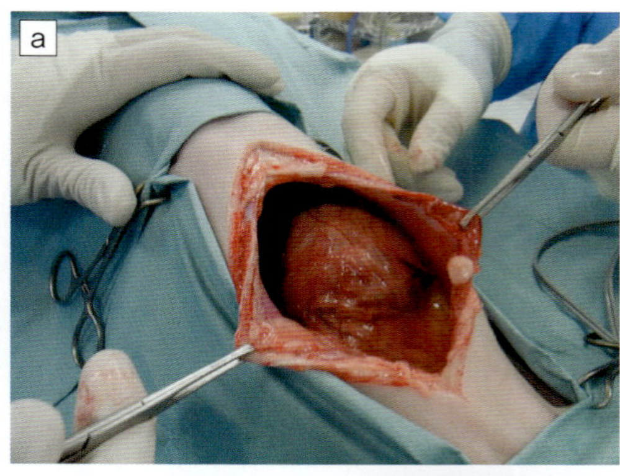

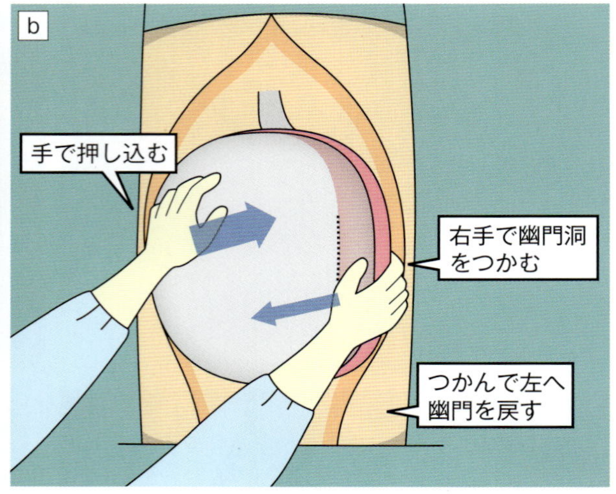

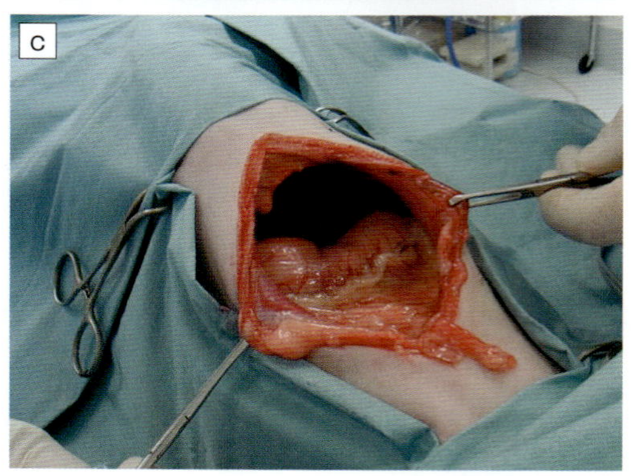

図 10. 捻転に伴い大網をまとい拡張した胃と整復後の胃

a：捻転整復前。大網を表面にまとっている拡張した胃が確認される
b：捻転の整復イメージ
c：捻転整復後。胃および脾臓左葉が正常の位置に戻っていることを確認する

● 試験開腹

試験開腹の適応は，

①ホースによる胃ガス抜去および胃洗浄処置による整復が困難である場合

②胃粘膜の壊死，穿孔（X 線画像において腹腔内遊離ガス所見がみられる），腹膜炎が疑われる場合

③胃固定術を実施することで再捻転を予防する場合

となる。

ホースでの整復が困難である場合，噴門付近までホースを挿入したままにしておき，開腹下での捻転解除と同時に胃内へ挿入し胃内容物を排出させるようにする。

試験開腹の流れを次に示す。

1. （捻じれていれば）捻転の整復および減圧
2. 腹水の確認
3. 脾臓（脾動静脈）の確認
4. 胃粘膜（胃底部）の確認
5. 胃固定術の実施

1. （捻じれていれば）捻転の整復および減圧

開腹時，捻転が解除されていなければ，拡張した胃は捻転に伴い大網をまとっており，これが捻転しているかどうかの指標となる（**図 10a**）。拡張した胃が大網を表面にまとっている場合は，左腹壁の幽門洞をつかみ，もう一方の手で同時に胃底部を押し込むようにして，捻転を解除する（**図 10b**）。胃があまりにも拡張しすぎて幽門洞がつかめない場合は，直接胃に穿刺しガスを抜去すると整復しやすい。

2. 腹水の確認

開腹時，腹水が認められる場合は採取し，比重，総蛋白（TP），細胞数の確認（血様であればヘマトクリットの確認）を行う。

最も一般的に認められるのは，血管の一時的な圧迫に伴う薄ピンク色の変性漏出液である。血様腹水が認められる場合，出血部位として最も可能性が高いのが，短胃動静脈の破綻である。短胃動静脈は，胃底部と脾頭部を連絡している血管であり，胃捻転に伴い破綻が生じる。出血している場合は結紮処置を行う。

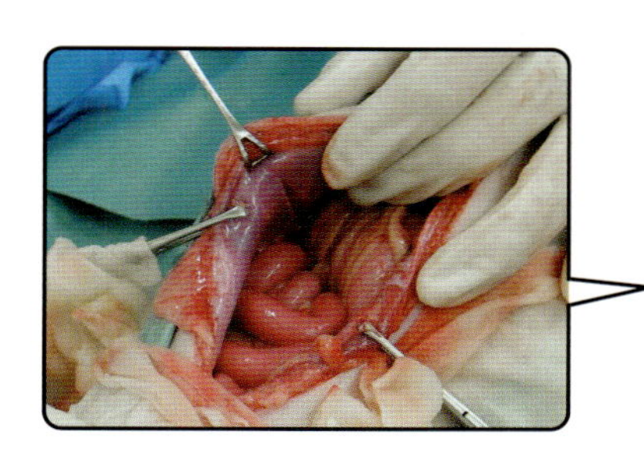

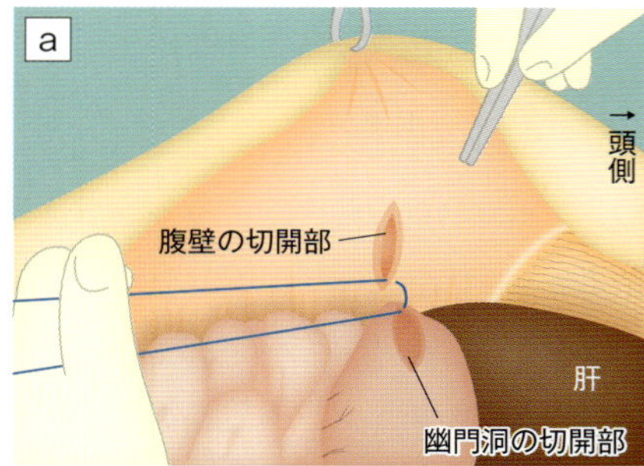

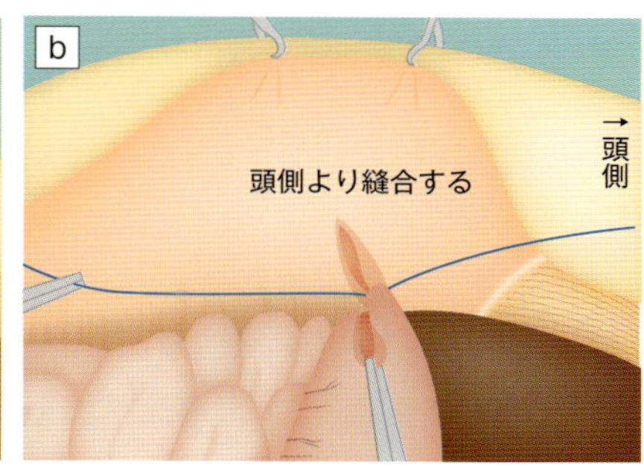

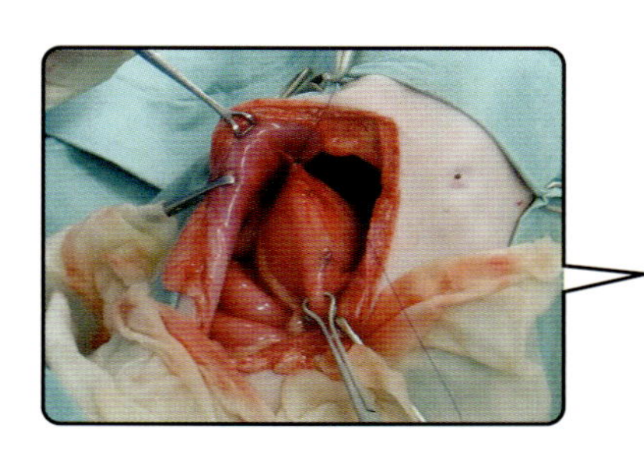

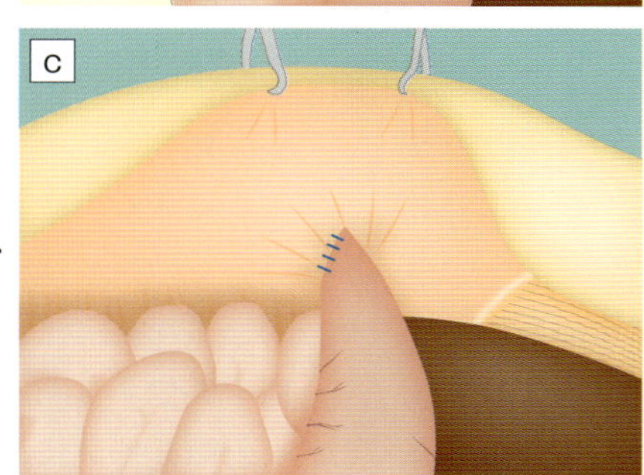

図 11．切開胃腹壁固定術
a：横隔膜(第 12 肋骨)より 2 cm ほど尾側の腹壁を切開し，頭背側より縫い始める
b：頭側より縫合(連続縫合あるいは単純縫合)を実施する。視野を確保する際，腹壁をタオル鉗子にて引っ張ると視野が広がる
c：尾側を縫ったところ。必要であれば周囲を補強する

3. 脾臓(脾動静脈)の確認

胃捻転に伴い脾静脈および脾臓のうっ血が生じることがあり，脾門部の捻じれにより，重度のうっ血および血栓が生じる可能性がある。脾臓摘出の判断として，脾臓からの出血がある場合，顕著なうっ血を伴う場合，脾動脈の拍動が認められない場合，血栓形成が認められる場合が適応となる。

4. 胃粘膜(胃底部)の確認

胃捻転時に最も胃壁の虚血が生じやすい部位は，胃底部である。重度の拡張に伴い最も張力がかかるため血流障害の後，虚血，壊死が生じる。壊死部位は肉眼的に，暗赤色，灰色を呈しており，胃壁が非常に薄くなっている。指圧にて漿膜色の変化の有無を確認し，変化がなければメスにて小切開を加え出血の有無を確認する。数分経過しても出血しなければ不可逆性の虚血部位と判断し，陥入縫合する。壊死した部位を内腔へ陥入させ，その上から正常組織で覆うように縫合し漿膜面同士で癒合させる。

5. 胃固定術の実施

胃腹壁固定には切開胃腹壁固定術，ベルトループ胃腹壁固定術，肋骨周囲胃腹壁固定術あるいはそれらの変法など様々な方法があるが，短時間で実施でき，確実な固定を実施することが重要である。

いずれの方法にせよ，幽門洞を右腹壁に固定する際，横隔膜を傷つけることがあってはならない。特に胸郭の深い犬種(ボルゾイ，グレート・デーンなど)は第 12 肋骨周囲まで横隔膜が張り出しているため，筋層の走行に注意し横隔膜を見極める(横隔膜は頭側に向かい斜めの筋線維が認められる。腹膜には認められない)。万が一切開してしまうと，気胸を引き起こし術後の低酸素血症の原因となり，予後を大きく悪化させる。

○切開胃腹壁固定術

横隔膜から 2〜3 cm 尾側，正中より 3〜4 cm 背側を始点に，背側に向かいやや頭側に向け 4〜5 cm 切開する(**図 11a**)。また，幽門洞の中心を長軸方向に 4〜5 cm 漿膜および筋層を切開する。切開部位同士をあわせるように 2-0 あるいは 3-0 の吸収糸を用い，頭背側部より縫合を実施する(**図 11b**)。必要であれば周囲を縫合し強度を高める(**図 11c**)。

● 術後管理

術後管理において，以下の4つを重視すべきである。

1つめに，手術侵襲に伴う循環動態の異常(消化管内やサードスペースへの水分移動)がある。身体検査(可視粘膜の色，脱水程度の評価，心拍数，CRTなど)，血圧測定(平均動脈圧60 mmHg)，尿量測定(最低1～2 mL/kg/hr)などで灌流状況を把握し，足りなければ積極的な輸液処置を実施すべきである。

また，血液検査ではPCV，総蛋白，アルブミン，血糖値，電解質，腎機能(加えて可能であれば酸-塩基平衡，乳酸値)を注意深くモニタリングすべきである。PCVや総蛋白の減少は術中出血や脾臓からの出血を考える。このような症例に関しては全血あるいは血漿輸液が必要となるかもしれない。術後，食欲不振が認められる症例で低カリウム血症が認められる場合がある。

2つめは，心室性期外収縮に対するモニタリングおよび処置対応であり，術後24時間までは生じる可能性があるため，可能であれば心電図モニタリングを行うべきである。心室性期外収縮が生じた際，リドカイン等で対応(**表1**)すべき状態として，心室性期外収縮が3拍以上連続する場合，心拍数160 bpm以上で心室性期外収縮を伴う場合，収縮期血圧が100 mmHgを下回る場合が適応となる。

3つめは，術後の疼痛管理であり，抗不整脈作用も期待しリドカインの静脈内持続点滴を継続させる。術中にフェンタニルを使用している場合は静脈内持続点滴を継続させる。オピオイドを使用していない場合は，ブプレノルフィンの間欠的な投与を実施する。

4つめが食事の開始および栄養管理であり，術後8～12時間は絶食絶飲とし，胃切開，腸切開を行った場合，膵炎が疑われる場合は24時間に延長すべきである。胃粘膜保護として，H_2受容体拮抗薬やスクラルファートの投与を開始し，嘔吐や吐き気が認められる症例では，マロピタントやオンダンセトロンの投与を実施する。機能性イレウス症例に対してメトクロプラミドの投与は腸重積や腸間膜捻転を助長する可能性があるため，注意しながら使用すべきである。経口給餌を開始する際，少量の飲水から始め，嘔吐や吐き気など消化器症状に注意しながら消化器疾患用の療法食を少量頻回で開始していく。

予後

GDVの死亡率は15～24%といわれている。ある研究では，胃壊死に伴い部分的胃切除が必要となった症例や脾臓摘出術が必要となった症例では予後が悪いとされている。その他，来院時の乳酸値が高い症例，あるいは来院時の乳酸値と比較し輸液療法後の乳酸値の改善度合いが乏しい症例は予後不良とされている。

⚠ 注意点

□チューブ(ホース)での胃ガス抜去については，胃を穿孔する可能性があるため，必ずホースの長さを確認する

□洗浄内容物の色に注目する(血液混入が疑われる場合は，粘膜壊死に要注意)

□手術時は捻転整復だけでなく，腹腔内出血の確認，胃粘膜の壊死部の確認，脾臓の血流の確認，膵臓の確認などを忘れずに実施する

□術後は組織灌流のモニタリング，心室性期外収縮のモニタリング，膵炎のモニタリングなどを実施する

ポイント

□灌流状態を意識した身体検査(心拍数，粘膜色，脈質，意識レベル，血圧など)にてショックを見極める

□ショックであれば輸液と胃腔穿刺を最優先する

□X線検査により診断する(幽門洞の位置を確認)

□全身麻酔下での胃洗浄処置で一時的に捻転整復可能な場合がある

参考文献

1. Glickman LT, Glickman NW, Schellenberg DB, Raghavan M, et al. Incidence of and breed-related risk factors for gastric dilatation-volvulus in dogs. *J Am Vet Med Assoc*. 2000 Jan 1;216(1):40-5.
2. Glickman LT, Emerick T, Glickman NW, Glickman S, et al. Radiological assessment of the relationship between thoracic conformation and the risk of gastric dilatation-volvulus in dogs. *Vet Rad Ultrasound*. 1996. 37:174-80.
3. Matthiesen DT. Partial gastrectomy as treatment of gastric volvulus. Results in 30 dogs. *Vet Surg*. 1985;14:185-93.
4. Glickman LT, Glickman NW, Pérez CM, Schellenberg DB, et al. Analysis of risk factors for gastric dilatation and dilatation-volvulus in dogs. *J Am Vet Med Assoc*. 1994 May 1;204(9):1465-71.
5. Hathcock JT. Radiographic view of choice for the diagnoses of gastric volvulus: the right lateral recumbent view. *J Am Anim Hosp Assoc*. 1984. 20, 967.
6. Brockman DJ, Washabau RJ, Drobatz KJ. Canine gastric dilatation/volvulus syndrome in a veterinary critical care unit: 295 cases (1986-1992). *J Am Vet Med Assoc*. 1995 Aug 15;207(4):460-4.
7. Brourman JD, Schertel ER, Allen DA, Birchard SJ, et al. Factors associated with perioperative mortality in dogs with surgically managed gastric dilatation-volvulus: 137 cases (1988-1993). *J Am Vet Med Assoc*. 1996 Jun 1;208(11):1855-8.
8. Horne WA, Gilmore DR, Dietze AE, Freden GO, et al. Effects of gastric distention-volvulus on coronary blood flow and myocardial oxygen consumption in the dog. *Am J Vet Res*. 1985 Jan; 46(1):98-104.
9. de Papp E, Drobatz KJ, Hughes D. Plasma lactate concentration as a predictor of gastric necrosis and survival among dogs with gastric dilatation-volvulus: 102 cases (1995-1998). *J Am Vet Med Assoc*. 1999 Jul 1;215(1):49-52.
10. Jasani S. Gastric Dilatation/Volvulus Syndrome(GDV) . Small animal Emergency Medicine. Saunders. 2011. pp140-144.
11. 西村亮平．胃拡張捻転症候群（GDV）．西村亮平 監訳．カラーアトラス 小動物外科シリーズ 上腹部．ファームプレス．2014．pp179-184.
12. 岡野昇三．胃拡張捻転症候群．ポイント解説 犬と猫の救急治療のABC．インターズー．2012．pp 115-120.
13. 上條圭司．胃拡張・胃捻転症候群 治療成績向上のカギ．*J Vet*. 2013．4月号（313号）．16-21.

（中村篤史）

2-2-3

腸重積

概要

腸重積は，ある腸管が隣接する腸管の内腔にはまり込む（嵌入する）状態である（**図 1**）。腸重積はどの腸管においても発生するが，犬では空腸-空腸，回腸-結腸重積が多い。腸重積には，嵌入する向きによって，**順行性腸重積**（吻側の腸管が肛門側の腸管に引き込まれる）と**逆行性腸重積**（肛門側の腸管が吻側の腸管に引き込まれる）が存在するが，順行性腸重積の方が多い。

● 腸重積の分類

腸重積は原因によって以下の３つに分類される。

①特発性

はっきりとした原因が特定されない場合。腸炎（寄生虫，ウイルス，細菌による感染性），全身性疾患，食事内容，環境の変化によるストレスが関連すると推測されている。人において，腸管の感染により回腸リンパ濾胞（パイエル板）の肥厚や腸間膜リンパ節が腫脹し，この部分が引き込まれることが腸重積の発生に関与すると考えられているが，犬や猫における腸炎と腸重積の病理発生についての関連性は不明である。

②器質的病変

腸重積の内筒の先端部に器質的病変が存在する場合。腸管内異物，腸管腫瘤，ポリープなどの病変が重積部分に存在する場合。

③開腹手術後の蠕動亢進

開腹手術後の蠕動亢進に関連する腸重積。イレウス，癒着，腸管の癒合不全が関連すると考えられている。

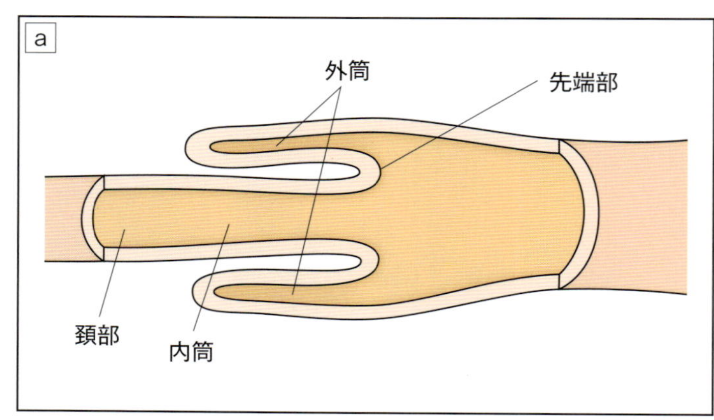

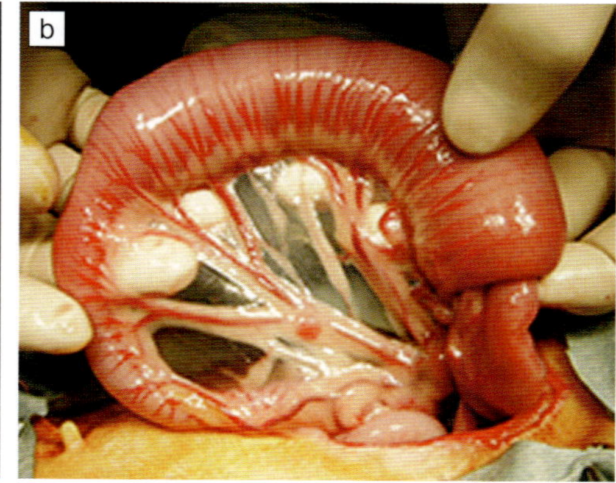

図 1．腸重積
a：模式図
b：腸重積（空腸-空腸）の肉眼所見
イラストは参考文献１，p529 より引用・改変

●腸重積の病態生理学

腸重積による病態生理学を理解する上で重要なポイントは，「腸閉塞」と「腸間膜も同時に嵌入するために血管系が圧迫されること」である。最初は部分的な閉塞が起こり，進行すると完全に閉塞する。完全閉塞になると，吻側の腸管において，吸収不全と分泌が亢進するために，内圧は上昇する。さらに時間が経過すると，バクテリアルトランスロケーションや毒血症による敗血症性ショックになると同時に，体液の喪失による循環血液量減少性ショックに陥り死亡する（詳細は「2-2-1 異物（食道・胃・腸管）」を参照のこと）。また，腸間膜も引き込まれることで，血管系が圧迫され，静脈のうっ滞と腸管壁の浮腫が生じ，さらに進行すると，血管が破綻し，腸管内腔に出血が生じる（血便の原因）。最終的には，腸管は壊死し，腸内容物が漏出することで，腹膜炎（→敗血症）に陥る。ほとんどの腸重積の症例には緊急対応が必要となるが，特に，腸管壊死，腹膜炎（敗血症）の疑いがある場合は，緊急手術が必要となる。

シグナルメント

腸重積は犬で多く，猫で少ない。ジャーマン・シェパード・ドッグとシャム猫で多いといわれているが，日本での好発品種に関する詳細な情報はない。腸重積は若齢（1歳齢未満）の動物での罹患率が高く，腸炎（パルボウイルス性腸炎，寄生虫感染）の関与が疑われているが，原因がはっきりとしないことも多い。成犬では器質的病変による腸重積の発生が多い傾向にある。

腸重積を発症する動物には「腸炎（あるいはその他の疾患）の履歴」，「食事や環境の変化」，「最近，開腹手術を受けた」のいずれかが該当することが多い。特にこれまでにパルボウイルス腸炎に罹患していた子犬が急に悪化したという場合には，腸重積の可能性があるため注意が必要である。

臨床症状

潜在疾患の種類や程度，腸重積の部位，重症度（閉塞の程度，腸管壊死の程度）によって臨床症状は様々である。軽症例では，少量の血様下痢，嘔吐，間欠的な食欲不振，腹部疼痛（動かない，背弯姿勢など）が認められ，重症（長時間にわたる完全腸閉塞，腸管壊死，穿孔）になると，発熱，沈うつ，腹部膨満，虚脱などが認められる。

身体検査・臨床検査

●来院時の身体検査（表 1）

TPR，体重の測定を行う。視診では特に肛門周辺が重要である。重積により突出した結腸が認められることがある（直腸脱と紛らわしいので注意が必要）。循環血液量減少の程度は，可視粘膜色，CRT，心拍数，脈拍の状態から判断する。脱水の程度は皮膚ツルゴール，口腔粘膜の乾燥の程度，体重の変化より評価する。

胸部聴診では，潜在的な心疾患の有無（心原性ショックの可能性があるか），誤嚥性肺炎，急性呼吸窮迫症候群（ARDS）の可能性を評価する。

腹部触診では，塊状病変の有無（細長いソーセージ状の腫瘤が触知されることがある），腹部膨満（ガス？液体？），臓器の位置，大きさ，筋性防御（疼痛の有無）を確認していく。さらに体表リンパ節の評価を行う。

その後，血管確保（可能な限り太い静脈留置針の設置，場合によっては2箇所）と採血を行う。

●臨床検査項目（表 2）

診断的価値は少ないが，一般状態を評価するために有用である。特に循環血液量減少性ショック，敗血症性ショック，潜在疾患に注意する。

血液検査

CBC，血液生化学検査（最低限，血糖値，BUN，Cre，総蛋白，アルブミンは測定する。初期評価後，必要に応じてCRP，Ca，IPなどを追加検査）を実施

表 1．身体検査所見

・腹部触診においてソーセージ状の腫瘤（重積した腸管）が触知されることがある
・様々な程度の脱水
・腸管壊死・敗血症：体温上昇，呼吸促迫，心拍数の上昇

表 2. 臨床検査所見

脱水(PCV 上昇, 総蛋白上昇, 腎前性高窒素血症)
腸管壊死・敗血症：左方移動を伴う白血球数の増多(病期によって白血球数の減少), CRP の上昇, 貧血
若齢動物：低血糖に注意
上部腸管閉塞：嘔吐による低クロール性低カリウム性アルカローシス
下部腸管閉塞：代謝性アシドーシス
慢性経過：蛋白が漏出することによる低蛋白・低アルブミン血症
糞便検査：血便, 寄生虫, パルボウイルスの検出

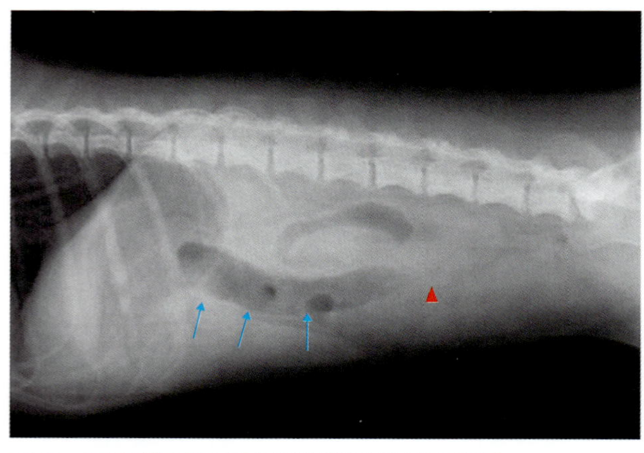

図 2. 腸重積症例の腹部単純 X 線検査所見
重積部(矢頭)は明瞭ではないが, 重積部近位の腸管にガスによる拡張像が認められる(矢印)

する。また, 電解質の測定を行う。可能であれば血液凝固系検査, 血液ガスは測定すべきである。

糞便検査

糞便検査により, 寄生虫感染の有無を確認する。

画像検査

腸重積が疑われる症例では, スクリーニング的に腹部 X 線検査を実施する。腸管壊死などから, 敗血症・ARDS に進行していることもあるため, **胸部も必ず撮影する**(詳細は「2-2-1 異物(食道・胃・腸管)：画像検査」を参照のこと)。必要に応じて造影 X 線検査, 内視鏡検査などを追加で実施する。腸重積の確定診断には超音波検査が最も有用である。

● 腹部 X 線検査(図 2)

腸重積の腹部単純 X 線検査所見では, 腸閉塞所見が得られることがある。部分閉塞症例では, ガスや液体による腸管拡張が目立たないことがあるため, 特異的な所見が得られないことも多い。一般的には小腸重積の方が, 回腸-結腸重積と比較して, 閉塞所見が得られることが多い。異物などが存在しないかどうか, 腹部全体を丁寧に読影することが重要である。重積部位よりも肛門側の腸管に十分にガスが貯留している場合には, 重積内筒の先端部分が確認できることがある。腸管が壊死, 穿孔している場合には, 腹腔内の液体貯留像や遊離ガス像が認められる。

造影検査

腸重積を検出するために, 経口による消化管造影や注腸造影が有効なことがある。完全閉塞では, 閉塞部位において, 造影剤が停滞する所見が認められる。あるいは, 内筒の腸管内腔が細く伸びているように観察される。重積の状況によっては, 内筒と外筒の間に造影剤が入っている像が確認されることがある。

【造影検査の注意点】

消化管造影に用いる造影剤は, 良好なコントラストが得られることからバリウムの使用が推奨される。しかしながら, 穿孔が疑われる場合は硫酸バリウムを使用してはならない。穿孔が疑われる症例には, 水溶性ヨード造影剤であるアミドトリゾ酸メグルミン(ガストログラフイン®)などを用いる。

● 超音波検査(図 3)

腸重積の診断において, 超音波検査は最も有用な検査法である。典型的な腸重積では, 重積した腸管の横断面(短軸断面)において, 高エコーのリング, 低エコーのリングが同心円状に順番に並び, あたかも "弓矢の的" のようにみえることから, target sign とよばれる(図 3a)。この像の描出が診断の基本となる。ドーナツ状にもみえることから, doughnut sign とよばれることもある。超音波プローブの位置を少し変えると, ドーナツの中に欠けた月(三日月)が入っている

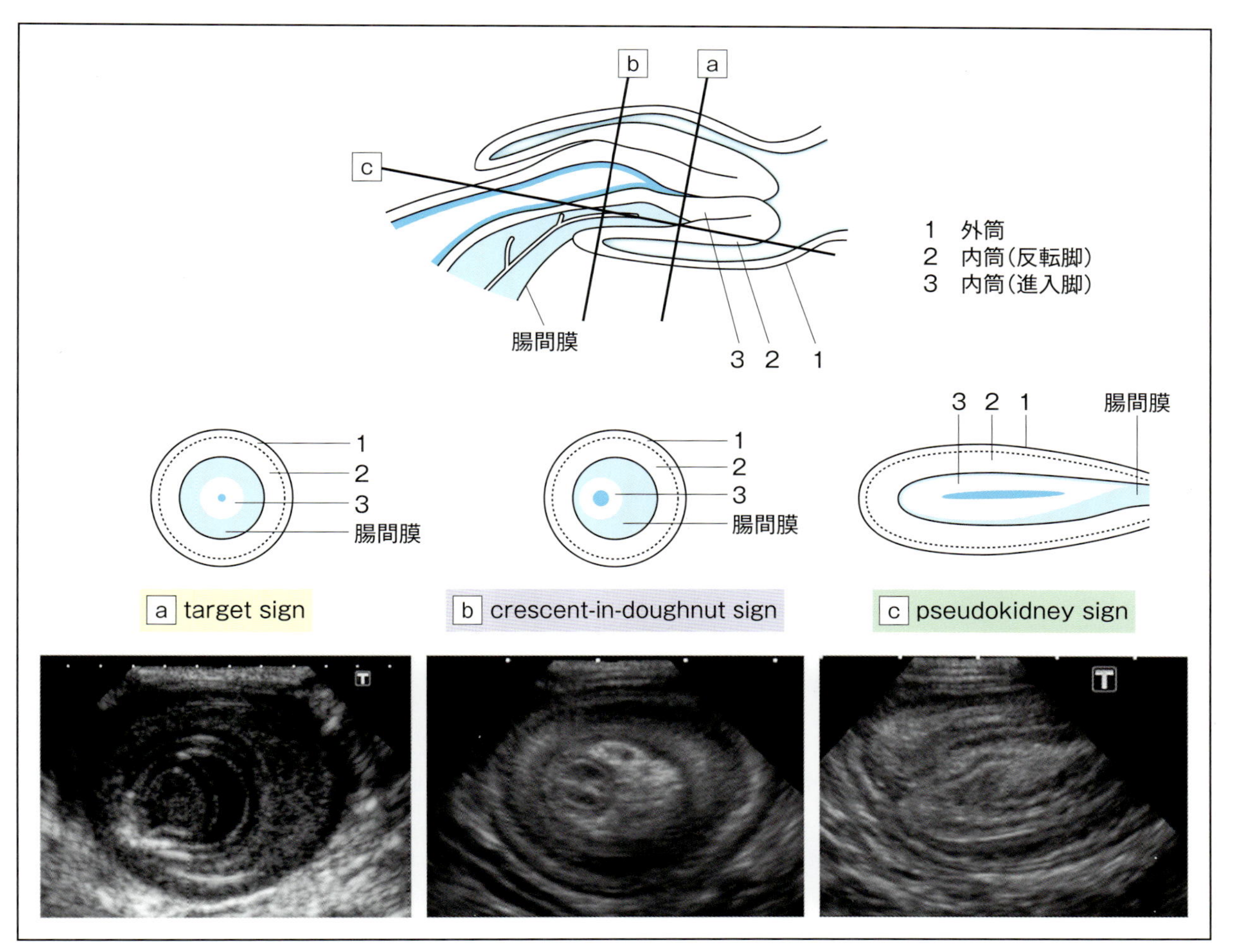

図 3. 腸重積の解剖と超音波検査所見

a：空腸-空腸の重積症例の超音波検査短軸像。高エコーのリングと低エコーのリングが同心円状に並んでいるのが確認できる。この像がいわゆる“的サイン”，“target sign”あるいは“doughnut sign”とよばれる。典型的な腸重積の超音波検査所見である

b：空腸-空腸の重積症例の超音波検査短軸像。この像は“ドーナツの中の欠けた月(三日月)”状にみえることから“crescent-in-doughnut sign”とよばれることがある。この所見は target sign のバリエーションのひとつである

c：a と同一症例の超音波検査画像。重積している腸管に対してやや長軸気味の断面。この像は，腎臓に似ていることから pseudokidney sign とよばれる

イラストは参考文献2より引用・改変

写真はすべて千里桃山台動物病院 黒川晶平先生のご厚意による

ように観察され，crescent-in-doughnut sign とよばれることもある(**図 3b**)。

腸重積に対して長軸方向にプローブの向きを変えると，これらが長円形に描出され，腎臓に似ていることから，pseudokidney sign とよばれる像が確認される(**図 3c**)。重度の感染性腸炎などで，腸管の炎症，浮腫が著明な場合は，腸管の横断像が同心円状になりあたかも target sign にみえることがあるが，その場合は矢状断像を確認し，pseudokidney sign がみえるかどうかを確認することが重要である。腸重積では pseudokidney sign が確認されるが，炎症・浮腫では認められない。

超音波検査では，同時に，腸間膜リンパ節の腫大や腸管の腫瘤病変などが存在しないか，腹部全体を検査する。

● 下部消化管内視鏡検査

回腸-結腸型の重積の場合は，下部消化管内視鏡検査を実施すると，回盲部付近で重積した腸管の内筒が観察できることがある。また，中～高齢犬では，結

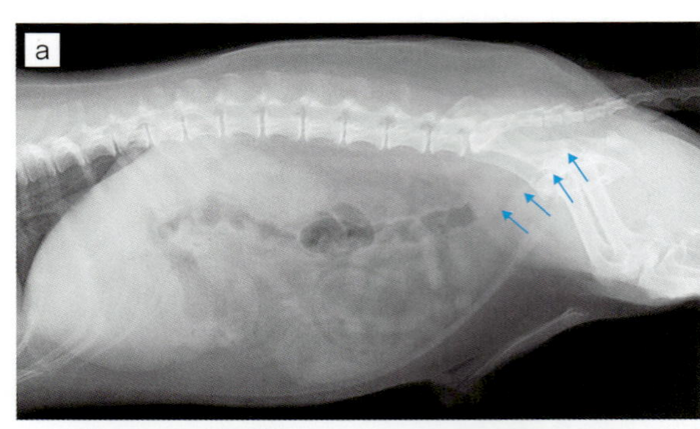

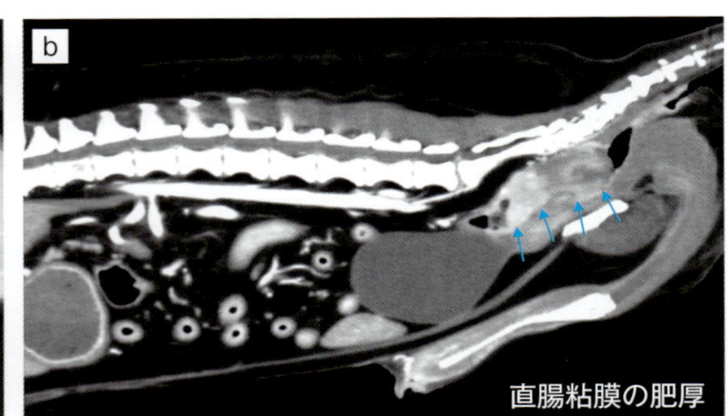

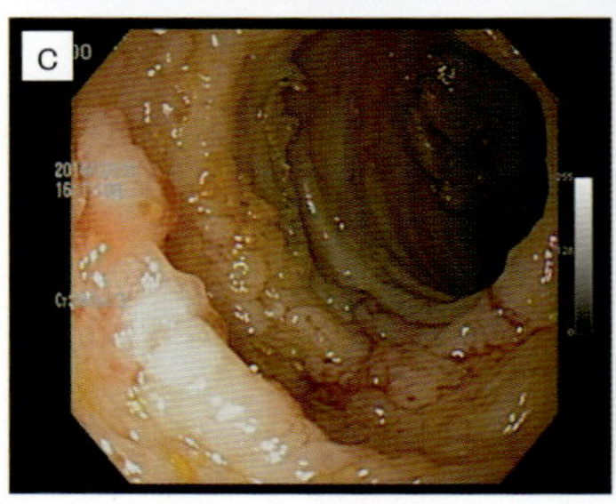

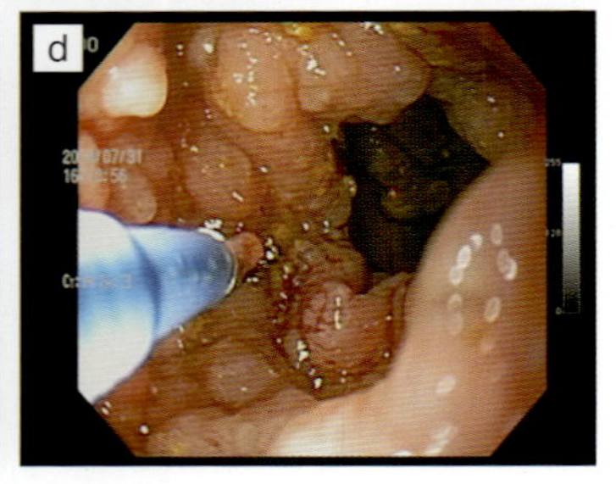

図 4．器質的病変（直腸炎症性ポリープ）により結腸-直腸重積となった症例
ミニチュア・ダックスフンド，8 歳 5 カ月齢，去勢雄。
a：腹部単純 X 線検査 ラテラル像
b：CT 検査（MPR 矢状断像）
c，d：内視鏡検査像
この症例は，直腸炎症性ポリープにより慢性的なしぶり，排便困難を示していた。腹部単純 X 線検査では腸重積の部位（a：矢印）より近位の結腸に軽度のガス貯留が認められた。また，CT 検査では結腸が直腸内に嵌入している像（b：矢印）が認められた。直腸内視鏡検査では直腸内腔の全周にわたってポリープ状腫瘤が敷石状に認められた（c，d）。重積は内視鏡を挿入し軽く送気することで整復された。内視鏡下でポリープ状の腫瘤を生検した結果，炎症性ポリープと診断された。本症例は内科的治療に対する反応が悪かったため，直腸粘膜プルスルーを実施した

腸・直腸の腫瘍，炎症性ポリープが原因で腸重積が生じている症例が存在するため，これらを診断する上では内視鏡検査は有用である（**図 4**）。

小腸の重積の場合には，多くは内視鏡検査によって診断することはできない。

● CT 検査

CT 検査は腸重積の検出に有効である。また，CT 検査は腸重積の原因となるような器質的疾患（異物，腫瘍など）の検出や鑑別診断においても有効である。

CT 検査を実施する可能性がある場合は，アーティファクトが強く出るために，直前にバリウム造影を行ってはならない。

鑑別診断（表 3）

腸重積が疑われた場合でも，他の疾患の可能性があることを忘れてはならない。どの場合でも鑑別診断リストを頭に入れておき，慎重に類症鑑別を行うことが重要である。

表 3．鑑別診断リスト

・腸管内異物
・腸捻転
・癒着
・狭窄
・膿瘍
・肉芽腫
・腫瘍
・先天性奇形など

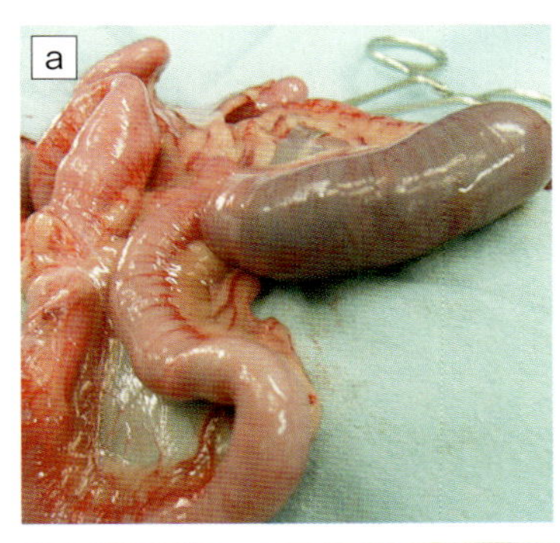

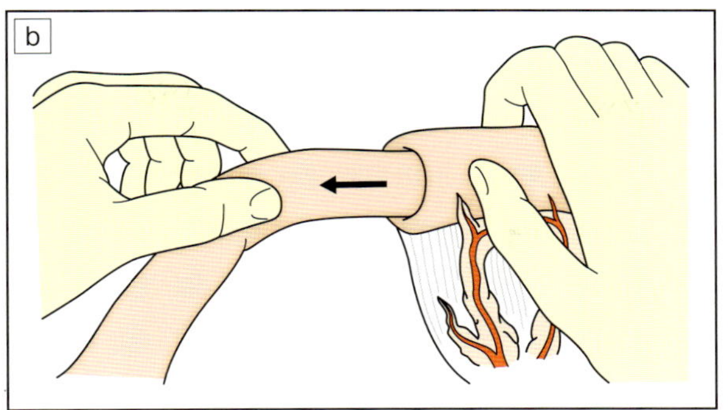

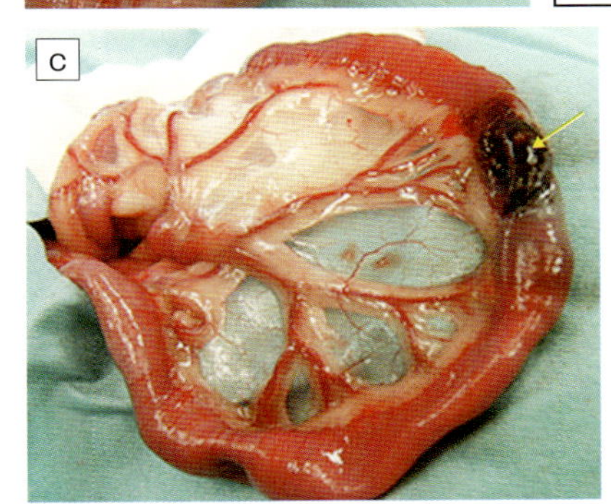

図 5. 腸重積の整復

a：開腹下において露出させた腸重積（空腸-空腸重積）の外観
b：用手による腸重積の整復
c：腸重積を用手にて整復（b）後の外観。矢印で示すように腸管には複数の裂傷と壊死が認められた。そのため，本症例では損傷した腸管を切除し端々吻合を行った
a，c の写真は千里桃山台動物病院 黒川晶平先生のご厚意による
b は参考文献 1，p529 より引用・改変

治療（図 5）

腸重積は自然に治癒したり，経皮的に用手整復できることがあるが，大部分の腸重積に対しては外科的整復が必要となる。特に救急対応が必要な腸重積の場合は，外科的介入が必要となる。腸管穿孔，腸管の多数の裂傷，壊死，用手によって整復できない，腫瘍などによる腸重積の場合は，重積部分の腸管切除および端々吻合が必要となる。

● 外科的治療

重積が生じた直後であれば，用手によって整復できることがある。開腹下にて重積した腸管を取り出し，重積した部位の腸管を右手で優しく保持し，同様に左手で入り込んでいる側の腸管を保持する。右手で外筒となっている腸管から内筒を絞り出しながら，内筒側の腸管をゆっくりと牽引して，整復する（**図 5b**）。整復後は腸管の損傷の程度や生存性について慎重に評価する。少しでも失活が疑われる場合は切除した方がよい。

閉塞してからある程度の時間が経過している場合は，腸管が損傷（裂傷），壊死していることが多いため（**図 5c**），損傷した腸管の切除ならびに端々吻合が必要となる（腸管切除と吻合については「2-2-1 異物（食道・胃・腸管）：治療，腸管内異物」を参照のこと）。切除した腸管は必ず病理組織検査に提出する。腸管が壊死している場合は，腹膜炎になっていることがある。腹膜炎の場合は，腸管を縫合した後，滅菌加温生理食塩液を用いて徹底的に洗浄し，ドレーンを設置する（洗浄，ドレーンの設置については「2-2-1 異物（食道・胃・腸管）：治療，腸管内異物」を参照のこと）。

また，腸重積の再発を予防するために，腸々固定術が有用との報告がある。腸々固定術（腸ひだ形成術）を実施しない場合は再発率が 33％程度と報告されている。筆者はルーチンに腸ひだ形成術を実施していないが，再発性の腸重積に対しては，腸ひだ形成術は有用であるかもしれない。

● 腸重積の整復あるいは腸管切除後の管理

術後は脱水，電解質異常，酸-塩基平衡異常の補正を行う。必要に応じて，適切な疼痛管理を実施する。オピオイドによる疼痛管理を行うことで，腸重積の再発を減らすことができる。摂食できるようになるまで，静脈内輸液を継続するとともに，腹膜炎があった

場合は，抗菌薬を継続投与する。嘔吐がないようであれば，術後 8〜12 時間で飲水，12〜24 時間から流動食を開始する。症例が摂食できずに衰弱している場合などは，中心静脈栄養輸液や末梢静脈栄養輸液などの非経腸栄養法，あるいは腸瘻チューブ経由での栄養支持を積極的に行う。ドレーンを設置している場合は，排液の性状を注意深く観察する。

予後

腸重積が適切に整復される，あるいは損傷した腸管が切除されれば，一般的には予後は良好である。腸管壊死が生じ，炎症・感染が重度の場合は注意が必要となる。

治療薬の選択

● 術後疼痛管理

フェンタニル
2〜10 μg/kg，静脈内投与，
その後 2〜20 μg/kg/hr，静脈内持続点滴
ブプレノルフィン
0.005〜0.02 mg/kg，静脈内／筋肉内／皮下投与，
4〜8 時間ごと
モルヒネ
0.5〜2.0 mg/kg，筋肉内／皮下投与，3〜4 時間ごと
ブトルファノール
0.05〜0.6 mg/kg，TID〜QID，筋肉内／皮下／静脈内投与
0.1〜0.2 mg/kg/hr，静脈内持続点滴
(NSAIDs は使用しない)

● 制吐剤

マロピタント
1 mg/kg，SID，皮下投与
メトクロプラミド
0.2〜0.5 mg/kg，TID〜QID，静脈内／筋肉内投与あるいは
0.01〜0.02 mg/kg/hr，静脈内持続点滴

● 抗菌薬

アンピシリン
22 mg/kg，TID〜QID，静脈内／筋肉内／皮下投与
エンロフロキサシン
5〜10 mg/kg，SID〜BID，皮下投与
(猫では投与量を減らす)
予防的抗菌薬として使用する場合はセファゾリン
22 mg/kg，TID，静脈内／筋肉内／皮下投与

ポイント

- □若齢の犬では特発性が多い
- □中〜高齢では器質的病変が原因になっていることがある
- □臨床症状は潜在疾患，重積の部位や程度により異なる
- □診断には超音波検査が有用である
- □損傷，壊死している腸管は切除し端々吻合する
- □腸管縫合部位を大網で包む
- □腹膜炎の場合は，徹底的に洗浄し，閉鎖型吸引ドレーンを設置する

参考文献

1. Hedlund CS，Fossum TW．腸重積．Fossum TW 監修．若尾義人，田中茂男，多川政弘 監訳．スモールアニマル・サージェリー．第 3 版．インターズー．2008．pp529-533.
2. 日本小児救急医学会ガイドライン作成委員会 編．日本小児救急医学会 監．エビデンスに基づいた 小児腸重積症の診療ガイドライン．ヘルス出版．2012．p23.

(秋吉秀保)

2-2-4

肝性脳症

概要

肝不全は，肝炎，腫瘍および肝硬変などの重篤な肝障害によって，肝臓の諸機能が維持されず，肝性昏睡，肝性脳症をはじめ，黄疸，腹水，浮腫，血液凝固機能低下など多彩な臨床症状を呈する症候群である。その中でも肝性脳症は，重度な肝不全や門脈体循環シャントにより誘発され，中でも門脈体循環シャントは臨床現場で遭遇する機会の多い疾患である。

● 原因

肝性脳症の原因には，アンモニア，短鎖脂肪酸，GABA（γ-アミノ酪酸），メルカプタン，ベンゾジアゼピン様物質などが関与している（**表 1**）。特にアンモニアは，脳における抑制と興奮の神経伝達に直接有害作用を与える。加えてメルカプタンや短鎖脂肪酸は，アンモニアと相乗作用して脳機能障害の一因となる。メルカプタンや短鎖脂肪酸は，中枢神経系の Na^{+}/K^{+}-ATP アーゼ活性を変化させ大脳浮腫を誘発させる。また，芳香族アミノ酸は，偽神経伝達物質の前駆体として作用し，セロトニンなどとともに神経症状を誘発する。

表 1．肝性脳症の原因

アンモニア
短鎖脂肪酸
GABA（γ-アミノ酪酸）
メルカプタン
ベンゾジアゼピン様物質

症状

沈うつ，嗜眠，ふらつき，振戦，痙攣，視覚異常，食欲不振，嘔吐，体重減少，腹水などが認められる（**表 2**）。特に，食後に流涎，沈うつ，ふらつき，痙攣，物にぶつかるなどの症状が認められることが多い。軽度な場合は，時間の経過とともに症状が消失する。

診断

● 血液検査

肝性脳症の診断は，血中アンモニア（NH_3）および胆汁酸（TBA）の著明な上昇，血清肝酵素（ALT，AST など），血清総ビリルビン（T-Bil）などの上昇，血液凝固系の遅延，および A/G 比（アルブミン／グロブリン

表 2．肝性脳症の主な症状

沈うつ
嗜眠
流涎
ふらつき
徘徊
旋回
視覚異常（中枢性）
振戦
痙攣

表 3．肝性脳症の診断

臨床症状	
表 2 参照	
血液検査	
著明な上昇	アンモニア，胆汁酸
軽度〜中等度の上昇	AST, ALT, ビリルビン
低下	アルブミン，TP, BUN, コレステロール
画像検査	
X 線検査，超音波検査	小肝症
てんかん，水頭症などの中枢神経系障害の除外	

表 4．アンモニアおよび胆汁酸の正常値

アンモニア	
空腹時	20〜120 μg/dL 以下
食後 2 時間	300 μg/dL 以下
胆汁酸	
空腹時	5〜10 μmol/L 以下
食後 2 時間	20 μmol/L 以下

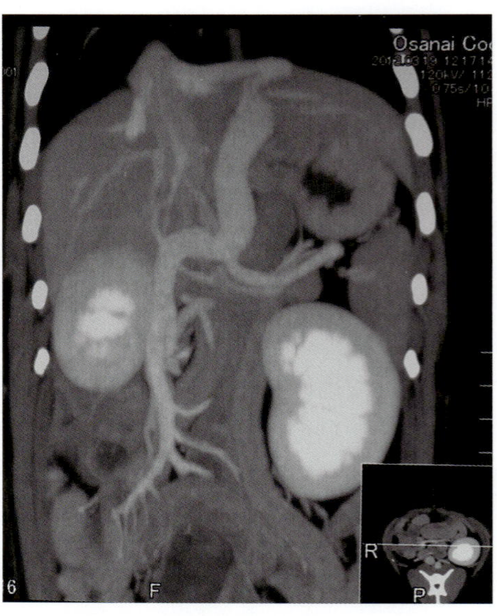

図 1．先天性の門脈体循環シャントの造影 CT 画像
シャント血管が単一であり外科的治療の適応である

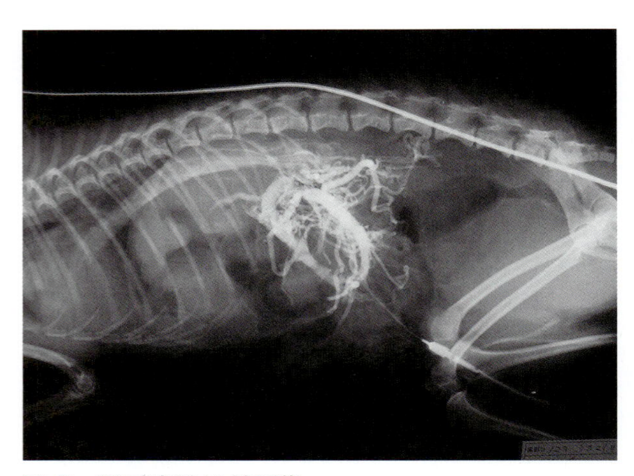

図 2．門脈造影 X 線画像
複数のシャント血管が認められるマルチタイプ。肝臓の線維化などが重度であり，外科的治療は望めない

比)，総蛋白(TP)濃度や BUN の低下などが認められる(**表 3**)。また，食前および食後のアンモニア，胆汁酸を測定すると食後に高値を示す(**表 4**)。

● 尿検査

尿検査において，尿酸アンモニウム結石が認められることが多い。

● 中枢神経系障害の除外

さらに，神経症状の原因が薬物などによる中毒ではないこと，てんかんなどの脳疾患を有さないことを明らかにしておく必要がある。

● 画像検査

門脈体循環シャントによる肝性脳症では，小肝症が X 線検査および超音波検査で認められることが多い。門脈体循環シャントの診断には，造影 CT 検査や門脈造影検査がシャント血管の確認に有効である(**図 1，2**)。

治療

● 食事療法・治療薬

肝性脳症を増悪させるアンモニアなどを増加させないために，肝不全の動物に対して蛋白摂取制限，異化亢進の抑制，ラクツロースなどの緩下剤投与，腸管内細菌数の減少のためにメトロニダゾール，アモキシシリンなどの経口抗菌薬，脳圧低下のために浸透圧利尿薬(マンニトール，グリセオール®)投与などを考慮する。また，消化器症状に対するスクラルファートなどの胃粘膜保護剤，ファモチジンなどの H_2 受容体拮抗薬などを併用し，一般臨床症状の改善を図る(**表 5,**

表 5. 肝性脳症の治療法

・食事療法(蛋白質制限)
・分岐鎖アミノ酸の投与
・ラクツロース 経口：0.5〜2 mL/kg。便の状態により調整 浣腸：3 倍に希釈して 5〜15 mL/kg
・腸管でのウレアーゼ産生菌の抑制 メトロニダゾール　7.5 mg/kg, BID, PO アモキシシリン　20 mg/kg, BID, PO
・輸液療法 1 号液，リンゲル液など(必要に応じてブドウ糖，カリウムを添加)
・浸透圧利尿薬 マンニトール　0.5 g/kg, 30 分かけて IV グリセオール　5〜10 mL/kg, 30 分かけて IV
・消化管保護 スクラルファート　犬：30〜50 mg/kg, TID, PO 猫：0.25〜0.5 g/head, TID, PO ファモチジン　0.5〜1 mg/kg, BID, PO

図 3)。

利尿薬使用の注意点

肝不全では腹水など水分貯留を有するため，水分排泄を増加させる目的でフロセミドなどの利尿薬を投与する。しかし，急激な利尿は肝血流量を減少させ，肝性脳症を起こしやすくするので注意が必要である。

● 輸液療法

代謝性アルカローシス

利尿に伴う低カリウム血症では代謝性アルカローシスを合併していることが多く，腎臓におけるアンモニア産生が増加するので，血中 K 濃度に注意し必要であれば輸液剤に K を添加する。また，代謝性アルカローシスがあるときには，維持輸液としては乳酸塩などを含む輸液剤を避け，10%ブドウ糖液を基本にし，維持液(3 号液)程度の NaCl と必要量の K を添加して輸液する。

栄養輸液

【糖質液製剤】

経口摂取が不可能な場合，経口摂取のみでは十分な栄養供給ができない場合，肝不全に伴う肝性昏睡の予防のために栄養輸液が行われる。一般的に低血糖を考慮してブドウ糖液を用い，2.5〜10%ブドウ糖溶液に K を添加したものを用いる。さらに，糖代謝に関連してビタミン B1(チアミン)の添加を行い，乳酸アシドーシスの誘発を予防する。

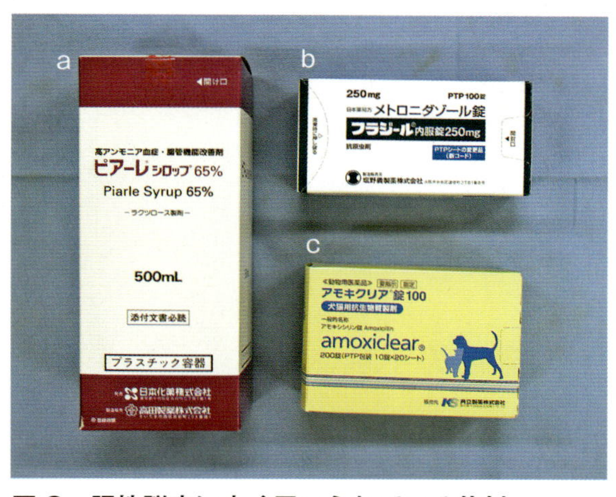

図 3. 肝性脳症に広く用いられている薬剤
a：ラクツロース
b：メトロニダゾール
c：アモキシシリン

【アミノ酸輸液製剤】

肝不全では，芳香族アミノ酸が増加し，分岐鎖アミノ酸が減少している。芳香族アミノ酸は，脳で偽神経伝達物質(オクトパミン，β-フェニルエタノールアミン)の前駆体として作用するが，血液脳関門を通過するときには分岐鎖アミノ酸と競合する。そのため，分岐鎖アミノ酸が減少すると脳内への芳香族アミノ酸の流入が促進され，結果として肝性脳症を増悪する。そのため，分岐鎖アミノ酸を多く含み，芳香族アミノ酸を減量している肝不全用のアミノ酸輸液製剤(アミノレバン®，モリヘパミン®）を用いる（**図 4**）。

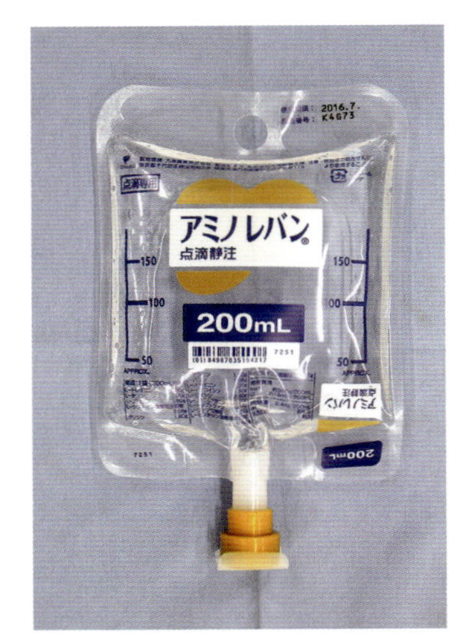

図 4．肝不全用のアミノ酸輸液剤
分枝鎖アミノ酸を多く含む

● ベンゾジアゼピン拮抗薬

肝性脳症の原因には，ベンゾジアゼピン様物質が関与しているため，一般的な治療に反応しない場合は，ベンゾジアゼピン拮抗薬（フルマゼニル）の投与を考慮する。

門脈体循環シャントによる肝性脳症の治療

門脈体循環シャントによる肝性脳症の根本的な治療は，手術によるシャント血管の結紮である。結紮の方法は，完全結紮，アメロイドリング装着，デタッチャブルコイルの挿入などがある（**図 5**）。

予後

原因により異なるが，門脈体循環シャントによる場合は，外科的な治療により予後良好となる。肝硬変などによる肝不全の場合は，コントロールができなければ予後不良となる。

救急対応の手順（図 6）

1. 問診，血液検査，画像検査などから肝性脳症を判断する（他の神経系疾患との鑑別）。
2. ラクツロースの浣腸および経口投与を行う。
3. 輸液療法の実施（必要に応じてブドウ糖，カリウムを添加）。
4. メトロニダゾール，アモキシシリンの投与。
5. 分岐鎖アミノ酸の投与。
6. 消化管保護を目的として，スクラルファート，ファモチジンの投与。
7. 食事療法の実施（蛋白摂取制限）。
8. 原因疾患の治療を行う。

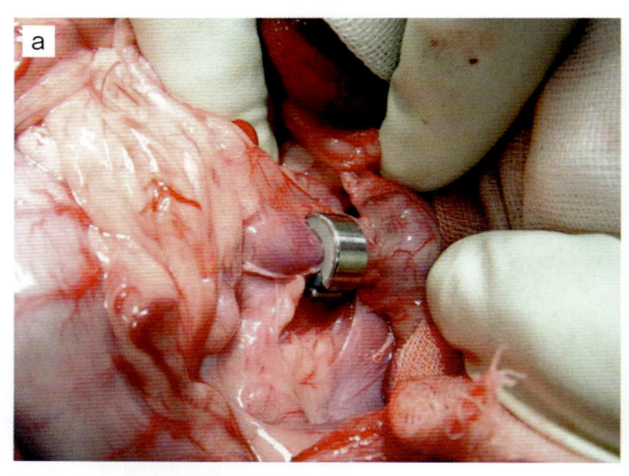

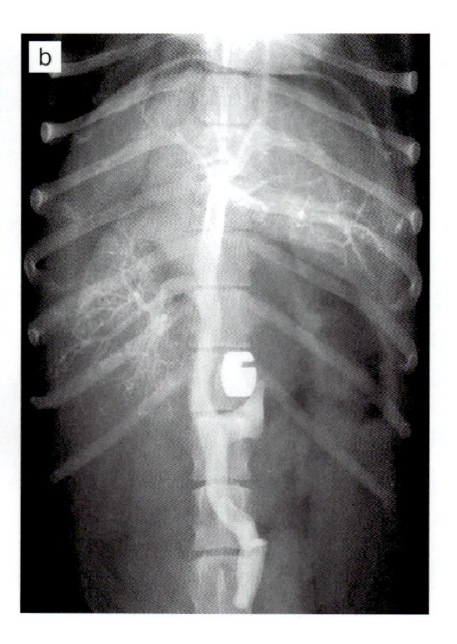

図 5．門脈体循環シャント
a：先天性の門脈体循環シャントに対してアメロイドリングを装着したところ
b：術後 6 カ月の門脈造影像により，完治していることが確認される

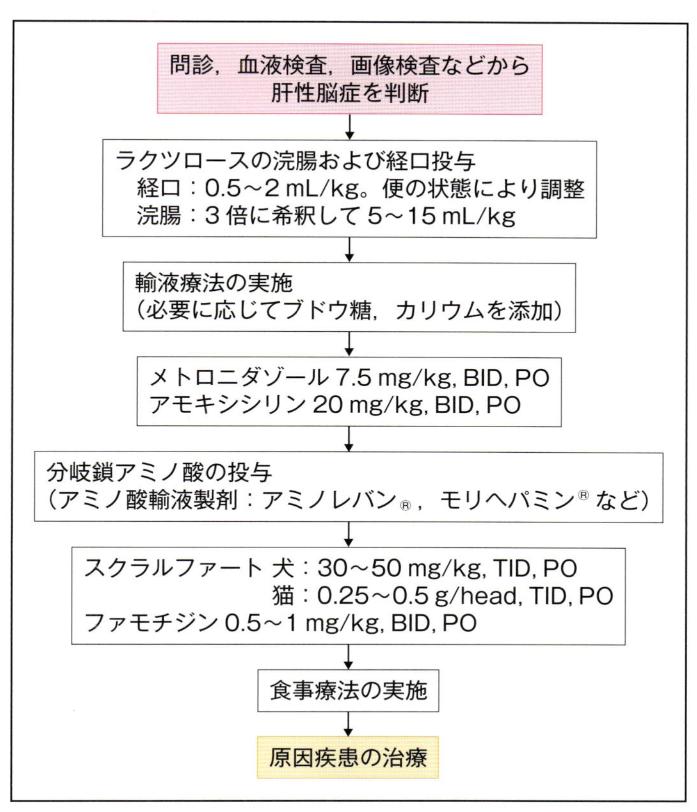

図 6．救急対応の手順（肝性脳症）

ポイント

- □肝疾患による神経症状（肝性脳症）であるかを明らかにする
- □血液検査，画像検査における特徴的な所見を理解する
- □動物を安定化させるための治療を優先する
- □アンモニア産生および吸収を減少させるためにラクツロースを投与する
- □腸管でのウレアーゼ産生菌の抑制のために，メトロニダゾール，アモキシシリンを投与する
- □低血糖，低カリウム血症を考慮した輸液療法を実施する
- □食事療法（蛋白質制限）を行う
- □分岐鎖アミノ酸を投与する
- □アルカローシスは症状を悪化させる可能性がある
- □原因疾患への治療が可能であれば積極的に行う（シャント血管の結紮など）

注意点

- □軽度な肝性脳症は見逃されている可能性があるので，問診を確実に行う
- □神経系疾患との鑑別診断を行う
- □適切な輸液療法を実施しないと，病状の悪化や腹水の原因となる
- □アンモニア以外も肝性脳症の原因に関与している

参考文献

1. Birchard SJ. Sherding RG. 長谷川篤彦 監訳. サウンダース 小動物臨床マニュアル 第 3 版. 文永堂. 2009.
2. 長谷川篤彦 監修. 獣医 5 分間コンサルタント —犬と猫の診療のために—. 学窓社. 1991.

（岡野昇三）

2-2-5

犬の急性膵炎

概要

膵臓は食物の消化に必要な消化酵素を多量に分泌する臓器である。もしその消化酵素が間違って膵臓内で早期活性化すると，膵臓が自己消化され，激しい炎症が膵臓および周辺腹腔内臓器に波及し，さらに悪化すると全身性の炎症反応に発展し，生命にかかわる病態になる。正常な状態ではこのような自己消化を防止する様々な防御機構がはたらき，膵臓は消化酵素の影響を受けない。したがって，膵炎が実際に発症するためには膵臓酵素の早期活性化以外のいくつかの発病因子(原因)が複合する必要があるが，臨床上その原因を特定できることはほとんどない。

さらに膵炎の初期診断において臨床家を悩ませる大きな理由が「診断の難しさ」である。膵炎に由来する臨床症状は他の様々な消化器系疾患と酷似するとともに，膵炎を簡易に確定診断できる高い感度と特異性を有する検査がなかったことが，臨床診断を非常に困難にしていた。このような理由から，日常臨床の現場で膵炎が診断される確率は非常に低く「氷山の一角」であるといわれていた。

しかし近年，膵炎の診断において，従来にくらべて高い感度と特異性を有する診断法として，膵特異性リパーゼ免疫反応活性(PLI)の測定が臨床的に利用可能になり，膵炎が日常臨床上最も重要な消化器疾患のひとつに格上げされるに至っている。

● 膵臓消化酵素の早期活性化

膵臓から分泌される消化酵素は，活性のないチモーゲン(酵素原または酵素前駆体)で，その本来の機能(食物の消化)を発揮するためには活性型に変化する必要がある。例えば，膵臓から分泌されたトリプシノーゲンは十二指腸内に流入すると，エンテロキナーゼの作用を受けてトリプシンに変換され，はじめて消化機能を発揮する。ところが，何らかの原因によって膵臓内でチモーゲンが早期活性化すると，膵臓を消化酵素が自己消化することで様々なレベルの炎症を引き起こす。この病態がいわゆる「膵炎」である(**図 1**)[1]。

消化酵素の早期活性化は膵細胞内レベルで発生すると考えられているが，真のメカニズムは解明されていない。自己胆汁の膵管内注入，コレシストキニン(CCK)および高脂肪食の給与により膵腺房に過剰な刺激を与えると，リソゾーム内の酵素によって膵腺房細胞の空胞化および活性化が起こり，さらに腺房内のトリプシノーゲンが活性化して膵臓の自己消化が始まることが実験的に確認されている(**表 1**)[2]。また，腺房内グルタチオンの欠乏があると，酸化ストレスが増大し，膵臓組織が損傷しやすくなる。膵臓に虚血および低酸素症が起こると，その結果生ずる酸化ストレスが増大し膵腺房の障害に発展する。したがって，膵炎発症の初期に抗酸化療法を併用すると，この酸化ストレスを軽減できる可能性がある。

何らかの原因で膵臓に起こった局所的ダメージは，膵酵素による自己消化に発展し，徐々に全身性の炎症性サイトカインおよびその他のメディエーターの活性化に発展する。膵炎および膵炎による膵臓の自己消化現象は，軽度の浮腫性膵炎から重度の膵腺房壊死まで幅広い病態を呈する。より重度の膵壊死を伴う場合

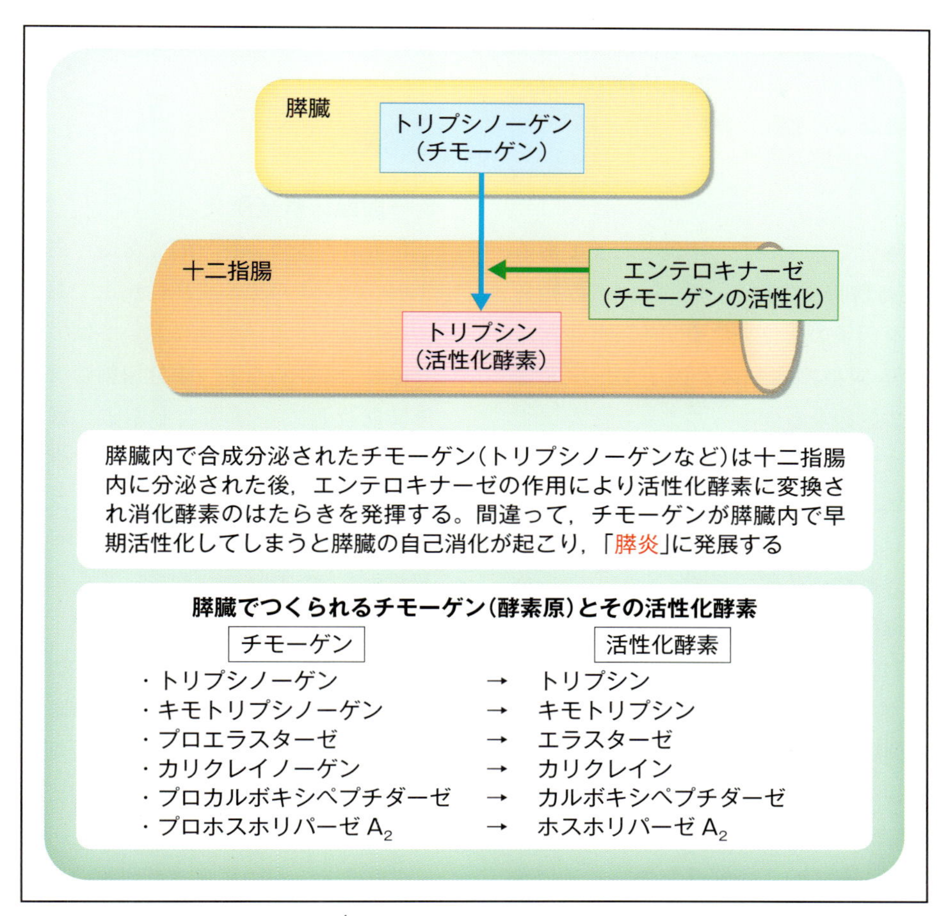

図 1．膵臓消化酵素の活性化[1]

表 1．膵炎を発症させる可能性がある原因と実験的発症因子[2]

CCK，食事へのエチオニンの添加，膵管の人工的閉塞による膵臓刺激を行うと，膵腺房細胞の空胞変性に続き膵臓内のトリプシノーゲンの活性化が起こることで，人工的膵炎を誘発できる。しかし，正常な膵臓は活性化したトリプシノーゲンを抑制する機能を有するため，持続的な壊死性膵炎に発展することは少ない。つまり，壊死性膵炎を発症するためには，外因性刺激因子の負荷と同時に生体側の抑制因子の欠如が合併する必要がある

可能性のある原因	自然発生，臨床因子	実験的因子
高脂血症	高脂血症 高 TG，高 LDL，VLDL 血症 脂肪異栄養症	高脂肪食 遊離脂肪酸の IV 投与
食事性	不適切な食事 お膳まわり(Table scrap) 肥満	高脂肪・低蛋白食 エチオニン添加食
胆汁逆流，迷入	胆管，胆道系疾患の併発 猫の三臓器炎	胆汁の膵管内注入
高カルシウム血症	上皮小体機能亢進症 カルシウム製剤の点滴療法	カルシウムの強制点滴
コルチコステロイド	副腎皮質機能亢進症 椎間板疾患の治療，手術	CCK の感受性を高める
薬物関連	L-アスパラギナーゼ アザチオプリン フェノバルビタール 臭化カリウム 有機リン	有機リン投与 CCK の投与
虚血／再灌流	胃拡張捻転症候群の後	
遺伝性	ミニチュア・シュナウザーなど	
感染性因子	猫(トキソプラズマ，FIP)	

は，激しい臨床症状と予後不良を伴い，全身性炎症反応症候群（SIRS）または多臓器機能障害症候群（MODS）に発展し，致命的となる可能性が高い。

● リスク因子

膵炎は，原因を確定できないことがほとんどであるが，贅沢食および高脂肪食の摂取，肥満，"ごみ箱あさり"などがリスク因子の上位に位置する。高脂血症（特に高TG血症）も同様に高リスク因子で，原発性（家族性）高脂血症の素因を有するミニチュア・シュナウザー，シェットランド・シープドッグなどに膵炎の発症が多い。また，ミニチュア・シュナウザーとヨークシャー・テリアは蛋白分解酵素阻害因子の遺伝的障害の可能性が示唆されている[3]。

膵炎を誘発する可能性が高い薬剤にはサイアザイド，フロセミド，テトラサイクリン，L-アスパラギナーゼ，アザチオプリンなどがある。

膵炎のリスク因子を総合すると，好発品種（ヨークシャー・テリア，トイ・プードル，ミニチュア・シュナウザー），小型品種，肥満，消化器疾患の病歴，糖尿病，甲状腺機能低下症（犬），副腎皮質機能亢進症および甲状腺機能亢進症（猫）などが挙げられる。急性糖尿病で来院した犬のおよそ1/4に膵炎の併発が認められているが，グルココルチコイド療法，麻酔あるいは外傷などがリスクを増大したというエビデンスはない。さらに外科手術による膵臓の二次的損傷や腹部への外傷，高所からの落下が膵炎を誘発することが考えられる。

臨床症状

膵炎の臨床症状は多様で非特異的であるが，急性または慢性の嘔吐が膵炎に伴う主要な臨床症状である。臨床的重症度は症例ごとに差があり，嘔吐（90%），虚弱（79%），腹痛（58%），脱水（46%）および下痢（33%）が報告されている[4]。膵炎は「下痢」よりも「悪心，嘔吐，腹痛」が重要な臨床症状であることが分かる。実験的膵炎では，大腸性の症状（血便・粘血便）が高率に認められ，これはおそらく膵臓と横行結腸が隣接するために膵臓の炎症が結腸に波及することが考えられる。重症例では，全身性の症状として，発熱や循環器系ショックも認められる。

診断

● 一般臨床検査所見

非常に多様で非特異的である。白血球増多症が通常認められ，本疾患が炎症性疾患であることがうかがわれる。血液生化学検査においては，高窒素血症が脱水に起因して認められ，急性尿細管壊死による急性腎不全に進行している場合もある。肝臓酵素値（ALT，AST，ALP）の上昇もしばしば認められ，ときおり胆管系への炎症の波及により，総ビリルビン値の上昇を示すことがある。高血糖，低カリウム血症を呈することもある（**表2**）。

酸-塩基平衡

変化は様々で，重症例においては著明なアシドーシスを呈することがあるが，重度の嘔吐を伴う症例においては代謝性アルカローシスになることがある（**表2**）。

血清アミラーゼ，リパーゼ

これまで，犬の膵炎診断の補助として利用されてきたが，この2つの検査の感度および特異性は低く50%前後にすぎない（**表3**）。血清アミラーゼ，リパーゼは腎臓から排泄されるため，腎還流量が低下する病態（腎臓障害，循環不全，ショックなど）では見せかけの上昇を認める可能性がある。さらに，血清アミラーゼ，リパーゼは膵臓以外の様々な臓器に存在するため膵臓疾患以外の障害でも上昇する。

トリプシン様免疫反応活性（TLI）

犬の膵外分泌機能不全症の診断においては高い特異性を有する検査で，膵外分泌腺の総マス量に非常によく比例する。しかし，膵炎では発症初期に上昇を認めるものの，早期に低下する傾向があるため，現在では膵炎診断に利用されることはほとんどなくなった（**表3**）。

膵特異性リパーゼ免疫反応活性（PLI）

膵外分泌腺から分泌されるリパーゼ分画のみを測定する画期的な検査である。犬の膵炎診断におけるcPLI※の感度はおよそ90%である（**表3**）。血清cPLIは腎機能の低下の影響を受けず，さらにプレドニゾロンの投与を行っても測定値への影響が少ない。2009

表 2-1．犬の急性膵炎の「重症度スコアリング」のための組織および臓器不全の評価基準

各項目が該当した場合に 1 ポイントを加算し，その合計ポイントを表 2-2 のスコアと照合する

組織・臓器系	評価基準 （各項目が該当した場合に 1 ポイントを加算する）	基準正常範囲
白血球系	桿状核好中球　>10% 総白血球数　>24,000/μL	0～200/μL 4,500～17,000/μL
腎機能	BUN　>40 mg/dL Cre　>3.4 mg/dL	7～27 mg/dL 0.7～2.0 mg/dL
肝機能	ALT，AST，ALP それぞれどれでも基準正常範囲の 3 倍以上	ALT　15～80 U/L AST　15～80 U/L ALP　0～140 U/L
酸-塩基平衡	重炭酸　<13 または >26 mmol/L アニオンギャップ　<15 または >38 mmol/L	15～24 mmol/L 17～35 mmol/L
膵内分泌系	血糖値　>250 mg/dL ケトアシドーシス*	60～130 mg/dL ケトン体陰性

＊高血糖とケトアシドーシスの合併は 1 ポイント（2 ポイントにはならない）

参考文献 5 より引用・改変

表 2-2．犬の急性膵炎のスコアリングと予後および死亡率

疾患の重症度	スコア	予後	死亡率（%）
軽度	0	非常に良好	0
中等度	1 2	良～可 可～要注意	11.1 20
重度	3 4	悪い 非常に悪い	66.6 100

スコアは組織臓器系が同時にいくつ不全を呈しているかを示す

参考文献 5 より引用・改変

表 3．犬の急性壊死性膵炎に対する各種検査の感度および特異性

方法	感度（%）	特異性（%）	コメント
血液生化学検査			
血清アミラーゼ	18～69	～60	初期評価として多少利用可能。他の特異的検査によって確認する必要あり
血清リパーゼ	14～73	～50	同上
血清 TLI	36～47	比較的高い	感度が低い＝正常値でも膵炎は除外できない。腎不全および消化器疾患があると偽陽性となる可能性がある。高値に加え，腎不全および膵臓以外の消化器疾患が存在しない場合は診断的価値あり
血清 cPLI※	64～93	93	高い感度と特異性。現時点で最も信頼性の高い診断的検査
画像・病理診断			
腹部 X 線検査	24	低い	膵炎診断としては有用性はない。他の疾患の存在を除外する意味で重要
腹部超音波検査	68	比較的高い	膵炎診断において有用性の高い検査。検者の技能および機器の性能に影響を受けやすい。厳格な診断基準を適用すると特異性は比較的高い。異常が認められない場合でも膵炎は除外できない
CT 検査	未評価	未評価	診断の有用性に関し，適切な評価がなされていない。人では有用性が評価されているが，犬では超音波検査と同等もしくはそれ以下の有用性。高コストが問題
膵臓細胞診	未評価	高い	低侵襲性。高い特異性があるが，膵臓の炎症が限局性の場合は偽陰性の可能性が大きい（低感度？）
膵臓病理組織診断	高い可能性	高い	膵炎の確定診断のゴールドスタンダード。高侵襲性で高コスト。病変はしばしば多発性であるため，数カ所以上の生検が必要である（1 カ所では低感度）

参考文献 6 より引用・改変

※　cPLI：犬膵特異性リパーゼ免疫反応活性　fPLI：猫膵特異性リパーゼ免疫反応活性

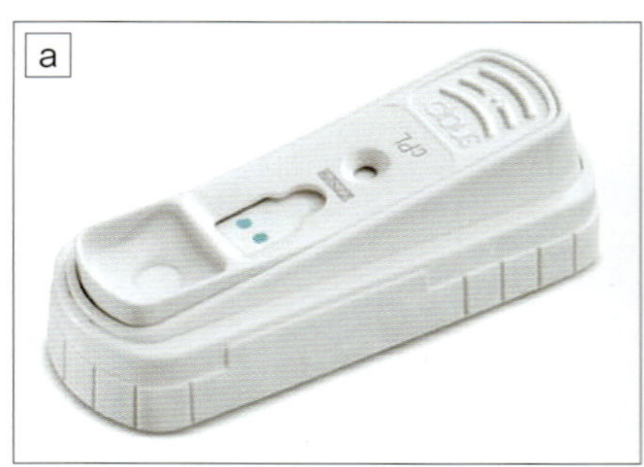

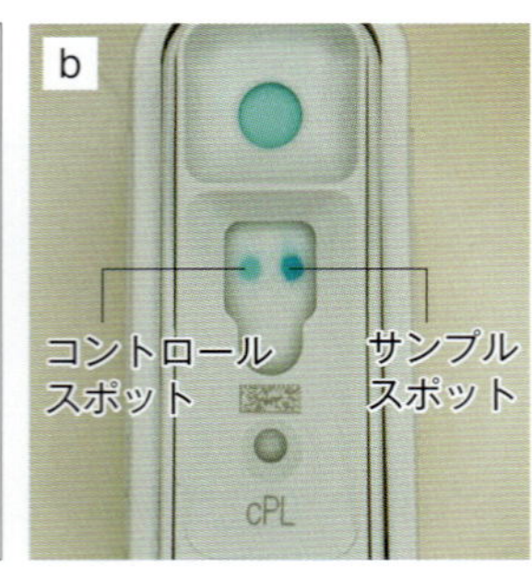

図 2. スナップ・cPL の主な特長
スナップ・cPL(a)は，ELISA により膵特異性リパーゼ活性を10 分で高感度に検出する迅速院内検査キットである。コントロールと同レベルの発色を Spec cPL™ 200 μg/L のカットオフ値として設定，コントロールより発色が薄い場合は膵炎を否定できる。コントロールより強い発色を示した場合は強陽性と判定可能で，筆者は CRP の上昇，消化器症状，白血球数の増加なども併せて総合的に評価して膵炎の診断を行っている。猫用のスナップ・fPL も 2015 年 2 月に販売が開始された。b は急性膵炎でみられた強陽性反応

年の ACVIM(アメリカ獣医内科学)フォーラムにおける報告によると，cPLI の膵炎診断における感度および特異性(IDEXX Laboratories Spec cPL™ の 200 μg/L のカットオフバリューを利用すると)はそれぞれ 90%と 78%であった。つまり，Spec cPL™ が≦200 μg/L(正常値のカットオフライン)であれば，その犬の膵炎の可能性はほぼ除外できることになる。一方，もし Spec cPL™ が>200 μg/L なら，「膵炎」を鑑別診断リストに含める価値は十分にあるといえるが，確定診断は Spec cPL™ 以外の様々な要素を総合判断して下す必要がある。また，腹水貯留を認めた場合の，腹水中の Spec cPL™ が>500 μg/L を示す場合には 100%の感度と 94.7%の特異性を示すという，回顧的研究報告もある[7]。急性膵炎と証明しにくい症例における Spec cPL™ の上昇は，潜在性膵炎の存在または膵炎以外の疾患に続発する膵臓の二次性障害(膵臓は無罪の傍観者)が考えられる。また，副腎皮質機能亢進症の犬は慢性的に Spec cPL™ の上昇を示す場合がある(筆者の経験上)ため，消化器症状を伴わない Spec cPL™ の上昇を示す場合は，副腎皮質機能亢進症が潜在する可能性を考慮する価値がある。Spec cPL™ は膵炎の回復期に平行して低下する傾向があるため，治療反応のモニタリング指標としても非常に有用な検査である。

スナップ・cPL(**図 2**)は Spec cPL™ と高い相関性をもつ院内迅速検査キットである。急性膵炎は緊急疾患であり，院内で検査結果が得られる迅速検査キットは臨床的有用性が高い。ただし，Spec cPL™ と異なり濃度を定量的に評価できないため，**図 3** に示すように陰性，陽性，強陽性の 3 段階の評価を基準に診断およびモニタリングの補助として利用することをお勧めする。したがって正確な濃度の評価が必要な病態では Spec cPL™ 検査を並行して外注依頼する必要がある。

● 腹部超音波検査

膵臓領域でイレギュラー陰影(辺縁や実質不均一性)，低エコーと高エコーの顆粒状または縞状陰影の混在，低エコー性の嚢胞状陰影，膵臓周囲の脂肪組織の高エコー性変化，腹膜炎を示唆する所見，腹水等が膵炎に特徴的な所見として認められる(**図 4a**)。隣接する十二指腸に「消化管の蛇行所見：コルゲートサイン」が認められることがある(**図 4b**)。コルゲートサインは，膵炎に特異的な所見ではないが，十二指腸周辺に強い炎症が存在することを示唆する。超音波検査による膵炎診断の感度は検者の技術に左右されるが，特異性の高い検査である[8]。

超音波ガイド下による膵臓針生検で，化膿性炎症所見が得られた場合は，膵炎を強く示唆する所見である。また，腹水が認められた場合に，腹水中のリパーゼと血清中のリパーゼの濃度を比較し，腹水中のリパーゼが血清中のリパーゼより顕著に高ければ膵炎を強く示唆する[9]。

● 腹部 X 線検査

膵炎診断における有用な検査ではないが，膵炎以外の疾患(イレウス，消化管腫瘍など)を除外する意味で，消化器症状を呈する動物において重要な検査である。一般的な所見としては，右上腹部のコントラスト陰影の消失，不鮮明な顆粒状陰影および胃の左方変位，十二指腸角の拡大等の所見が膵炎の診断の手掛かりとなる(**図 5**)。

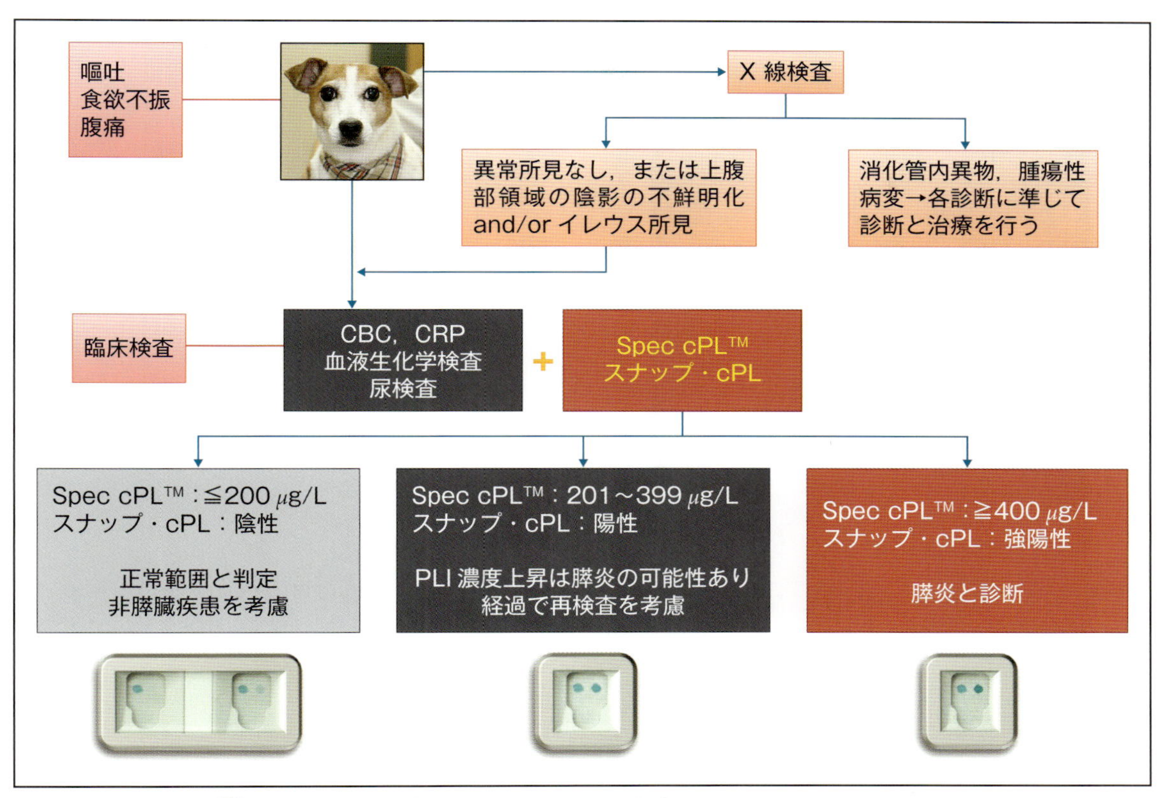

図 3. Spec cPL™ およびスナップ・cPL テストの臨床応用

犬が嘔吐，食欲不振，上腹部の疼痛を示す場合は，膵炎である可能性が高い。したがって，Spec cPL™ またはスナップ・cPL テストを実施し膵炎の診断または除外をすることで，消化器疾患の治療戦略の幅が格段に拡大する

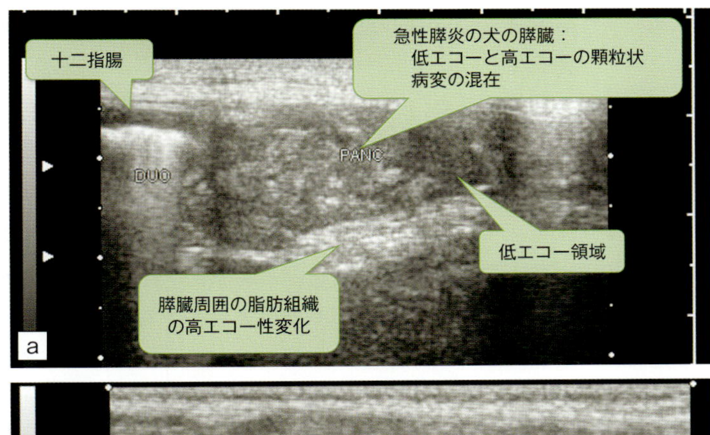

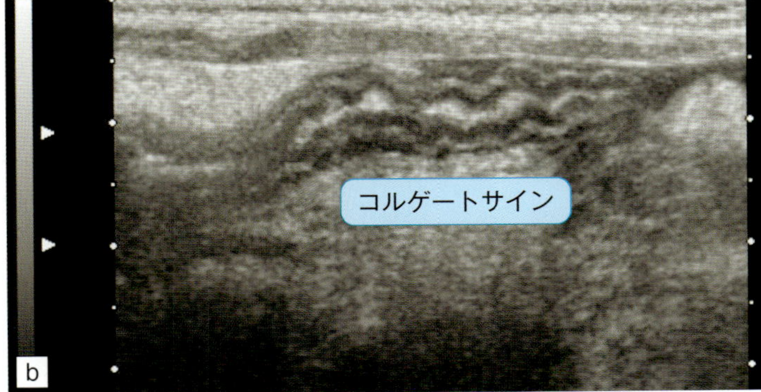

図 4. 急性膵炎の犬の腹部超音波検査所見

a：急性膵炎の犬の膵臓および周囲組織

b：十二指腸の蛇行所見（コルゲートサイン）。激しい炎症，疼痛があることを示唆する。膵炎以外の原因も考えられるが，十二指腸周辺に強い炎症があることを示唆する

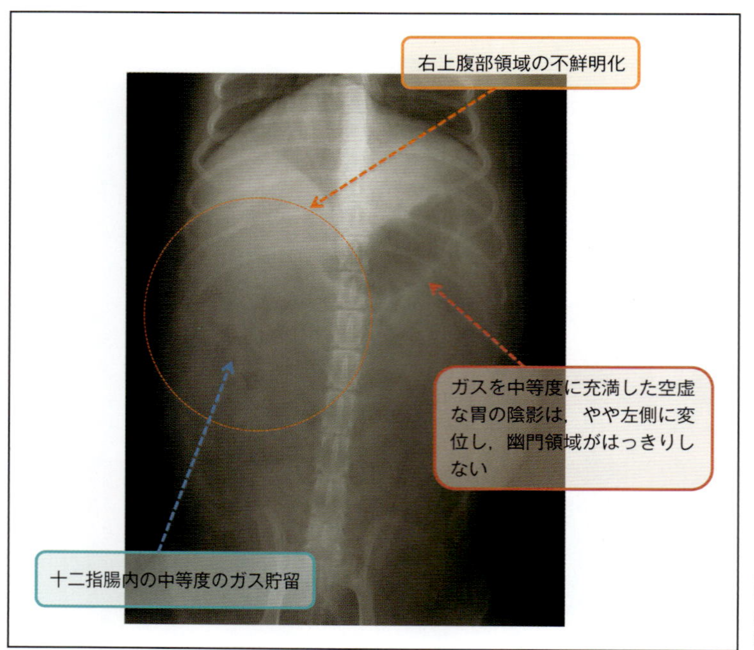

図 5. 急性膵炎の犬の X 線検査所見
右上腹部の陰影の不鮮明化，胃の若干の左方変位(幽門洞が不明瞭)，十二指腸内に中等度のガス貯留が認められる

● 病理組織学的検査

膵炎における確定診断のゴールドスタンダードは病理組織学的検査である。組織生検材料採取の手段には，開腹手術と腹腔鏡の2つの選択肢がある。急性膵炎は開腹手術によるリスクが高く，一般臨床の現場では非現実的である。

また，腹腔鏡によって得られたバイオプシーサンプルと剖検による病理組織との間において，組織学的に有意な相関性が得られなかったという研究報告がある[10]。この原因のひとつに，腹腔鏡によるサンプル採取は，膵右葉からの採取は容易であるが左葉からの採取は解剖学的位置関係から採取しにくいこと，また腹腔鏡は視野に限界があり，膵臓全体(特に左葉)を視認しにくいことなどが問題点として挙げられる。

バイオプシーサンプルに関しては，膵臓に病変が広く分布している場合には，サンプル採取部位の特定が容易だが，病変が肉眼的に不明瞭な症例では，バイオプシーサンプルの採取部位を特定することができないため，病変部のサンプルを確実に採取できない可能性が示唆されている[10]。

治療

PLI が臨床的に利用可能になる前，臨床的に膵炎と診断される犬はおそらく氷山の一角であり，大多数の膵炎は見逃されていた可能性が高い。PLI を日常臨床に導入すると，それまで診断できなかった軽度～中等度の膵炎が検出可能になるとともに，膵炎の初期段階で診断が可能になり，重篤な壊死性膵炎に進行する前に治癒可能となる症例が増えている。

膵炎の治療は補助療法，対症療法が主体で，個々の症例ごとに治療法をテーラーメイドする必要がある。治療の基本は体液・電解質バランスの改善，栄養管理，疼痛管理および嘔吐などの二次性合併症の管理である。膵炎の軽症例は最小限の対症療法で治癒するが，中等度～重度の膵炎は致命率が高く，以下に示すような治療戦略を総動員して治療にあたる必要がある。

● 輸液療法

輸液療法は，膵臓灌流障害の改善や腹腔への滲出または嘔吐による体液喪失に対する補充効果と同時に，膵臓から放出される血管作用因子(vasoactive factors)による循環血液量減少またはエンドトキシン

表 4. 犬の急性膵炎に利用される主な鎮痛薬(注射)
鎮痛薬の薬用量は成書[12-14](成書により相違が認められる)および当院が主に使用している薬用量を基準にまとめた

薬品名	製品名	用量	投与ルート	備考
フェンタニルクエン酸塩 Fentanyl citrate	フェンタニル注射液	2～5 μg/kg* 2～5 μg/kg/hr 5～10 μg/kg/hr	IV IV-CRI IV-CRI	導入時ボーラス 中等度の疼痛 重度の疼痛
ブプレノルフィン Buprenorphine	レペタン®注	0.01～0.03 mg/kg	主に IV, IM(SC)	0.02 mg/kg でスタートし，適宜増減する
酒石酸ブトルファノール Butorphanol tartate	ベトルファール®	0.1～0.3 mg/kg	主に IM(IV, SC)	鎮静効果が強い傾向があるため，現在はあまり使用していない

＊初期導入の用量は 2 μg/kg で行うことが多い

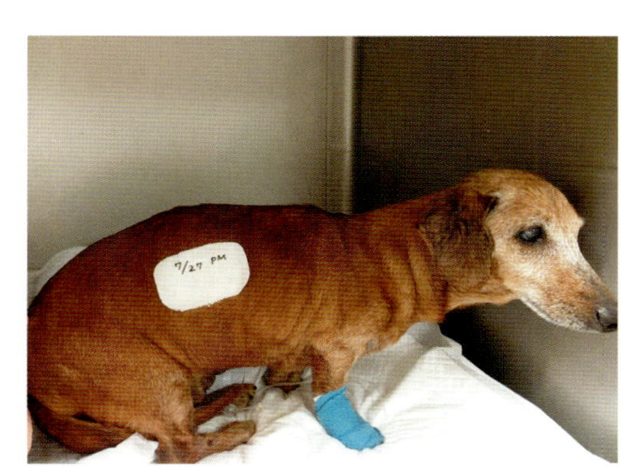

図 6. 経皮フェンタニルパッチ
パッチは，貼付部位をバリカンで短く毛刈りし皮膚に直接貼り付ける。当院では，さらに伸縮性粘着テープでカバーし，貼付日をマジックで記入している

表 5. フェンタニルパッチ適用早見表

体重(kg)	推定平均吸収速度(μg/hr：人)	デュロテップ® MT パッチ
<5.0	12.5	2.1 mg
5～10	25	4.2 mg
10～20	50	8.4 mg
20～30	75	12.6 mg

ショック等への重要な治療手段となる。

嘔吐による体液喪失は，循環血液量の減少と代謝性アシドーシスに発展する可能性があり，しばしば低カリウム血症を伴う。平衡晶質電解質液(乳酸，酢酸リンゲル液等)にカリウムの補正量を添加した輸液療法がほぼすべての症例に適用される。重度の膵炎では注意深く電解質バランス，脱水レベルおよび尿量等のモニタリングを行う必要がある。

血清総蛋白濃度の減少が認められる場合には，血漿浸透圧および灌流量の改善，蛋白分解酵素阻害因子の補充等を目的として血漿輸液療法が推奨されている。ただし，新鮮凍結血漿による蛋白分解酵素阻害因子の補充効果に関しては，近年その効果が疑問視されている。急性膵炎に対する血漿輸液療法と晶質輸液療法を比較検討した研究では，十分な有意差は認められなかった[11]。おそらく血漿輸液による最も重要な効果は凝固異常および播種性血管内凝固(DIC)に関連した因子の置換・補充作用であると考えられる。

●鎮痛療法

急性膵炎の初期治療において最も重要な治療が，鎮痛療法と制吐療法である。鎮痛療法は，外見上痛みを示さない場合でもすべての症例に行うことが推奨されている。

軽度の疼痛に対してはブプレノルフィン塩酸塩(レペタン®注)，またはブトルファノール(ベトルファール®)を投与する。中等度～重度の疼痛では，フェンタニル(フェンタニル注射液)の静脈内持続点滴(2～5 μg/kg/hr)投与を行う。重度の疼痛ではさらにフェンタニルの用量を増量(5～10 μg/kg/hr，最大 500 μg/dog)する(**表 4**)。鎮痛効果をさらに強化したい場合には塩酸ケタミン(0.2～0.4 mg/kg/hr，静脈内持続点滴)またはリドカイン(5～30 μg/kg/hr，静脈内持続点滴)を併用するが，この場合は呼吸抑制等の副作用を注意深くモニタリングする必要がある。経皮フェンタニルパッチはおよそ 3 日間鎮痛作用が持続する非常に効果的で副反応の少ない，臨床上使いやすい鎮痛薬であるが，作用が発現するまでに 12～24 時間待つ必要(猫は 6 時間程度)がある(**図 6，表 5**)。筆者は，中等度以上の疼痛に対する長期維持療法にはフェンタニルパッチ(デュロテップ® MT パッチ)を第一選択薬として使用することが多い。

● 制吐療法

膵炎の初期治療において最も重要な因子が制吐療法である。その主な理由は，経口栄養補給が重要な治療補助因子で，嘔吐が持続すると経口栄養補給が困難となり，さらに嘔吐自体が病態を悪化させるためである。

臨床の現場では様々な制吐剤が利用され，特にドパミン受容体阻害薬(メトクロプラミド等)が制吐剤として頻用される傾向にあるが，ドパミンは内臓灌流調節の必須因子で，膵炎治療における制吐剤としては不適切(メトクロプラミドは膵灌流量の低下を招いてしまう)である。

筆者が最も頻用する制吐剤は，NK_1 受容体拮抗薬のクエン酸マロピタント(セレニア®，1 mg/kg，皮下投与，SID，または 2 mg/kg，経口投与，SID)で，本剤は中枢性および末梢性の嘔吐刺激経路を効果的に抑制する作用を有する。マロピタントは皮下注射すると動物が痛がる傾向が強いが，冷蔵保存し室温に戻さず低温状態で皮下注射すると，ある程度注射による痛みを軽減することができる。

その他の利用可能な制吐剤には 5-HT_3 受容体拮抗薬のオンダンセトロン(ゾフラン®，0.1～0.2 mg/kg，静脈内投与，QID～BID または 0.1～1.0 mg/kg，経口投与，BID～SID[15])があり，マロピタントが普及する以前では，膵炎に対する最良の制吐剤であった。オンダンセトロンは肝機能に問題がある場合は用量を減じるか，他の制吐剤を使用する必要がある。

● 抗菌薬療法

人の膵炎治療における抗菌薬の予防的使用に関しては議論が分かれているが，壊死性膵炎では抗菌薬の予防的使用が是認されている。壊死性膵炎における抗菌薬の予防的使用は消化管からの細菌のトランスロケーション，および膵臓内における細菌増殖の防御と生存率の改善を主な目的としている。ただし，人医療域での多くの研究においては，抗菌薬の有効性は明確に証明されておらず，積極的な抗菌薬の予防的使用は推奨されていない。

自然発症の犬の膵炎における，抗菌薬の予防的使用に関する信頼性のある研究報告はみあたらない。犬の膵炎においては，人の膵炎にくらべて細菌感染による合併症発症が少ないため，人医療域で正当化されている抗菌薬の予防的使用は正当化されていない。しかし筆者は，急性膵炎と診断した場合には抗菌薬の予防的治療を併用することが多い。

犬の膵炎において抗菌薬療法が推奨されるケースは，感染性合併症(例：誤嚥性肺炎，感染性膵壊死)の存在または疑いがある場合である。使用する抗菌薬の選択は，培養および感受性検査を基準に行うべきであるが，セフォタキシム，シプロフロキサシン，メトロニダゾール，クリンダマイシンおよびクロラムフェニコールが実験的膵炎において膵臓内での治療濃度レベルに適している[16,17]。

● 外科的治療法

外科的治療法の適応は，外科的介入を必要とする合併症が認められる場合に限定されている。腹腔洗浄や腹膜透析療法は，トリプシンや炎症性サイトカイン等の有害成分を除去する効果が期待されるが，最近の人の研究では，これらの手技を行っても有意な生存率の改善は得られていない[18,19]。したがって下記のような合併症が認められる場合においてのみ考慮する。

膵膿瘍

犬の膵炎において最も一般的な合併症で，急性および慢性膵炎の両方で認められる。しかしその発生率は膵炎全体の 1.4～6.5%で，人と異なり犬の膵膿瘍の多くは無菌性(約 2 割が感染性)である。膵膿瘍が認められる場合には外科的治療法が正当化されるが，膵膿瘍を伴う膵炎の死亡率は 50～86%である[20]。

膵偽嚢胞

膵偽嚢胞は慢性および急性膵炎で認められる合併症のひとつであるが，非常にまれで，多くの場合無菌性である。小型の偽嚢胞は超音波ガイド下で穿刺吸引することで対応可能である。経皮的穿刺吸引療法を行っても嚢胞の拡大や臨床症状の悪化が認められる場合には，外科的治療法を考慮する[21-23](**図 7**)。

膵壊死(局所性膵壊死)

まれに犬の壊死性膵炎において認められる病変である。外科的切除が行われるが死亡するケースが多い[20]。

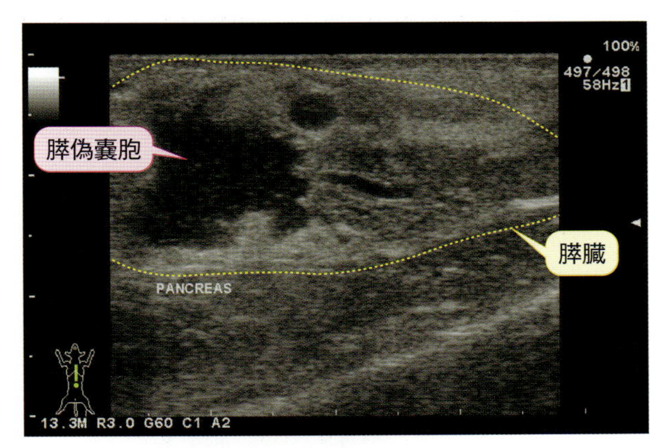

図 7. 膵偽嚢胞の超音波検査所見
写真は SkyVets 小野 晋先生のご厚意による

肝外胆道閉塞

犬の膵炎において二次性の発症が認められ，完全閉塞が認められる場合は外科適応となる。また不完全閉塞であっても，治療経過において 2〜3 週間経過観察しても閉塞が改善しない場合も，外科的治療法を考慮する必要がある[20]。

● その他

腹腔鏡による探査，洗浄および空腸チューブ設置などが，開腹術を行わずに実施できるため，生体への侵襲が軽減され良好な成績が得られているが，この場合は腹腔鏡など高価な設備が必要となる[24]。

その他の治療

その他の様々な治療薬(例：ドパミン，H_1 および H_2 受容体拮抗薬，ソマトスタチン，抗コリン作動薬，蛋白分解酵素阻害薬，抗酸化剤，血小板活性化因子阻害剤，IL-10，セレン，プロバイオティクスなど)が，人医療また獣医療において使用されている。しかし現時点では，これらの薬剤の有効性は確認されていない[25, 26]。

犬の慢性膵炎の一部および猫の三臓器炎に関連した膵炎ではコルチコステロイド(プレドニゾロンなど)の投与が，治療効果を示す場合がある。人と同様に自己免疫が発症に関与する場合があるが，猫と異なり犬の膵炎に対するコルチコステロイドやその他の免疫抑制剤の使用に関する安全性や効果への適正な評価研究がないため，他の治療法に反応しない場合に限って使用すべきであり，もし使用する場合は十分な注意が必要である[27]。

予後

犬の急性膵炎の予後は，その重症度によって左右される。軽症例の予後は通常良好で，その後再発がなければ，長期生存が見込まれるが，重度の膵炎の予後は常に警戒が必要である。重度の急性膵炎の死亡率は非常に高く，合併症(例：膵膿瘍)[23]や併発疾患(例：糖尿病，副腎皮質機能亢進症)が存在する場合は，さらに予後は悪くなる。

急性膵炎が治癒した後の慢性膵炎への移行，および再発の可能性等を予測することは不可能である。つまり現時点では予後を予測する信頼性の高いパラメーターが存在しないため，犬の膵炎の予後は症例ごとに評価する必要がある[27](**表 2-2**)。

まとめ

犬の急性膵炎の病理発生，診断および治療には，様々な誤解や異論が存在している。急性膵炎は，軽度で対症療法によって比較的簡単に治癒可能なレベルから，劇症で集中治療を必要とし生命にかかわるようなレベルまで，広範囲の臨床経過を呈する疾患である。このように不可解な疾患を，臨床家が適切に診断，治療するためには，次の「ポイント」にまとめるような最新の概念を十分に考慮して治療にあたる必要がある。

ポイント

- □膵炎による局所性障害は膵酵素の早期活性化による自己消化に起因するが，膵炎に続発する全身性の障害(全身性炎症反応症候群：SIRS)は炎症性サイトカインやそのメディエーターに由来するもので，膵酵素によるものではない
- □ほとんどすべての急性膵炎は病因を特定できないが，栄養過剰(肥満傾向)が共通因子である。肥満犬による高脂肪食摂取(ごみ箱あさり，お膳まわり)は膵炎発症の最も一般的なリスク因子である
- □急性膵炎は非常に診断が難しい疾患で，確実に診断可能(高い感度を有する)な臨床検査は現在のところ存在しない。臨床家は，既知のリスク因子や臨床所見を総合判断して膵炎を疑い診断を進める。ただし，膵炎による臨床症状は多様であることを考慮する必要がある
- □従来から，血清アミラーゼおよびリパーゼが犬の膵炎診断に利用されていたが，これらの検査の信頼性は低く，膵炎診断における両者の特異性は，わずか50％程度である。これらに代わって近年新しい検査法として，膵特異性リパーゼ免疫反応活性(PLI)が利用可能になった。PLIの膵炎診断における感度および特異性はそれぞれ90％と78％と報告されている
- □すべての膵炎に対して輸液療法を行う必要がある。輸液療法の効果は，膵臓への灌流量の改善，腹腔内への体液消失および嘔吐に対する補正等に加え，膵臓から放出される血管活性化因子に由来する循環血液量の減少，そしてエンドトキシンショックへの予防および治療効果を有する
- □悪心や嘔吐が認められる場合は，必ず制吐剤を投与する必要がある。制吐療法を行うと，体液の喪失を防止し，生体の恒常性を維持し，さらに栄養状態の早期回復が望める
- □重症例や敗血症，感染症等が予測または認められる場合には，効果的な広範囲のスペクトラムを有する抗菌薬の使用を考慮する必要がある
- □急性膵炎は，外見上疼痛を認めなくても鎮痛薬を使用すべきである。中には重度のWind-up*疼痛が認められ，通常の鎮痛薬が効果を発揮するまではオピオイド系の鎮痛薬や脊髄神経ブロック，局所麻酔薬等の併用を必要とする場合がある
- □膵臓を休息させる目的で，数日間絶食療法を行うことが従来推奨されていたが，近年は重度の嘔吐が認められる場合においてのみ絶食が正当化されている。もし3日以内に自発的食欲の発現が見込めない場合には，特別な栄養補助手段を講じる必要がある。これらの経口的栄養補助療法は，生存率を改善するだけでなく胃腸管の健全性を保持するとともに，消化管からのバクテリアルトランスロケーションを防止する効果がある
- □中等度～重度の症例には，自由選択給餌または チューブ給餌(経鼻，経食道，胃瘻または経十二指腸)を考慮する。この場合，低脂肪食を頻回投与する
- □敗血症性腹膜炎，膵膿瘍，胆管閉塞等が認められる場合，あるいは腹腔洗浄，給餌チューブ設置のような処置が必要と判断されるときは外科的治療法が正当化されるが，外科的治療法の予後は統計的に悪く，積極的な適用は推奨されていない

＊Wind-upとは？
通常は痛みと感じない程度の刺激を連続的に加えると，徐々に痛みを感じるようになる現象で，感覚受容器から脊髄に送られる信号は増加しないにもかかわらず，脳に送られる信号は増加する現象。これはtemporal summation of second painまたは簡単にwind-upとよばれ，中枢が疼痛の感度を増大する機能をもっていることを示す。緊急時には生命の維持に不必要な痛みの信号はカットされ，微細でも生命に危険な信号は増強され，さらに不安な精神状態では痛みが増強される。このような中枢の機能は，下行性疼痛抑制系とよばれている。

参考文献

1. Frossard JL. Trypsin activation peptide (TAP) in acute pancreatitis: from pathophysiology to clinical usefulness. *JOP*. 2001 Mar;2(2):69-77.
2. Simpson KW. An update on pancreatitis in dogs and cats. Western Veterinary Conference proceeding 2012.
3. Bishop MA, Xenoulis PG, Levinski MD, Suchodolski JS, et al. Identification of variants of the SPINK1 gene and their association with pancreatitis in Miniature Schnauzers. *Am J Vet Res*. 2010 May; 71(5): 527-33.
4. Twedt DC. Acute Pancreatitis in the Dog. proceeding of ATLANTIC COAST VETERINARY CONFERENCE 2013.
5. Ruaux CG, Atwell RB. A severity score for spontaneous canine acute pancreatitis. *Aust Vet J*. 1998 Dec; 76(12): 804-8.
6. Washabau RJ, Day MJ. Canine & Feline Gastroenterology. Elsevier Saunders. 2013. pp804-805.
7. Chartier M, Hill S, Sunico S, Steiner JM, et al. evaluation of canine pancreas-specific lipase (Spec cPL®) concentration and, amylase and lipase activities in peritoneal fluid as complementary diagnostic tools for acute pancreatitis in dogs. proceedings of the 2013 ACVIM Forum Research Abstracts Program.
8. Penninck D, d'Anjou MA eds. Atlas of Small Animal Ultrasonography. Wiley Blackwell. 2008.
9. Guija de Arespacochaga A, Hittmair KM, Schwendenwein I. Comparison of lipase activity in peritoneal fluid of dogs with different pathologies--a complementary diagnostic tool in acute pancreatitis? *J Vet Med A Physiol Pathol Clin Med*. 2006 Apr; 53(3): 119-22.
10. Kim HW, Oh YI, Choi JH, Kim DY, et al. Use of laparoscopy for diagnosing experimentally induced acute pancreatitis in dogs. *J Vet Sci*. 2014 Dec; 15(4): 551-6.
11. Weatherton LK, Streeter EM. Evaluation of fresh frozen plasma administration in dogs with pancreatitis: 77 cases (1995-2005). *J Vet Emerg Crit Care (San Antonio)*. 2009 Dec; 19(6): 617-22.
12. Jane Quandt, Justine A. Lee. Chapter 164 ANALGESIA AND CONSTANT RATE INFUSIONS. In: Deborah C. Silverstein, Kate Hopper eds. Small Animal Critical Care Medicine. Elsevier Saunders. 2009.
13. Boothe DM. Small Animal Clinical Pharmacology & Therapeutics. 2nd ed. Elsevier Saunders. 2011.
14. Donald C. Plumb. Plumb's Veterinary Drug Handbook. 7th ed. Wiley Blackwell. 2011.
15. Otto CM. Antiemetic Update. International Veterinary Emaergency And Critical Care Symposium. September 9, 2005, Atlanta, GA.
16. Koch K, Drewelow B, Liebe S, Reding R, et al. Pancreatic penetration of antibiotics. *Chirurg*. 1991 Apr; 62(4): 317-22.
17. Trudel JL, Wittnich C, Brown RA. et al. Antibiotics bioavailability in acute experimental pancreatitis. *J Am Coll Surg*. 1994 May; 178(5): 475-9.
18. Platell Cl, Cooper D, Hall JC. A meta-analysis of peritoneal lavage for acute pancreatitis. *J Gastroenterol Hepatol*. 2001 Jun; 16(6): 689-93.
19. Bassi C, Briani G, Vesentini S, Orcalli F, et al. Continuous peritoneal dialysis in acute experimental pancreatitis in dogs. Effect of aprotinin in the dialysate medium. *Int J Pancreatol*. 1989 Jul; 5(1): 69-75.
20. Thompson LJ, Seshadri R, Raffe MR. Characteristics and outcomes in surgical management of severe acute pancreatitis: 37 dogs (2001-2007). *J Vet Emerg Crit Care (San Antonio)*. 2009 Apr; 19(2): 165-73.
21. Smith SA, Biller DS. Resolution of a pancreatic pseudocyst in a dog following percutaneous ultrasonographic-guided drainage. *J Am Anim Hosp Assoc*. 1998 Nov-Dec; 34(6): 515-22.
22. Marchevsky AM, Yovich JC, Wyatt KM. Pancreatic pseudocyst causing extrahepatic biliary obstruction in a dog. *Aust Vet J*. 2000 Feb; 78(2): 99-101.
23. Michael Coleman M, Robson M. Pancreatic Masses Following Pancreatitis: Pancreatic Pseudocysts, Necrosis, and Abscesses. *Compend Contin Educ Vet*. February 2005 Feb; 27(2): 147-54.
24. Twedt DC. Acute Pancreatilis in the Dog Atlantic Coast Veterinary Conference 2013.
25. Seta T, Noguchi Y, Shikata S, Nakayama T. Treatment of acute pancreatitis with protease inhibitors administered through intravenous infusion: an updated systematic review and meta-analysis. *BMC Gastroenterol*. 2014 May 30; 14: 102.
26. Piaścik M, Rydzewska G, Milewski J, Olszewski S, et al. The results of severe acute pancreatitis treatment with continuous regional arterial infusion of protease inhibitor and antibiotic: a randomized controlled study. *Pancreas*. 2010 Aug; 39(6): 863-7.
27. Robert Washaba. Michael J. Day. Canine and Feline Gastroenterology. Elsevier. 2013. pp799-821.

（竹内和義）

2-3-1

低血糖症

概要

低血糖症は血糖値が60 mg/dL以下となった状態である。生体は低血糖症を回避するために様々な機構を有している(**図1**)が，糖新生の低下または糖消費の亢進のいずれかにより血糖の恒常性が破綻すると，血糖値が低下する。グルコースは全身の組織における代謝に不可欠であり，その不足は重篤な臨床症状を引き起こす。特に中枢神経系はグルコース欠乏に敏感であり，低血糖症によって生じる症状の多くは神経系の異常によるものである。

症状

低血糖症でみられる臨床症状について**表1**に示す。軽度の低血糖では活動性低下，震え，不安がみられるが，この時点で飼い主が異常に気付くことはあまり多くない。これらの症状は低血糖に対する自律神経の反応の結果，生じるものである(**図2**)。多くの場合，重度の低血糖が起こり，運動失調，意識障害，嗜眠，痙攣発作，昏睡などがみられて初めて，動物病院を受診する。ただし慢性的な低血糖が存在すると，活動性低下や震えなどの軽度の症状がみられず，突然痙

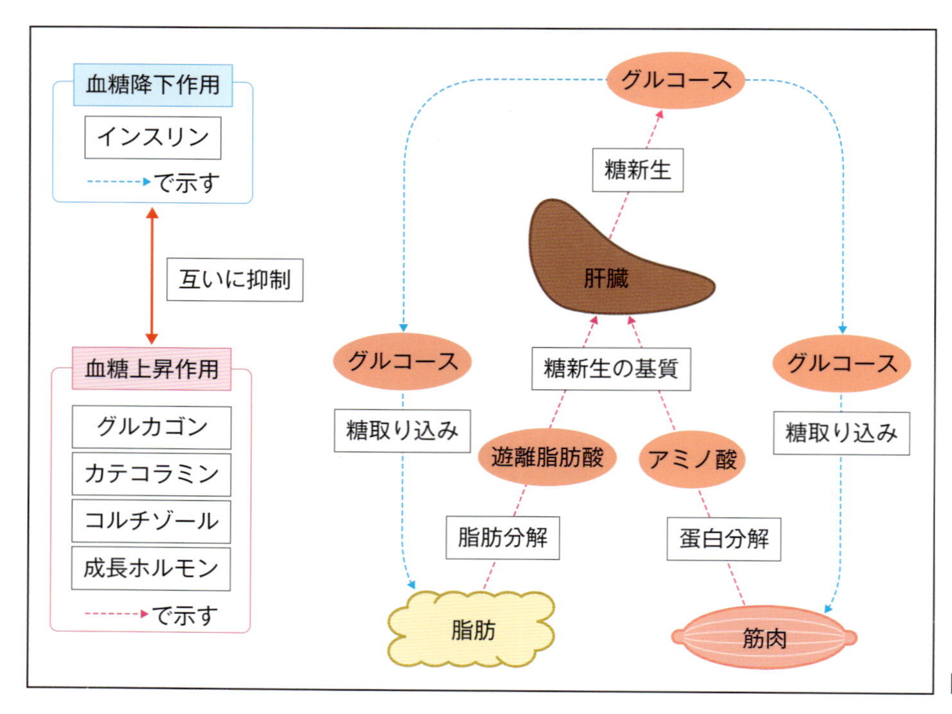

図1．血糖の恒常性の維持

表 1．低血糖症の臨床症状

活動性低下	意識障害
震え	嗜眠
不安	痙攣発作
運動失調	昏睡

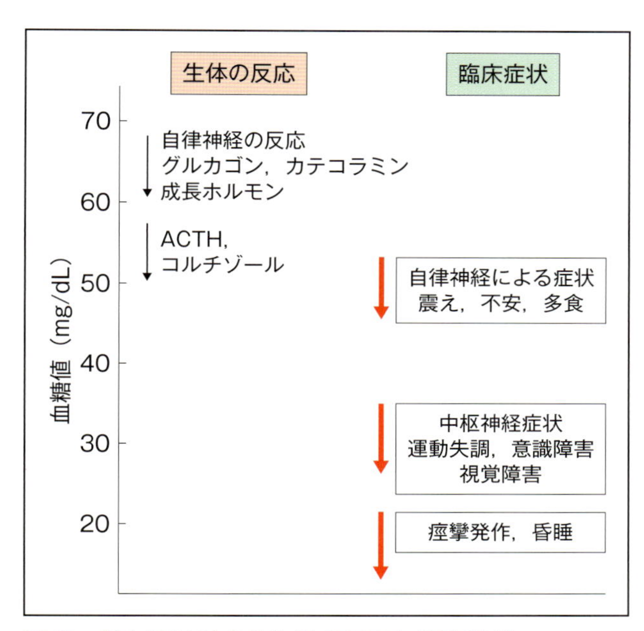

図 2．低血糖に対する生体の反応と臨床症状

攣発作が起こることが多い。これらの症状は間欠的または持続的であり，通常は数分以内に回復するが，持続する場合には重篤な中枢神経障害が起こっている可能性がある。

診断

血糖値の低下（60 mg/dL 以下）を検出することで診断する。低血糖症の診断で最も重要なことは，まず臨床症状の原因が低血糖であることを迅速に診断することである。糖尿病のモニタリングなどに使用される簡易血糖測定器の中には血糖値が偽の低値を示しやすいものもあるため，注意が必要である。

低血糖が確認されたら，低血糖症に対する治療を行いながら，その原因となる疾患について鑑別を進める。低血糖症の原因として鑑別すべき疾患について**表2**に，鑑別の進め方について**図3**に示す。ただし救急対応時には低血糖症の原疾患の鑑別は必須ではなく，まずは低血糖およびそれに伴う臨床症状を改善させることが最も重要である。詳細な検査は動物の状態が落ち着いてからで構わない。

表 2．犬と猫の低血糖症の原因

インスリノーマ
医原性（インスリン投与）
肝疾患
膵臓以外の腫瘍（肝細胞癌，平滑筋肉腫，平滑筋腫など）
副腎皮質機能低下症
子犬の低血糖
トイ犬種の低血糖
敗血症
下垂体機能不全
糖原病
腎不全
飢餓
アーティファクト

低血糖の原因の診断のために，病歴の聴取，血液生化学および電解質検査，肝臓を含む全身の画像検査を実施する。副腎皮質機能低下症が疑われる場合にはACTH 刺激試験を実施する。

● 血中インスリン濃度の評価

上記の検査で低血糖の原因が検出されない場合，もしくはインスリノーマを疑う所見がある場合には血中インスリン濃度を測定する。この際に注意すべきこととして，血中インスリン濃度の測定のタイミングが挙げられる。血中インスリン濃度の評価は低血糖状態の血液サンプルで行わなければならないため，グルコース投与による低血糖症の治療開始後には評価が困難となることがある。そのため低血糖がみられた場合には，治療開始前の血液サンプルを保存しておくとよい。低血糖状態（<60 mg/dL）において，血中インスリン濃度が基準値よりも高値であれば，インスリノーマの可能性が非常に高いが，血中インスリン濃度の評価は時に単純でない。低血糖状態では血中インスリン濃度は基準値以下に抑制されているはずであり，低血糖にもかかわらず血中インスリン濃度が基準範囲内にある場合も，異常である可能性がある。特に基準範囲

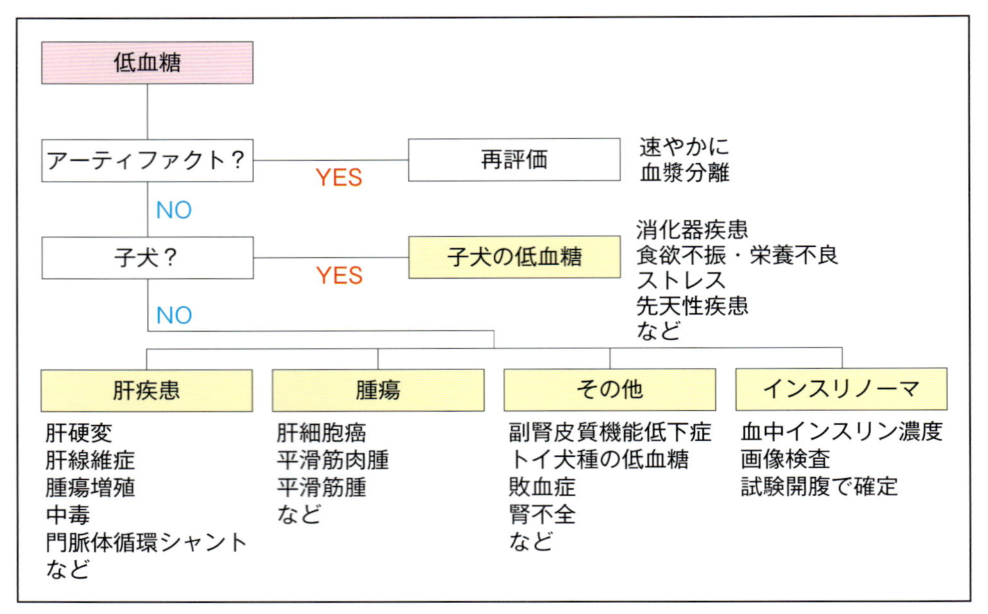

図３．低血糖の鑑別診断の進め方

の上半分である場合にはインスリノーマの可能性を考えなければならない。修正インスリン・グルコース比は血糖値が低い場合には原因にかかわらず異常値となることが多いため，インスリノーマの診断にはあまり役に立たない。

インスリノーマでは超音波検査やCT検査により膵臓の腫瘤が検出されることもあれば，試験開腹によって初めて腫瘤が発見されることもある。

治療

低血糖症の救急治療として，20％ブドウ糖5〜25 mL/headをゆっくり静脈内投与する。50％ブドウ糖1〜5 mL/headでもよいが，投与時の血管傷害を防ぐため，希釈して投与することが望ましい。その後，必要に応じて2.5〜5％のブドウ糖を含有する輸液の静脈内持続点滴を実施する。これらによって状態が落ち着いたら，食事を与える。食事は1日4〜5回以上に分割して，少量頻回給餌する。

もしもブドウ糖の投与で低血糖が改善されない場合には，グルカゴン0.3〜0.6 μg/kg/hrの静脈内持続投与を併用する。インスリノーマでは血糖値を増加しすぎると，腫瘍から大量のインスリンが分泌され，さらに重度の低血糖が起こる危険性がある。そのためブドウ糖やグルカゴンの投与は必要最小限とするべきである。これらの治療は臨床症状を改善するのが目的であり，血糖値は50〜100 mg/dLの範囲内であればよい。

血糖値が増加しても痙攣発作などの中枢神経症状が治まらない場合，低血糖による不可逆性の中枢神経障害と脳浮腫が起こっていたり，低血糖とは別に中枢神経疾患が存在するなどの可能性が考えられる。このような場合にはジアゼパムの投与を行うほか，脳浮腫の治療のためグルココルチコイドやマンニトールを投与する。

● 自宅で低血糖発作を認めた際の対応法

もしも自宅で低血糖と思われる発作が起こった場合には，飼い主に動物の歯肉に糖液（できればブドウ糖，なければ砂糖でも可）を塗布させ，可能であれば少量の食事を与えてから動物病院を受診してもらう。インスリン投与中の動物や低血糖症の既往のある動物では，あらかじめこれらの対応法を飼い主に伝え，緊急の場合に備えておくとよい。

● 緊急状態を乗り越えた後の治療

緊急状態を乗り越えたら，原疾患の治療を行う。

表 3．治療法によるインスリノーマの犬の予後

治療法	生存期間中央値
外科的治療＋内科的治療	785 日
内科的治療のみ	196 日

表 4．ステージ分類によるインスリノーマの犬の予後 [1]

ステージ	生存期間中央値
ステージⅠ（腫瘤が膵臓に限局）	785 日
ステージⅡ（付属リンパ節に転移）	547 日
ステージⅢ（肝臓などに遠隔転移）	217 日

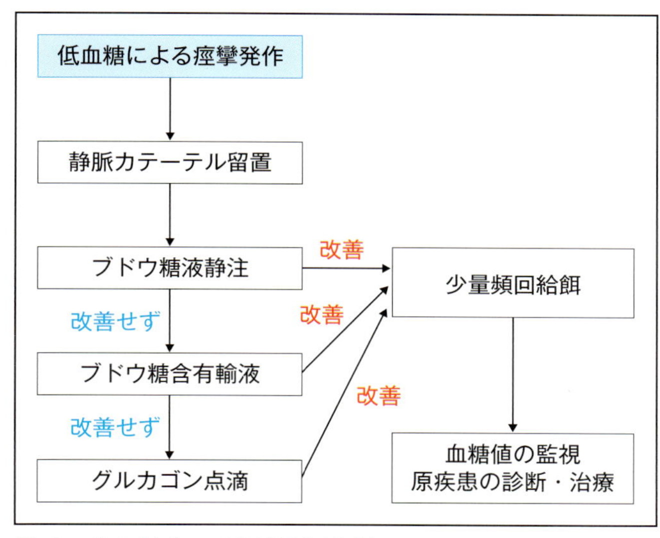

図 4．救急対応の手順（低血糖症）

インスリノーマの場合

インスリノーマの治療の第一選択は腫瘍の外科的切除である。インスリノーマを外科的に切除すれば多くの場合血糖値は増加するが，手術後にも低血糖が持続する場合には転移病巣からのインスリンの分泌が疑われる。手術前，手術適応外である場合，手術後にも低血糖がみられる場合には低血糖に対する内科的治療が必要となる。まずは少量頻回給餌による食事療法を実施する。そしてプレドニゾロンを0.5 mg/kg，1 日 2 回で投与開始し，必要であれば増量する。また低血糖を引き起こす恐れがあるため，過剰な運動は避けるよう指示する。

上記の治療を行っても低血糖症が改善しないインスリノーマの症例では，ジアゾキシド 5 mg/kg，1 日 2 回の内服を併用する。化学療法としてはストレプトゾシンが投与される。500 mg/m^2 のストレプトゾシンを必要に応じて 3 週間ごとに投与するが，投与の際には腎傷害を避けるために利尿プロトコルを実施する。

予後

低血糖症の犬および猫の予後は，その原因となる疾患とその重篤度によって大きく異なる。原因となる疾患にかかわらず，重度の低血糖症により不可逆性の中枢神経障害が生じた場合，予後は不良である。

インスリノーマでは，膵臓腫瘤の外科的切除を実施した場合，内科的治療よりも生存期間が延長する（**表 3**）。またステージ分類によって生存期間は大きく異なる（**表 4**）。

救急対応の手順（図 4）

1. 発作がみられた動物では必ず血糖値を測定する。
2. 低血糖が確認されたら，可能であればインスリン測定用の血液サンプルを保存しておく。
3. 静脈カテーテルを留置する。
4. 20％ブドウ糖液 5～25 mL/head をゆっくり静脈内投与する。
5. 2.5～5％のブドウ糖を含む輸液を静脈内持続点滴する。

ポイント

□ほとんどの場合，低血糖発作はブドウ糖の投与により改善する

□迅速に低血糖症を診断し，治療することが重要である

参考文献

1. Polton GA, White RN, Brearley MJ, Eastwood JM. Improved survival in a retrospective cohort of 28 dogs with insulinoma. *J Small Anim Pract*. 2007 Mar; 48(3): 151-6.

（西飯直仁）

2-3-2

糖尿病性ケトアシドーシス

概要

糖尿病性ケトアシドーシスは糖尿病の緊急状態であり，適切に治療を行わなければ致死的となる。未治療，治療中にかかわらず，血糖コントロールが不良の場合にはインスリンによるグルコースの取り込みが低下し，代替エネルギーとして脂質の異化および血中遊離脂肪酸の増加が起こる。遊離脂肪酸はβ酸化によりアセチルCoAとなり，TCA回路に入ってエネルギーを産生するが，過剰なアセチルCoAはアセト酢酸，βヒドロキシ酪酸，アセトンに変換される(**図1**)。これらのケトン体はエネルギー源としても利用されるが，過剰な産生は血液の酸性化を引き起こし，動物の状態を悪化させる。

このように糖尿病において過剰なケトン体の生成により代謝性アシドーシスを引き起こした状態が，糖尿病性ケトアシドーシスである。

症状

糖尿病の臨床症状(多飲多尿，体重減少)に加えて，活動性低下，食欲低下，嘔吐，呼吸促迫，衰弱などがみられる(**表1**)。通常はまず一般的な糖尿病の症状(多飲多尿，体重減少)がみられ，適切な治療が行われない場合に糖尿病性ケトアシドーシスに進行する。ただし糖尿病の症状がみられ始めてから糖尿病性ケトアシドーシスを発症するまでの期間は，個体によって大きく異なる。

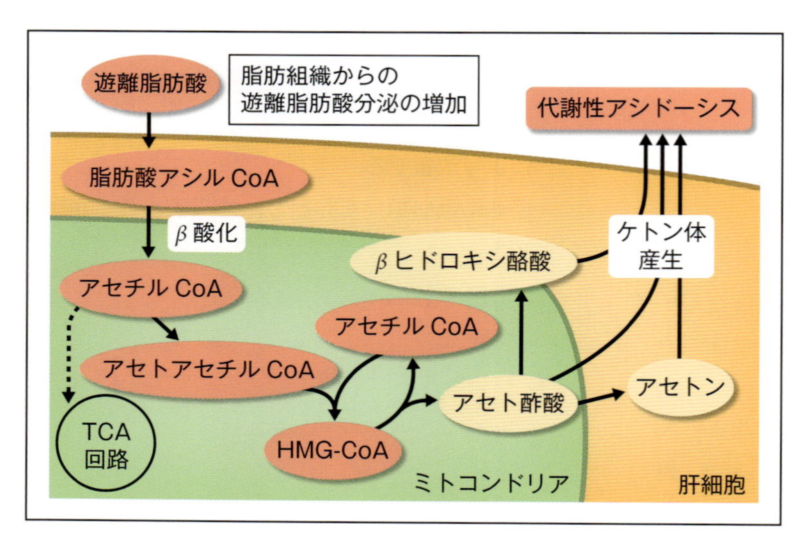

図1．糖尿病におけるケトン体の産生
HMG-CoA＝ヒドロキシメチルグルタリル CoA

表 1. 糖尿病性ケトアシドーシスの臨床症状

多飲多尿	嘔吐
体重減少	呼吸促迫
活動性低下	衰弱
食欲低下	

表 2. 糖尿病性ケトアシドーシスでよくみられるスクリーニング検査異常

高血糖	高窒素血症
高脂血症	低ナトリウム血症
肝酵素値の増加	低カリウム血症

診断

高血糖に加えて尿糖陽性，糖化蛋白(糖化アルブミン，フルクトサミン，糖化ヘモグロビン)の高値により，持続する高血糖を証明する。さらに尿ケトン体陽性，血液ガス測定によりアニオンギャップ増加を伴う代謝性アシドーシスを検出する。血液ガスが測定できない場合には，糖尿病の動物で一般状態が悪く，尿ケトン体陽性であれば糖尿病性ケトアシドーシスの可能性が高いと考えて治療を行う。

一般状態が良好だが尿ケトン体陽性の糖尿病の動物は，アシドーシスを伴わない糖尿病性ケトーシスの状態と考えられる。この場合，救急治療は必要としないが，適切な治療を実施しなければ糖尿病性ケトアシドーシスに進行する危険性がある。

また動物の状態の把握のため，脱水の程度，血液生化学検査(特に腎パネル，ナトリウム，カリウム，無機リン，**表 2**)を評価する。これらの評価項目は治療の方針に大きく影響するほか，モニタリングにおいても必須である。

治療

● 輸液

糖尿病性ケトアシドーシスの治療において最も優先されるべきなのは輸液である。糖尿病性ケトアシドーシスと診断したら早急に静脈内輸液を開始し，低下した循環血液量を改善させなければならない。インスリンの投与はしばらく(1～2時間程度)輸液を行った後でよい。

カリウム，リンの補充

輸液は循環量の改善だけでなく，カリウム(**表 3**)および無機リン(**表 4**)の補充療法としての意味もある。これらの電解質はインスリン投与後は細胞内に移動することで，血中濃度がさらに低下することが予想される。

重炭酸

糖尿病性ケトアシドーシスにおける重炭酸投与は，低カリウム血症を悪化させる危険性があることなどから慎重に行うべきである。しかし血中重炭酸濃度が12 mEq/L 以下の場合には，重炭酸の投与が推奨されている(**表 5**)。

表 3. 糖尿病性ケトアシドーシスにおける輸液へのカリウム添加量(mEq/L)[1]

血清 K^+濃度(mEq/L)	通常の K^+添加量	DKA における K^+添加量
>5.0	0	0
4.0～5.0	10	20～30
3.5～4.0	20	30～40
3.0～3.5	30	40～50
2.5～3.0	40	50～60
2.0～2.5	50	60～80
<2.0	60	80

DKA：糖尿病性ケトアシドーシス

表 4. リンの投与量

- 血清リン濃度＜1.5 mg/dL の場合，リンを投与する
- 投与量：0.01～0.03 mmol/kg/hr，CRI（リン酸として）
- リン酸二カリウム，リン酸ナトリウムの補正液は，リン酸として 0.5 mmol/mL（1 mEq/mL）の製剤が市販されている

表 5. 重炭酸の投与量

- 血中重炭酸濃度＜12 mEq/L の場合，重炭酸を投与する
- 投与量：体重（kg）×0.2×（12－血中重炭酸）
- 輸液剤に添加し，6 時間かけて輸液する（急速に投与してはならない）
- 6 時間後，血中重炭酸濃度の再評価を行う

●インスリンの投与

前述のとおり輸液が最優先の治療であるが，糖尿病性ケトアシドーシスの治療においてインスリンの投与は必要不可欠である。初期治療にはレギュラーインスリン※を用い，静脈内持続点滴投与または筋肉内投与する。

静脈内持続点滴投与

静脈内持続点滴投与では，犬では 0.1 U/kg/hr，猫では 0.05 U/kg/hr の用量で投与する。生理食塩液でレギュラーインスリンを希釈し，シリンジポンプで投与すると便利である。輸液ライン内にインスリンが吸着するため，あらかじめ薬液をラインに通して最初の液は廃棄しておくとよい。

筋肉内投与

筋肉内投与では 0.1～0.2 U/kg の用量で，血糖値をみながら 1～2 時間ごとに投与を繰り返す。静脈内持続点滴投与と筋肉内投与による治療効果に差はない。

血糖値の降下速度の注意点と目標血糖値

脳浮腫の危険を避けるため，レギュラーインスリンによる血糖値の降下速度は 50～75 mg/dL/hr 以内とすることが望ましい。これよりも血糖値の降下速度が速い場合は，インスリンの投与量を減量する。そしてまずは血糖値 200～250 mg/dL を目標としてレギュラーインスリンを投与する。目標とする血糖値に達したら，輸液剤にブドウ糖を添加して 2.5％とする。これは血糖値を正常値とすることが目的ではなく，全身の組織にブドウ糖を届け，代謝を正常化することが治療の目的だからである。

> **輸液とインスリン投与について**
> カリウム，リン，ブドウ糖は輸液剤（生理食塩液）に混ぜ，インスリンは生理食塩液で希釈して別途シリンジポンプで投与する

●治療により食欲が出てきたら

動物の状態が改善し，食欲が回復したら長期的治療に切り替える。インスリン製剤としては，犬では中間型（NPH インスリン），猫では持続型インスリン（グラルギン，デテミル，PZI など）が推奨される。同時に犬では高繊維食，猫では高蛋白・低炭水化物食による食事療法を行うことが推奨されている。

予後

糖尿病性ケトアシドーシスの予後は要注意であり，犬および猫における入院治療中の死亡率はおよそ 30％といわれていた。しかし現在では適切な治療を行うことによって救命率はこれよりも改善していると考えられる。ただし，特に腎不全などの併発疾患がある場合の治療は困難をきわめる。

※ レギュラーインスリン：速効型インスリン。作用のピークは 0.5～2 時間。作用の持続時間は 1～4 時間。ヒューマリン®R など。

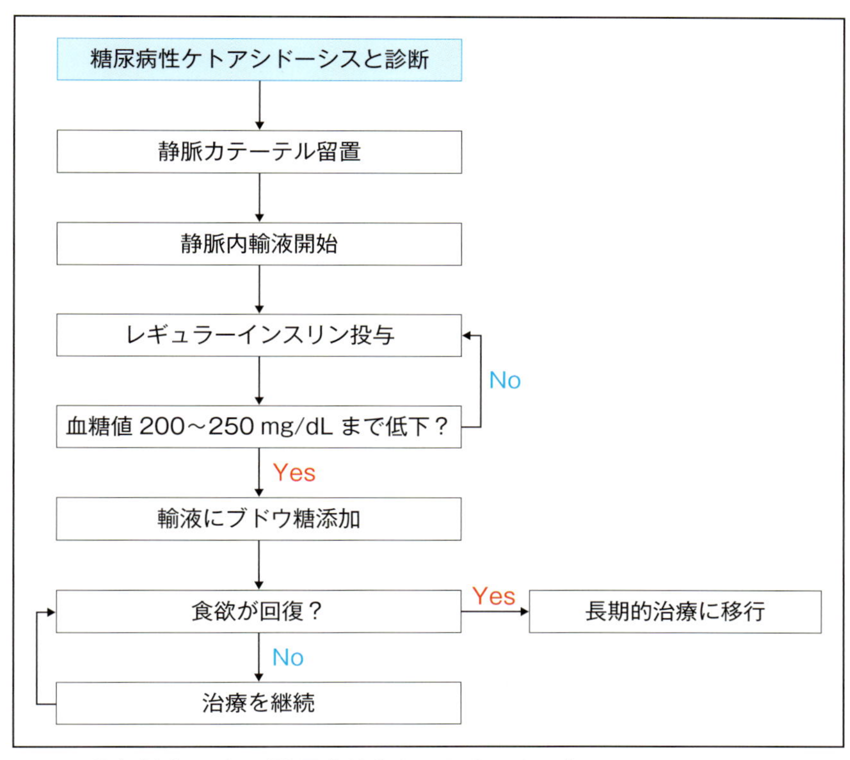

図 2. 救急対応の手順(糖尿病性ケトアシドーシス)

救急対応の手順(図 2)

1. 静脈内にカテーテルを留置する。
2. 静脈内輸液を開始。必要に応じてカリウム，リンの補充を行う。
3. レギュラーインスリンの投与。
4. 血糖値が 200～250 mg/dL まで低下したら，輸液剤にブドウ糖を添加して 2.5%とする。
5. 食欲が回復したら長期的治療に切り替える。

ポイント

□まずは積極的な輸液により，循環および電解質異常を改善する
□レギュラーインスリンを筋肉内または静脈内投与する
□急速に血糖値を降下させるのは危険である
□血糖値が低下した後は，輸液にブドウ糖を添加する

参考文献

1. Feldman EC, Nelson RW. Canine and Feline Endocrinology and Reproduction, 3th ed. Saunders. 2003.

（西飯直仁）

2-3-3

アジソンクリーゼ

概要

●副腎皮質機能低下症

副腎皮質機能低下症はアジソン病ともよばれ，副腎皮質ホルモンの分泌低下を特徴とする。副腎皮質機能低下症はまれな疾患であり，若～中年齢の犬に多く発症し，雄よりも雌に多いことが知られている。一方，猫における発生は非常にまれである。

副腎皮質の破壊に伴う分泌不全(一次性副腎皮質機能低下症)が一般的であり，その多くでは自己免疫性の機序が疑われている。その他に腫瘍や外傷による副腎傷害がある。視床下部や下垂体の障害による二次性副腎皮質機能低下症の発生は少ない。また自然発生以外にも，副腎皮質ホルモン剤を長期投与した後の休薬や，副腎皮質機能亢進症に対する投薬(ミトタン，トリロスタンなど)や副腎切除などによって生じる医原性副腎皮質機能低下症がある。

典型的な副腎皮質機能低下症ではグルココルチコイドおよびミネラルコルチコイドの両方が欠乏するが，グルココルチコイドのみ欠乏した非定型副腎皮質機能低下症も存在する。非定型副腎皮質機能低下症は，電解質異常がみられないのが特徴である。

●アジソンクリーゼ

アジソンクリーゼは副腎皮質機能低下症の緊急状態であり，適切な治療を施さなければ致命的となる可能性がある。副腎皮質機能低下症は臨床症状が非特異的であることから，診断されずに経過し，治療が遅れることによってアジソンクリーゼに陥る可能性がある。またミトタンやトリロスタンなどの過剰投与，血栓形成などによって急に発症する可能性も考えられる。

猫における副腎皮質機能低下症は非常にまれであるため，本稿では犬の副腎皮質機能低下症に限って記述する。

症状

副腎皮質機能低下症の症状は曖昧で非特異的であり，活動性低下，食欲不振，嘔吐，体重減少，徐脈などである(**表1，2**)。アジソンクリーゼではこれらの症状は重度となり，さらに重度の脱水および血管拡張による循環血液量の減少および血圧低下がみられる。重度の低血糖がみられる場合，低血糖による症状(痙攣発作など)が生じる。

診断(表2)

臨床症状，高窒素血症，低ナトリウム血症，高カリウム血症(低ナトリウム・高カリウム血症の鑑別診断を**表3**に示す)，低血糖などから副腎皮質機能低下症

表1．犬と猫の副腎皮質機能低下症でみられる症状

活動性低下	体重減少
食欲不振	振戦
嘔吐	腹痛
下痢	多飲多尿

表 2. 犬と猫の副腎皮質機能低下症でみられる検査異常

●身体検査	●X 線検査
徐脈	小心症
低体温	
腹痛	●超音波検査
	副腎の萎縮
●CBC	
非再生性貧血	
●血液生化学検査	
低ナトリウム血症	
高カリウム血症	
高窒素血症	
低血糖	
高カルシウム血症	

表 3. 低ナトリウムおよび高カリウム血症の鑑別診断リスト[1]

副腎皮質機能低下症
腎・尿路疾患
重度の肝障害
重度の消化器疾患
重度のアシドーシス
胸水貯留
うっ血性心疾患
広範な組織傷害
原発性多飲症
アーティファクト

を疑った場合，ACTH 刺激試験を実施して診断する。

● ACTH 刺激試験

ACTH 刺激試験では合成 ACTH 製剤（テトラコサクチド）を 0.25 mg/head（小型犬では 0.125 mg/head）筋肉内投与し，投与前および投与 1 時間後に採血してコルチゾール濃度を測定する。投与 1 時間後の血中コルチゾール値が＜2.0 μg/dL の場合，副腎皮質機能低下症の可能性が高い。2.0～4.0 μg/dL の場合にはグレーゾーンであり，完全には副腎皮質機能低下症を否定できない。＞4.0 μg/dL の場合，副腎皮質機能低下症は否定的である。

注意すべき点として，治療のためのグルココルチコイド投与が ACTH 刺激試験の結果に干渉する可能性があることが挙げられる。グルココルチコイド投与は ACTH 刺激試験終了後に実施すべきである。

コルチゾールの院内測定ができない場合，救急対応時においてすぐに ACTH 刺激試験の結果が得られず，確定診断に至らない。このような場合には ACTH 刺激試験を実施した後，副腎皮質機能低下症と仮診断して治療を行うしかない。

治療

● 輸液

アジソンクリーゼを疑う動物は循環血液量減少および低血圧の状態にあるため，早急に静脈内輸液を開始し，循環量を改善させなければならない。輸液には高カリウム血症に対応するためにカリウムを含まない生理食塩液を使用する。輸液速度は生化学検査や血圧などのモニタリング結果に応じて調整する。ほとんどのアジソンクリーゼの動物は静脈内輸液の実施のみによって状態が改善する。低血糖が確認された場合，ブドウ糖の投与を行う（詳細は「2-3-1 低血糖症」を参照のこと）。

● 副腎皮質ホルモン製剤

アジソンクリーゼの治療においてグルココルチコイドの投与は必須である。デキサメサゾン（0.1～2.0 mg/kg，静脈内投与。その後 0.05～0.1 mg/kg，BID，静脈内投与）が第一選択のグルココルチコイドである。デキサメサゾンは基本的には ACTH 刺激試験を実施してから投与する。しかし，非常に重症であり緊急を要する動物においては，まずデキサメサゾンを投与し，その後，速やかに ACTH 刺激試験を実施してもよい。静脈内輸液を実施していれば，この時点でミネラルコルチコイドの補充は必須ではない。

経口投与が可能となったら，酢酸フルドロコルチゾン（0.01～0.02 mg/kg，BID）の投与を開始する。最初

表 4．副腎皮質ホルモン剤の作用

薬剤	グルココルチコイド作用	ミネラルコルチコイド作用
ヒドロコルチゾン	1	1
プレドニゾロン	4	0.8
デキサメサゾン	30	0
フルドロコルチゾン	10	125
アルドステロン	0.3	3,000

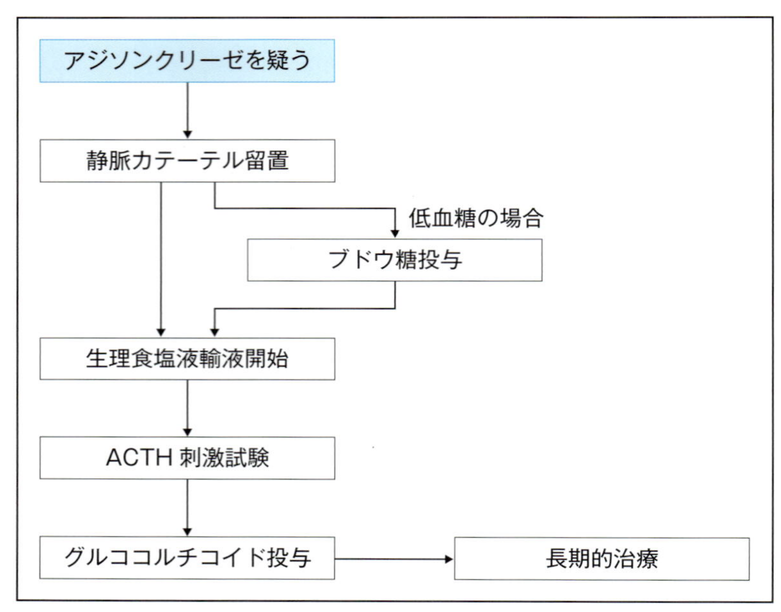

図 1．救急対応の手順(アジソンクリーゼ)

はプレドニゾロン(0.1～0.2 mg/kg，BID，経口投与)と併用するが，プレドニゾロンの投与が必要ない動物も少なくないため，可能であれば漸減，中止する。国内未発売であるが，ピバル酸デスオキシコルチコステロン(DOCP)(2.2 mg/kg，25 日ごとに皮下または筋肉内投与)を酢酸フルドロコルチゾンの代わりに使用することもできる。DOCP を使用する場合，プレドニゾロンの併用が必要である。

治療の目標は臨床症状を改善すること，可能であればナトリウム，カリウム，BUN を正常化することである。ただしフルドロコルチゾンを使用する場合，電解質を正常範囲内にしようと投与量を増加するとグルココルチコイド作用が過剰となり，医原性副腎皮質機能亢進症を生じる可能性があるため注意が必要である(**表 4**)。

予後

適切な治療を実施すれば，アジソンクリーゼの動物は 24 時間以内に状態が改善する。しかし速やかに循環血液量の低下が改善されなければ腎不全などの臓器障害を引き起こし，致死的となる可能性がある。アジソンクリーゼから回復し，適切な長期的治療を受けている動物の予後は良好である。

救急対応の手順(図 1)

1. アジソンクリーゼを疑う動物では，まず静脈カテーテルを留置し，速やかに生理食塩液の輸液を開始する。
2. 低血糖がみられる場合，ブドウ糖を投与する。

3. 診断のために ACTH 刺激試験を実施する。
4. グルココルチコイド(デキサメサゾン)を投与する。

ポイント

□グルココルチコイド投与前に ACTH 刺激試験を実施する

参考文献

1. Feldman EC, Nelson RW. Canine and Feline Endocrinology and Reproduction, 3th ed. Saunders. 2003.

（西飯直仁）

2-4-1

無尿

概要

無尿とは，尿量が0.07 mL/kg/hr未満まで低下した状態を示す。無尿の原因として，腎前性，腎性，腎後性が挙げられる。これらの因子によって急性腎障害(acute kidney injury，AKI)の病態を発現し，無尿という症状を招来する。

AKIは早期治療によって組織再生を促すことで，機能回復の可能性を高めることができる可逆性の病態が一般的である。一方で，回復不可能な状態に陥り慢性経過をたどる場合もある。本稿では，それらの治療法を主に紹介していきたい(腎後性腎障害に関しては「2-4-2 尿路閉塞」で解説する)。

原因

AKIの原因を**表1**[1]に示す。その原因は，腎前性，腎性，腎後性の大きく3つに分類される。腎前性AKIは循環血液量や血圧の低下によって腎臓への血流が減少し，それに伴い腎臓からの濾過量も減少する。したがって，腎臓への流入血液量を回復させることで，腎機能が改善してくる。しかしながら，治療されずに長時間腎臓を虚血状態におくと，腎臓組織に直接的な損傷を与え，腎性の腎障害へ発展することもある。腎性AKIは，病因によって様々な病態を示し，回復が不可能な場合も多い。腎後性AKIに関しては「2-4-2 尿路閉塞」で解説する。一方で，AKIの発生原因が不明な症例も多く，猫で24%，犬で26〜46%といわれている[2,3]。

また，慢性腎臓病(CKD)に併発してAKIを発症する場合がある。このような場合は，治療を施しても，正常まで回復するわけではない。したがって，AKIに陥るまでの検査データや臨床症状を可能な限り聴取し，予後判定の指標とすることも必要である。

症状

一般的に，沈うつ，食欲不振，低体温，脱水などが認められ，尿毒症症状が発現すると，嘔吐，下痢，口臭，徐脈や不整脈，さらに状態が悪化すると，ショック，痙攣，虚脱など様々な臨床症状を呈する[4]。症状が急性に発生するため，被毛の光沢消失や削痩は認められない。もしも削痩や被毛粗剛，多飲多尿，貧血などが存在する場合には，根底に慢性腎臓病がないかも含め検討していく。

AKIの腎臓は腫大していることが多く，触診にて痛みを生じるため，動物は触診を嫌がることもある。

診断

2013年，獣医学領域におけるAKIの重症度と分類の評価法として，International Renal Interest Society(IRIS)はAKIグレーディング(**表2**)を提唱した[5]。AKIのグレーディングは腎機能が刻々と変化する中で評価しなければならないため，グレードが示す内容は一時点での病態であり，その変化(例えばAKIの進行または改善，慢性腎臓病への移行など)に従って随時評価し直す必要がある。高窒素血症の重症度と

表 1．AKI の病因

1．腎前性 AKI
腎還流の低下による糸球体濾過量（GFR）の低下。可逆性の血清 Cre および尿素窒素の上昇。腎実質障害は存在しない
・血管内容積喪失（出血，胃腸内喪失，尿中喪失，利尿薬過剰投与） ・心拍出量の低下（心原性ショック，心膜疾患，うっ血性心臓病，弁膜症，肺疾患，敗血症） ・全身性血管拡張（敗血症，アナフィラキシー，薬剤，全身麻酔） ・腎血管収縮（急性高カルシウム血症，ヨード系造影剤，NSAIDs，ACE 阻害薬，ノルエピネフリン）
2．腎性 AKI※
腎実質の障害
・腎動静脈の血栓塞栓，梗塞，DIC ・尿細管障害：内因性毒素（ミオグロビン，ヘモグロビン，尿酸など），外因性毒素（アミノグリコシド，抗がん剤，造影剤，ぶどう・レーズン（犬），ユリ（猫）など），虚血（血液量の減少，敗血症，出血，心不全など） ・尿細管間質障害：感染（腎盂腎炎，レプトスピローシス症など），腫瘍，腎移植 ・糸球体障害：炎症（免疫／非免疫介在性） ・その他：エチレングリコール中毒
※腎性 AKI を示す全身性疾患：感染症（FIP，バベシア症，リーシュマニア症，細菌性心内膜炎），全身性炎症反応症候群，敗血症，多臓器不全，膵炎，肝腎症候群，悪性高血圧，全身性エリテマトーデス（SLE），腹膜炎，血管炎，高カルシウム血症
3．腎後性 AKI
尿排泄経路の閉塞
・上部尿路閉塞（尿管；出血，血栓，結石，肉芽腫，周囲リンパ節腫大など） ・下部尿路閉塞（膀胱頚部；腫瘍，前立腺；腫瘍，嚢胞，膿瘍，尿道；結石，肉芽腫，外傷など） ・腹尿症

参考文献 1 より引用・改変

表 2．IRIS AKI グレーディング

AKI グレード	血清 Cre	説明	サブ・グレード
グレードⅠ	＜1.6（mg/dL） （＜140 μmol/L）	高窒素血症を認めない AKI ① AKI と診断（過去の経歴，臨床症状，検査結果または画像診断にて AKI を示唆する所見の存在，臨床的に乏尿／無尿，補液反応性※1） ②正常範囲内で進行性に血清 Cre 値の上昇（48 時間以内に≧0.3 mg/dL（≧26.4 μmol/L）），または補液反応性※1 ③尿量測定にて乏尿（＜1 mL/kg/hr）を確認または 6 時間以上の無尿	各グレードの AKI はさらに以下の①と②を評価する ①非乏尿または無尿／乏尿※2 ② RRT※3 の必要性の有無
グレードⅡ	1.7～2.5 mg/dL （141～220 μmol/L）	中等度 AKI ① AKI と診断され，かつ維持性または進行性高窒素血症 ②進行性高窒素血症および血清 Cre 値の上昇（48 時間以内に≧0.3 mg/dL（≧26.4 μmol/L）），または補液反応性※1 ③尿量測定にて乏尿（＜1 mL/kg/hr）を確認または 6 時間以上の無尿	
グレードⅢ	2.6～5.0 mg/dL （221～439 μmol/L）	中等度～重症度 AKI AKI と診断され，進行性高窒素血症および進行性腎機能不全	
グレードⅣ	5.1～10.0 mg/dL （440～880 μmol/L）		
グレードⅤ	＞10.0 mg/dL （＞880 μmol/L）		

※1　補液反応性：補液開始 6 時間以内に尿量が 1 mL/kg/hr 以上に上昇，および／または補液開始 48 時間以内に血清 Cre 値が基礎値まで低下
※2　非乏尿（non oliguric）：尿量＞1 mL/kg/hr
※2　無尿／乏尿（oligoanuric）：6 時間以上無尿または尿量＜1 mL/kg/hr
※3　RRT：腎代替治療
参考文献 5 より引用・改変

生存率に相関があるという報告もあり，グレーディングの重要性を示唆している[6]。

● 問診

経緯を聴取することは，非常に重要である。AKIはそれまでに症状がなく，数日以内に急激に発症する病態である。ここで，慢性腎臓病が根底になかったか，今までの検査データが存在するのかも聞いておくとよい。さらに，誤食，中毒物質などへの曝露，投薬，外科手術や感染症の有無など，AKIの原因となるファクターがなかったかも重要な問診事項である。

● 身体検査

まずは，体重測定や脱水の状態，体温，呼吸数，心拍数を測定する。ツルゴール試験（皮膚をつまみ上げて，元の状態に戻るまでの時間をみる）や結膜の乾燥，眼球の陥没，毛細血管再充満時間（CRT；正常は1秒以内），血圧などで簡易的に脱水の状態を把握することができる。前述したように，腹部触診にて，腎臓の大きさや疼痛の有無などを確認する。虚脱状態に近い場合は，CRTや股動脈圧（60 mmHg以下では触知不可）を触知し，簡易的な血圧の指標として用いることも可能である。

● 血液検査

CBC

CBCでは，AKIに特異的な変化は認められない。ただし，脱水や腎前性に循環器の機能不全がある場合などは，PCVや総蛋白の上昇が存在することもある。根底に慢性腎臓病がある症例では，非再生性貧血が認められる場合があるため，しっかり確認する。白血球数は腎実質や腎盂の感染が存在するような症例では上昇する。

血液生化学検査

血液生化学検査では，血中尿素窒素（BUN），クレアチニン（Cre）の上昇を示すことが多い。しかしながら，BUNは異化亢進や食事，消化管内出血や脱水によって，またCreは筋肉量によって影響されることに加え，糸球体濾過量が75％以上低下しないと変動しないため，データを評価する際にはそれらも十分加味して検討する。高リン血症は，AKIにて特徴的に認められる異常である。高カルシウム血症または低カルシウム血症どちらも起こり得るが，高リン血症によって低カルシウム血症となる場合や，高カルシウム血症が引き金となって腎障害に陥っている場合もある。また，AKIでは代謝性アシドーシスとなることが多いため，症状が重篤な場合は血清重炭酸値の測定も行う。

● 尿検査

無尿の状態では，採尿することが困難な症例も存在する。しかしながら，尿検査は比較的重要な検査であるため，可能な限り採尿を試みる。基本的には経皮的穿刺法で清潔に採尿し，尿培養までしっかり行う。最低でも色，比重，蛋白，グルコース，ケトン体，尿沈渣の確認は行う。

尿比重

尿比重が犬：1.013〜1.029，猫：1.013〜1.034を示す場合は，尿の濃縮能の喪失を示唆しており，腎機能低下から腎性AKIが疑われる。一方，重度の高窒素血症で尿比重が正常な場合は，腎前性の可能性が高い。尿蛋白は，炎症に伴って尿中に現れることがある。高度な尿蛋白があり，腎前性または腎後性の尿蛋白ではないことが明らかとなった場合，さらに尿蛋白／クレアチニン比（UPC）を測定した方がよい。UPCは腎性の蛋白尿の評価に用い，尿中の蛋白と尿中クレアチニンの比で表される。糸球体や尿細管の異常により尿中の蛋白量が増加すると，UPCも上昇する。UPCは測定する検査機関により基準値が異なるため，それらをもとに評価する。

尿糖

尿糖が認められる場合（血糖値は正常），近位尿細管障害の存在を示す所見のひとつとなる。

尿沈渣

尿沈渣では，赤血球，白血球，尿細管上皮，顆粒円柱などを確認する。細菌が認められるような場合は，薬剤感受性試験は必須である。

● 画像検査

X線検査では，AKIの腎臓は一般的に腫大して認められることが多い。しかしながら，腎臓の内部構造をX線で確認することはできないため，超音波検査

表 3．脱水の基準

体重の変動から測定する
AKI のような急激な症状悪化の際にのみ使用する。また，AKI が始まる前の体重が分かると，よりよい指標となる。 輸液療法を行った前後などでも，体重の変動（例えば，朝と夕方の体重の変動）である程度の水和状態の変化を確認することができる。この際には，単位時間あたりの尿量も考慮する。
脱水 ＝ AKI に陥る前の体重 － その時点での体重
血液検査から算定する
AKI に陥る前の PCV×0.6×（1－AKI に陥る前の PCV ／その時点での PCV）
一般身体検査をもとに推定する

脱水	一般身体検査所見
<5%	全身状態には現れない
5～8%	ツルゴール試験：2～3 秒 CRT：2 秒 結膜の乾燥 眼球のわずかな陥没
8～10%	ツルゴール試験：6～10 秒
10～12%	ツルゴール試験：20 秒以上 CRT：3 秒 結膜の乾燥 眼球の顕著な陥没
>12%	血圧低下 意識喪失，ショック症状 死亡する危険性が高い

を行う必要がある。

超音波検査では，通常，皮質や髄質が高エコーに認められる[7,8]。急性尿細管壊死やエチレングリコール中毒によるシュウ酸カルシウム沈着では，特に皮質のエコー輝度が高くなる。また，髄質のリムサインとよばれる，髄質と皮質の境界に平行して現れる円周性の高エコー帯が認められる場合がある[7,9]。しかしながら，このサインだけで AKI と正常な腎臓を臨床的に区別することは難しいため，腎臓のサイズ，形状，輪郭，内部構造を総合的に加味して判断する必要がある。

治療

● 内科的治療

脱水や高窒素血症などの状態によって輸液療法による管理を開始する。そこで重要なのは，AKI における水和状態の把握である。人では AKI における過水和は予後不良因子のひとつとされており，多臓器不全発症率を上昇させるといわれている[10]。したがって，輸液を開始する前に，水和状態を明確にする。

輸液療法

【水和状態の評価】

確認法として，ツルゴール試験の簡易的な検査では不十分なため，輸液開始前の体重と，可能なら疾患に陥る前の体重との差，input（飲水量）と output（尿量）のバランス，血圧，心拍数，CRT などを加味して検討する。

尿産生が可能かを確認する前に輸液を積極的に行うことは危険で，過水和になると肺水腫に陥る可能性がある。しかしながら，犬と猫では嘔吐の影響などから脱水に陥っている場合が多いことから，腎前性による腎臓へのダメージを最小限にくい止めるために輸液を開始する。脱水の基準について**表 3** に示す。

【輸液量の算定】

輸液量の算定は，欠乏した脱水量，さらに維持量を考慮する。脱水量の 1/2～3/4 量を 2～6 時間かけて急速に補正する。輸液量は 10～20 mL/kg/hr とし，肺水腫などが起こらないよう細心の注意を払って投与する。

投与中の水和状態のモニタリングとして，輸液量と尿量（正常な尿量 1〜2 mL/kg/hr），これらと体重との関係性，呼吸状態，チアノーゼの有無，肺音，血圧，ヘマトクリットや総蛋白・アルブミンの変動などを重点的に観察しながら，綿密に輸液量を調整する。その後，1 日の維持量（40〜60 mL/kg）と残りの脱水量，嘔吐や下痢，尿中に排泄される喪失量を総括して，輸液量を随時決定していく。

輸液剤の選択として，まずは細胞外液量を補う必要があるため，ナトリウムの入った生理食塩液や乳酸リンゲル液などの等張性電解質液を用いる。しかしながら，一般的にこのような状況下では，高カリウム血症が同時に認められることが多い。重篤な高カリウム血症は心伝導系に異常を来すため，死に直結する可能性が最も高いリスクファクターである。重度の高カリウム血症の際には，乳酸リンゲル液などの前段階としてカリウムを含まない輸液剤（開始液）を第一選択とする。

ただし，尿産生が開始されると体内の老廃物などにより浸透圧利尿が起こる。利尿期に突入した動物は，急速にカリウムが尿中に排泄されるため，低カリウム血症へ移行してしまう。したがって，血液中の電解質検査を頻回に行い，その結果から乳酸リンゲル液や生理食塩液などへ変更する。高カリウム血症が重度でない場合は，最初からこれらの電解質輸液剤でも十分対応可能である。

輸液中の水和状態のモニタリング
□輸液量と尿量（正常な尿量 1〜2 mL/kg/hr）
□上記と体重との関係性
□呼吸状態
□チアノーゼの有無
□肺音
□血圧
□ HCT，TP と Alb の変動
これらを重点的に観察しながら，綿密に輸液量を調整する

高カリウム血症への対応

【カルシウム剤】

高カリウム血症の際には，心毒性を軽減する目的で，カルシウム剤を使用する場合もある。8.5％グルコン酸カルシウム 0.5〜1 mL/kg を 10〜15 分かけてゆっくりと静脈内投与する。過剰投与はさらなる不整脈の原因となる場合があることから，心電図などでモニターしながら投与することを推奨する。この作用は短時間であり，カリウムへの拮抗的作用のみであるため，カリウムの相対量は変化しないことを念頭に置かなければならない。

【インスリン】

また，一時的にカリウムを細胞内へ取り込ませて高カリウム血症を是正する方法として，インスリンの投与がある。血中のグルコースが細胞に取り込まれる際に，一緒にカリウムが細胞内に移動することを利用しており，レギュラー（速効型）インスリン 0.5〜1 U/kg 投与後 1 時間前後でカリウムが 1〜2 mmol/L 程度低下し，数時間持続する。ただし，血中グルコース濃度をモニタリングしていないと，高カリウム血症が激しい症例ほど低血糖を起こす危険性がある。そのため，50％ブドウ糖液 1〜2 mL/kg を緩徐に静脈内に投与し，血中グルコース濃度をモニタリングしながら，必要ならさらに低濃度のブドウ糖液を追加するなど，低血糖が招来されないよう注意して維持する。

低カリウム血症への対応

浸透圧利尿によって利尿期に入ると尿細管が水分と電解質の調節ができないため，一気に低カリウム血症，低ナトリウム血症，脱水に陥る可能性が高い。前述の水和状態のモニタリングと電解質測定は初めは頻回に行う。

低カリウム血症の補正を**表 4** に示す。低カリウム血症の臨床症状としては，神経症状，筋肉障害，不整脈が認められる場合もある。カリウム製剤は糖の入っていない輸液剤に混合して投与する。糖の入った輸液剤を使用すると，インスリン分泌が起こり，カリウム

表 4．カリウム補正

血清カリウム濃度（mEq/L）	輸液 1 L における KCL（mEq）
3.5〜4.5	10
3.0〜3.5	20
2.5〜3.0	30
2.0〜2.5	40
<2.0	60

KCL：カリウム製剤

が細胞内に取り込まれる可能性がある。また，カリウムの急激な上昇は心伝導系に負担が生じるため，カリウムの最大投与速度は0.5 mEq/kg/hr以下とされている。カリウムが高濃度になった輸液剤ほど，頻回に血中の電解質濃度を測定し，高カリウム血症に陥らないよう注意する。カリウムが補正され始めたら，随時血清カリウム濃度にあわせてカリウム製剤（KCL）の添加量を変えた新しい輸液剤に変更する。

代謝性アシドーシスへの対応

AKI時の代謝性アシドーシスは主に軽度〜中程度であり，乳酸などの緩衝剤を含有する輸液剤を用いることで改善することが多い。

輸液療法により尿産生が得られたなら，多尿がある程度落ち着いてきたところで，糖の入った維持液などに切り替え，BUNやCreが落ち着いた段階で，静脈輸液から離脱する。

利尿薬とカテコラミンの使用について

利尿薬やドブタミンなどによる利尿は，脱水補正がなされた後でも尿が産生されない場合に使用する。フロセミドは1〜4 mg/kgで用いることができるが，初めに1〜2 mg/kgで静脈内投与し，その後30分でも効果がない場合は2〜3回追加投与する。マンニトール（0.5〜1 g/kg）は静脈内持続点滴または4〜6時間ごとにボーラス投与で使用するが，過剰投与は危険である。

利尿薬の投与にて効果が認められない場合は，血管拡張作用，心拍出量増加などを目的としてドパミン1 μg/kg/min，静脈内持続点滴またはドブタミン2.5〜5 μg/kg/min，静脈内持続点滴を開始する。猫ではドパミンレセプターが腎臓に存在しないといわれているが，心拍出量増加作用の可能性を期待し，利尿薬の効果がない場合はこれらの薬剤を使用してみる価値はあると考えられる。

● 腹膜透析

腹膜透析（PD）とは，腹膜を半透膜として使用し，体液中の有毒物質や水分を腹腔内に貯留させた液体との間でコントロールする方法である。腹膜透析は血液透析にくらべ不均衡症候群※などが発生しにくく，使用する用具もすぐに手に入るものが多い。したがって，一般臨床においてすぐに適応可能な処置のひとつであり，無尿状態が継続した場合，腎臓が機能し始めるまでの回避的処置として大変有用な方法である。AKIの原因によって様々な報告がなされているが，その有効性は60〜80％といわれている[11-13]。

腹膜透析の概要

腹膜には，腹腔内臓器を被覆する臓側腹膜と，腹壁内側を被覆する壁側腹膜が存在する。腹膜は腹腔側から，中皮，間質，血管で構成されており，中皮表面は微絨毛によって表面積を広げ，体表面積と同じくらいの面積があるといわれている[14]。また，腹腔内に存在するリンパ管も透析の一端を担っている。

腹膜透析は拡散と浸透圧を利用して行われる。拡散は，濃度勾配によって，溶質が濃度の高い側から低い側へ移動する。さらに，拡散のスピードは分子量の大きさにも左右されるため，例を挙げるとそのスピードはBUN＞Cre＞アルブミンとなる。また，浸透圧を作り出すために，透析液にはブドウ糖が溶解されている。透析液の種類によってブドウ糖濃度が変えてあり，濃度が高いものほど水分除去率が高い。

腹膜透析の適応と禁忌を**表5**に示す。人で一般的に用いられている腹膜透析用透析カテーテルは，長期的使用を目的としている。そのため，カテーテルの途中にダクロンカフが付いており，腹壁と皮下に固着するようになっている。しかしながら，獣医療においては腹膜透析で長期維持を目指すよりは，AKIの治療

表5．腹膜透析の適応と禁忌

適応	禁忌
乏尿または無尿	横隔膜ヘルニア
尿路閉塞	腹腔内感染症
尿路損傷	重度循環器や呼吸器疾患
中毒	低蛋白血症
高度な過水和状態	消化管の手術後
高カルシウム血症	蛋白異化亢進状態
高カリウム血症	
膵炎	

※　不均衡症候群：急激に血管内尿素が除去されることによって，細胞内外に浸透圧勾配が発生するため，細胞外液が細胞内へ移動し，細胞浮腫となる。これによって脳浮腫が起こり，神経症状や突然死を招来する現象である。

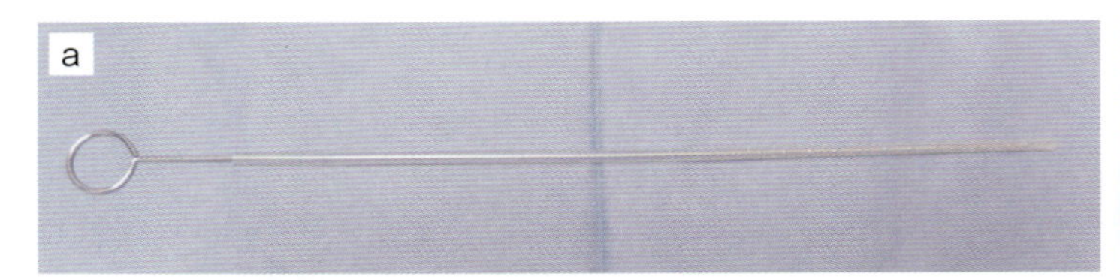
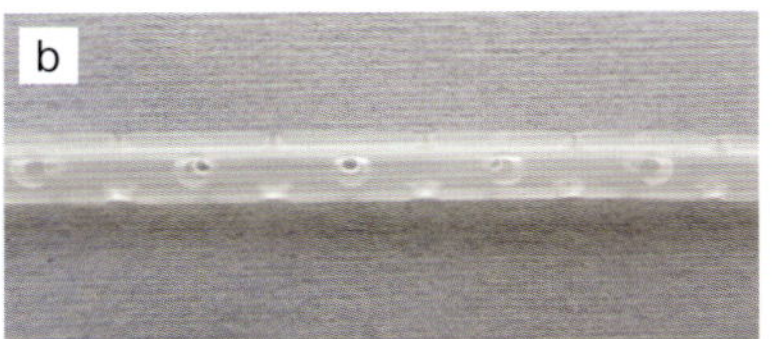

図 1. 腹膜透析カテーテル
a：透析カテーテル
b：その先端。多孔性

を開始してから尿産生が始まるまでの回避処置として，一時的に(2～5日間程度)挿入しておくことがほとんどである。したがって，透析が不必要になった場合に抜去することを考慮すると，このカフ付きカテーテルは使用しにくい。

非全身麻酔下でのカテーテル挿入

麻酔が困難な症例では，局所麻酔で小さな切開部位から腹膜透析カテーテル(**図 1**)を簡易的に挿入する方法がある。このカテーテルはスタイレットが内臓されているため，カテーテルの挿入方向をある程度コントロールしやすい。しかし，この方法で最も問題となるのは，カテーテル孔の大網による閉塞である。この方法で設置すると高率に閉塞が起こり，透析液の回収不足，透析の中断を余儀なくされる。1～2日程度の透析ならばこの方法でも可能と考えるが，カテーテルが閉塞してしまった場合，または5～7日程度の透析が必要な場合は，簡易的挿入で動物のコンディションが少しでも改善した後，または高カリウム血症の治療などを行いながら，全身麻酔下で開腹し大網切除と同時にカテーテルを挿入する。

全身麻酔下でのカテーテル挿入

例えば，前述の内科的治療で腎機能の回復が認められず数日間無尿が継続した場合，生命の危機に直面せざるを得ない。したがって，何もせずに経過の進行をみているだけよりは，内科的治療に反応する猶予期間を設けるためにも，危険を伴うが，他に治療法がないことを飼い主にインフォームド・コンセントし，さらに進行する前に早急に全身麻酔下でのカテーテル挿入を試みる場合もある。

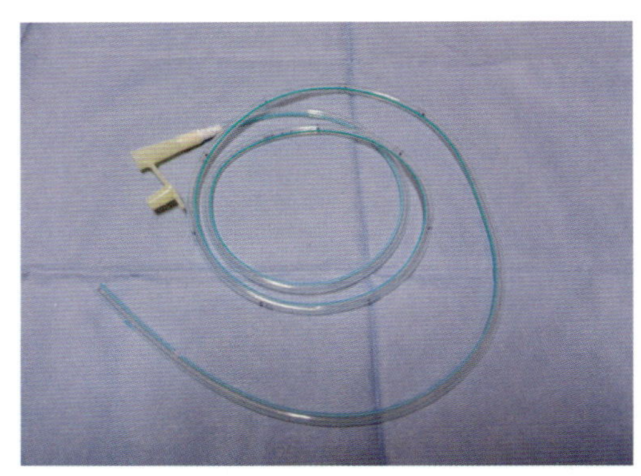

図 2. 栄養チューブ

全身麻酔下でカテーテル設置をする際には，筆者は腹膜透析用カテーテルよりも太い15 Fr程度の栄養チューブ(**図 2**)を用いることが多い。栄養チューブの先端の孔は少ないため，腹腔内に挿入する部位までの間にいくつか孔を追加する。

【手順】

まずは，開腹して脾臓への血管を損傷しない程度に，大部分の大網を切除する。皮膚にカテーテルが通る程度の小さな切開を加えてカテーテルを引き込み，皮膚の切開部位と腹壁のカテーテル挿入部位が重ならないようにするために，皮下を2～3 cm通す(**図 3a**)。

腹壁の腹腔側から皮下へ鉗子で穴を開け，鉗子でカテーテルを腹腔内に引き込む。この際，カテーテルは絶対に開腹した筋層や皮膚の切開部位より体内へ挿入してはならない。その後，カテーテル先端を肝臓と横隔膜の間に挿入していく。人では座位で透析液の回収をするためダグラス窩※に入れるのが通常であるが，筆者の経験では，小動物においては肝臓側に留置した

※　ダグラス窩：基本的には女性の子宮と直腸の腹膜腔とされているが，男性では膀胱と直腸の間の腹膜腔を示す場合にも用いられる。

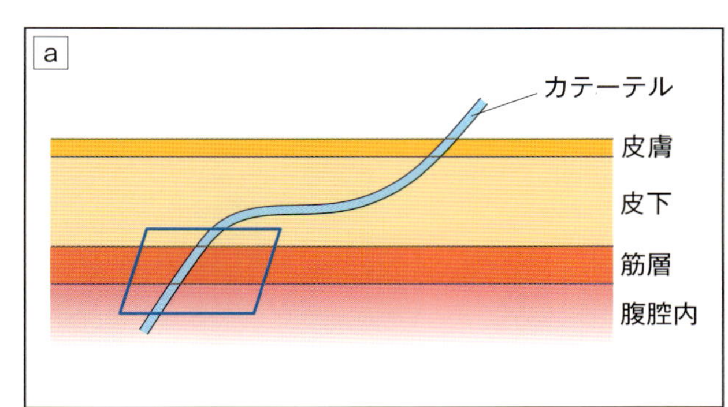

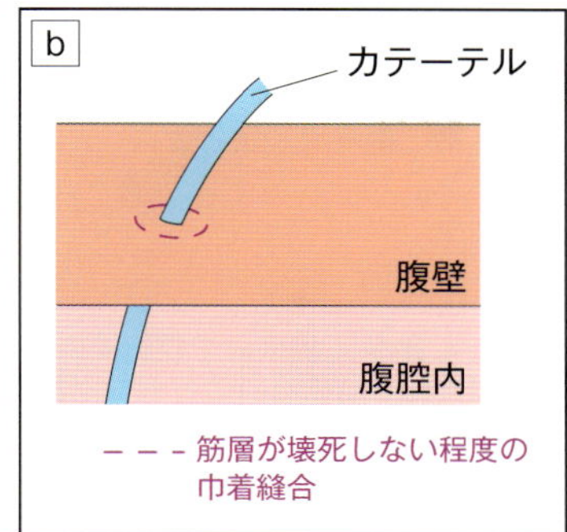

図 3．腹膜透析カテーテルの腹腔内への挿入方法
a：皮下トンネルを通す
b：a の青枠の拡大図。腹壁は，筋層の壊死が起きない程度の巾着縫合を行う

方が回収率がよい傾向にある。

腹壁のカテーテル挿入部位は透析液が皮下に漏出するのを防止するため，筋肉に壊死が起きない程度の巾着縫合を加える（**図 3b**）。皮膚にチャイニーズ・フィンガー・トラップ法にてカテーテルを固定する。

液体を回収する際には，軽く頭側を下げるか，起立位で行うと回収率は上昇するが，呼吸状態やチアノーゼの有無などは常に確認しながら実施する。

透析液の選択と注入量の決定

透析液の選択と注入量の決定は，その時点での水和状態を確実に把握することから始まる。人用の腹膜透析バッグは，一度に排液と注入ができるように，透析液バッグと排液バッグ，それをつなぐチューブがひとつになっている。このチューブを腹膜透析カテーテルに連結するために，カテーテルにはチタン製の専用コネクターが付属してある。しかし，小動物では透析液バッグに入っている 2 L 程度の透析液を一度にすべて注入することはないため，必要量だけを吸い取り，カテーテルの注入部位からシリンジにて注入する。投与前に体温程度に温めて使用することで，刺激も少なく浸透性もよい。

これらの透析液には，ブドウ糖濃度が 1.5％，2.5％，4.5％があり，一般的には 1.5％を用いるが，重度の過水和状態の場合にはブドウ糖濃度の高いものを用いて除水する（**図 4**）。その場合，ブドウ糖濃度が高いものを使用し続けると，腹膜への刺激となり腹膜炎に陥る場合があるため注意する。

透析開始初期は，透析液の貯留時間を 1 時間程度にする。それを何度か繰り返すが，BUN，Cre を一気に低下させないようにしないと，不均衡症候群などを発生させるため注意を要する。その後，透析液を 4 時間腹腔内に貯留させてから排液させる方法へ移行する。8 時間まで腹腔内に貯留しておくことができる透析液もあるが，この透析液は連続して使用することができないため，筆者は昼間は 4 時間，夜は 8 時間の透析液を用いて対応している。

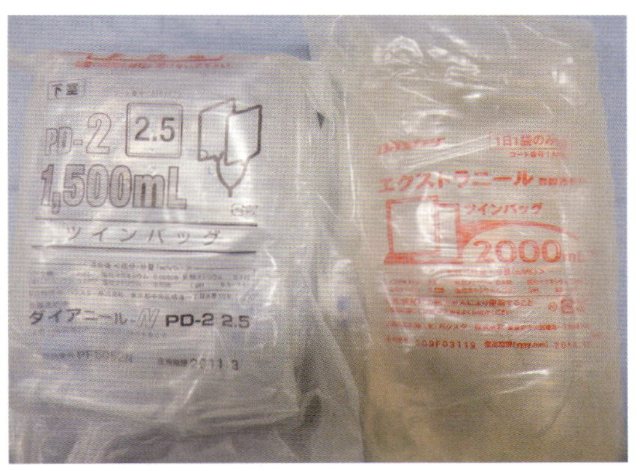

図 4．人用の腹膜透析液

これらの透析液がなくても，乳酸リンゲル液にブドウ糖を加えることでブドウ糖濃度を調整して使用可能である。500 mL の乳酸リンゲル液に加える 50％ブドウ糖の液量はそれぞれ，1.5％：15 mL，2.5％：25 mL，4.5％：45 mL である。

注意点

【フィブリン沈着の予防】

透析開始時には，ヘパリン（250〜1,000 U/L）を透析

表 6. 透析中のモニタリング項目

□体重 透析液注入前・排液後・注入後
□輸液量
□尿量
□呼吸状態 状態が悪い場合はX線検査や超音波検査。 胸水などの貯留が認められる可能性がある。
□チアノーゼの有無
□ CRT
□脱水の状態
□肺音
□血圧
□血液検査 定期的に行う CBC，電解質，TP，Alb，BUN，Cre
□体温，心拍数

液に混和してフィブリン沈着を予防する。このヘパリンは全身循環にはのらないため，凝固異常の心配はないとされているが，投与に際しては注意する。

【透析液の交換】

透析液の交換は，感染予防を考慮して，手やチューブ類を徹底して消毒してから行う。透析液の注入量は一般的に20～40 mL/kgであるが，輸液量と尿量（正常な尿量は1～2 mL/kg/hr），体重の変動（透析液注入前・排液後・注入後）などをもとに決定する。排液量は除水分が多い場合は注入量よりも多くなる。排液前の体重と排液後の体重の差が排液した透析液の重さとほぼ一緒であれば，回収率はとてもよいといえる。これに，前述の輸液量や尿量も加味して，次の透析液の注入量を決定していく。

【透析中のモニタリング】

透析中のモニタリングを列挙する（**表 6**）。これらの項目にメモ欄や施術者欄を加えた表を作成し，経時的に記入していけるようにしておくとよい。BUN，Cre，電解質はもちろんだが，ヘマトクリットや総蛋白も経時的に確認する。特に腹膜炎を起こした場合は，顕著に低アルブミン血症が起こる[15]。これらの確認は，初期は1日2回程度，落ち着いてきた時点で1日1回まで減らしていく。その他，呼吸状態や心拍数，血圧（簡易的には股動脈の触知でもよい）は目の届く範囲で数時間に1回は確認するようにする。透析液のブドウ糖濃度が高い場合には，血糖値の測定も行う。

表 7. 腹膜透析の合併症

腹膜炎
カテーテルの閉塞
感染 腹腔内（感染性腹膜炎），皮下やカテーテル挿入部
不均衡症候群
低アルブミン血症
電解質の異常
胸水の貯留
呼吸困難
皮下への漏出

【合併症】

腹膜透析の合併症を**表 7**にまとめる。多い合併症は感染による腹膜炎である。特に，透析液にはブドウ糖が入っているため，感染が起こりやすい状況にあることは十分理解しておくべきである。すなわち，きちんとした衛生管理を行うことと，感染が認められた場合は薬剤感受性試験を行って感染をコントロールする必要がある。特にこの時期は食欲も廃絶していたり，消化器症状を伴うことが多いため，放置すると低アルブミン血症によって胸水貯留や肺水腫などを併発する原因となる。また，胸水貯留には横隔膜リンパ管からの流入も考えられており[16]，呼吸状態に変化が生じた場合には，X線検査や超音波検査を実施するよう心掛ける。

● 血液透析

血液透析は高価な透析装置が必要であり，どの施設でも即時に行える治療法ではないため，本稿では割愛させて頂く。

予後

先に示したように，内科的治療に反応しない無尿の場合には，2～3日以内に死の転帰をたどることになる[17]。しかしながら，尿路閉塞以外のAKIでは，積極的な内科的療法，それに加え腹膜透析などの血液浄化療法を実施し，綿密に，そして集中的な治療計画を立てることによって治療成績を上げることができる。

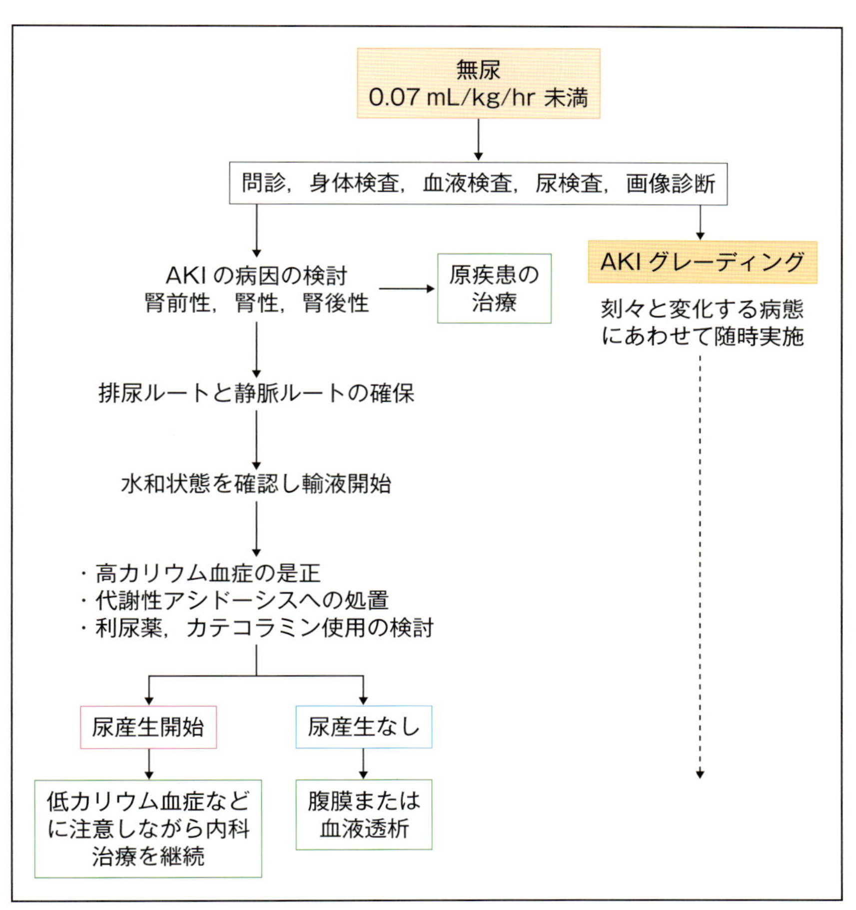

図5．救急対応の手順（無尿）

エチレングリコール中毒やレプトスピラ症，原因不明のAKIなどでは，50～85％の機能改善効果を得ることができたとの報告がなされている[11-13, 18-21]。AKIはとても厳しい病態ではあるが，迅速に対応することによって，その予後を改善することは可能であると考える。

救急対応の手順

救急対応の手順を**図5**に示す。

ポイント

□ AKIは動物や飼い主はもちろん，獣医師にとっても，精神的・肉体的負担となり得る深刻な病態である。まずは早急な判断と適正な検査と処置を施せるよう，その対処法を頭に入れる

□特に腹膜透析などは馴染みの薄い治療法かもしれないが，一度マスターするとこのような緊急時に猶予期間ができる。その間に，腎臓の再生能をできる限り促すような内科的治療を実施することが可能となる

■参考文献

1. Cowgill LD, Lngston C. Acute Kidney Insufficiency. In: Bartges J, Polzin DJ eds. Nephrology and Urology of Small Animals. Wiley-Blackwell. 2011. pp 472-532.
2. Eatroff AE, Langston CE, Chalhoub S, Poeppel K, et al. Long-term outcome of cats and dogs with acute kidney injury treated with intermittent hemodialysis: 135 cases (1997-2010). *J Am Vet Med Assoc.* 2012 Dec 1; 241(11): 1471-8.
3. Segev G, Kass PH, Francey T, Cowgill LD. A novel clinical scoring system for outcome prediction in dogs with acute kidney injury managed by hemodialysis. *J Vet Intern Med.* 2008 Mar-Apr; 22(2): 301-8.
4. Kyles AE, Stone EA, Gookin J, Spaulding K, et al. Diagnosis and surgical management of obstructive ureteral calculi in cats: 11 cases (1993-1996). *J Am Vet Med Assoc.* 1998 Oct 15; 213(8): 1150-6.
5. IRIS. Grading of acute kidney injury (2013). (http://www.iris-kidney.com/_downloads/IRIS%20GRADING%20OF%20ACUTE%20KIDNEY%20INJURY%20(final).pdf)
6. Harison E, Langston C, Palma D, Lamb K. Acute azotemia as a predictor of mortality in dogs and cats. *J Vet Intern Med.* 2012 Sep-Oct; 26(5): 1093-8.
7. Forrest LJ, O'Brien RT, Tremelling MS, Steinberg H, et al. Sonographic renal findings in 20 dogs with leptospirosis. *Vet Radiol Ultrasound.* 1998 Jul-Aug; 39(4): 337-40.
8. Eubig PA, Brady MS, Gwaltney-Brant SM, Khan SA, et al. Acute renal failure in dogs after the ingestion of grapes or raisins: a retrospective evaluation of 43 dogs (1992-2002). *J Vet Intern Med.* 2005 Sep-Oct; 19(5): 663-74.
9. Mantis P, Lamb CR. Most dogs with medullary rim sign on ultrasonography have no demonstrable renal dysfunction. *Vet Radiol Ultrasound.* 2000 Mar-Apr; 41(2): 164-6.
10. Teixeira C, Garzotto F, Piccinni P, Brienza N, et al. Fluid balance and urine volume are independent predictors of mortality in acute kidney injury. *Crit Care.* 2013 Jan 24; 17(1): R14.
11. Beckel N, O'Toole T, Rozanski E, et al. Peritoneal dialysis in the management of acute renal failure in 5 dogs with leptospirosis. *J Vet Emerg Crit Care.* 2005. 15: 201-5.
12. Dorval P, Boysen SR. Management of acute renal failure in cats using peritoneal dialysis: a retrospective study of six cases (2003-2007). *J Feline Med Surg.* 2009 Feb; 11(2): 107-15.
13. Forrester SD, McMillan NS, Ward DL. Retrospective evaluation of acute renal failure in dogs. [abstract] *J Vet Intern Med.* 2002. 16: 354.
14. Ash SR. Techniques of peritoneal access placement, short courses in the clinical practice of nephrology. The proceedings of the ASN annual meeting. Boston, 27, 1993.
15. Crisp MS, Chew DJ, DiBartola SP, Birchard SJ. Peritoneal dialysis in dogs and cats: 27 cases (1976-1987). *J Am Vet Med Assoc.* 1989 Nov 1; 195(9): 1262-6.
16. Singh S, Vaidya P, Dale A, Morgan B. Massive hydrothorax complicating continuous ambulatory peritoneal dialysis. *Nephron.* 1983; 34(3): 168-72.
17. Slatter D. Ureter. In: Slatter D eds. Textbook of Small Animal Surgery, 3rd ed. Saunders. 2003. pp1619-1628.
18. Adin CA, Cowgill LD. Treatment and outcome of dogs with leptospirosis: 36 cases (1990-1998). *J Am Vet Med Assoc.* 2000 Feb 1; 216(3): 371-5.
19. Harkin KR, Gartrell CL. Canine leptospirosis in New Jersey and Michigan: 17 cases (1990-1995). *J Am Anim Hosp Assoc.* 1996 Nov-Dec; 32(6): 495-501.
20. Rentko VT, Clark N, Ross LA, Schelling SH. Canine leptospirosis. A retrospective study of 17 cases. *J Vet Intern Med.* 1992 Jul-Aug; 6(4): 235-44.
21. Stelin G, Rippe B. A phenomenological interpretation of the variation in dialysate volume with dwell time in CAPD. *Kidney Int.* 1990 Sep; 38(3): 465-72.

（岩井聡美）

2-4-2

尿路閉塞

概要

一般的に，尿路閉塞というと尿道閉塞を表現する機会が多いと思われる。しかしながら，概念からすると，尿道だけではなく尿管の閉塞もまた尿路閉塞のひとつであり，それも考慮に入れなければならないほど，現在では尿管閉塞の発生率が増加している。本稿では，結石による尿道閉塞を中心に述べるが，両側性尿管結石に遭遇した際の救済法に関しても簡単に触れたい。

原因

尿路閉塞の原因として最も多いのは結石によるものであるが，その他，血餅などの凝固物，炎症産物，組織片，腫瘍，外傷，線維症，ミネラルとマトリックスから構成される尿道栓子などが挙げられる[1-3]。

● 尿道結石

まず，尿道結石の種類は，シュウ酸カルシウム結石とストルバイトが代表的であるが，プリン尿石，シスチン，シリカ，また複数の成分が凝結した複合結石，混合結石なども認められる。1980 年代初頭，犬・猫の尿石のほとんどはストルバイトであった（**図 1，2**）[4]。しかしながら，近年，その割合はほぼ 40％ずつと均等またはシュウ酸カルシウム結石の方がやや多い傾向となっている（**図 3，4**）[5]。日本における犬と猫の尿石症に対する疫学調査においても，ストルバイトとシュウ酸カルシウム結石の割合は同様な割合を示している[6]。日本における犬と猫の尿石のミネラル組成別症例数とその割合を**表 1，2**[6] に示す。さらに，年齢によって尿石の種類も変遷することが明らかとなり，犬で 6 歳齢，猫で 8 歳齢まではストルバイトが優勢であるが，犬で 7 歳齢，猫で 10 歳齢以降はシュウ酸カルシウム結石が優勢となる傾向がある[6]。

また犬の場合，ウレアーゼ産生菌の尿路感染は尿 pH を上昇させることから，ストルバイトの形成要因となり得るため要注意である。一方，猫では尿路感染は少なく，特発性猫下部尿路疾患（特発性 FLUTD）または猫特発性膀胱炎（FIC）として，原因のはっきりしない膀胱炎と分類される病態もある。この疾患から機械的または機能的尿道閉塞へ発展する場合もある[7-10]（**表 3**）。

● 尿管結石

一方，尿管結石の発生率も変遷してきている。1980 年代あたりでは，シュウ酸カルシウム（40〜53％），ストルバイト（39〜43％），尿酸塩（5％），またはそれらの混合結石といわれていた[11,12]。しかしながら，近年，猫の尿管結石のうち 98％以上がシュウ酸カルシウムであったと報告されるほど，ここ 20 年のうちに腎盂・尿管におけるシュウ酸カルシウム結石の発生頻度は高まっている[13-17]。

シュウ酸カルシウムは老齢で発生が多いといわれているが[18,19]，最近の筆者の経験では，2〜3 歳齢の若齢の純血種（ノルウェージャン・フォレスト・キャット，スコティッシュ・フォールド，ラグドール，ロシアンブルーなど）が結石やマトリックス自体による尿管閉塞や，それに継発した慢性肉芽の増生によって，

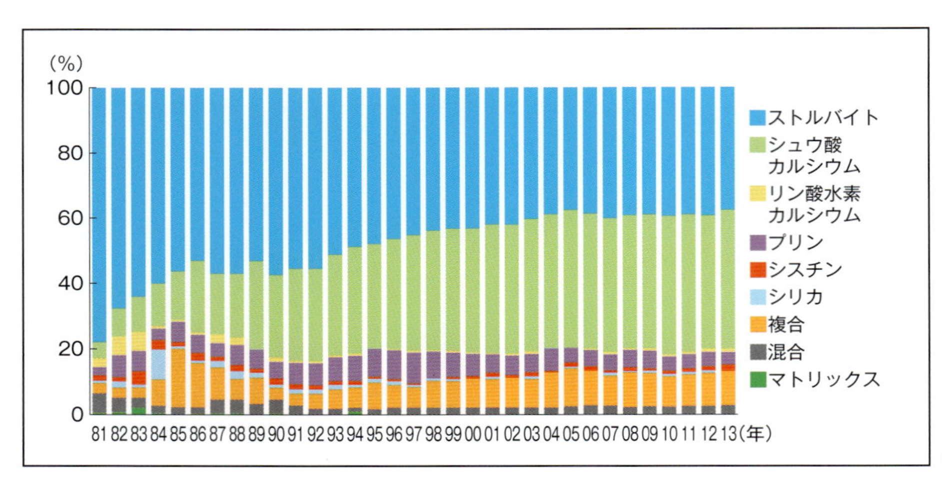

図 1. 犬の尿路結石の推移（1981～2013 年）
参考文献 4 より引用・改変

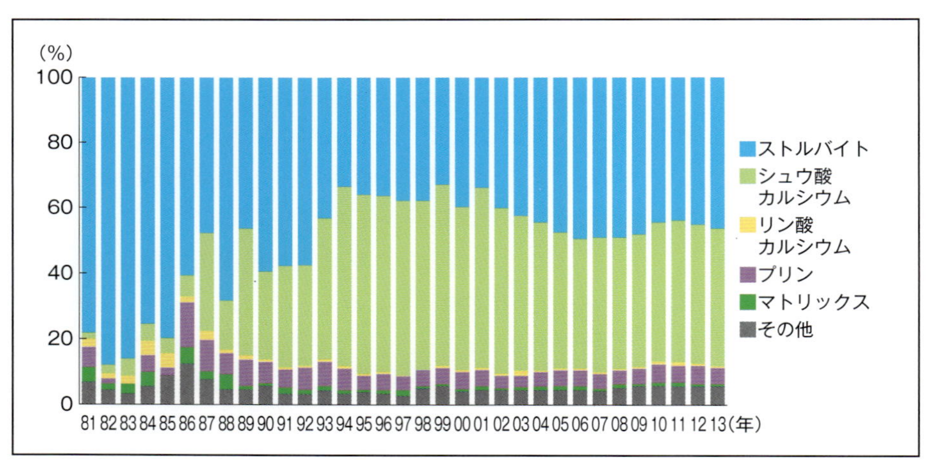

図 2. 猫の尿路結石の推移（1981～2013 年）
参考文献 4 より引用・改変

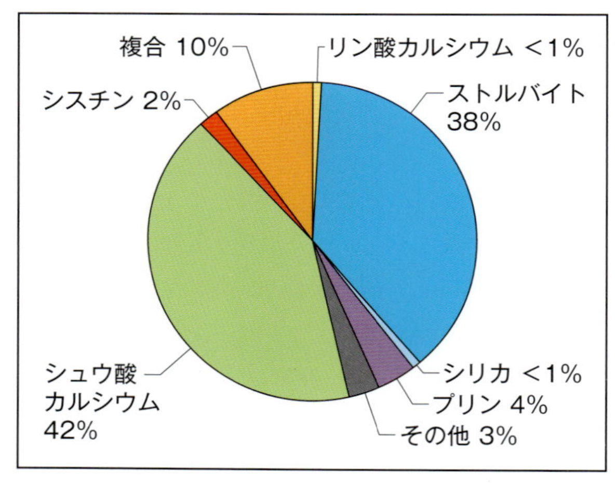

図 3. 犬の尿路結石のミネラル組成（2013 年）
参考文献 5 より引用・改変

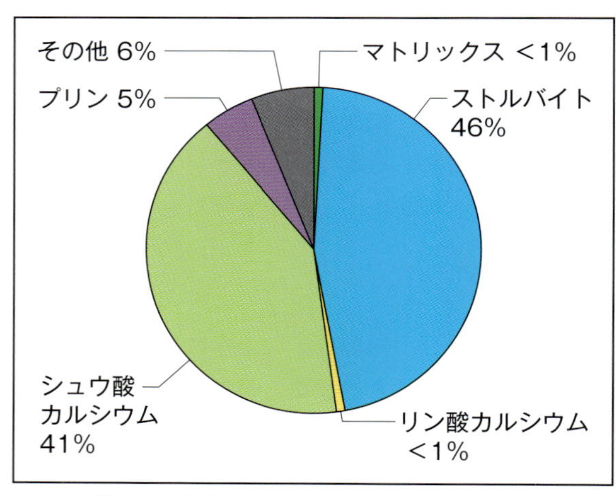

図 4. 猫の尿路結石のミネラル組成（2013 年）
参考文献 5 より引用・改変

尿管壁の硬結・狭窄を呈した症例に遭遇する機会が増えている。同時に，若齢でありながら，腎臓の形態学的異常と機能不全を伴っている症例も多い。

一般的に，シュウ酸カルシウム結石は溶解しないため，どの部位に結石が存在しても外科的な摘出を行う必要がある。

表 1．日本における犬の尿石の組成別発生率の割合

2009～2010 年調べ。参考文献 6 より引用・改変

ミネラルタイプ	症例数(件)	割合(%)＊4
シュウ酸カルシウム(一水和物および二水和物)＊1	1,543	38.3
リン酸アンモニウムマグネシウム(ストルバイト)＊1	1,293	32.1
複合＊2	827	20.5
尿酸アンモニウム＊1	144	3.6
混合＊3	64	1.6
シリカ＊1	63	1.6
シスチン＊1	24	0.6
リン酸カルシウム炭酸アパタイト＊1	24	0.6
尿酸塩＊1	12	0.3
リン酸水素カルシウム＊1	12	0.3
薬剤代謝物 サルファ剤代謝物：4 件，フルオロキノロン代謝物：2 件	6	0.2
キサンチン＊1	5	0.1
マトリックス	4	0.1
リン酸カルシウムハイドロキシアパタイト＊1	4	0.1
尿酸ナトリウム＊1	3	<0.1
リン酸水素マグネシウム＊1	1	<0.1
計	4,029	100

＊1　主成分の 70%以上が表 1 中のミネラル成分で構成される尿石
＊2　識別可能な内層をもち，複数の異なるミネラルタイプの層をもつ尿石
＊3　層状構造が認められず，尿石中のどのミネラル成分も 70%に満たない尿石
＊4　割合は小数点以下第 2 位を四捨五入しており，合計しても必ずしも 100 とはならない

表 2．日本における猫の尿石の組成別発生率の割合

2010～2013 年調べ。参考文献 6 より引用・改変

ミネラルタイプ	症例数(件)	割合(%)＊5
シュウ酸カルシウム(一水和物および二水和物)＊1	1,148	42.8
リン酸アンモニウムマグネシウム(ストルバイト)＊1	1,089	40.6
複合＊2	188	7.0
尿酸塩＊1	121	4.5
その他＊4	77	2.9
混合＊3	23	0.9
リン酸カルシウムハイドロキシアパタイト＊1	9	0.3
キサンチン＊1	8	0.3
ピロリン酸カリウムマグネシウム＊1	7	0.3
リン酸カルシウム炭酸アパタイト＊1	6	0.2
シリカ＊1	5	0.2
シスチン＊1	2	<0.1
リン酸水素カルシウム＊1	1	<0.1
計	2,684	100

＊1　主成分の 70%以上が表 2 中のミネラル成分で構成される尿石
＊2　識別可能な内層をもち，複数の異なるミネラルタイプの層をもつ尿石
＊3　層状構造が認められず，尿石中のどのミネラル成分も 70%に満たない尿石
＊4　異物が混入している尿石，細胞成分が主体，解析不能であった検体を含む
＊5　割合は小数点以下第 2 位を四捨五入しており，合計しても必ずしも 100 とはならない

表 3．特発性猫下部尿路疾患における尿道閉塞の原因

1．尿道の炎症性腫脹
2．尿道筋の痙攣
3．反射協調障害
4．脱落組織，炎症細胞または赤血球の尿道内蓄積
5．マトリックス・結晶混合性の尿道栓子の形成

症状

尿道や両側性尿管に閉塞が発生した場合，突発的な腎後性急性腎障害に陥るが，その臨床症状はこの疾患特有とはいえない[1]。

尿道閉塞の際には，頻回に排尿姿勢をとるが尿の排泄が認められないなどの有痛性排尿困難，少量の尿が排泄されたとしても血尿が認められるといった状況から，飼い主が気付くことも多い。一方，両側性の尿管閉塞の場合は，膀胱に貯尿しないことから尿意すら示さないため，急激に虚脱状態に陥ることがある。

一般的に尿毒症に陥った場合，食欲不振，嘔吐，下痢，脱水，沈うつ，口臭，腹部痛（尿管結石の場合は腰部痛を示すことがある），乏尿（<0.27 mL/kg/hr），無尿（<0.07 mL/kg/hr）が認められるようになる[16]。さらに進行すると虚脱，ショック，痙攣，徐脈や不整脈など，様々な徴候を示す[16]。

診断

身体検査

体温，心拍数，呼吸数を測定し，心電図モニターを設置する。高カルシウム血症がある場合は，心電図に異常を認める。脱水の把握として，ツルゴール試験（皮膚をつまみ上げて，元の状態に戻るまでの時間），結膜の乾燥や眼球の陥没，毛細血管再充満時間（CRT；正常は1秒以内）や血圧などから大まかな脱水のパーセンテージを推測する。脱水の基準は，「2-4-1 無尿」に記載した。

尿路閉塞を起こした場合，上記症状の確認に加え，一般身体検査として膀胱の触診により尿貯留の有無を確認する。無尿または乏尿で膀胱に尿貯留があり，触診で膀胱に緊張感が触知できるような場合は，下部尿路での閉塞や神経原性排尿障害が疑われる。一方，両側性尿管閉塞による無尿の場合，膀胱へ尿が到達しないため，膀胱内の尿貯留が少ないことが多い。虚脱状態に陥っている場合は，CRT や股動脈圧（60 mmHg 以下では触知不可）を触知し，簡易的な血圧の指標として用いる。

血液検査

CBC

嘔吐などにより脱水を引き起こすため，CBC ではヘマトクリット値の上昇を示すことが多いが，すでに慢性腎臓病に罹患している動物は非再生性貧血が存在していることもある。白血球数は，尿路感染や重度の炎症が認められる場合には上昇する。血小板数は血液凝固能の評価に重要である。

血液生化学検査

血中尿素窒素（BUN）は，腎機能の悪化でも上昇するが，高蛋白食や消化管内出血，尿細管での再吸収性などによっても左右されることや，糸球体濾過量（GFR）が 75％以上低下しないと上昇しないことから，初期の腎機能の指標としてはふさわしくない。

一方，クレアチニン（Cre）は糸球体で濾過された後，再吸収されずに尿中に排泄される。また，食事などの影響もほとんどないことから，BUN よりは腎機能の指標として適している。

> **糸球体濾過量（GFR）**
>
> 腎機能を正確に評価しようとした場合，GFR の算出が望ましい。イヌリン[20]やイオヘキソール[21]，クレアチニンを用いたクリアランス試験や，近年では，テクネチウム 99 m ジエチレントリアミン五酢酸を用いたシンチグラフィによって，左右腎臓それぞれの GFR を測定することが可能である[22]。しかしながら，無尿や乏尿の状態で実施すると，逆に副作用の危険性が増すことがあるので注意を要する。

電解質は，脱水や嘔吐などによって様々に変化する。腎後性急性腎障害に陥ると，高カリウム血症が現れる。高カリウム血症は，心伝導障害（徐脈，心房静止，心室性頻脈，細動など）を誘発し，死亡の原因となり得る。さらに，利尿期に入ると急激な低カリウム血症に陥るため，初期は頻回に，その後は尿量によって 1 日に必要な回数の電解質測定を経時的に行う。

尿検査

尿路閉塞の際の採尿方法には，腫瘍による閉塞でない場合，カテーテル法または経皮的穿刺法を用いることができる。一般的には，穿刺法が外的要因の影響を受けずに検査できる，最も有用な採尿法である。しか

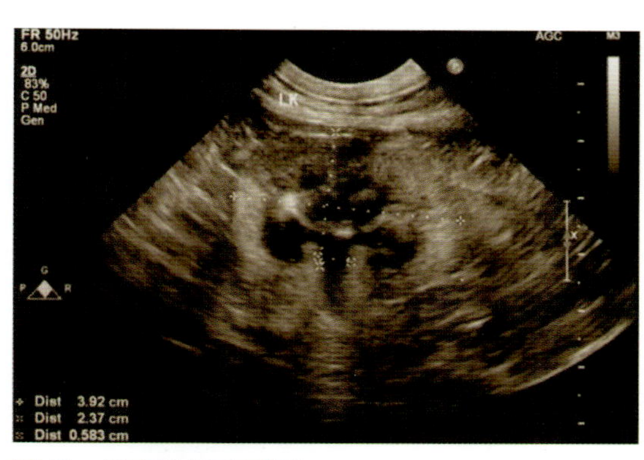

図 5. 超音波検査所見
腎盂と尿管の拡張が認められる

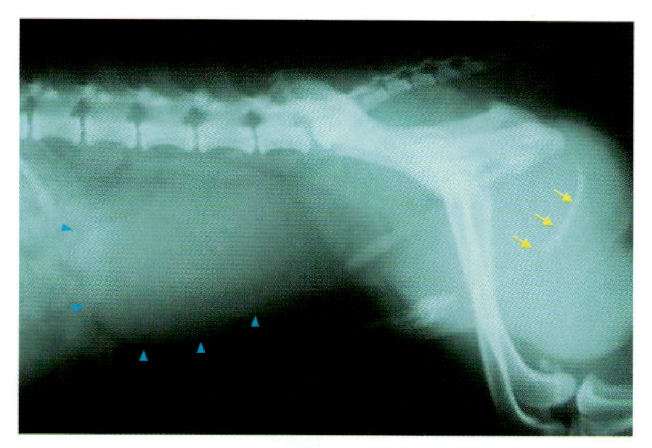

図 6. 犬における尿道結石による尿路閉塞
尿道に多数の結石が存在しており(矢印), 膀胱は排出できない尿によって膨満している(矢頭)。膀胱内にも小さな結石が存在している

しながら, 穿刺尿で注意することは穿刺時の出血が混入する可能性を考慮することである。尿検査は採尿後速やかに行う。その理由として, 尿を冷保存すると, 尿比重の上昇, 結晶形成などが生じ, 正確な診断が不可能となるためである。

尿検査の内容としては, 色, 比重, 蛋白, グルコース, ケトン体, pH, 沈渣は最低限確認する。尿沈渣において注意すべきなのは, 尿管や膀胱に結石が存在しても, 尿中に必ずしも結晶が存在するわけではないということである。しかし, 鑑別できる範囲内で結石の組成を推定することは, その後の治療法を決定するのに役立つ。尿石が溶解性(ストルバイト, 尿酸塩, シスチン尿石)なのか非溶解性(シュウ酸カルシウム結石)なのかによって, 内科的または外科的治療法のどちらを選択するかの指標とすることができる。閉塞している結石がシュウ酸カルシウム結石の可能性が高い場合は, 内科的治療が不可能なため外科的治療法を選択せざるを得ない。また, 尿沈渣では, 赤血球や炎症細胞などの細胞成分の形態, 細菌の存在などを確認する。同時に, 薬剤感受性試験や菌同定を行うが, その場合, 膀胱穿刺法によって採取した尿でないと, 正確な診断は困難である。

検査用の採尿と同時に, 膀胱内の尿を抜去することによって, 閉塞解除と同様な状態を一時的につくることができる。

● 超音波検査

超音波検査は, 腎臓や尿管(**図 5**), 膀胱の構造的な変化, 結石などの物質を描出するのに最も適している。腎臓血管抵抗(renal resistive index, RRI)※は, 塞栓性疾患または非塞栓性疾患の鑑別をするために実施することができる[23]。鎮静下の猫における正常な腎臓の RRI は 0.52～0.63 であり, 腎後性の閉塞によって一般的に RRI は上昇する[23]。

● X 線検査

X 線検査は, 基本的に単純 X 線撮影を第一に行う(**図 6**)。膀胱に尿が貯留している場合は, 下腹部に拡大した膀胱の陰影が描出される。また, 結石の陰影は, 結石中に含まれるカルシウムなどの密度などにより透過性が変わってくる。透過性はストルバイトで中程度, 尿酸塩結石で高く, シュウ酸カルシウム結石では低いため, シュウ酸カルシウム結石は結石が小さくても比較的描出しやすい傾向にある。

尿管結石で結石が小さい場合は, 単純 X 線検査には描出されないことが多い。経皮的順行性腎盂造影検査が, 腎盂や拡張した尿管を描出し, 閉塞部位を決定するのに役立つこともある[24,25]。腎臓への直接的ダメージは最小限に抑えられるが, 検査時には一般的に鎮静や麻酔を必要とするため, それらのリスクを考慮しなければならない。

※ 腎臓血管抵抗(RRI) : カラードプラ法を用いて, 腎動脈の収縮期の最高血流速度と拡張期の最低血流速度の差を収縮期最高速度で除したものを RI とよび, これを測定部位よりも末梢の血管抵抗を反映する index として用いる。一般的に, 腎臓が障害されると上昇することが多い。

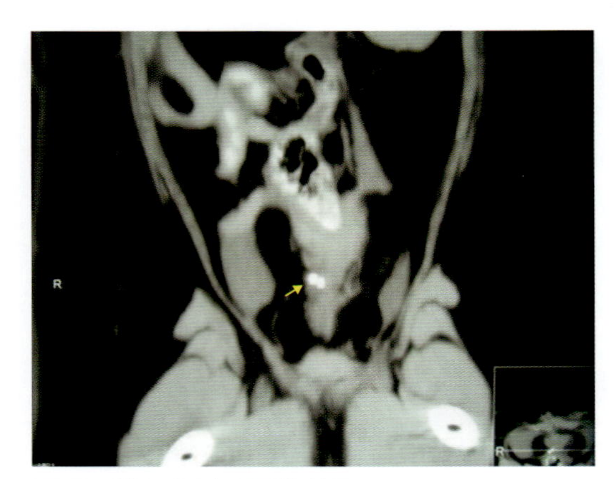

図 7．猫における尿管結石
結石は直径 1～2mm 程度であり，X 線検査では発見されにくい（矢印）

図 8．硬性カテーテル
様々なサイズがあり，尿道の太さによって使い分ける。基本的にフラッシュの際に用い，留置しておくには適さない。尿道の骨盤部へ入る手前までのフラッシュに用いる

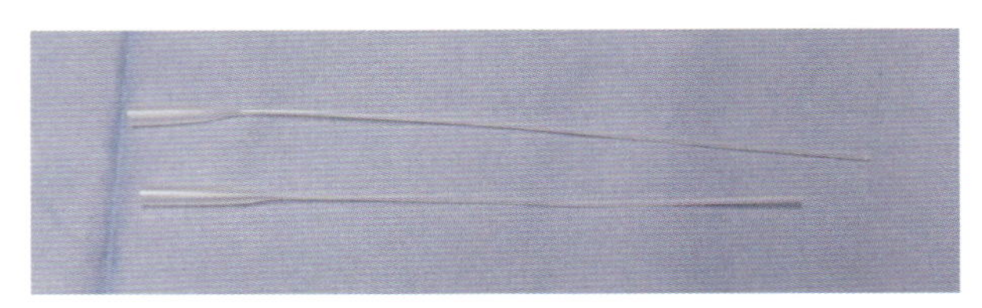

図 9．トムキャットカテーテル
猫の尿道閉塞の際などに，フラッシュに用いる硬性カテーテル。留置には適さない

図 10．カテーテルの先穴と横穴
a：トムキャットカテーテルの先穴
b：トムキャットカテーテルの横穴

● CT 検査

一般的に，尿道閉塞の場合には行われることはほぼない。1～2 mm 程度の尿管結石などの場合，X 線検査や超音波検査では検出されないことも多い。その際には，CT 検査によって閉塞の位置，結石の大きさや数をより把握しやすい（**図 7**）。また，造影 CT 検査では，X 線透過性の塞栓物質や尿管の機能性閉塞であっても，塞栓部位を特定することが可能である。造影 CT 検査を行わなければならない場合，腎機能の状態により造影剤の投与量を減量し，投与後の内科的管理を重点的に行う。

治療

腎後性腎障害を呈した場合には，何の処置も施さなければ，完全閉塞後 3～6 日目には死亡するといわれている[2]。

「尿道閉塞時」の救急処置

● 閉塞解除

膀胱内に相当量の尿が貯留している場合には，超音波ガイド下で膀胱穿刺により尿を抜去することによって，腎後性の圧迫を一時的に解除する。その後，内科的治療を開始するための静脈留置を確保しておく。そうすることで，閉塞解除する際に同時に内科的治療を開始することや，救急処置や鎮静処置の薬剤の静脈内投与が可能となる。

尿道カテーテルを用いる場合

一般的な解除法として，尿道カテーテルを用いた方法が行われる。カテーテルの種類には硬性，軟性，先穴，横穴など，様々存在する（**図 8～10**）。尿道の閉塞部位までカテーテルを挿入し，人肌程度に温めた滅菌生理食塩液や潤滑剤と混合した生理食塩液で拍動的にフラッシュしながら，カテーテルを進めていく（上行性尿路水圧推進法）[26, 27]。この際，直腸内に指を挿入し，結石よりも頭側の尿道を軽く圧迫して適度に生理食塩液を入れて尿道を拡張させてから，フラッシュす

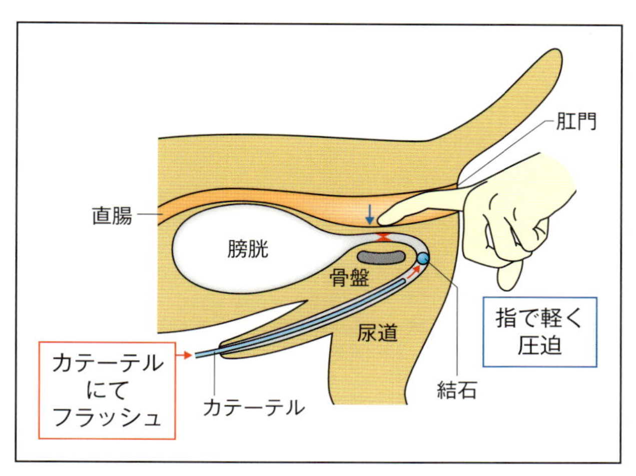

図 11．上行性尿路水圧推進法
直腸内に指を挿入し，結石よりも頭側の尿道を軽く圧迫し，適度な生理食塩液を入れて尿道を拡張させてから，フラッシュすると同時に指を開放させると，結石が膀胱内へ移動しやすくなる場合がある

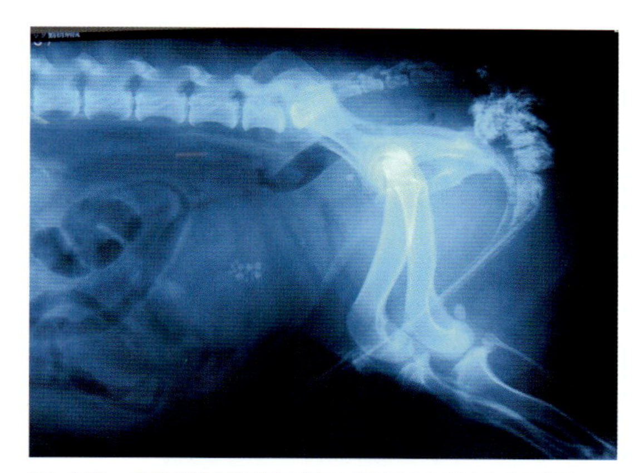
図 12．医原性尿道損傷の造影 X 線検査所見
尿道から皮下に造影剤が漏れているのが確認できる

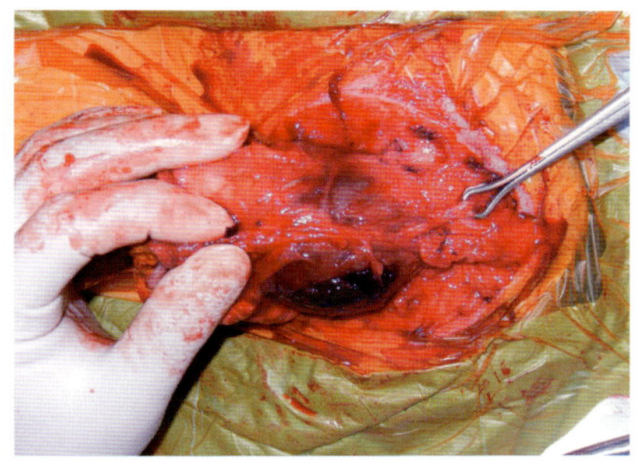
図 13．犬の尿道損傷後の陰茎壊死

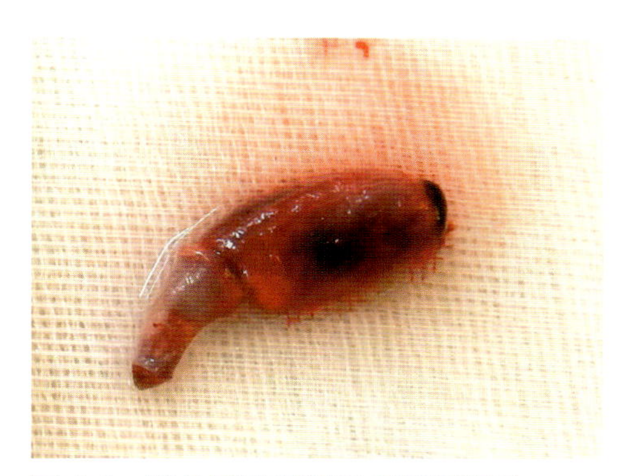
図 14．猫の尿道損傷後の陰茎壊死

ると同時に指を開放させると，結石が膀胱内へ移動しやすくなる場合がある(**図 11**)。しかしながらカテーテルを無理に挿入しようとすると，尿道を傷つけたり，貫通させたりするなど，医原性損傷に陥る場合がある(**図 12**)。特に，硬性カテーテルを用いる際には，犬では尿道が骨盤腔内に屈曲する部位よりも膀胱側へ挿入しないことを推奨する。これらの損傷によって，陰茎壊死，皮下膿瘍，尿道粘膜の線維化による狭窄などが発生し，さらに重篤な状態を引き起こすこともあるため，細心の注意を払うべきである(**図 13, 14**)。

結石を膀胱に押し流すことができずに，結石の横をカテーテルが通過してしまうと，後にカテーテルを抜去できなくなることがある。カテーテルのフラッシュのみでは解除できない場合，超音波破砕装置を用いて軽く結石に刺激を与えると，解除しやすくなることもある。しかしながら，超音波破砕装置自体の刺激が尿道を損傷することもあるといわれているため，使用に際して注意を要する。

これらの処置は疼痛を伴うため，必要な場合は鎮静処置を施すか，または希釈した局所麻酔用キシロカインを閉塞部の結石近くまで，挿入したカテーテルを介してゆっくり投与し，数分間おいてから尿閉解除を実施する。

閉塞解除後のカテーテル留置(図 15)

閉塞状態が解除された後は，軟性のバルーンカテーテルまたはアトム栄養カテーテルなどに変更してから留置する(トムキャットカテーテルを含め硬性のカ

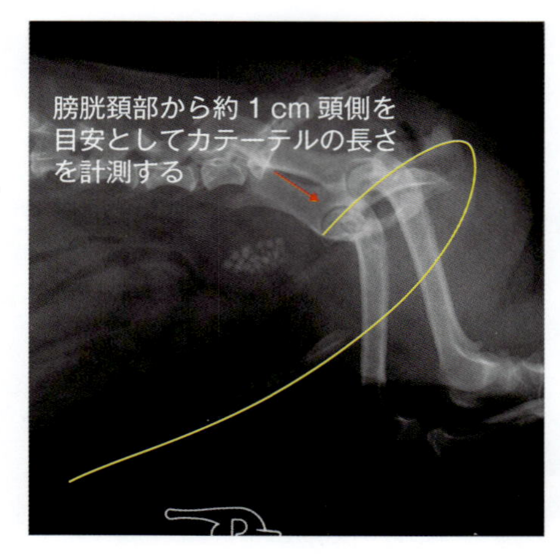

図 15-1．カテーテルの挿入方法

・基本的に，雄も雌もカテーテル先端が膀胱頚部から約 1 cm 頭側に位置するようにする
・目安として計測した長さをマーキングしておく
・カテーテルをゆっくりと挿入していくが，カテーテルから尿が排泄され始めたところが膀胱頚部周辺である。そこから，約 1 cm 進めてカテーテルを固定する
・バルーンカテーテルの場合は，膀胱内に確実にバルーン部分が挿入されたことを確認した後，バルーンを膨らませる。そうしないと，尿道内でバルーンが拡張することとなり尿道損傷を誘発してしまう。したがって，膀胱内でバルーンを拡張した後，カテーテルを軽く引き抜く。それにより，バルーンが引っかかった場所が膀胱頚部である。バルーンが尿道径より小さめの場合は，動物が動くとバルーンが尿道へ落ち込む可能性があるため，定期的な長さの確認と引き抜かれないような固定をしておく必要がある

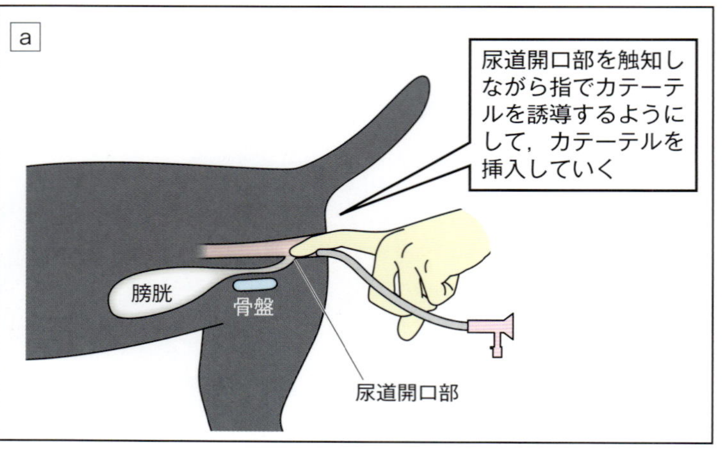

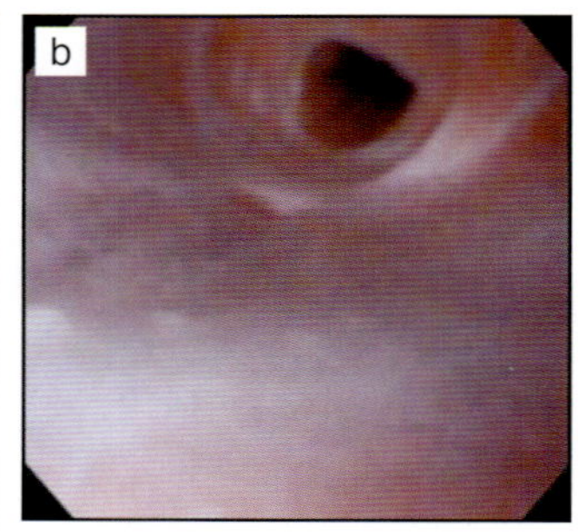

図 15-2．カテーテルの挿入方法（雌の場合）

a：この方法は，猫や小型犬でも可能だが，膣に指が入らない場合は難しい。その際は，サイズのあった膣鏡を用いて視認しながら行う（カテーテルの挿入には先端が細めで，長い鑷子か鉗子を用いるとよい）

b：雌の尿道開口部を膀胱鏡にて観察した画像。麻酔下で水圧を加えているため開口している。膣鏡を入れて開くと，腹側正中に視認できる。ライティングが重要であり，膣鏡で乱反射すると余計にみえにくくなる。そのため，ライティングの角度に注意する

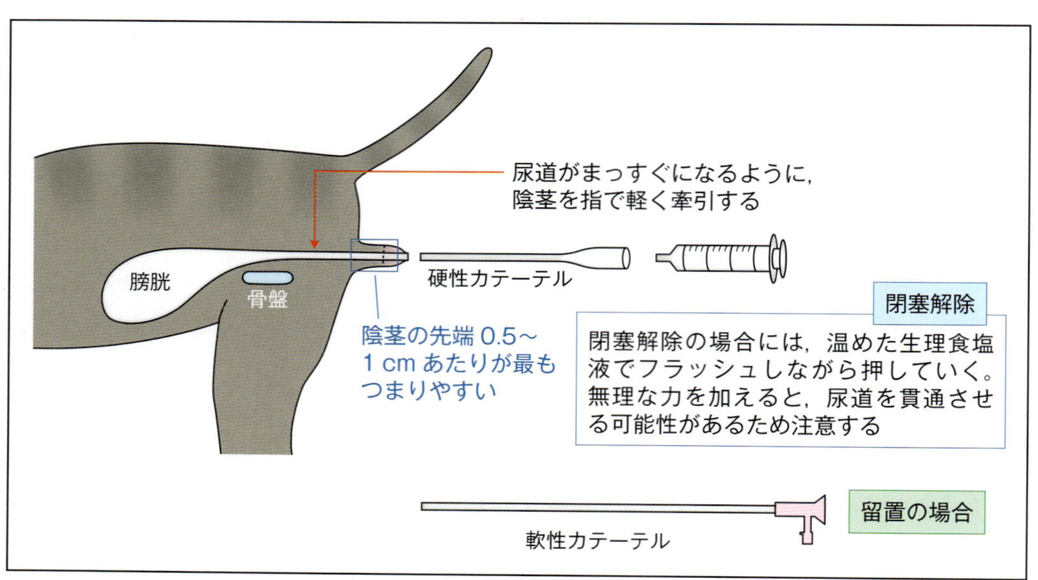

図 15-3．カテーテルの挿入方法（雄猫の場合）

閉塞解除後は，軟性のバルーンカテーテルまたはアトム栄養カテーテルなどに変更してから留置する

テーテルの留置は避ける)。

カテーテルを留置する位置は，膀胱頸部から約1 cm ほど頭側にカテーテル先端が位置するように置く。そうすることで，カテーテル先端による膀胱刺激もなく，また膀胱内での尿カテーテルの絡みを起こすこともない。したがって，尿道カテーテルをゆっくり膀胱へ入れていき，尿がカテーテルから排泄され始めたところで，約1 cm さらに挿入するとよい。または，X 線画像などで先に長さを計測しておくことも可能である。尿道の腫脹がおさまり，閉塞物質の除去が達成されるまで排尿ルートを確保する。

膀胱内へ尿道の結石が押し戻せた場合には，内科的治療により状態を安定化させた後，膀胱切開による結石の除去を検討する。

閉塞解除が困難な場合

尿道カテーテルによる閉塞解除が困難な場合，何度か膀胱穿刺により尿を抜去しつつ，内科的管理を開始する。血液検査の結果などから短時間の麻酔が可能と判断された場合は，経皮的膀胱カテーテルを設置して，腎後性急性腎不全に対する重点的な内科的治療に移行する。状態が落ち着いてから，犬であれば尿道切開による結石の除去，尿道の損傷が激しい場合や何度も閉塞を繰り返すような症例では尿道造瘻術を実施する(**図 16**。「2-4-3 尿道損傷：外科的治療法」も参照されたい)。

内科的治療

内科的治療の詳細は，「2-4-1 無尿：内科的治療」を参照されたい。閉塞による腎後性急性腎障害は，解除された後，一転して多尿期となることが多い。これにいち早く対応しないとさらに脱水となり，腎前性，腎性腎障害を招来する可能性が高くなる。また，閉塞後利尿の影響で，高カリウム血症から一気に低カリウム血症へと陥るため，電解質のモニタリングを初期は頻繁に行い，低カリウム血症となりそうな場合はカリウムを補給する。特に，食欲が改善しない場合は低カリウム血症が自然に是正されることはないため要注意である。

腹膜透析

腹膜透析については，「2-4-1 無尿：腹膜透析」を参照されたい。

「尿管閉塞時」の救済処置

尿管閉塞では，不完全／完全閉塞，片側性／両側性閉塞が認められるが，内科的な治療によって閉塞を解除できない場合には外科的介入が必要となる。尿管の閉塞が両側性である場合や，対側の尿管にも閉塞が起こる危険性がある場合，対側の腎機能に障害がある場合では，麻酔や術後合併症のリスクを考慮した上で尿管の手術は必要不可欠である。

尿管の術式として，尿管切開，尿管の部分切除，尿管膀胱吻合がある。近位尿管の手術をする際には，前者2つの術式で対応することが多く，遠位尿管の場合には，尿管を膀胱に吻合する術式の方が狭窄などの合併症が少なくてすむ。本稿では，この中でも行う機会の多い「尿管切開術」について解説する(詳細およびその他の術式は，成書を参考頂きたい[28])。

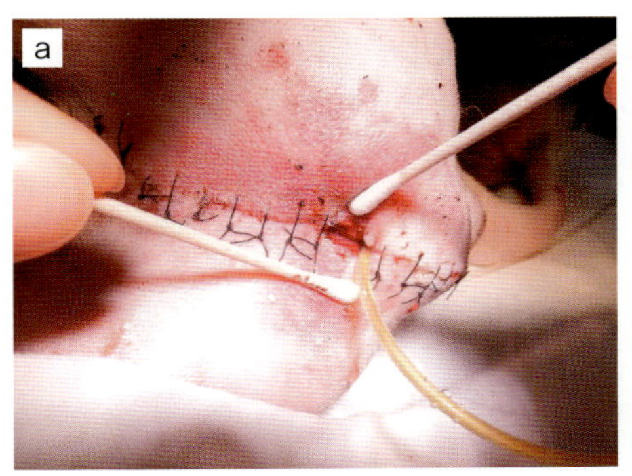

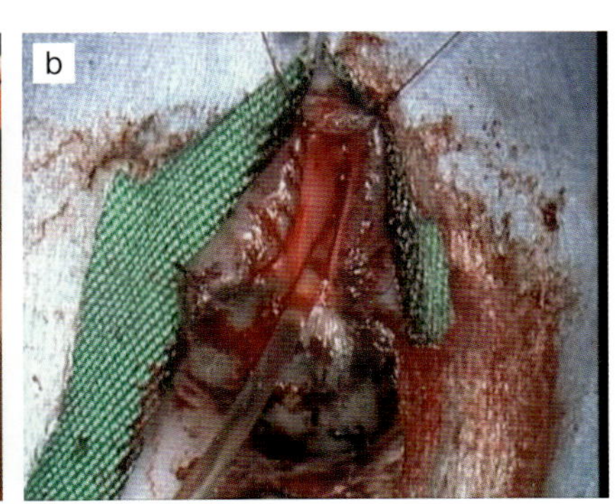

図 16. 尿道造瘻後
a：犬　b：猫

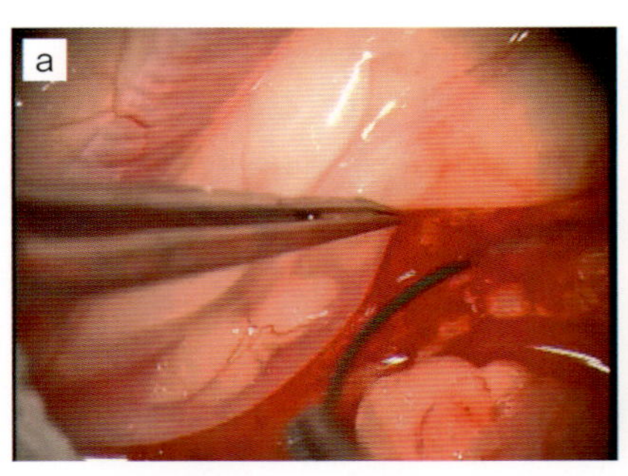

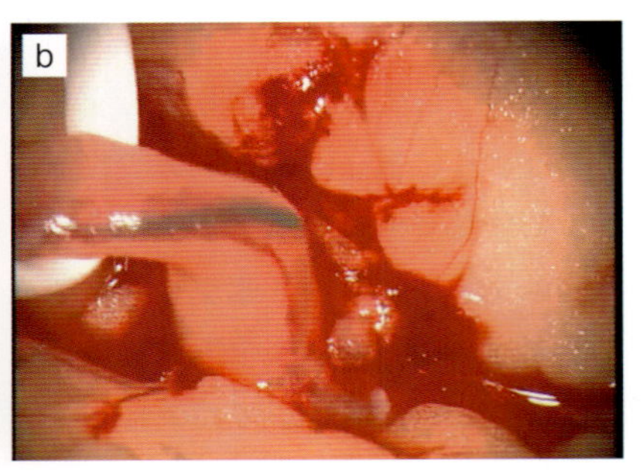

図 17. 尿管にガイドワイヤーを挿入しているところ
a：尿管の切開部位からガイドワイヤーを挿入
b：尿管内のガイドワイヤーが透けてみえる

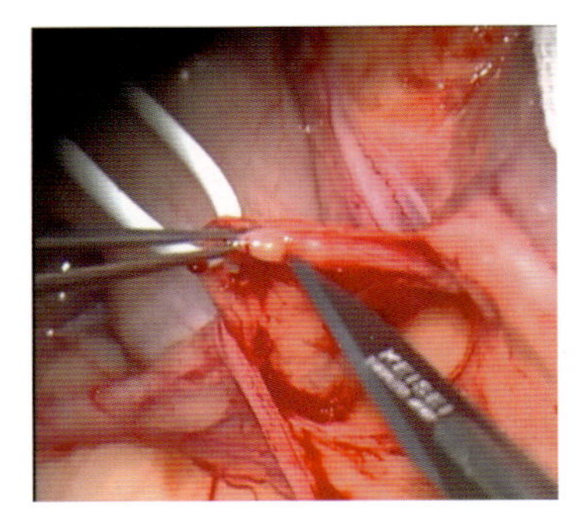

図 18. 尿管結石直上を尖刃のメスで切開する

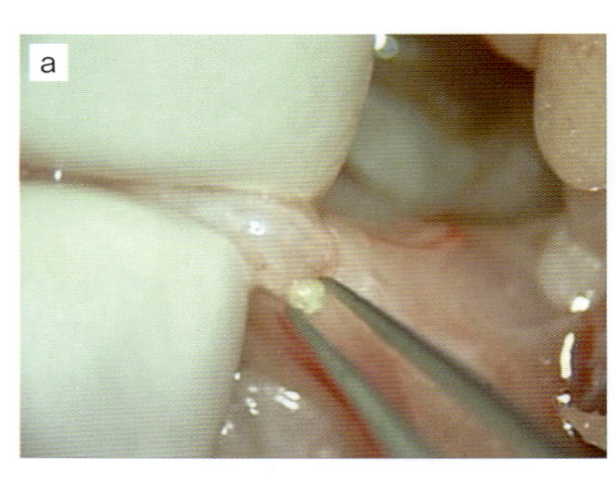

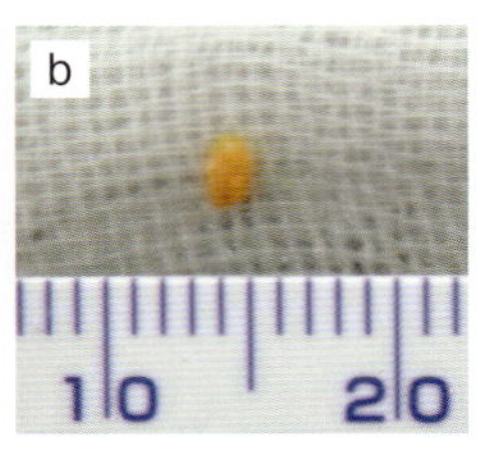

図 19. 尿管結石の摘出
a：鑷子先端が 0.3 mm であることから，結石の小ささが想像できる
b：a とは別の症例の尿管結石

● 尿管切開術（図 17～22）

閉塞部位の確認

尿管が水尿管になっていれば，閉塞部位は容易に確認できる。不完全閉塞で尿管の拡張が認められない場合でも，画像診断などで大まかな閉塞部位の確定をしておき，推測される周囲を触診して閉塞部位を特定する。

一般的には，尿管の拡張が認められなくても，結石などが存在する部位は炎症により軽度の充血や腫脹が認められる場合が多い。それでも結石部位が特定できない場合は，拡張した尿管近位を切開するか，または膀胱切開した尿管開口部からガイドワイヤー（筆者は 0.014 または 0.016 インチを主に使用している）を挿入し，塞栓部位を確定する（**図 17**）。

切開

結石の直上を尖刃のメスで横切開または縦切開するが，筆者は縫合のためにも縦切開を好んで行っている（**図 18**）。切開を拡大する際には，マイクロ用または先端が鋭利に切開できる鋏を用いて，近位方向へ切り上げる。結石の除去は粘膜面に癒着していない限りは，容易に取り出すことができる（**図 19**）。内腔を温めた生理食塩液で洗浄し，最後にガイドワイヤーまたは 4-0 などのモノフィラメント糸を用いて，切開部位の腎臓側と膀胱側が開通していることを確認する。

縫合

切開部位の縫合において，猫では 9-0 の非吸収性モノフィラメント糸の無傷針を用いて単純結紮縫合することを筆者は推奨している（**図 20**）。粘膜は特に損傷しやすい組織であるため，粘膜に針を貫通させる際には粘膜面を鉗子などで把持せずにカウンタートラクションを用いて刺入する（**図 21b**）。この際，後壁まで貫通させないように 4-0 の糸などを内腔に通すか，または，膀胱や尿管切開でガイドワイヤーを挿入している場合は，ガイドワイヤーを挿入したまま縫合すると，誤刺入しなくてすむ（**図 22**）。

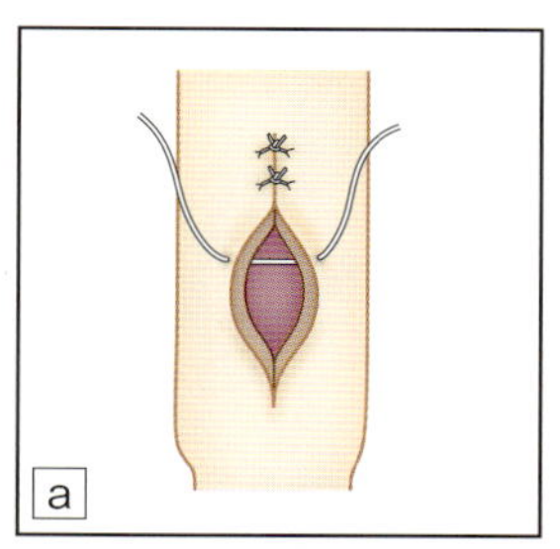

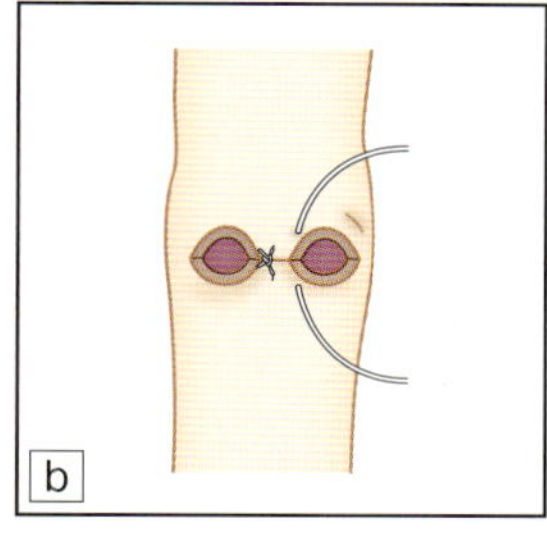

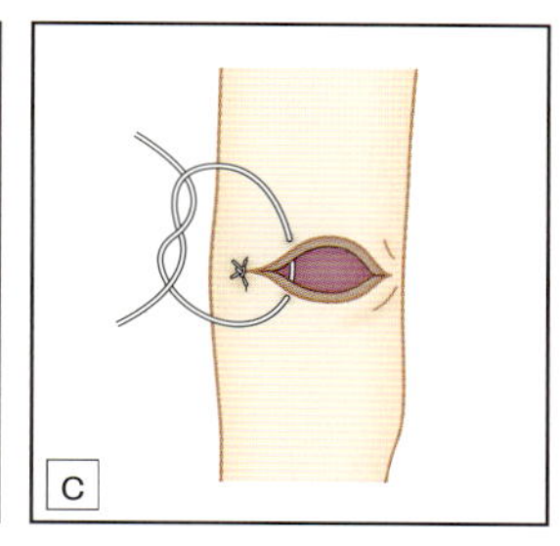

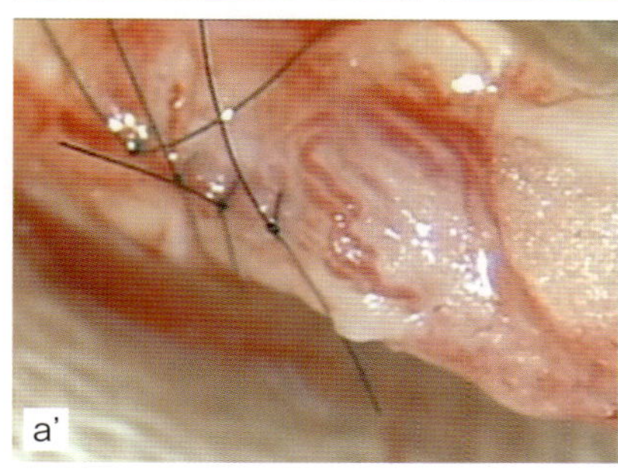

図 20．尿管切開後の縫合法

a：縦切開後にそのまま単純結紮縫合
a'：実際に縦切開後に単純結紮縫合したところ
b：縦切開後，内腔を温存するために横方向に単純結紮縫合
c：横切開後にそのまま単純結紮縫合
イラストは参考文献 2 を参考に作成

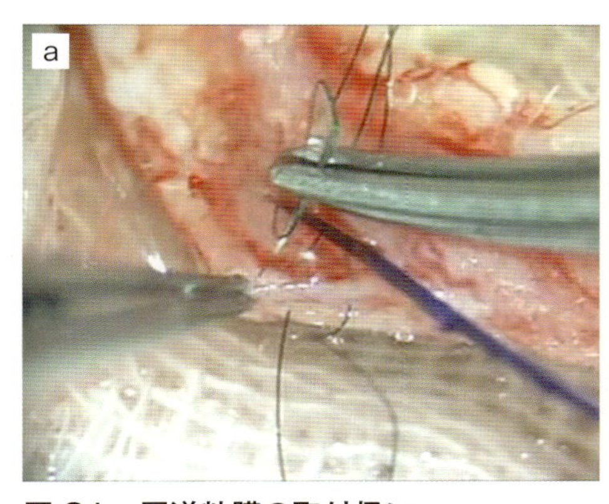

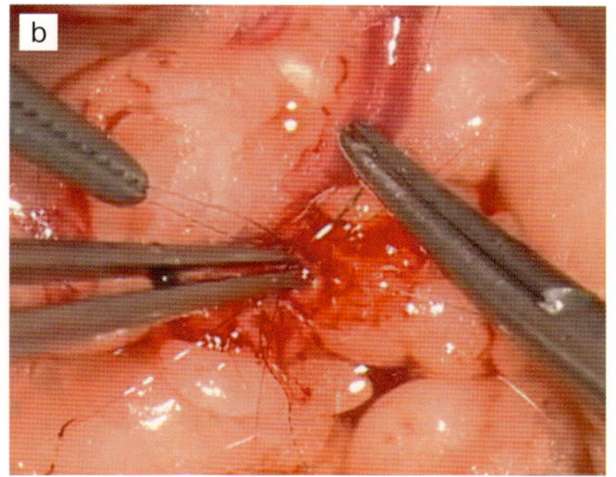

図 21．尿道粘膜の取り扱い

a：尿道粘膜に針を刺入しているところ。鑷子が把持しているのは筋層漿膜面であり，決して粘膜自体を把持しない
b：カウンタートラクションを用いて，粘膜面を把持せずに針を刺入する

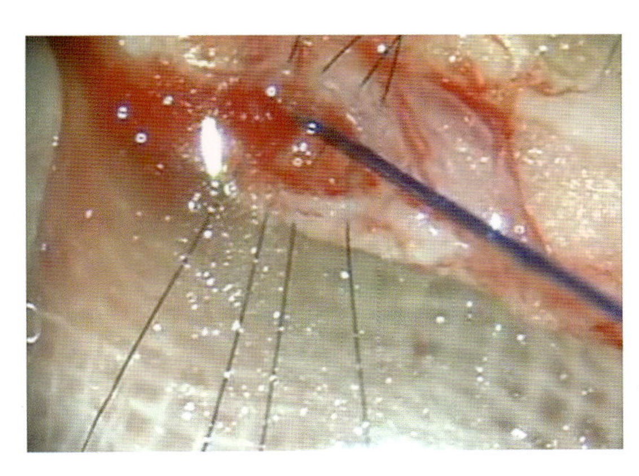

図 22．縫合のためのマーカーを挿入

尿管内腔にマーカーとして 4-0 モノフィラメント縫合糸を挿入している。先に縫合糸をすべて通した後，最後にそれらをまとめていく

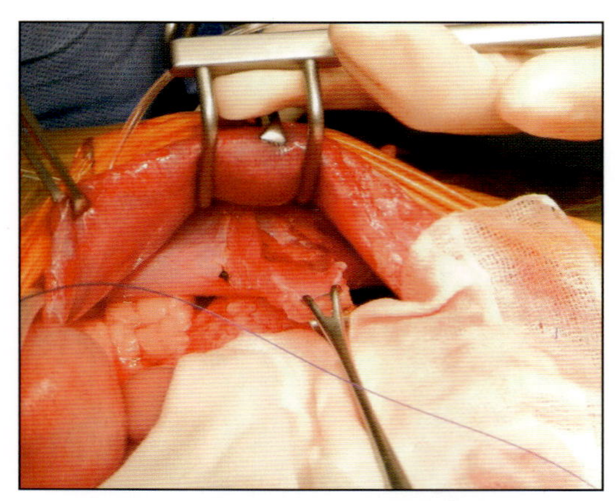

図 23. 腎臓固定するためのフラップ形成
腎臓の固定部位を先に決定し，腎瘻チューブを腹腔内へ引き入れておく

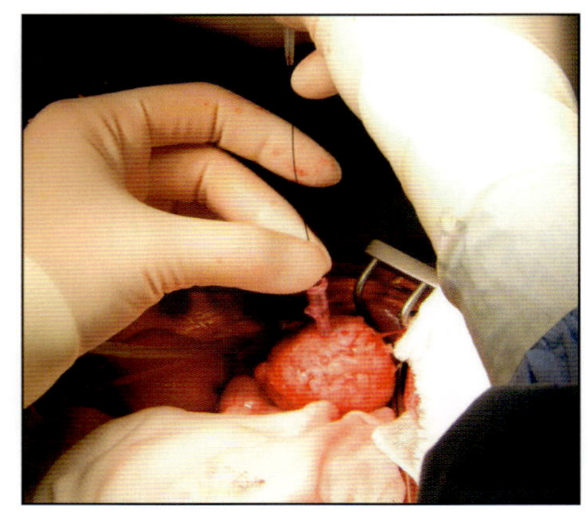

図 24. 腎瘻チューブの設置
留置針を腎盂に挿入し，外套からガイドワイヤーを腎盂へ通している。ガイドワイヤーが腎盂に入ったら，留置針を抜去する。ガイドワイヤーに沿わせて，カテーテルを腎盂まで進める

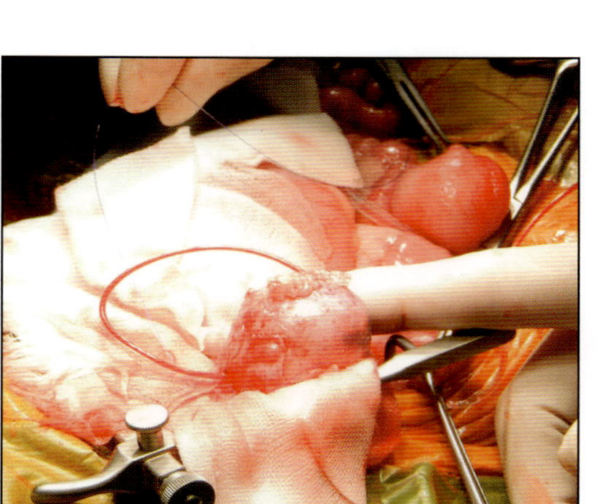

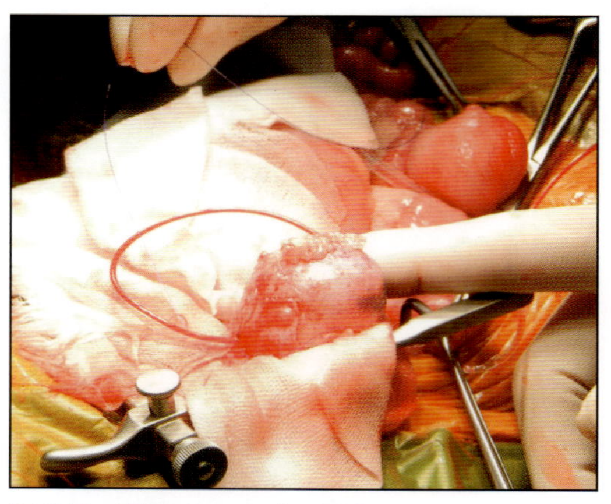

図 25. 腎瘻チューブの固定
吸収性の細めの縫合糸で，腎被膜に軽く固定する

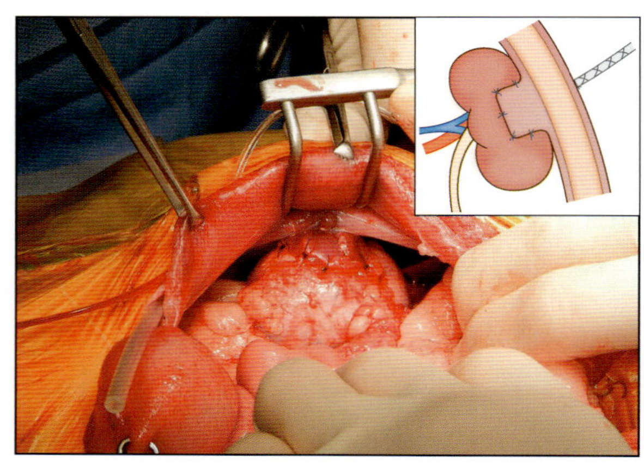

図 26. 腎臓を腹壁フラップにて固定

● 腎瘻チューブ設置（図 23～26）

尿管切開術や尿管尿管吻合術では，長くて 14 日間程度，尿管の蠕動運動が停止するといわれているため，尿管ステントまたは腎瘻チューブを設置することによって，尿の排泄経路を迂回するようにすることもある。一時的な尿管ステントの設置は犬では行われるが[25, 29, 30]，猫では尿管が細いため，貫通することもあり注意が必要である。これら迂回経路は，術後 3～10 日間設置しておくことができる。しかしながら，猫の腎盂は小さいため，少し位置がずれると尿排泄されなくなることや，尿漏れなどを起こすこともある[31]。さらに，炎症や出血の原因となることもあり，炎症産物や血餅が再び尿管閉塞を起こす可能性があるため，適切な時期を見計らって抜去することが重要である。しかしながら，筆者の経験から，結石や手術手技によって尿管の損傷がそれほど強くない場合は，猫でも設置しないこともある。

手順

腎瘻チューブの設置は，まず腎盂に挿入するカテーテルを皮膚，皮下，筋層を通して，腹腔内まで先端を挿入しておく。このカテーテルの腹壁の貫通部位は，最終的に腎臓を腹壁固定する位置を決定してから行う（**図 23**）。

腎臓の大弯から 20 G の留置針を腎盂に挿入し，内套を抜去する。0.014 インチ程度の細い

ガイドワイヤーを挿入し(**図 24**)，留置を抜去する。ガイドワイヤーに沿わせながら，3.5～5 Fr程度のカテーテルを腎盂へ挿入していく。この際，ガイドワイヤーが抜ける，または，逆に尿管に入りすぎて尿管を貫通することがあるため，ガイドワイヤーはそれ以上中に挿入されないように助手に把持してもらい，術者はカテーテルのみを腎盂へ挿入するようにするとよい。カテーテルが腎盂に挿入された後，カテーテルが抜けないように，ガイドワイヤーをゆっくり引き抜く。

腎被膜とカテーテルを細めのモノフィラメント吸収糸で1糸程度軽く結紮しておく(**図 25**)。

腎臓を腹壁からカテーテルが挿入されている部分に腹壁固定する(**図 26**)。皮膚とカテーテルをチャイニーズ・フィンガー・トラップ法で固定する。

最後に，カテーテルと閉鎖性の尿バッグなどを連結する。そうすることで，排尿量の確認や一般的な尿検査を行いモニタリングすることができる。抜去する際には，カテーテル設置時に，腎臓とカテーテルの締結を軽くしておくことで，体外から引き抜くことができる。抜去時，出血傾向がないことを確認しておく必要がある。

予後

予後として，前述の内科的治療に反応があった症例に関しては，臨床症状が改善傾向と判断してよいだろう。しかしながら，低カリウム血症などにより食欲が改善しない，異化亢進状態，慢性腎臓病への移行を示唆するような症例に関しては，予後が悪い可能性がある。どうしても食欲が回復しない症例，異化亢進状態の症例には，食道瘻チューブや胃瘻チューブの設置を考慮する。慢性腎臓病へ移行した動物は，投薬，定期的な皮下点滴の継続など，長期的管理に関して飼い主と話し合う必要があると考えられる。

閉塞を起こしていた原因が尿石だった場合，その成分解析を必ず実施し，食事管理をする必要がある。定期的な尿検査をしながら食事を変更しつつ，再発防止に努める。

救急対応の手順

救急対応の手順を，**図 27** に示す。

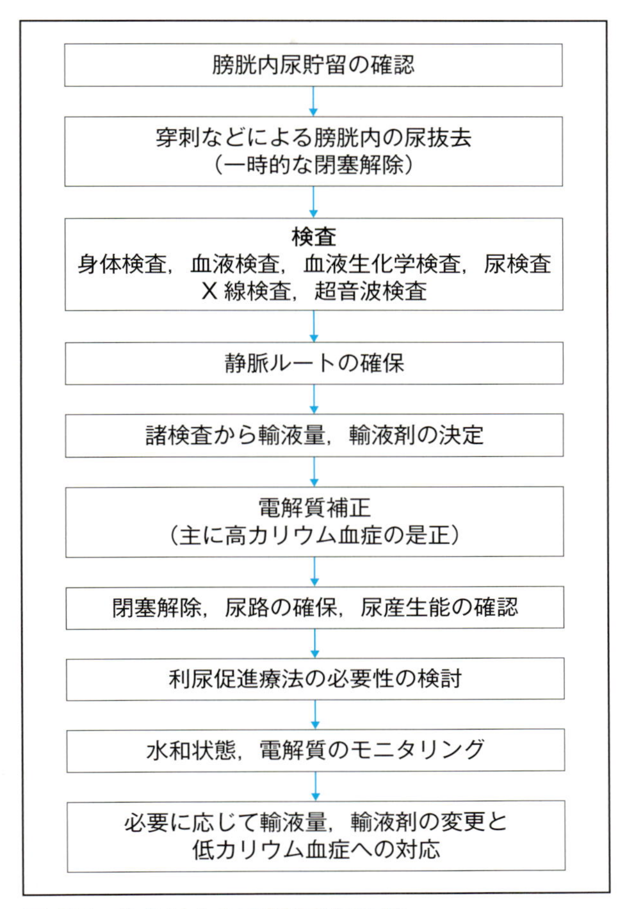

図 27．救急対応の手順(尿路閉塞)

ポイント

- □尿道閉塞は飲水量の減少する冬に多くみられる傾向があるといわれているが，日常の臨床でわりと頻繁に遭遇する緊急疾患のひとつである。このような症例に遭遇した際には，まずは慌てず膀胱内の貯留している尿を抜去し，少しでも時間を稼ぐことを第一とする
- □その後の内科的治療は，“尿産生が可能か”が重要なポイントとなり，いかに動物の全身状態，水分や電解質の変動をいち早くみつけることができるかにかかっている

参考文献

1. Lane IF. Urinary system. In: August JR ed. Consultations in feline internal medicine. Volum6. Saunders. 2009. pp467-532.
2. McLouglin MA, Bjorling DE. Ureters. In: Slatter D ed. Textbook of small animal surgery. 3rd ed. Saunders. 2003. pp1619-1628.
3. Westropp JL, Ruby AL, Bailiff NL, Kyles AE. et al. Dried solidified blood calculi in the urinary tract of cats. *J Vet Intern Med.* 2006. 20: 828-34.
4. Hunprasit V, Lulich JP, Osborne CA, Nwaokorie E. 2014. Canine and feline urolith epidemiology: 1981-2013. *DVM360 MAGAZINE* (http://veterinarynews.dvm360.com/canine-and-feline-urolith-epidemiology-1981-2013?pageID=1)
5. Hunprasit V, Lulich JP, Osborne CA, Nwaokorie E. 2014. Canine and feline urolith epidemiology: 1981-2013. *DVM360 MAGAZINE*. (http://veterinarynews.dvm360.com/canine-and-feline-urolith-epidemiology-1981-2013?pageID=3)
6. 徳本一義．日本国内のイヌとネコの尿石症の疫学的考察．日本獣医腎泌尿器学会誌．2010，3：36-45.
7. Buffington CA, Chew DJ, Kendall MS, Scrivani PV, et al. Clinical evaluation of cats with nonobstructive urinary tract diseases. *J Am Vet Med Assoc.* 1997 Jan 1; 210(1): 46-50.
8. Gerber B, Boretti FS, Kley S, Laluha P, et al. Evaluation of clinical signs and causes of lower urinary tract disease in European cats. *J Small Anim Pract.* 2005 Dec; 46(12): 571-7.
9. Kruger JM, Osborne CA, Goyal SM, Wickstrom SL, et al. Clinical evaluation of cats with lower urinary tract disease. *J Am Vet Med Assoc.* 1991 Jul 15; 199(2): 211-6.
10. Defauw PA, Van de Maele I, Duchateau L, Polis IE, et al. Risk factors and clinical presentation of cats with feline idiopathic cystitis. *J Feline Med Surg.* 2011 Dec; 13(12): 967-75.
11. Aumann M, Worth LT, Drobatz KJ. Uroperitoneum in cats: 26 cases (1986-1995). *J Am Anim Hosp Assoc.* 1998 Jul-Aug; 34(4): 315-24.
12. Lekcharoensuk C, Lulich JP, Osborne CA, Koehler LA, et al. Association between patient-related factors and risk of calcium oxalate and magnesium ammonium phosphate urolithiasis in cats. *J Am Vet Med Assoc.* 2000 Aug 15; 217(4): 520-5.
13. Cannon AB, Westropp JL, Ruby AL, Kass PH. Evaluation of trends in urolith composition in cats: 5,230 cases (1985-2004). *J Am Vet Med Assoc.* 2007 Aug 15; 231(4): 570-6.
14. Kyles AE, Hardie EM, Wooden BG, Adin CA, et al. Clinical, clinicopathologic, radiographic, and ultrasonographic abnormalities in cats with ureteral calculi: 163 cases (1984-2002). *J Am Vet Med Assoc.* 2005 Mar 15; 226(6): 932-6.
15. Kyles AE, Hardie EM, Wooden BG, Adin CA, et al. Management and outcome of cats with ureteral calculi: 153 cases (1984-2002). *J Am Vet Med Assoc.* 2005 Mar 15; 226(6): 937-44.
16. Kyles AE, Stone EA, Gookin J, Spaulding K, et al. Diagnosis and surgical management of obstructive ureteral calculi in cats: 11 cases (1993-1996). *J Am Vet Med Assoc.* 1998 Oct 15; 213(8): 1150-6.
17. Low WW, Uhl JM, Kass PH, Ruby AL, et al. Evaluation of trends in urolith composition and characteristics of dogs with urolithiasis: 25,499 cases (1985-2006). *J Am Vet Med Assoc.* 2010 Jan 15; 236(2): 193-200.
18. Lekcharoensuk C, Osborne CA, Lulich JP, Albasan H, et al. Trends in the frequency of calcium oxalate uroliths in the upper urinary tract of cats. *J Am Anim Hosp Assoc.* 2005 Jan-Feb; 41(1): 39-46.
19. Palm C, Westropp J. Cats and calcium oxalate: strategies for managing lower and upper tract stone disease. *J Feline Med Surg.* 2011 Sep; 13(9): 651-60.
20. Haller M, Rohner K, Müller W, Reutter F, et al. Single-injection inulin clearance for routine measurement of glomerular filtration rate in cats. *J Feline Med Surg.* 2003 Jun; 5(3): 175-81.
21. Miyamoto K. Clinical application of plasma clearance of iohexol on feline patients. *J Feline Med Surg.* 2001 Sep; 3(3): 143-7.
22. Gookin JL, Stone EA, Spaulding KA, Berry CR. Unilateral nephrectomy in dogs with renal disease: 30 cases (1985-1994). *J Am Vet Med Assoc.* 1996 Jun 15; 208(12): 2020-6.
23. Lamb CR. Ultrasonography of the ureters. *Vet Clin North Am Small Anim Pract.* 1998 Jul; 28(4): 823-48.
24. Adin CA, Herrgesell EJ, Nyland TG, Hughes JM, et al. Antegrade pyelography for suspected ureteral obstruction in cats: 11 cases (1995-2001). *J Am Vet Med Assoc.* 2003 Jun 1; 222(11): 1576-81.
25. Rivers BJ, Walter PA, Polzin DJ. Ultrasonographic-guided, percutaneous antegrade pyelography: technique and clinical application in the dog and cat. *J Am Anim Hosp Assoc.* 1997 Jan-Feb; 33(1): 61-8.
26. Bartges JW, Kirk C, Lane IF. Update: Management of calcium oxalate uroliths in dogs and cats. *Vet Clin North Am Small Anim Pract.* 2004 Jul; 34(4): 969-87, vii.
27. Osborne CA, Lulich JP, Polzin DJ. Canine retrograde urohydropropulsion. Lessons from 25 years of experience. *Vet Clin North Am Small Anim Pract.* 1999 Jan; 29(1): 267-81, xiv.
28. 岩井聡美．尿管閉塞に対する外科的治療 ～猫の尿管結石を中心に～．石田卓夫 監修．伴侶動物治療指針．Vol.5．緑書房．2014. pp272～292.
29. Berent AC, Weisse CW, Todd KL, Bagley DH. Use of locking-loop pigtail nephrostomy catheters in dogs and cats: 20 cases (2004-2009). *J Am Vet Med Assoc.* 2012 Aug 1; 241(3): 348-57.
30. Smith BH, Stevenson AE, Markwell PJ. Urinary relative supersaturations of calcium oxalate and struvite in cats are influenced by diet. *J Nutr.* 1998 Dec; 128(12 Suppl): 2763S-2764S.
31. Adams LG, Senior DF. Electrohydraulic and extracorporeal shock-wave lithotripsy. *Vet Clin North Am Small Anim Pract.* 1999 Jan; 29(1): 293-302, xv.

（岩井聡美）

2-4-3

尿道損傷

概要

尿道損傷は，交通事故などによる外傷だけでなく，尿道閉塞を起こした結石をカテーテルなどで膀胱に押し戻すような場面でも，医原性に尿道を損傷させてしまうことがある。このような場合に緊急的にどう対処すればよいかを，外科的アプローチも含め解説する。

症状

尿道が損傷した場合の症状として，血尿，尿淋滴，排尿痛，皮下への尿漏，皮下出血，出血の程度によっては貧血が認められる。特に犬では，膀胱結石や尿道結石が存在する場合，細菌感染が存在する可能性が高いため，皮下に尿が漏れ出ると蜂窩織炎や膿瘍，感染性の尿道壊死などを起こす引き金となることがある（**図 1**）。これらの感染性の症状が重篤になると，播種性血管内凝固（DIC）に陥る場合もある。

診断

● 血液検査

CBC

CBC において，尿道からまたは皮下への出血が多い場合，PCV の低下が認められる。また，皮下や陰茎への感染，壊死が起こると，白血球数は上昇する。さらに，DIC へ陥った場合には血小板の減少やフィブリノーゲンの減少，FDP の上昇やアンチトロンビンⅢの減少，PT および APTT の延長などの凝固系検査所見の異常が現れることがある。

血液生化学検査

血液生化学検査では，尿道損傷によって排尿困難となった場合には，BUN，Cre は上昇する。感染などによって炎症反応が強く起これば，CRP が上昇することもある。

● 尿検査

排尿困難な状態に陥っている場合，尿検査を行うために（腫瘍性病変が否定されるならば）膀胱穿刺にて採尿する。一般的な尿検査に加え，細菌尿の存在の有無を確認し細菌尿の可能性があるならば，薬剤感受性試験または菌同定を必ず実施し，適切な抗菌薬の使用のための準備をする。

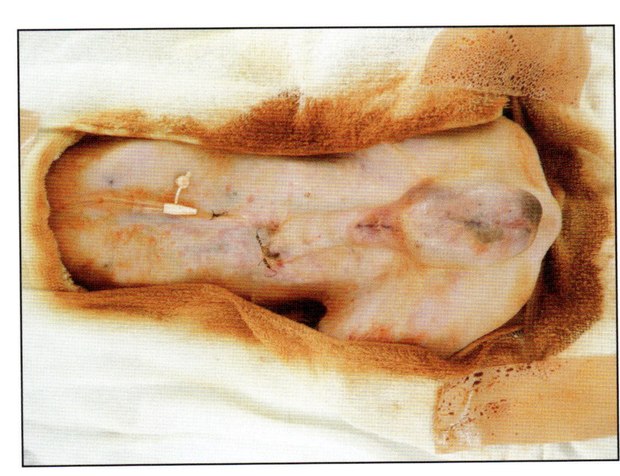

図 1．尿道損傷の症例
陰嚢部の尿道が壊死，陰嚢は腫大化している

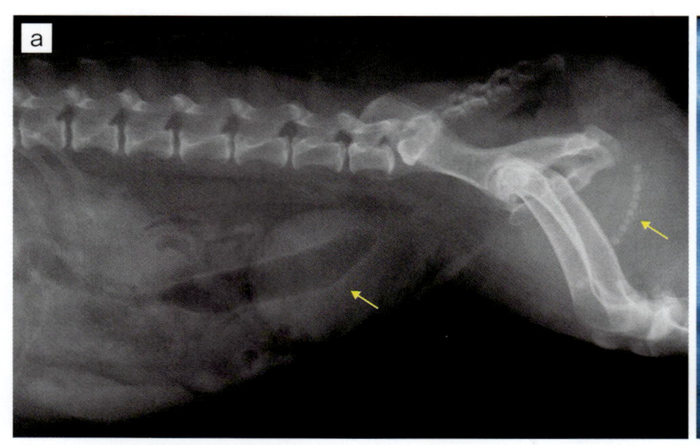
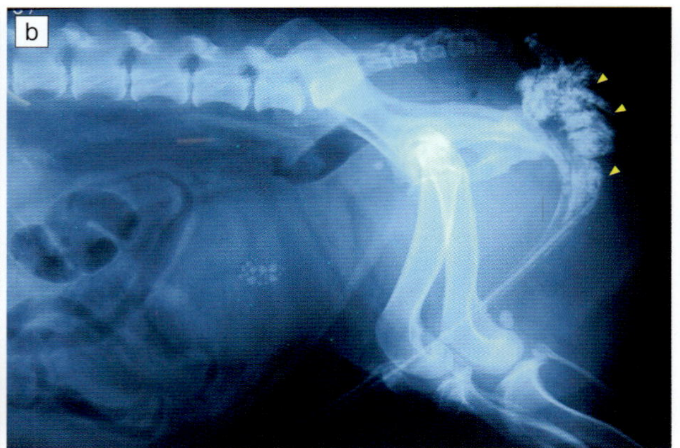

図 2. 尿道損傷の X 線検査所見
a：単純 X 線検査。尿道と膀胱内に多数の結石が存在する（矢印）
b：造影 X 線検査。損傷部位から皮下に造影剤が漏れている（矢頭）

● X 線検査

X 線検査として，まずは単純 X 線検査を必ず実施する。尿道損傷が疑われた場合，損傷部位までカテーテルを挿入し，尿路造影用の造影剤をゆっくりと少量注入する。皮下に漏れるような所見が得られれば，損傷部位もある程度確定できる（**図 2b**）。この際，使用する造影剤はオムニパーク® のような等張性の造影剤を選択する。

● 超音波検査

超音波検査では，皮下に液体の貯留するような低エコー状態が確認されることがあるが，尿道が裂開している部位を検出するのは難しいことが多い。

治療

損傷部位が修復しなければならない状態かどうかを見極める。

● 一時的な尿の排泄経路の設置

すぐに手術を実施する前に，膀胱までカテーテルを挿入して，一時的に尿の排泄経路を設置する。ただし，一度損傷した尿道にカテーテルを挿入していったとしても，損傷部位に迷入したり，または損傷部位より膀胱側へ挿入不可能な場合がある。この際に，筆者は血管へカテーテルを挿入するときに使用するガイドワイヤーを応用している（**図 3**）。

ガイドワイヤーの挿入

ガイドワイヤーには，太さも様々あり，先端の形状もストレートタイプと様々な角度のアングルタイプが存在する（**図 3b**）。例えば，硬性カテーテルで尿道損傷を起こした場合，損傷は尾側に発生する（**図 2b**）。ガイドワイヤーのアングルのかかった方向を頭側（尿道の内側）へ向けて挿入していくことで，損傷した部位に先端が入らないように挿入していくことが可能となる（**図 4**）。このように，損傷部位が確定できたなら，ガイドワイヤーのアングルをうまく利用することで損傷部位を回避することができるようになる。この際，ガイドワイヤーは親水性のコーティングがなされているため，使用する前には滅菌生理食塩液などに浸して，ツルツルと滑る状態にしておく。これを行わないと，カテーテルをガイドワイヤーに沿わせて挿入する際に，カテーテルとガイドワイヤーの摩擦によってカテーテルが挿入しにくくなる。また，もしカテーテルを膀胱まで挿入できたとしても，カテーテルだけ膀胱に残してガイドワイヤーを抜去することができなくなる。ガイドワイヤーのサイズはカテーテルの内腔をスルスルと動くサイズにしなければならないため，挿入を試みる前にカテーテルの内腔にガイドワイヤーを通して，摩擦で動きにくいことがないかどうかを確認しておいた方がよい。

筆者はいくつかのガイドワイヤーのサイズを準備し

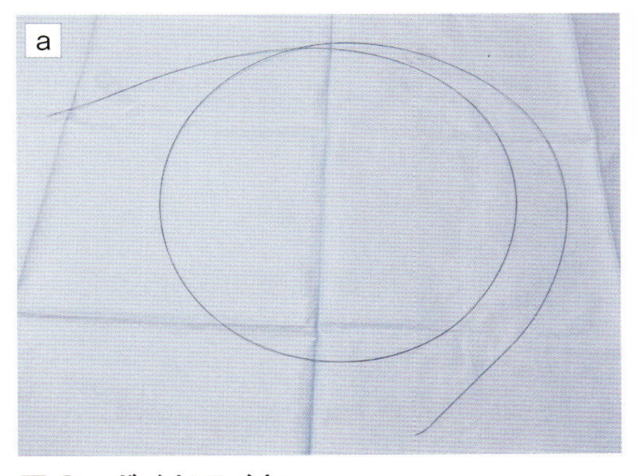

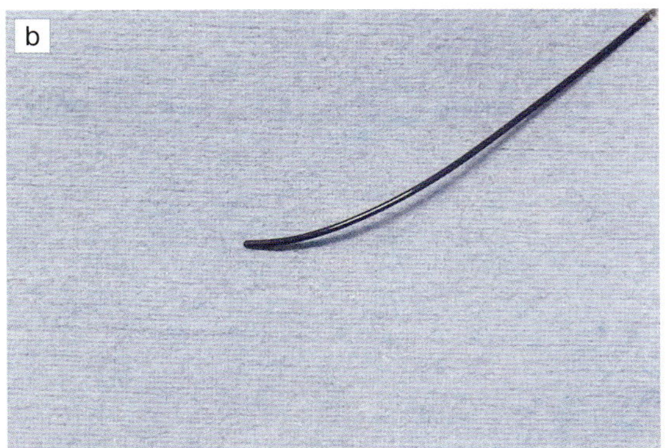

図 3. ガイドワイヤー
a：ガイドワイヤーの全体
b：ガイドワイヤー先端。先端の角度は様々存在する

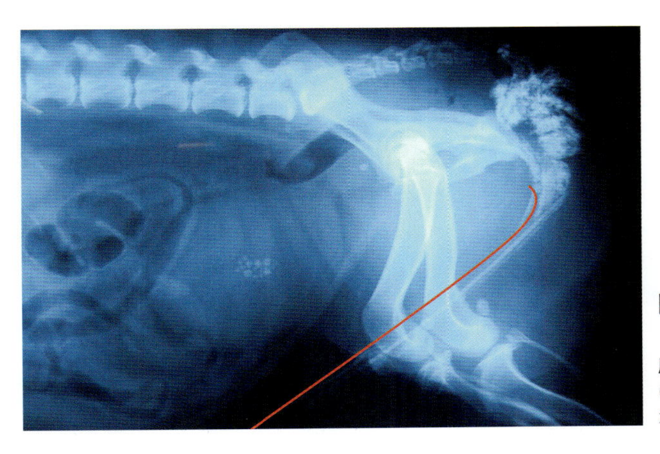

図 4. ガイドワイヤー先端の挿入時の方向
屈曲したガイドワイヤー先端を損傷部位と反対側に向けて挿入していくと，膀胱まで到達することができる

ているが(0.012〜0.035 インチ)，症例の尿道の太さとそれに見合うカテーテルの太さにあわせて 0.014〜0.018 インチ程度のものを使用する機会が多い。

カテーテルの挿入

ガイドワイヤーが膀胱までたどり着いたら，このガイドワイヤーがカテーテルの中を通るような形で，カテーテルをゆっくりと膀胱まで挿入していく(**図 5**)。カテーテルの先端からガイドワイヤーが出るようにしなければならないため，カテーテルは先穴のタイプを用いる(**図 6**)。

このカテーテル挿入の際に注意することは，カテーテルと一緒にガイドワイヤーを膀胱内へ押し込まないよう，ガイドワイヤーはカテーテルを入れる前の位置に固定し，カテーテルのみを膀胱へ挿入していくことである。そのため，ガイドワイヤーはカテーテルと尿道の長さの合計よりも長いものでなくてはならない(**図 7**)。

膀胱までカテーテルが挿入できたら，今度はカテーテルを適切な位置で固定したまま，または，バルーンカテーテルの場合はバルーンを膨らませた状態でガイドワイヤーだけを抜去する。

このようにカテーテルが挿入されたならば，尿の感染がコントロールできるよう薬剤感受性試験を実施し，皮下に漏れ出た尿中の細菌に効果のある抗菌薬を選択する。適切な抗菌薬の投与を行わないと，皮下の膿瘍，陰茎の壊死などを招来し，**図 8** のように脱落してしまうことがある。筆者は，この状態が悪化し，DIC にまで陥った症例も経験している。薬剤感受性試験により適切な抗菌薬を選択・使用し，1〜2 週間後に尿道造影すると，小さな損傷であれば手術をしなくても治癒する場合もある(**図 9**)。

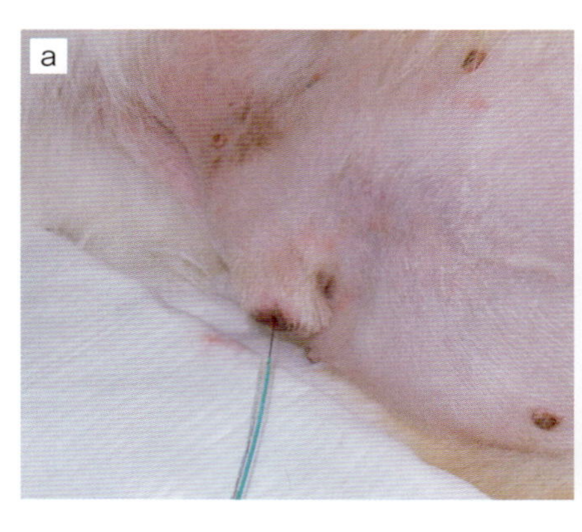

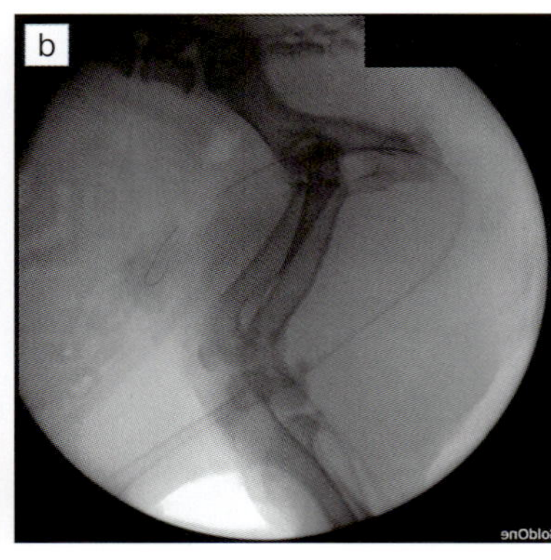

図 5. 膀胱カテーテル挿入

a：ガイドワイヤーがカテーテルの内部を通るような形で，カテーテルを挿入する
b：X 線透視画像。ガイドワイヤーに沿わせた状態で，膀胱カテーテルを膀胱まで挿入したところ

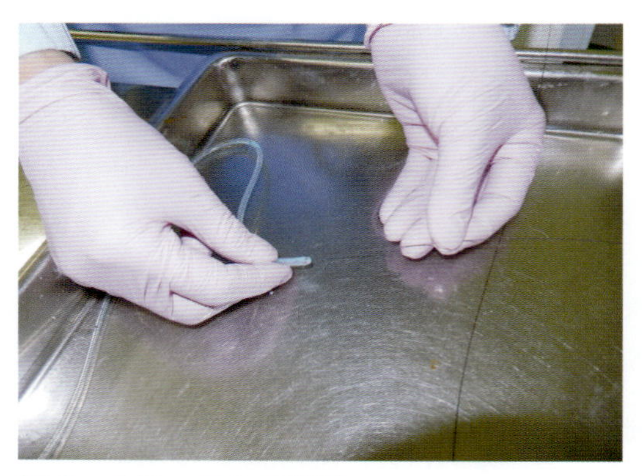

図 6. カテーテルの選択

カテーテルをガイドワイヤーに沿わせて挿入するため，カテーテルは先穴のタイプを用いる

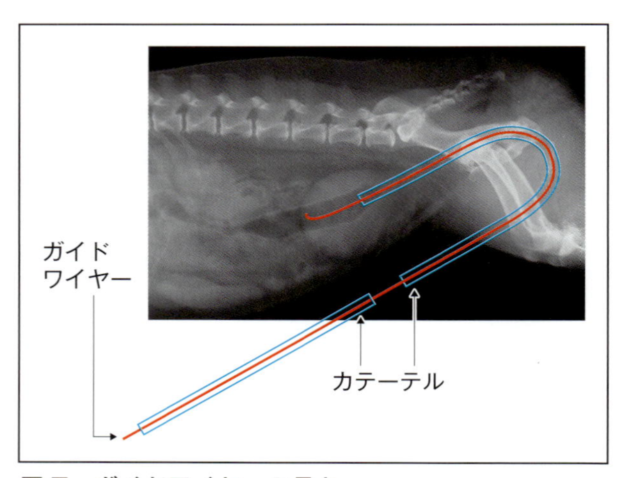

図 7. ガイドワイヤーの長さ

ガイドワイヤーの長さは，カテーテル「2 本分程度」ないと，カテーテルを膀胱内まで誘導できない

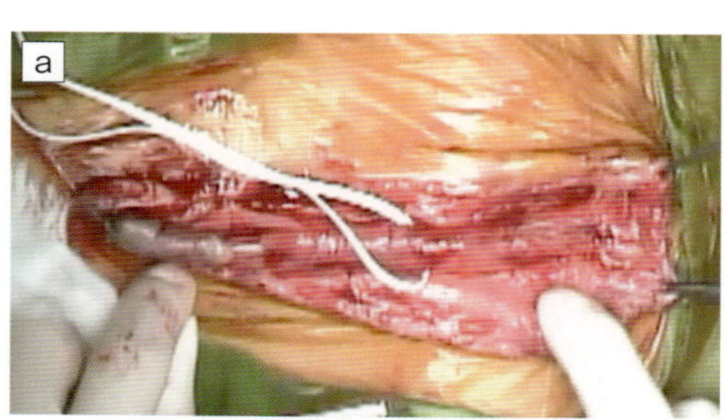

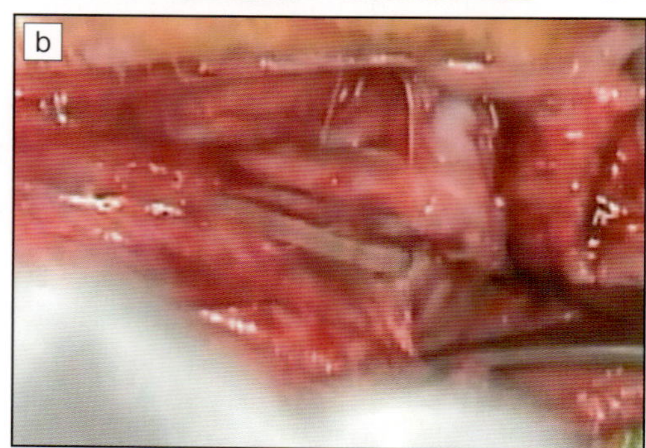

図 8. 細菌感染を認めた症例

a：硬性カテーテルで尿石を膀胱へ押し戻す際に，尿道損傷を発生。皮下に漏れた尿中の細菌感染などから，陰茎先端は壊死・脱落している
b：精巣部尿道粘膜も大きく欠損が認められる

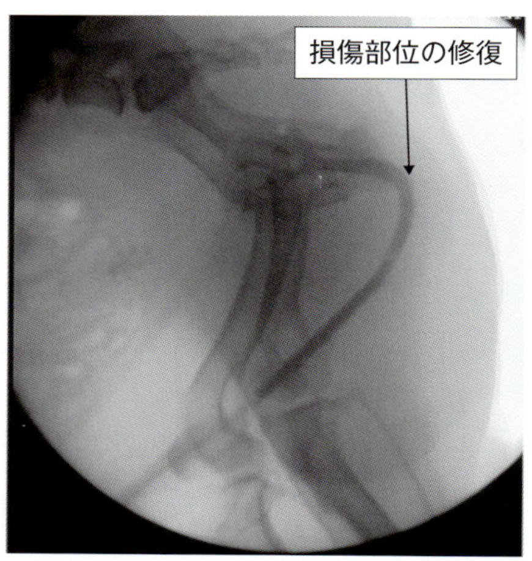

図 9. 硬性カテーテルによる尿道損傷後 1 週間の尿道造影 X 線検査

損傷部位は修復している

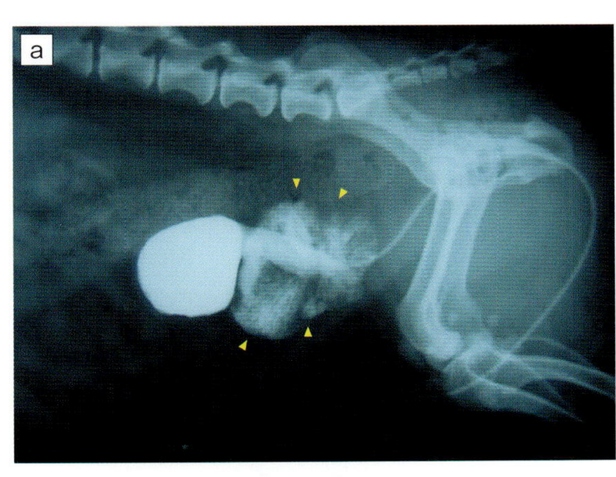

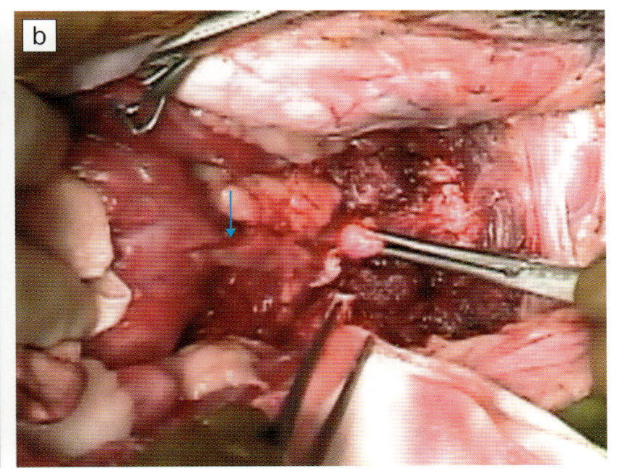

図 10．前立腺部尿道の損傷
a：造影 X 線検査所見。造影剤が前立腺内へ漏れている（矢頭） b：前立腺の部位で尿道が断裂している（矢印。カテーテルが露出している）

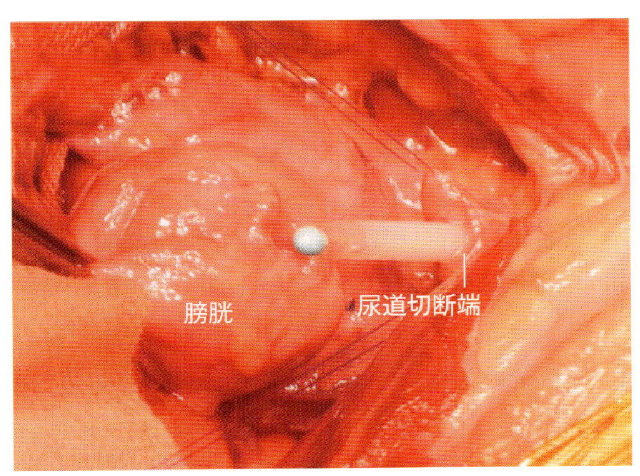

図 11．損傷部トリミング後のカテーテル誘導
尿道の損傷部位を切除し，膀胱内へ尿道カテーテルを誘導する

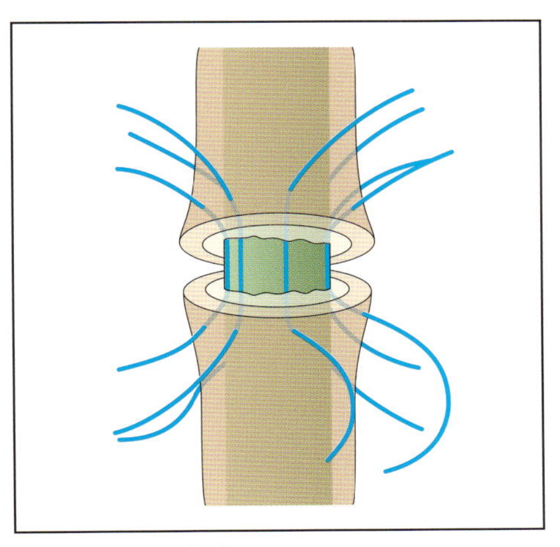

図 12．端々吻合
端々吻合する際には，ステントとして尿道カテーテルを挿入しておくと，狭窄や対側の尿道壁を一緒に縫合してしまうなどのミスを起こしにくい
参考文献 1 より引用・改変

外科的治療法

● 尿道損傷部の縫合

しかしながら，尿道カテーテルが挿入できる症例ばかりではない。もしも前述のような回避的処置が不可能な場合（**図 10**），または陰茎壊死などに陥った場合は，外科的介入を必要とする。尿道の損傷部を縫合によって修復できる場合は，損傷部をトリミングした後，カテーテルを膀胱内へ誘導し（**図 11**），端々吻合（**図 12**）または損傷部位の尿道粘膜を並置縫合する。

● 尿道造瘻術

また，前述の術式では修復不可能な場合は，尿道を皮膚に開口させる尿道造瘻術を実施する[2-5]。

①尿道が骨盤より遠位で損傷している場合
②尿道が骨盤腔内またはそれよりも膀胱側で損傷している場合

で術式が異なる。①の場合は会陰部または雄犬の陰嚢部付近での造瘻術を，②では恥骨前の造瘻術を実施することとなる。

犬における陰嚢部，陰嚢前部，会陰部の造瘻術

【造瘻部位の決定と保定】

犬においては，造瘻する際に精巣や陰嚢が邪魔になるため，去勢を同時に行わなければならないことが多い[4,6,7]。また，この骨盤腔から尾側の尿道は海綿体が発達しており，手術の妨げとなることがある（**図 13**）[8]。

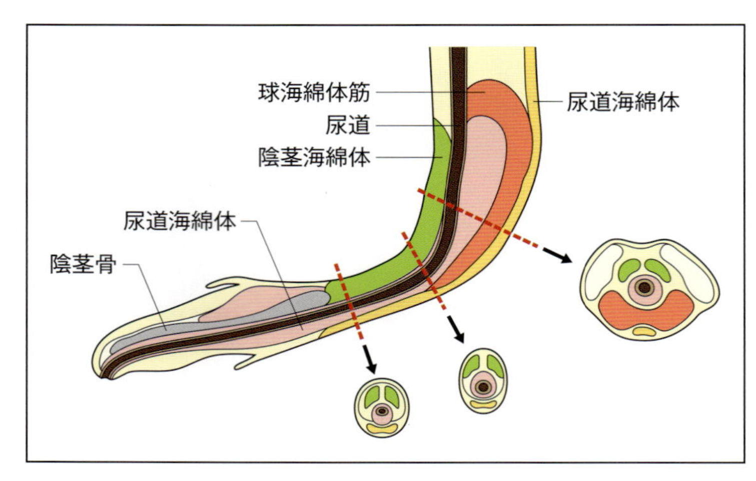

図 13. 陰茎の断面図
陰茎の位置によって，海綿体の量が変化する
参考文献 8 より引用・改変

特に，会陰部では陰嚢部よりもさらに海綿体の厚さが厚くなり，海綿体は血流も多く出血しやすい組織であるため，手術を実施しにくい。したがって，造瘻する場所を選択する一番の要因は損傷部位であるが，術式としては陰嚢部の方が造瘻しやすい部位である。会陰部の場合は伏臥位で，陰嚢部周囲の場合は仰臥位で保定する。

【手順】

まずは切皮して，尿道周囲の組織を露出する。陰茎後引筋を剥離し，これら海綿体をできる限り損傷しないように正中で分離する。しかし，損傷が激しい際には，これらをきちんと区別して発見することができない可能性がある。尿道カテーテルが挿入できている症例ならば，触診によって位置を特定していくことが可能であるが，尿道カテーテルすら挿入できない症例では，拡大鏡などを用いながら丁寧に組織を分離し尿道自体を探していく。

損傷部位が発見されたら，尿道がどこまで温存できるかを決定する。陰茎自体の温存が困難な場合は，造瘻部位よりも遠位の陰茎を切除しなければならないこともある[6,7]。

【開口部の大きさと成功のための要素】

尿道の造瘻するための開口部の長さは，一般的に尿道の直径の 6～8 倍といわれている。しかしながら，損傷の範囲によってはこのような長さの開口部を確保することができない症例もある。筆者の経験上，温存できる尿道粘膜がある程度正常に近い場合，開口部の広さがほとんどとれなくてもきれいに温存される(**図 14**)。

一方，開口部を大きく残すことができた症例でも，尿道粘膜の表面に炎症や損傷部位が残存してしまう場合は上皮で置換されてしまうこともある。**図 15** の症例は，開口部は十分に残すことができたが，結果的に上皮で一部が被覆された。しかしながら，1 カ月程度カテーテルを装着し，膀胱洗浄や感染のコントロールを行ったことによって，体重 6 kg のミニチュア・ダックスフンドでも 8 Fr のバルーンカテーテルが入る程度の造瘻口が温存でき，排尿にも問題は生じなかった。症例はバルーンカテーテル抜去後も，造瘻口の狭窄は全く起きなかった。このように，粘膜と皮膚の移行部がしっかりと形成されれば，それ以上の狭窄や閉塞は発生しにくいと考えられる。したがって，造瘻術における重要な要素のひとつとして，**温存できる尿道粘膜の状態**が挙げられる。

また，もうひとつの要素は，**尿道粘膜と皮膚の縫合法**である。尿道粘膜と尿道の白膜，皮膚という順番で(**図 16**)，間に海綿体や脂肪は一切挟まないように注意する[3]。海綿体は先にも記したように，出血が多く，一度針が刺通すると出血が止まりにくい。さらに，脂肪を空気に触れた状態にさらすと炎症の原因となり，その炎症が尿道粘膜へ波及すると，尿道粘膜が上皮化する誘因となる可能性がある。

陰嚢部周辺に造瘻する際には，精巣だけでなく**陰嚢も摘出**する。これは陰嚢部の皮膚と尿道粘膜を縫合する際に，陰嚢部の皮膚を切除せずに尿道粘膜と縫合すると，たるんだ皮膚の間に尿が残留し，感染や尿やけによる皮膚炎を悪化させるためである。

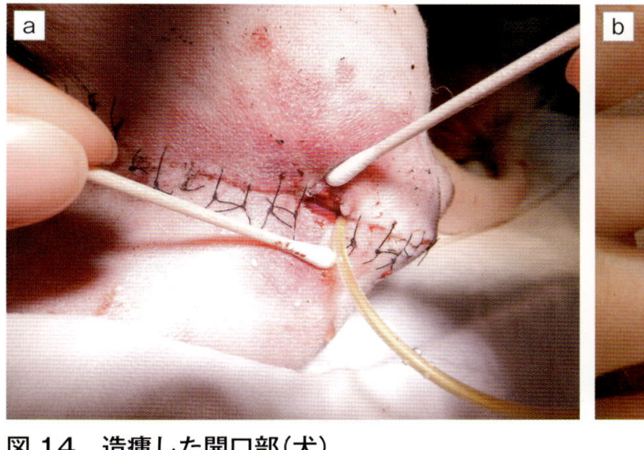

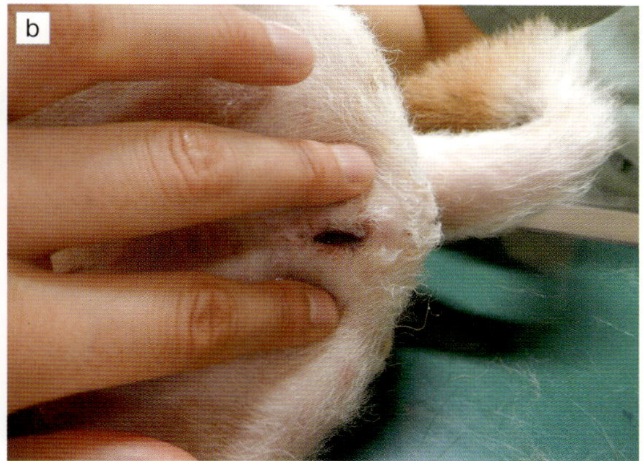

図 14．造瘻した開口部（犬）

a：小さくてもきれいな粘膜が確保されている造瘻後の開口部
b：術後 3 カ月。粘膜がきれいな場合，開口部が小さくても，狭窄することなく温存される

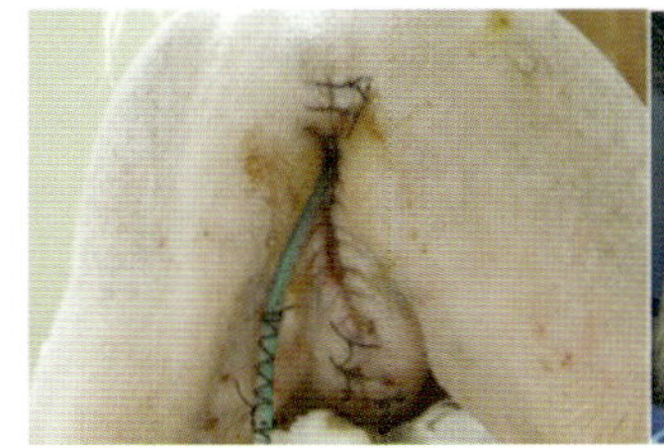

術後 3 日

術後 2 カ月

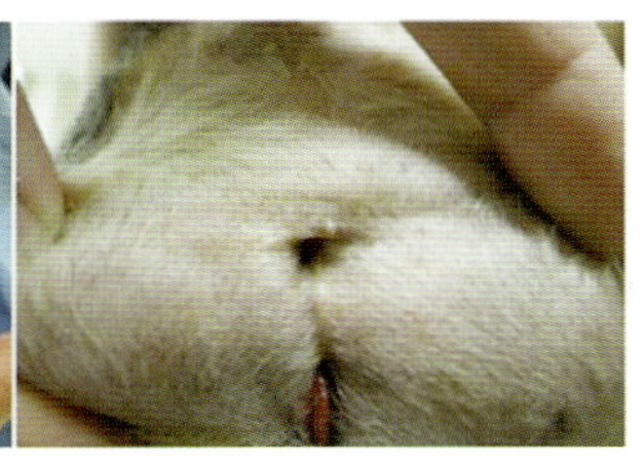

カテーテル抜去後 7 日

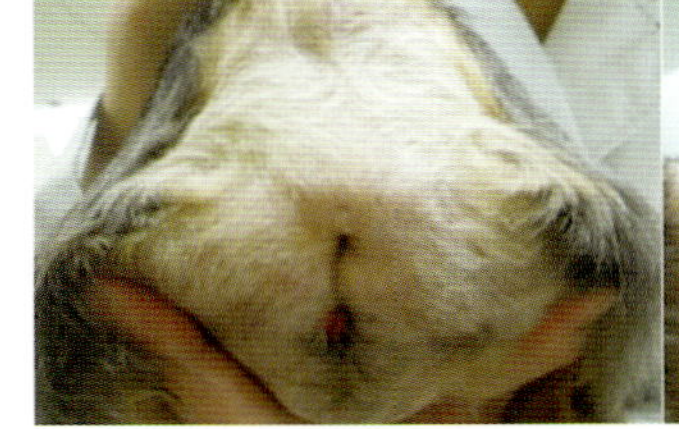

カテーテル抜去後 14 日

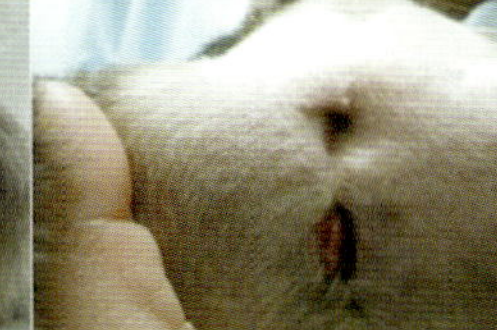

カテーテル抜去後 20 日

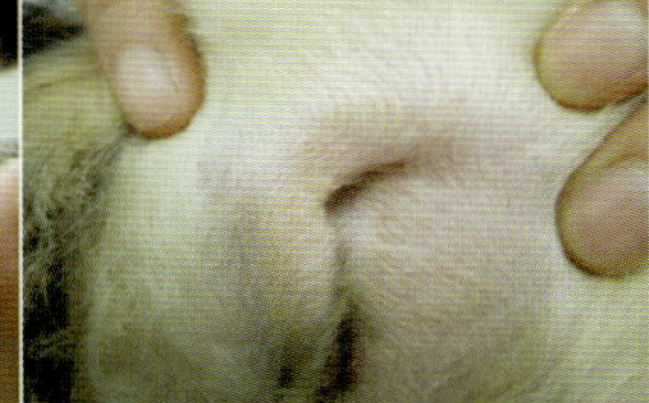

カテーテル抜去後 8 カ月

図 15．きれいな粘膜が温存できなかった症例（犬）

粘膜は上皮化した部分もあるが，尿道開口部は 8 Fr のバルーンカテーテルが入る程度の開口径を確保できた

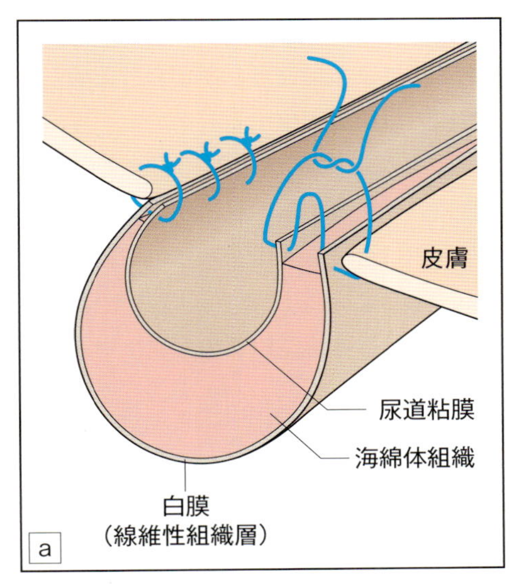

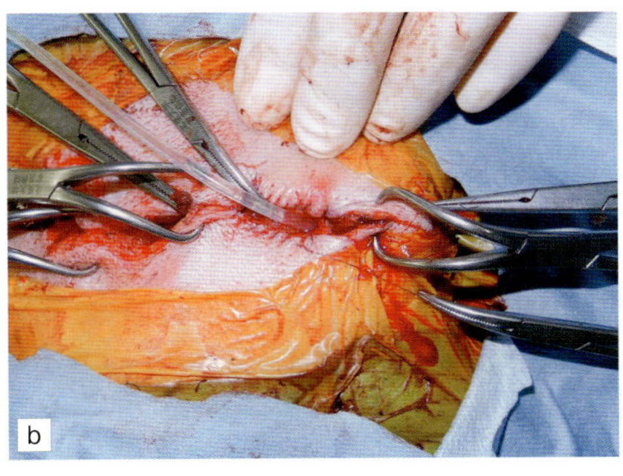

図 16．尿道造瘻時の縫合

a：尿道粘膜，白膜，皮膚をきちんとあわせる
b：縫合時の写真
a は参考文献 3 より引用・改変

猫における会陰尿道瘻術

猫においても，尿道閉塞が解除できない症例やカテーテル損傷などによる医原性尿道損傷・壊死の症例（図 17），さらには，繰り返し発生する尿道閉塞の解除のためにカテーテル操作を何度も行ったような症例では遅延性に狭窄を起こすことがあるため，造瘻術が適応となる[2,3,5,9,10]。このような場合の対処として，猫では会陰部での尿道瘻が一般的である。様々な方法が報告されているが，最も有用な方法は，包皮粘膜温存法である。

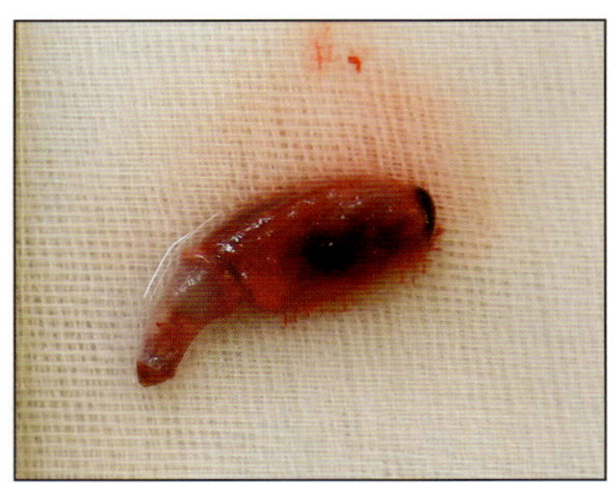

図 17．猫の壊死した陰茎

【手順】

犬と同様に伏臥位に保定する（図 18a）。筆者は，包皮先端から背側に向けて陰嚢部まで切開する方法を用いており，去勢術をしていない猫では切開部位から精巣を摘出し，たるんだ陰嚢も切除する。

陰茎から包皮を温存するように分離し（図 18b, c），陰茎を露出する（図 18d）。陰茎を骨盤に固定している左右の坐骨海綿体筋と腹側の陰茎靭帯を骨盤から剥離する（図 18e）。特に坐骨海綿体筋は出血が多いため，筋肉付着部の坐骨骨膜からはがすようにすると，出血を最小限にくいとどめられる。尿道背側は重要な血管，神経が尿道へ向かうため，剥離は尿道球腺が確認できるあたりまでとする（図 18f）。

背側に陰茎後引筋が存在するため，尿道を損傷しないように，陰茎後引筋だけを切離する（図 18g）。尿道が尾側へ牽引できるように剥離が終了したら，尿道球腺部まで尿道粘膜を切開する（図 18h～j）。

包皮粘膜と同じ程度の開口部となるように陰茎先端を結紮・切離し（図 18l），この糸で陰茎を体壁に固定する（図 18m）。包皮粘膜を広げ，正中を切開するとＶ字に形成されるため，これらを尿道の左右に配置する（図 18n）。一番重要なのは，尿道を切開した頂点となる尿道球腺部の尿道粘膜と包皮粘膜の縫合である。この粘膜同士の縫合を適当にすると，この部位から狭窄が起こってくる可能性がある。まずは尿道粘膜と包皮粘膜を左右それぞれ，連続または単純結節縫合する。筆者は主に，5-0 または 6-0 の吸収性モノフィラメント縫合糸を用いて，連続縫合している（図 18n ①～④）。

その後，同じ糸を用いて，包皮粘膜と皮膚を連続または単純結節縫合する（図 18o）。包皮粘膜の頂点部位が開いてしまう場合は，単純結節縫合を数糸加える場合もある。

恥骨前部の造瘻術

恥骨前部の造瘻術は，臨床的に実施することはまれである。また，緊急的な骨盤腔内の尿道損傷は，交通事故などの大きな骨盤腔内組織の損傷でもない限りは起こらない。この術式のその他の適応は腫瘍性病変などのときとなるが，これは本稿の緊急疾患とは異なるため，術式は簡潔に述べることとする。

【術式の概要】

尿道と膀胱への主要な動静脈と神経は，膀胱頚部の背側部からそれぞれに枝分かれして入り込んでいく。したがって，一番気をつけなければならない重要なポイントは，尿道を剥離している際に，膀胱へ向かう血管・神経を損傷してしまうことである。誤って血管を損傷すれば，尿道だけでなく膀胱の虚血性壊死を招来し，神経を損傷すれば膀胱麻痺や尿失禁に陥る可能性がある。これらに注意しながら，開腹した腹側から骨盤腔内の尿道を剥離する。その後，尿道を腹部の切開部位または切開創から 2～3 cm 左右にずらした位置で腹腔外へ誘導する。尿道が捻転しないように注意しながら開口させる側面を確認して縦に切開し，扇状に形成する。これを皮膚と連続または単純結節縫合する。この尿道造瘻開口部の形成はできる限り大きめにする（図 19）。

予後

カテーテル挿入によって，外科的処置の必要性がなかった症例では，予後は良好である。ただし，損傷部

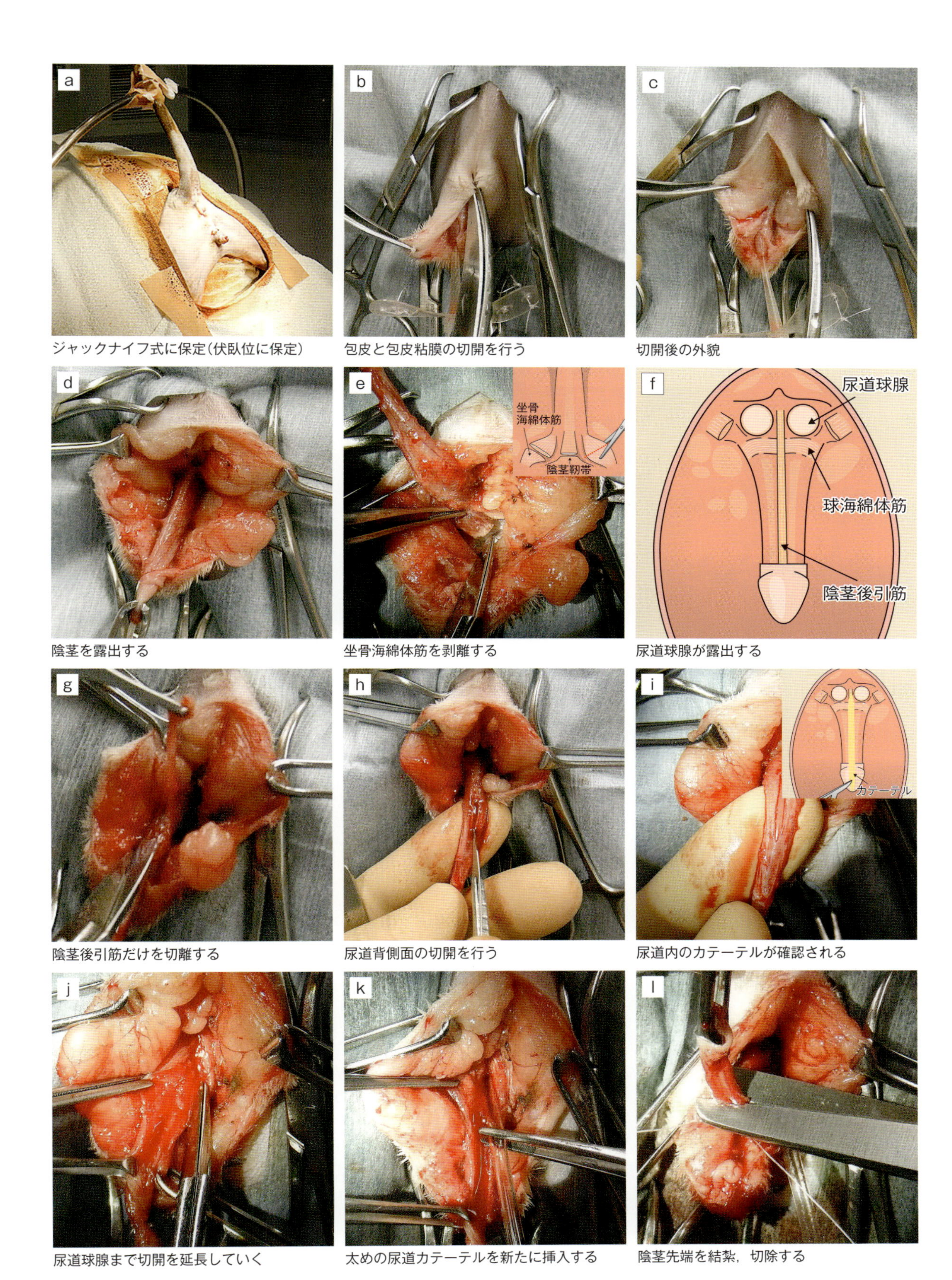

ジャックナイフ式に保定（伏臥位に保定）

包皮と包皮粘膜の切開を行う

切開後の外貌

陰茎を露出する

坐骨海綿体筋を剥離する

尿道球腺が露出する

陰茎後引筋だけを切離する

尿道背側面の切開を行う

尿道内のカテーテルが確認される

尿道球腺まで切開を延長していく

太めの尿道カテーテルを新たに挿入する

陰茎先端を結紮，切除する

図 18．猫の会陰尿道瘻術（包皮粘膜温存法）

イラストは参考文献 5 より引用・改変

次ページに続く

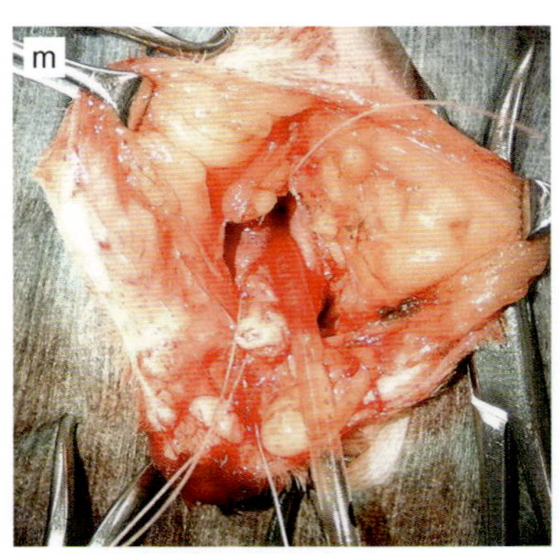

陰茎切除後の状態

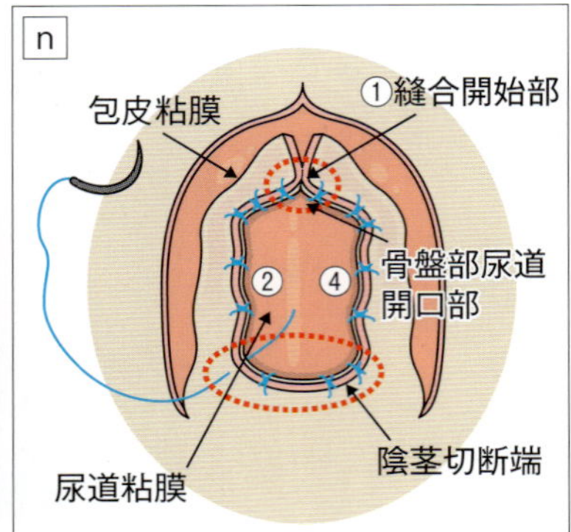

包皮粘膜と尿道の開口部の粘膜をしっかりと合致させるように縫合する

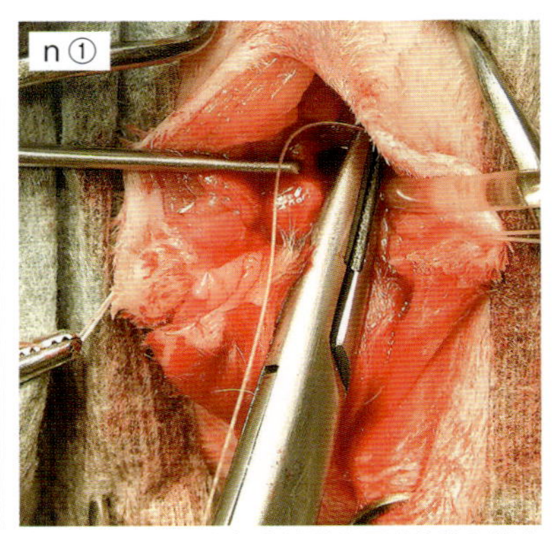

半分にカットした包皮粘膜を尿道粘膜と縫合する

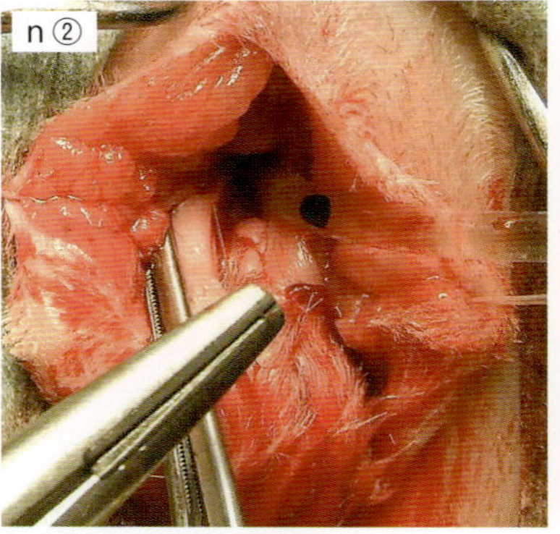

尿道粘膜と包皮粘膜を切開した尿道先端部まで連続縫合する

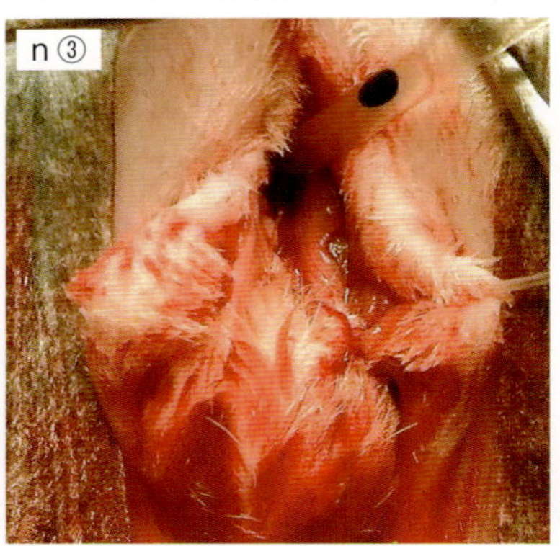

左側の両粘膜面同士の縫合終了後

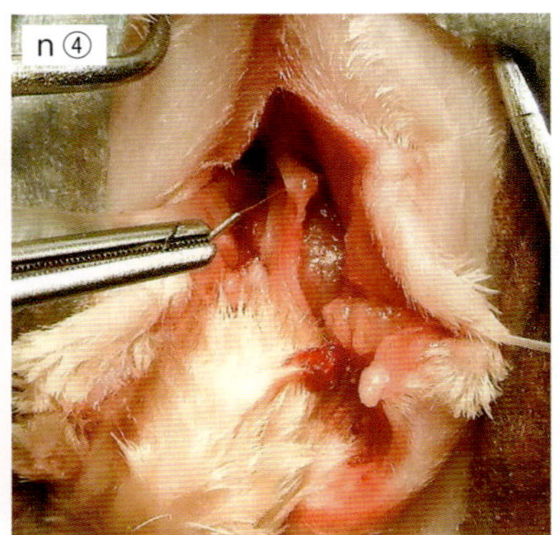

右側も同様に実施する

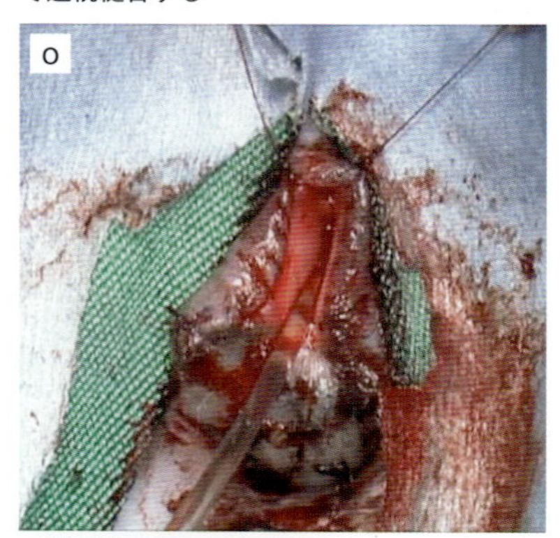

会陰尿道瘻開口部の外貌

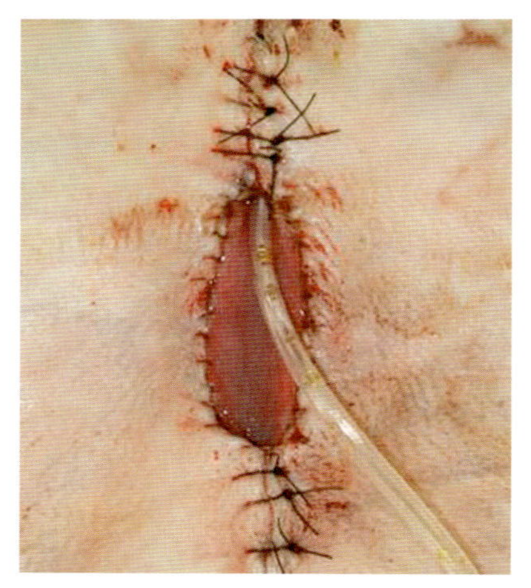

図 19. 犬の尿道瘻開口部

位がゆっくりと線維化して狭窄を起こすこともあるため，少なくとも損傷後２カ月程度は，来院または経過が分かるようにしてもらう。

外科的介入が必要だった症例に関しては，造瘻した部位から膀胱までの距離が近くなること，造瘻部位が地面に接地することや造瘻部周囲の被毛が伸びて尿が付着することによって感染の機会が増加する。これに関しては，定期的な尿検査，その結果をふまえた感染コントロール，造瘻部を清潔に維持することを，飼い主に十分理解させ実行してもらうよう指導する。飼い主の協力によって，予後は大きく変わってくる。

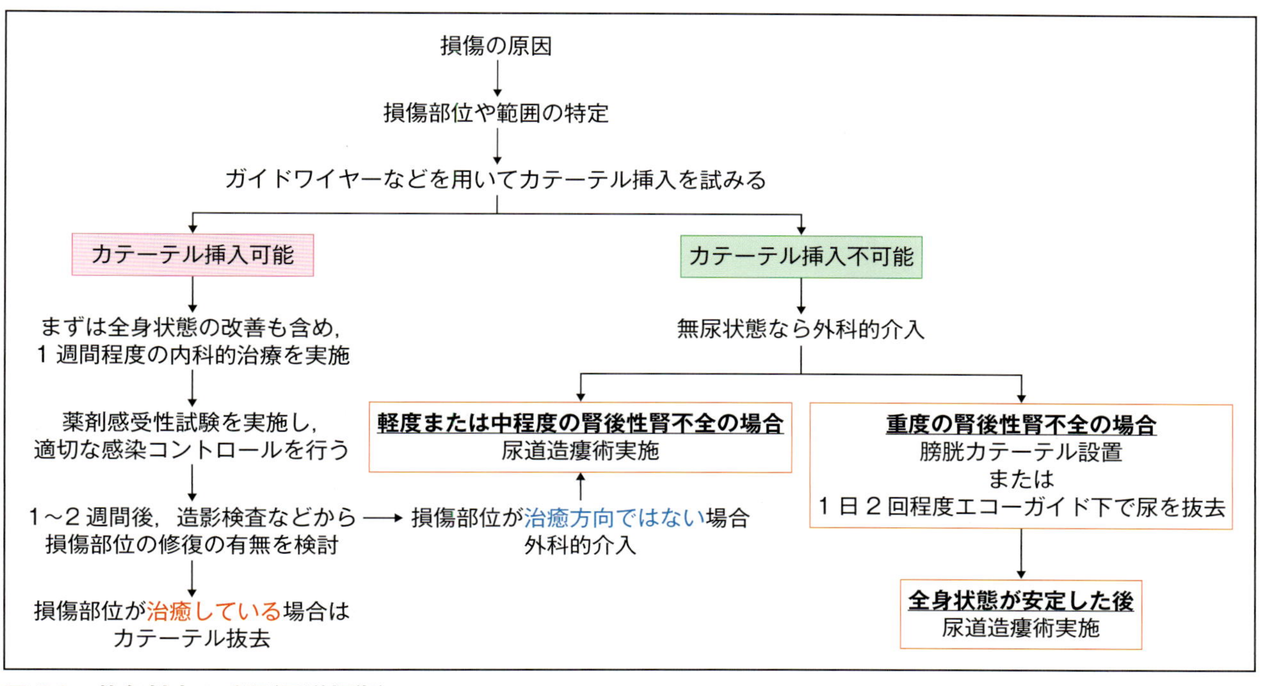

図 20. 救急対応の手順（尿道損傷）

救急対応の手順

救急対応の手順を図 20 に示す。

ポイント

□尿道損傷は交通事故などの外傷性だけでなく，尿石などによる閉塞解除の際にも起こりやすい医原性疾患のひとつである

□このような状況が発生した場合に，焦ってすぐに手術を行うのではなく，ガイドワイヤーなどを用いてカテーテル挿入が可能であれば，適切な感染コントロールや全身状態を安定化させるための，時間的猶予をもたらしてくれる

□また，カテーテルの留置などにより手術をしないで治癒させることが可能な症例では，麻酔リスク軽減にもつながる。そのような症例を見極めることが重要である

参考文献

1. Bellah JR. management of urethral trauma. In: Bojrab MJ, Slocum B, Ellison GW. Current Techniques in Small Animal Surgery. 4th ed. Lippincott Williams & Wilkins. 1998. pp474-475.
2. Bjorling SG. The urethra. In: Slatter D ed. Textbook of Small Animal Surgery. 3rd ed. Saunders. 2002. pp 1638-1651.
3. Fossum TW. Surgery of the bladder and urethra. In: Fossum TW ed. Small Animal Surgery. 2nd ed. Mosby. 2002. pp 572-609.
4. Smeak DD, Newton JD. Canine scrotal urethrostomy. In: Bojrab MJ, Ellison GW, Slocum B eds. Current Techniques in Small Animal Surgery. 4th ed. Lippincott Williams & Wilkins. 1998. pp 465-468.
5. Bojrab MJ, Constantinescu GM. perineal urethrostomy in the cat. In: Bojrab MJ, Ellison GW, Slocum B eds. Current Techniques in Small Animal Surgery. 4th ed. Lippincott Williams & Wilkins. 1998. pp 468-474.
6. Burrow RD, Gregory SP, Giejda AA, White RN. Penile amputation and scrotal urethrostomy in 18 dogs. *Vet Rec*. 2011 Dec 17; 169(25): 657.
7. Boothe HW. Managing traumatic urethral injuries. *Clin Tech Small Anim Pract*. 2000 Feb; 15(1): 35-9.
8. 小山秀一，大石明広，小出和欣，柴崎 哲．2 膀胱と尿道の外科手技．小動物最新 外科学大系 8．泌尿生殖器系 1．山根義久 総監修．インターズー．2008．pp76-107.
9. Hosgood G, Hedlund CS. Perineal urethrostomy in cats. *Comp Cont Educ Pract Vet*. 1992 14: 1195-205.
10. Smith JD. Surgical diseases of urethra. In: Slatter D ed. Textbook of small animal surgery. 2nd ed. WB Saunders. Piladelphia. 2003, pp1464-1468.

（岩井聡美）

2-5-1

子宮蓄膿症

概要

子宮蓄膿症は，子宮内膜の嚢胞性増殖(**図 1**)を伴い，腟から子宮頚管を経由して侵入したと思われる細菌感染によって子宮内膜に炎症が起こり，子宮腔内に膿液が貯留する疾患である。子宮内細菌は内毒素(エンドトキシン)を産生し，この内毒素の量によって様々な臨床症状が現れる。子宮蓄膿症は，エンドトキシンによって病勢が進行し，腎不全または播種性血管内凝固(DIC)を起こしたものは死に至ることもあるため，早期治療が必要な救急疾患である。

犬において本疾患の多くは発情出血開始後 1〜2 カ月の黄体退行期に発症するため，黄体ホルモン(プロジェステロン)の分泌が発症に深く関与していると考えられている。犬ではプロジェステロンの分泌動態は，妊娠の有無にかかわらず同様に約 2 カ月間続くため，子宮はそのホルモンの影響を長期間受け，子宮内膜が肥厚増殖する。この状態は細菌感染が起こりやすい環境であり，さらにプロジェステロンは子宮内の白血球反応を抑制することから，本疾患が発症しやすくなるものと考えられる。本疾患は，繰り返し長期間のプロジェステロンの影響を受けた高齢の未経産犬に多いといわれている。しかし，若齢期での発症もあり，経産犬でも長く繁殖を行っていない場合は本疾患が発症する。交尾の有無は，本疾患の発症には関係しない。

猫は交尾排卵動物であるため，犬とは対照的に黄体期の機会が少ない。そのため，本疾患の自然発症例は少ない。しかし，不妊交尾後の黄体期や，最近では自然排卵する猫が知られており[1]，その黄体期に発症するものと考えられている。また猫の子宮蓄膿症は犬と異なり，若齢期で発症するものが多いことが特徴的である。

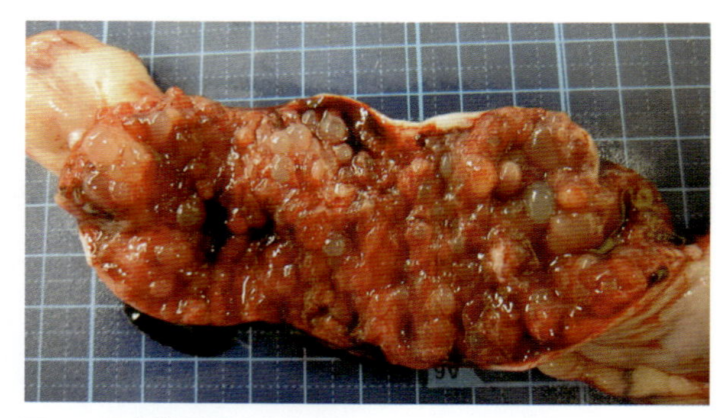

図 1. 子宮蓄膿症(犬)にみられる子宮内膜の嚢胞性増殖

症状

子宮蓄膿症の臨床症状は，本疾患の進行状況および細菌の種類(**表 1**)によっても異なる。例えば，エンドトキシンを産生しない細菌群のみの感染では，子宮内に膿液が大量に貯留していても，その他の症状が重篤でないことがある。

一般的な臨床症状として，犬では食欲不振，元気消失，発熱，多飲多尿，嘔吐および腹部膨満が認められるが，猫では嘔吐や多飲多尿は顕著でない[2]。外陰部からの排膿は子宮頚管が開放している開放性子宮蓄膿症では認められるが，子宮頚管が閉鎖している閉鎖性子宮蓄膿症では認められない。そのため，閉鎖性子宮

グラム陰性菌	グラム陽性菌
Escherichia coli（約 80％の原因菌である） *Klebsiella* *Pseudomonas aeruginosa* *Proteus* spp. *Bacteroides* spp. *Enterobacter*　　など	*Staphylococcus epidermidis* *Streptococcus* spp.　　など

表 1．子宮蓄膿症の原因菌
エンドトキシンを産生するグラム陰性菌では，臨床症状が重篤になりやすい傾向がある

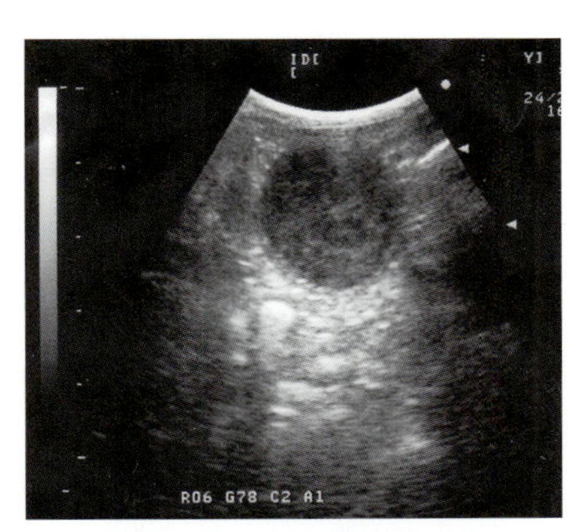

図 2．子宮蓄膿症（犬）の腹部超音波検査所見
子宮内の液体貯留と子宮内膜の増殖が確認できる

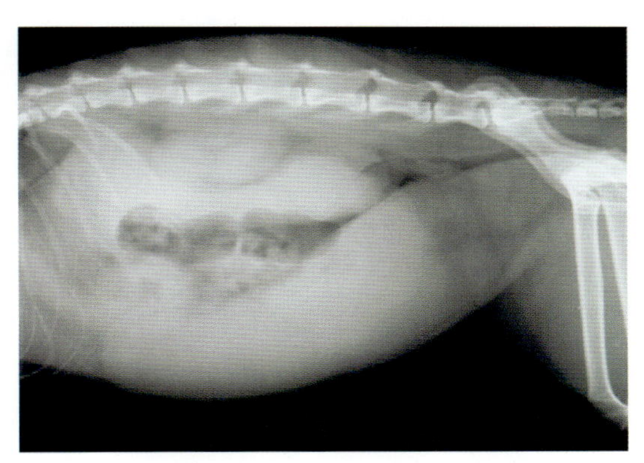

図 3．子宮蓄膿症（犬）の腹部 X 線検査所見
腫大した子宮が確認できる

蓄膿症では発見が遅れてしまうこともあり注意が必要である。一般に，閉鎖性の方が開放性よりも中毒症状が重い傾向にある。

診断

子宮蓄膿症は，黄体期，特に黄体退行期に発症することが多いため，稟告により上記に示した臨床症状を確認し，前回の発情時期から考えて現在が黄体期に相当する場合は本症を疑い，さらなる検査によって診断を行う。診断は，外陰部からの排膿が認められる場合は比較的容易であるが，認められない場合は注意が必要である。確定診断は，腹部超音波検査（**図 2**）またはX 線検査（**図 3**）によって，液体が貯留し腫大した子宮を確認することで行われる。このとき，子宮蓄膿症の腹部超音波検査では，プロジェステロンの影響を受け肥厚増殖した子宮内膜（**図 1**）が確認できる。血液検査では，白血球数の増加（特に，好中球の核の左方移動）および急性期蛋白（C-reactive protein，CRP）が高値を示すため，これらが診断基準として挙げられる。ただし，他の炎症性疾患との鑑別が必要である。

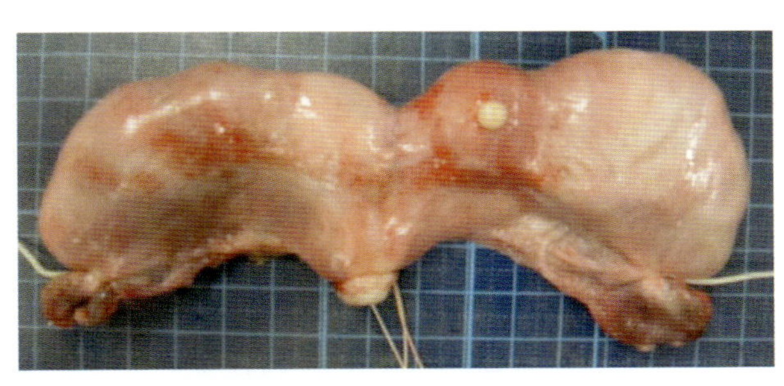

図 4．子宮蓄膿症（猫）の子宮の外観
この症例は，子宮の一部に穴（針穴程度）が開いており，腹膜炎を併発していた

また子宮蓄膿症において，子宮に穴が開き膿液が腹腔に漏れ（**図 4**），腹膜炎を起こしていることもあるため，最悪な状況を考えつつ，丁寧に画像検査を行うことが必要である。

治療

本疾患は，重篤な状態で動物病院に来院されることが多く，救命を考えると外科的に卵巣・子宮全摘出を行うのが一般的な治療法であり，最も推奨される。

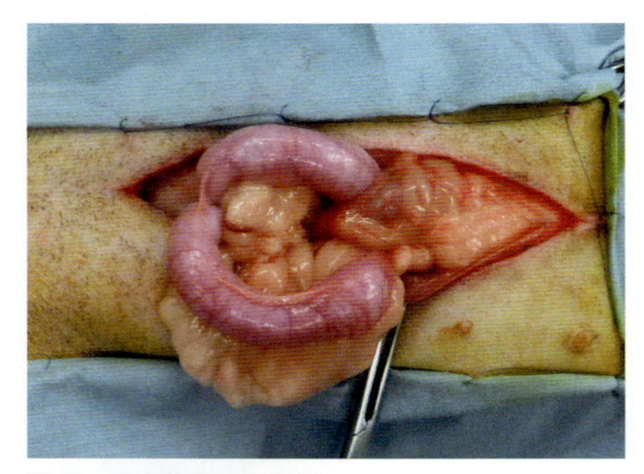

図 5. 子宮蓄膿症の術創

● 外科的治療法

卵巣・子宮全摘出術

子宮蓄膿症の外科的な治療としての卵巣・子宮全摘出術の術式は，雌犬や雌猫の不妊手術で行われている方法と基本的には同じである。しかし，子宮蓄膿症では黄体の存在する卵巣が本疾患の発症の原因であるため，卵巣を残さないように完全に摘出しなければならない。また，膿液を腹腔内に漏らすことなく，膿液が貯留した子宮も残さないように，子宮頚管部尾方の腟の部分で結紮して子宮を完全に切除しなければならない。そのため，一般的な不妊手術で行われている方法よりもかなり大きく術創を確保する必要がある。すなわち，術創の大きさは，卵巣の頭側にある卵巣提索および血管と子宮頚管尾方の腟部を無理なく結紮できる大きさを確保しなければならない(**図 5**)。もし最初に切開した術野が狭い場合には，必ず無理をせずに腹壁をさらに切開することを推奨する。

腟部を切除する際，膿液が腹腔内に漏れないように細心の注意を払う。切除に使用した鋏や縫合した器具は，できれば新しいものに取り替えるか，アルコール綿で十分に消毒してから次の使用を行う。また，子宮の切除部位も結紮前後にアルコール綿で十分に消毒する。膿液が付着した有窓布(ドレープ)も取り替える。また，もし膿液が腹腔に漏れてしまった場合は，腹腔内洗浄を十分に行う必要がある。

貯留している膿液量によっても差があるが，子宮がかなり腫大している場合には，子宮を強い力で扱ってしまうと子宮が破裂してしまう可能性も考えられるため，子宮は優しく取り扱う。また子宮蓄膿症では，時々，小さな穴が開いていて腹腔内に膿液が漏れ，腹膜炎を起こしている場合もある。そのため，必ずそのような腹膜炎が起こっていないかどうか，腹水の色や量を含む腹腔内を十分に観察することが必要である。また，腹膜炎の有無にかかわらず，卵巣・子宮摘出後は，加温した滅菌生理食塩液を使用して腹腔内を十分に洗浄する。

子宮蓄膿症は高齢での発症が多いため，卵巣腫瘍や子宮の腫瘍を併発している場合がある。そのため，卵巣や子宮の肉眼所見において異常が認められる場合は，病理検査を行うことが望ましい。

卵巣のみの摘出に関して

もし，腹腔内に原因不明の癒着が起こっており，卵巣・子宮の全摘出が困難と判断された場合，卵巣だけを完全に摘出することができれば子宮はそのままでも子宮蓄膿症を治癒させることは可能と考えられる。

● 内科的治療

若齢期に発症した場合で今後繁殖を行いたい場合，高齢における発症，臨床症状が重篤で麻酔・手術のリスクが高い場合および飼い主が手術を希望しない場合には，ホルモン剤投与による内科的治療を適用することが可能である(**表 2**)。ただし，内科的治療は治癒に時間がかかること，必ずしも 100%の治癒率ではないこと(卵巣腫瘍または重度な嚢胞性子宮内膜過形成を伴ったものでは効果がみられないことがある)，治癒した動物は発情回帰後の黄体期において本疾患を高率に再発する可能性が高いことなどの問題点があるため，治療前には飼い主との十分なインフォームド・コンセントが必要であると考えられる。内科的治療に用いるホルモン剤に関しては，後述の「内科的治療法における治療薬の選択」に記載する。

子宮蓄膿症の治療法に際して，外科的な対応が最善の処置であることは間違いないが，飼い主の治療に対する考えを尊重し，内科的治療を含めたすべての治療法を説明することが必要であると考える。そして，両治療法の利点および問題点を十分説明した上で，飼い主に治療法を選択をしてもらうことも必要である。

表 2. 子宮蓄膿症の内科的治療の適応例と問題点

適応例	問題点
●高齢 ●繁殖に供したい場合 （若齢での発症のみ） ●全身麻酔による手術が困難な場合 ●飼い主が手術を希望しない場合	●治療効果は100%ではない →効果がないものがある（卵巣腫瘍や重度な嚢胞性子宮内膜過形成がある場合） ●治癒までに時間がかかる ●副作用がある（一過性） ●子宮破裂の可能性（閉鎖性） ●治癒後に再発の可能性 ●発情回帰が早くなる

予後

本疾患は，早期発見して卵巣・子宮全摘出術を直ちに実施すれば，比較的予後は良好である。しかし，治療時に血中エンドトキシン量が高値を示すものは，予後不良となることが多いことが報告されている[3]。血中エンドトキシン量を測定することができない場合，血液尿素窒素（BUN）およびクレアチニン（Cre）値がエンドトキシン値と相関するため，これらの値が上昇していないものでは予後は良好であることが示唆される[3]。したがって，予後の判定のためにも術前にこれらの項目を測定しておくことは重要である。また血中CRP値は，本疾患の治癒状況の指標としてよく用いられている。

内科的治療を行ったものでは，子宮が残るため次回の発情後の黄体期に本症を再発する可能性が高い。そのため，再発を防止する方法も考える必要がある（**表3**）。若齢期での発症の場合，次回発情回帰時に繁殖を行うのがよい。交配後，妊娠が成立すると再発が起こりにくくなる。高齢での発症においては，発情抑制剤の処置を行うことで再発を予防できる可能性も考えられる。子宮蓄膿症は，治療後の発情後の黄体期に再発が起こるため，次回の発情を起こさないようにする処置である。このとき，発情抑制剤としては，子宮に影響の少ないプロリゲストンが推奨される。また，臨床症状が重篤であり手術・麻酔のリスクが問題で内科的治療を選択した場合においては，可能であれば再発防止のために，臨床症状が消失し次回の発情が来る前に，卵巣・子宮全摘出術を行うことが推奨される。

表 3. 内科的治療後に再発を防止する方法

方法
●繁殖を行う（若齢での発症の場合。5歳齢まで）
●発情抑制（子宮に影響の少ない発情抑制剤：プロリゲストン）を使用する
●発情期に抗菌薬を投与する（抗菌薬の種類は，前回の子宮蓄膿症の原因菌に効果的なものを使用するのがよい）
●次回発情後の黄体期において低用量プロスタグランジン，またはアグレプリストンを予防的に投与する
●本疾患の臨床症状が消失した後，次回の発情が来る前に卵巣・子宮全摘出術を行う

救急対応の手順

子宮蓄膿症と診断した場合は，来院時に重篤な症状を示していなくても，急激に悪くなることも想定されるため，早急な外科的または内科的な対応が必要である（**図6**）。症状がすでに重篤である場合，または血液生化学検査によってBUNおよびCreの上昇が確認された場合においては，まず状態を良好にするための処置を行うことが望ましい。特に，すでにDICの症状が現れている場合においては，最初にDICに対する処置が必要である。

● 外科的治療法

詳細については，前述の「治療」に記す。

● 内科的治療法における治療薬の選択（表 4）

内科的治療法に用いるホルモン剤としては，本疾患の発症に黄体から分泌されるプロジェステロンが関与していることから，黄体退行作用をもつプロスタグランジン$F_{2\alpha}$（PG）が主に使用される。また他に，海外（ヨーロッパの一部の地域およびオーストラリア）で市販されているプロジェステロン受容体拮抗薬であるアグレプリストンによる内科的治療が注目されている。

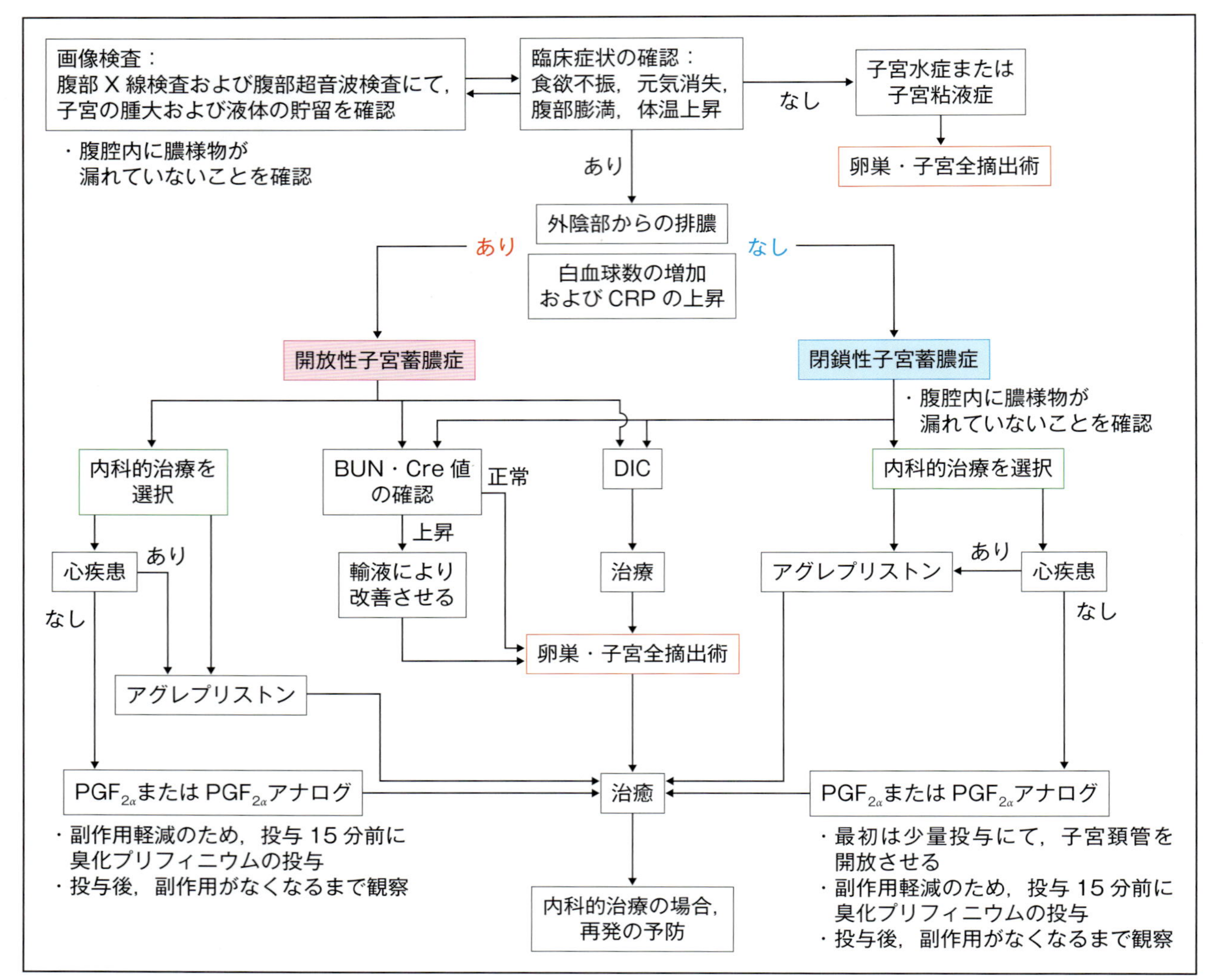

図 6．救急対応の手順（子宮蓄膿症）

表 4．子宮蓄膿症の内科的治療における治療薬の選択

薬剤の主成分・主な製品	投与量および投与方法	備考
天然型 $PGF_{2\alpha}$ ジノプロストトロメタミン ・動物用プロナルゴン®F 注射液	0.1 mg/kg, BID, SC, 3～5 日間 0.25 mg/kg, SID, SC, 3～5 日間	・副作用が消失するまで，入院処置を行う方がよい ・心疾患のある場合は禁忌 ・閉鎖性子宮蓄膿症では，最初に少量投与して子宮頚管を開放させてから，黄体が退行するまで投与する
$PGF_{2\alpha}$アナログ クロプロステノール ・レジプロン®-C	2.5～5.0 μg/kg, 1 回 SC 1～2 μg/kg, SID で2～3 日間 SC	
アグレプリストン ・Alizin® ※日本での販売なし	10 mg/kg, SID で 2 日間 SC 治療効果によって 1 週間ごとに 10 mg/kg を追加で投与	治療終了時に黄体期が終了していない場合，再発する可能性がある

プロスタグランジン $F_{2\alpha}$（PG）

【作用機序】

PG を子宮蓄膿症の犬または猫に投与すると，最初に子宮平滑筋の収縮によって排膿が起こり，続いて黄体退行により黄体期が終了し，子宮頚管が開放して子宮内環境が変化し，細菌の増殖が抑制されるため治癒過程をとる。

【PG と PGA】

PG は，天然型 PG とその類縁物質（$PGF_{2\alpha}$ アナログ：PGA）が市販されているが，犬は PG に対する感受性が低いため，天然型 PG では大量投与を必要とするため推奨されない。これに対して，PGA は少量投与で効果がみられる。天然型 PG（ジノプロストトロメタミン）では，0.1 mg/kg，BID または 0.25 mg/kg，SID，皮下投与で状態を観察しながら，臨床症状の改善および子宮内容液の貯留がなくなるまで数日間の投与を行う。一般には 3～5 日間ぐらいで改善が認められる。これに対して，PGA であるクロプロステノールでは，2.5～5.0 μg/kg の 1 回皮下投与で黄体退行を誘起できる。なお，同じ PGA でも効果が異なるものがあるため注意が必要である。例えば，エチプロストントロメタミンは，犬で 80 μg/kg という高用量の投与においても副作用だけが出現してしまい，早期に十分な黄体退行が起こらないため，犬の子宮蓄膿症の内科的治療には推奨できない[5]。

【副作用】

PG 治療の問題点として，投与後に一過性ではあるが嘔吐，呼吸促迫，流涎，下痢および体温低下などの副作用がみられることが挙げられる。特に，PG は血管収縮作用を有しているため心疾患のある犬・猫には禁忌である。また，強い子宮平滑筋収縮作用をもつため，閉鎖性子宮蓄膿症では子宮破裂が起こる可能性が示唆されるため，投与には注意が必要である[6]。また，PG および PGA における副作用は投与後 1～2 時間をピークとして，投与後 4 時間には副作用は消失するため，その間入院させ経過観察を行うことが望ましい。

【PG の副作用への対策】

これらの副作用を軽減させる方法として，副作用がみられない低用量の分割投与もしくは PG 投与 15 分前に副交感神経遮断薬である臭化プリフィニウム 7.5 mg/head を投与する方法がある。低用量で分割投与する場合，クロプロステノールでは 1～2 μg/kg の 2～3 回投与で黄体退行が可能である。

【PG の他の問題点】

また PG の他の問題点として，投与後，約 1～2 カ月ぐらい次回の発情回帰が早くなることが知られている。発情の回帰が早いと，その後の黄体期に本疾患を再発する可能性が高くなるため，注意が必要である。

【PG による内科的治療の終了の判断】

PG による内科的治療の終了を判断する方法として，血中プロジェステロン値の測定を行うことを推奨する。プロジェステロン値が，1 ng/mL 前後の基底値に低下していれば，黄体が退行していることを意味しているため，治療に成功したものと考えられる。

【猫における PG による内科的治療】

猫の子宮蓄膿症にも PG による内科的治療が有効である。ただし，犬と同様に PG に対する感受性が低いため，治療に際して天然型 PG では大量または複数回の投与が必要となる。しかし，副作用は犬のように重篤な症状は現れず 30 分～1 時間持続するだけであり，治癒率も比較的高いので有用である[2]。

プロジェステロン受容体拮抗薬

【作用機序】

アグレプリストンは，プロジェステロン受容体拮抗薬であり，プロジェステロンよりも高い結合力で受容体にはたらき，その作用を一時的に抑制するというホルモン剤である。

子宮蓄膿症の犬に投与すると，子宮内環境を黄体期から脱して細菌の増殖を抑制し，プロジェステロンの支配を受けていた子宮頚管を弛緩させることで排膿を促し，治癒過程をとることができる。

【副作用】

アグレプリストンは，副作用が全くないことが最大の特徴であり，その他の作用も有していないため，心疾患のある犬や，閉鎖性子宮蓄膿症の犬にも投与することが可能である。しかし，プロジェステロンの分泌には影響を及ぼさないため，臨床症状の改善により治療を終了したときにまだ黄体期にある場合には，再発する可能性もあるため注意が必要である。できれば，治療終了時に血中プロジェステロン値を測定し，基底値に低下していない場合には，再発に注意しながら経過を観察するか治療を続けることが必要である。

最近では，この問題を解決するために，アグレプリストンと同時に副作用の出ない低用量のPGAを投与して，同時に黄体を退行させる方法を行うことがある[7]。

【猫におけるアグレプリストンによる内科的治療】

猫の子宮蓄膿症におけるアグレプリストンによる内科的治療の報告は少ないが，同様のプロトコルが有効であることが知られている[4]。

● 抗菌薬の使用

子宮蓄膿症の治療に際しては，適切な抗菌薬の投与および輸液療法の併用が必要である。特に抗菌薬においては，外科的治療および内科的治療のどちらにおいても初めに広域スペクトルをもったものを使用するのが一般的であるが，可能であれば細菌学的検査を行い，最適な抗菌薬を確認することが推奨される。時々，抗菌薬があわずに完治できなかったものが，適切な抗菌薬を選択したことですぐに治癒したという例がある。

⚠ 注意点

外科的治療を選択する場合

□卵巣および膿液が貯留した子宮を完全に切除するために，術創を広く確保することが大切である

□子宮頚管尾方の腟部で結紮し，膿液が貯留した子宮を完全に切除することが必要である。その部分を切除するときに，膿液が腹腔内に漏れないように注意を払う。また切開部は膿液が付着しているため，使用後の器具は新しいものと取り替えるか，アルコール綿で十分に消毒する必要がある。また，腟の切除部もアルコール綿で消毒を行う

□膿液の貯留した子宮に力をかけすぎると，子宮が裂けてしまうことがあるため，優しく取り扱う必要がある

□時々，子宮に小さな穴が開いており，膿液が腹腔に漏れて腹膜炎を起こしている場合もある。そのため，腹水の状態および腹腔内を十分に観察する

□子宮摘出後，必ず滅菌生理食塩液を使用して腹腔内を十分に洗浄する

内科的治療を選択する場合

□内科的治療を行う際には，十分なインフォームド・コンセントが必要である

□また，内科的治療を行っても完全に治癒しない場合もあるため，その場合はすぐに外科的治療に切り替えることも大切である

□腹膜炎を併発しているもの，腎不全またはDICを起こしているものでは予後が不良であることを伝えておく必要がある。また，腎不全やDICでは内科的治療が選択されることもあるが，これらの症例では内科的治療でも治療に成功しないことがあることも，覚えておく必要がある

ポイント

□診断において黄体期であることを確認する

□病気の進行程度(血中エンドトキシン濃度またはBUN，Cre値の測定)を把握する

□外科的治療において，卵巣がすべて摘出できているかを確認する

□内科的治療を行う場合は，十分なインフォームド・コンセントを行う

□適切な抗菌薬を選択する

参考文献

1. Lawler DF, Johnston SD, Hegstad RL, Keltner DG, et al. Ovulation without cervical stimulation in domestic cats. *J Reprod Fertil Suppl.* 1993; 47: 57-61.
2. Davidson AP, Feldman EC, Nelson RW. Treatment of pyometra in cats, using prostaglandin F2 alpha: 21 cases (1982-1990). *J Am Vet Med Assoc.* 1992 Mar 15; 200 (6): 825-8.
3. Okano S, Tagawa M, Takase K. Relationship of the blood endotoxin concentration and prognosis in dogs with pyometra. *J Vet Med Sci.* 1998 Nov; 60 (11): 1265-7.
4. Nak D, Nak Y, Tuna B. Follow-up examinations after medical treatment of pyometra in cats with the progesterone-antagonist aglepristone. *J Feline Med Surg.* 2009 Jun; 11 (6): 499-502.
5. Kirihara N, Naganawa A, Hori T, Kawakami E, et al. Influence of a PGF2alpha-analogue, etiproston tromethamine, on the functional corpus luteum of dogs. *J Vet Med Sci.* 2005 Jan; 67 (1): 1-6.
6. Jackson PG. Treatment of canine pyometra with dinoprost. *Vet Rec.* 1979 Aug 11; 105 (6): 131.
7. Fieni F. Clinical evaluation of the use of aglepristone, with or without cloprostenol, to treat cystic endometrial hyperplasia-pyometra complex in bitches. *Theriogenology.* 2006 Oct; 66 (6-7): 1550-6.

（堀　達也）

2-5-2

異常分娩

概要

異常分娩には，早産，妊娠期間の延長(分娩遅延)，分娩時間の延長および難産などが含まれる。その中でも難産は，早急に適切な処置を施さないと，胎子だけでなく母体の生命に危険を及ぼすことがある救急の疾患である。

● 正常な妊娠期間と早産，分娩遅延，難産

犬は受胎可能な交尾期間が長い動物であるため妊娠期間(交配から分娩までの日数)は58～65日と幅がみられるが，交配適期に交配が行われた場合は61～63日となる。また猫の妊娠期間は65～69日であり，平均67日である。

早産

上記の正常な妊娠期間より早く分娩が起こることを早産という。胎子が子宮の外に出て生存能力を備えるためには，基本的にその動物がもつ妊娠期間の90％を超えることが必要となる。犬や猫において妊娠57日以前の分娩では，その新生子は体重が軽く生理的にも未熟であり，生存能力はかなり低いものと考える。

分娩遅延

その逆で，正常な妊娠期間を過ぎても分娩が起こらない場合を分娩遅延という。しかし犬では，未熟な状態で卵子が排卵され，48～72時間かけて卵子が成熟する。成熟するまで受精は起こらないが，精子は雌性生殖器(卵管)の中で長期間生存することができるため，交配適期よりも早すぎる時期に交配を行っても，精子の生存能力が高ければ妊娠が成立する。したがって，妊娠期間が長くなってしまうことがよくあるため，分娩遅延を判断することはやや難しい。

難産

外部からの介助がなければ分娩が困難または不可能な状態を難産という。難産の原因は，母体側と胎子側の要因に分けられる(**表1**)。母体側の要因では子宮無力症または陣痛微弱による難産，胎子側の要因では胎子の過大または失位による難産が最も多くみられる。難産は，特定の品種(**表2**)に起こりやすい。また，不適切な栄養管理(肥満・削痩)，運動不足，年齢(高齢)，初産，分娩直前の突然の環境変化(精神的ストレス)，雄・雌の体型の不均衡(特に雌が雄よりも小さい場合)での交配，胎子数がひとつだけの妊娠なども難産の素因として挙げられる。犬の難産の発生率は，難産が起こりやすい犬種を除いては，全分娩数の約3％強であるといわれている。

症状および診断

難産の状況を的確に判断するためには，母体の状態および分娩経過の異常を確認する必要がある。そのためには，正常な分娩経過についての十分な理解が必要であるため，最初に正常な分娩経過について述べる。

● 正常な分娩経過

妊娠犬・猫は分娩が近くなると，**表3**に示すよう

表 1．難産の原因

母体側の要因	胎子側の要因
産道の閉塞および拡張不全 外陰部・腟・子宮などの先天的異常，腫瘍，骨折などの骨盤腔(産道)の狭窄・変形 **陣痛の異常** 子宮無力症(原発性・続発性)，陣痛微弱 **子宮捻転・子宮破裂** **子宮の変異** 鼠径ヘルニア **腹筋の異常** 横隔膜ヘルニア，衰弱，疼痛など **ホルモン異常** オキシトシンの分泌低下，プロジェステロンの過剰など	**胎子の失位** 不正胎位(横位)，不正胎向(下胎向，側胎向)，不正胎勢 **奇形胎子** 水頭症，水腫胎子，気腫胎子など **ホルモン異常** 副腎皮質ホルモンの低下(死産胎子) **過大胎子** 胎子数が少ないときに起こりやすい

表 2．難産になりやすい犬種・猫種

犬　種	猫　種
小型犬種や短頭種，大きな頭と幅広い肩をもつ犬種，また骨盤腔が狭い犬種など イングリッシュ・ブルドッグ，フレンチ・ブルドッグ，チワワ，シー・ズー，ボストン・テリア，スコティッシュ・テリア，ペキニーズ，狆　など	チンチラ，ペルシャ，ヒマラヤン　など

表 3．犬・猫の分娩直前にみられる徴候

- □食欲減退
  (特に犬では)食欲旺盛なものでは減退はみられないが，食べても嘔吐してしまうことがある
- □呼吸促迫(パンティング)
- □営巣(巣作り)行動
  床を引っ掻くような行動をする
- □不安感を示して落ち着きがなくなり，出産する場所を探してうろうろする
- □頻尿になる
  排尿姿勢をとることが多くなるが，これは胎子が産道に降りてくるときに膀胱を刺激するためと考えられる
- □時々，鳴き叫ぶ
- □体温低下(犬)
- □外陰部から透明な粘液が排出される

な分娩徴候を示す。特に，犬では分娩前日に約 1.5℃の体温(直腸温)の低下(36.5～37.0℃)が起こるため，分娩開始を予測するのに体温測定が利用できる[1]。ただし，体温低下が顕著でない個体がいたり，1 日 3 回以上の測定を行わないと体温の低下を見逃してしまう可能性があるので注意が必要である。なお，猫は分娩前の体温の低下は不明瞭であり指標とならないことが多いため，主に臨床症状から分娩の開始を判断する。分娩徴候の発現や体温低下は，分娩前に分泌されるプロスタグランジンと関与があると考えられているが，詳細については明らかにされていない。

分娩は，子宮頸管の拡張から始まる(**開口期**)。やがて陣痛が開始し，胎水で満たされた胎胞(尿膜)が産道に進み破れ，一次破水が起こる。さらなる陣痛とともに胎子が産道へ進み，その刺激によってさらにオキシトシン分泌が亢進し，強い陣痛の持続が起こり，二次破水(羊膜の破裂)とともに胎子の娩出が起こる(**産出期**)。胎盤および残りの胎膜は胎子とともに娩出されることが多い(**後産期**)。

胎子が娩出された後は，再び陣痛が開始されるまで休息する。この時間は 30 分～2 時間程度であるが，すべての分娩の経過時間は経産の有無，胎子数など，それぞれの個体によって異なる。この間隔が長いと難産が疑われるが，次の陣痛が始まっていなければ，正常な休憩時間であると考えてよい。猫では半日ぐらいの間隔をあけて正常に分娩することがある。しかし，長すぎる場合は陣痛が停止してしまうような異常が起こっていることを想定する必要がある。犬および猫の分娩時の胎位は頭位でも尾位でも正

表 4．難産が疑われる症状

母体の状況	原因および診断
1)37.0℃以下の体温の低下とともに，様々な分娩徴候が現れているのに分娩が開始されない(犬のみ)	分娩徴候を伴わない体温の低下は測定ミスが考えられるが，分娩徴候が現れているのに分娩が開始されない場合は，異常分娩が考えられる。 このような状況において，もし中～大型犬であれば，腟に指を入れて産道の開放状況を確認するとよい。産道が開いていない場合は，もう少し様子をみることが必要である。猫でも，分娩徴候が現れているのに長時間陣痛が開始されない場合は，異常が考えられる。 このような状況を確認した場合，腹部超音波検査を実施する。産道に一番近い胎子の心拍が確認できないか，心拍数が異常に低下しているときは早急な対応が必要となる。胎子心拍に異常がみられない場合は，そのまま様子をみるのもよい。なお，この時期の病院への移動は母親を不安にさせ，ストレスによりさらに陣痛が起こらなくなることもあるため，検査の回数については注意が必要である。
2)破水が起こったにもかかわらず，数時間しても胎子が娩出されない	この場合，陣痛の有無を確認する必要がある。正常な陣痛が認められるのにもかかわらず分娩しないのであれば，帝王切開が必要である。 2 回の破水がすでに起こっているならば，産道に失位を呈した胎子が確認できる。
3)第 1 子娩出前に腟から緑黒色の排出物が認められる(犬のみ)	胎子が娩出される前に緑黒色の胎盤色素(ウテロベルディン)が外陰部から排出される場合，胎盤の剥離を示唆している。そのため，早急に胎子を取り出す必要がある。ただし，第 2 子以降では前の胎盤の排出物があるため，これを指標にすることはできない。
4)強い陣痛が持続しているにもかかわらず，胎子が娩出されない	この状況では，胎子の大きさに比較して産道が狭い，または胎子の過大・失位を含む胎子の異常が疑われる。診断のために，腹部 X 線撮影による胎子の位置・頭幅と骨盤のサイズの比較の確認が必要である。
5)胎子の一部が娩出されているのに，それ以上進まず，引っ張り出せない	陣痛があるならば，陣痛にあわせて介助することで娩出させることもできる。しかし，多くの場合は胎子の過大または失位などの胎子の異常があり引っかかっているので，引っ張り出せない。
6)陣痛が弱い，または胎子娩出後に陣痛が数時間停止している	この状況は，原発性子宮無力症または陣痛微弱が疑われる。肥満，老齢，運動不足の動物では陣痛微弱が起こりやすい。またストレスが原因で，オキシトシンの分泌の停止が起こり，陣痛が停止してしまうことがある。また，低カルシウム血症では陣痛が起こらないことがあるため，血中カルシウム値の測定も有用である。 胎子数が多い場合は，分娩の最後の方において子宮筋の疲労により続発性の子宮無力症が発生することがある。 なお，分娩と分娩の正常な間隔は個体差があるため，正常であるか異常であるかの見極めはやや難しい。
7)陣痛が停止し，急激に母親が元気消失し，しきりに排尿姿勢を示す	このような状況では，子宮捻転・子宮破裂などの疾患が疑われる。子宮捻転の診断は難しいが，子宮破裂では胎子がそのまま腹腔内に存在することを触診または腹部超音波検査にて確認することで診断可能である。

常であり，その比率に差は認められないが，個体によってはどちらかに偏ることもある。

第 1 子が娩出されてから最後の胎子が娩出されるまでの時間は，母犬・母猫の年齢，栄養状態，胎子数などによって異なる。一般的に，経産の犬よりも未経産(初産)の動物で分娩時間が長くなる傾向にある。また肥満および高齢の犬・猫では子宮が疲労しやすく，分娩時間が長くなることが多い。

上記に示した正常な分娩経過に対し，**表 4** に示すような症状を示した場合に難産が疑われるため，直ちに適切な処置が必要となる。

治療

難産に対する対処法を，**図 1** に示した。多くの場合は外科的に帝王切開が行われるが，一部は助産(人による介助)および陣痛促進剤の使用で対応できることがある。

● 1．助産：フェザーリングおよび胎子の牽引

滅菌手袋をした，または消毒した指を腟内に入れ背側部をなでるように刺激する(中～大型犬のみ)と，胎子が産道を通るときに起こるファーガソン反射によりオキシトシン分泌が起こり子宮収縮が誘発され，陣痛が促進される。これをフェザーリングという。

また，胎子の一部が出ているがそれ以上出てこない場合，胎子の失位がないことを確認した後，母犬の陣痛にあわせて胎子を牽引することが可能である。この

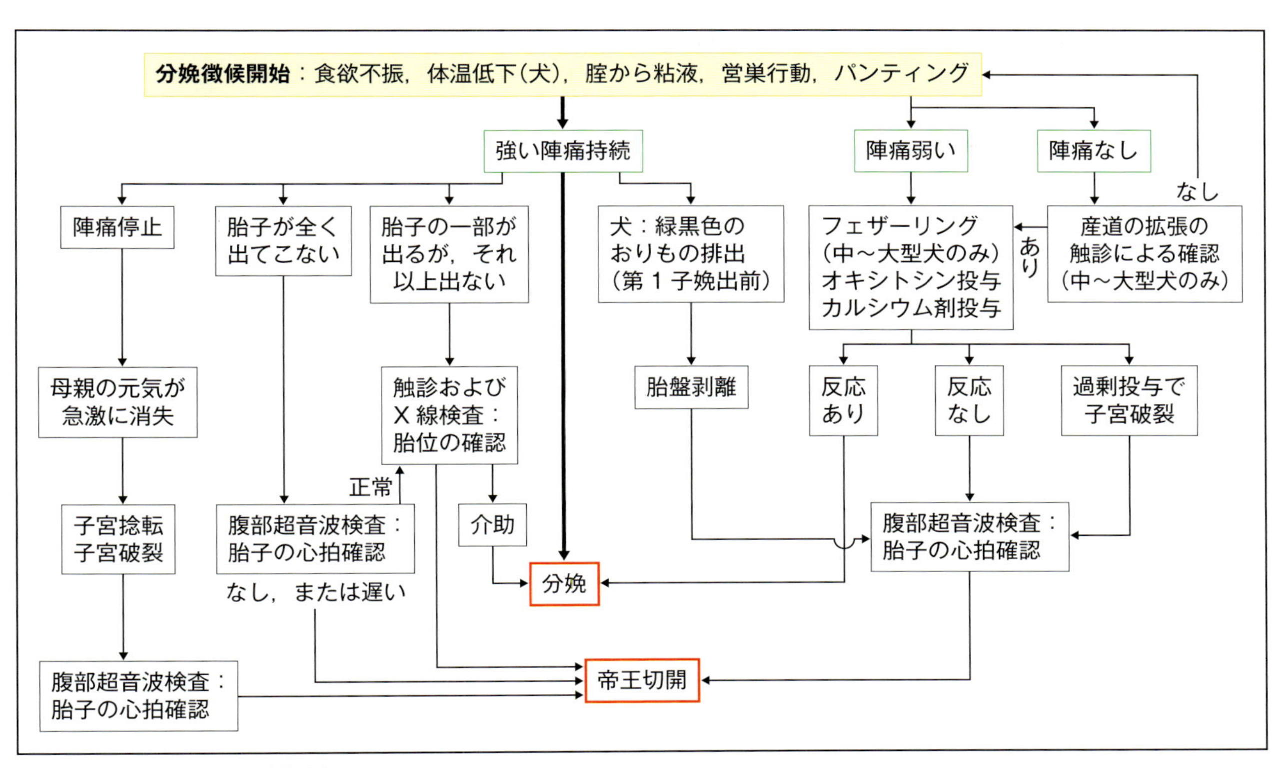

図 1．救急対応の手順(難産)

表 5．難産時に使用される治療薬

目的	薬剤	投与量および投与方法	備考
陣痛促進	オキシトシン(ヒントシン-O)	1～10 単位/head SC または IM	胎子の失位，過大子が認められるとき，投与は禁忌である
帝王切開時の麻酔の一例	前投与薬 ・硫酸アトロピン(硫酸アトロピン注射液) 導入薬 ・塩酸ケタミン(ケタラール®) ・またはプロポフォール(プロポフォール注 1%) 維持麻酔薬 ・イソフルラン(イソフル) 鎮痛薬 ・ブトルファノール(ベトルファール®)	0.05 mg/kg, SC 5～7 mg/kg, IV 2～5 mg/kg, IV 0.5% 0.1～0.3 mg/kg, SC(術後)	麻酔導入薬は，気管挿管が可能となるぐらいの低用量に抑えるのがよい

とき，胎子の四肢の一部を無理に牽引すると断裂する可能性もあるので注意が必要である。指による牽引ができない場合には産科鉗子を用いることもできるが，このときに子宮壁をつかまないように注意する。

●2. 陣痛促進剤の投与

難産の原因が陣痛微弱であると考えられる場合には，陣痛促進剤であるオキシトシンの投与をまず試みる(**表 5**)。ただし，胎子の失位または胎子の奇形，過大による頭の大きさと骨盤の大きさの不均衡が疑われる場合にはオキシトシンを投与しても娩出できないため，使用してはならない。

オキシトシンの投与量は，投与過剰による過強陣痛や子宮破裂などを起こさないように最少薬用量から始め，子宮の感受性，反応を観察しながら徐々に増量するのが望ましい。ただし，陣痛は誘発されたが，複数回の投与でも娩出が起こらない場合は，すぐに帝王切開を実施する必要がある。

またオキシトシンは，臍血管を狭窄させるため，すでに低酸素状態となっている胎子には有害なことがある。さらに，オキシトシンの大量投与および繰り返しの投与は末梢血管の拡張と低血圧を引き起こし組織への血流が低下し，母子ともに悪影響を及ぼすことがあるといわれているので注意が必要である。

●3．帝王切開

難産が疑われる場合，母体および胎子の生命を救うための処置として最も適しているのが帝王切開である。また帝王切開は，分娩前日（または前々日）の腹部X線検査で胎子の頭部と産道の大きさの不均衡が確認されている場合や，分娩困難が予想される場合，正常分娩を待たずに計画的に実施されることもある。

ただし本来，帝王切開は生命を救う上で最後の手段として考えるべきであり，不必要に行うものではない。本来の分娩日以前に行ってしまう早すぎる帝王切開では，胎盤が剥離しにくいこと，剥離した胎盤からの出血量が多くなること，乳汁の分泌が起こらない，または母親が子供の世話を放棄するなどの問題が生じることもあるので注意が必要である。

しかし，難産の状態が長時間続くと母犬・母猫はかなり体力を消耗，疲労し，脱水や血液量の減少，低体温，重度なものではショックを起こしたりする。その経過後に帝王切開を行うと母体の生命が危険にさらされる場合があるため，帝王切開を行う時期を誤ってはならず，なるべく早期に手術を行うことも大切である。特に小型犬をはじめとする多くの難産では，介助処置やオキシトシンによる陣痛促進を行って長時間経過するよりも，帝王切開を早期に実施した方が胎子の生存率も高く，安全であると考えられる。

帝王切開時に準備しておくもの

・一般的な手術器具（手術には，特別な器具は必要としない）
・滅菌したタオル（胎子の数だけ）
・乾燥した柔らかいタオル（たくさん）
・新生子の臍帯を結紮するための滅菌した絹糸
・イソジン液（ポピドンヨード）またはクロルヘキシジン
・湯たんぽ，またはヒーター
・発泡スチロールの箱（新生子を一時，保管させるための箱）

帝王切開の基本的な術式

犬や猫の帝王切開の術式を以下に示す。新生子の生存率を高くするために，麻酔導入（**表5**）～胎子を子宮から取り出すまでの時間を極力短縮させるように心掛ける。そのため，手術部位の剃毛および消毒は麻酔導入前に完了しておくことが大切である。また術者も，手術器具を準備し，麻酔導入後すぐに手術を行える状況にしておくべきである。また手術前に，母体への十分な酸素化を行っておくことも必要である。

1. 犬と猫における帝王切開は，動物を仰臥位にして腹部正中切開にて行う。妊娠した犬・猫は乳腺が大きく発達しているので，有窓布（ドレープ）を鉗子で挟むときに乳腺を傷つけないような注意が必要である。乳腺を傷つけると乳腺炎を起こしてしまう可能性があり，その後の授乳に問題が生じる。また乳腺を傷つけないため，皮下組織の剥離も極力避けることが必要である。
2. 術創の大きさは，母犬・母猫の体格（胎子の大きさ）および胎子数によって異なるが，腫大した子宮を取り出しやすくするために，十分に大きくすることが大切である。切開部位は臍（個体によっては臍から少し尾方）から恥骨前縁である。白線（腹壁）を切開するとき，腫大した子宮や膀胱が白線部に接近している可能性があるため，それらを切らないように十分に注意する。腹壁を少し持ち上げてから白線部にメスを使って小さな切開部をつくり，その後，鋏を使ってその部位から白線を切開するとよい。
3. 子宮を外に出すときに，子宮内の胎子部分だけを持つのではなく，全体を包むように持つことが大切である（**図2**）。子宮が大きすぎて，腹腔外に出すことが困難と判断するならば，一部の胎子を子宮から出してから，全体の子宮を腹腔外に出すことを推奨する。また，子宮をすべて腹腔外へ出すときには，急激な腹圧の低下によるショックに注意が必要である。

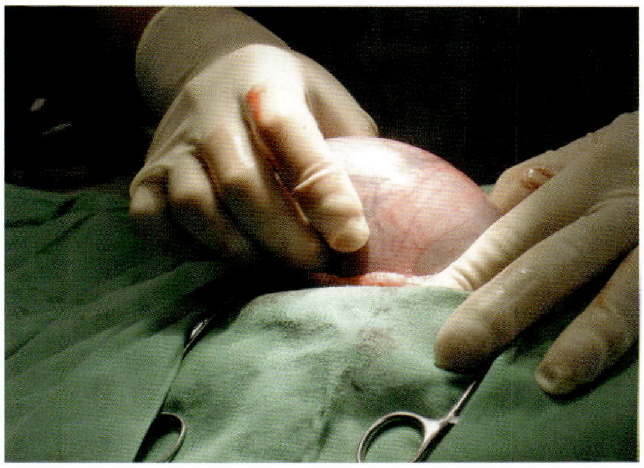

図 2. 子宮をつかむ

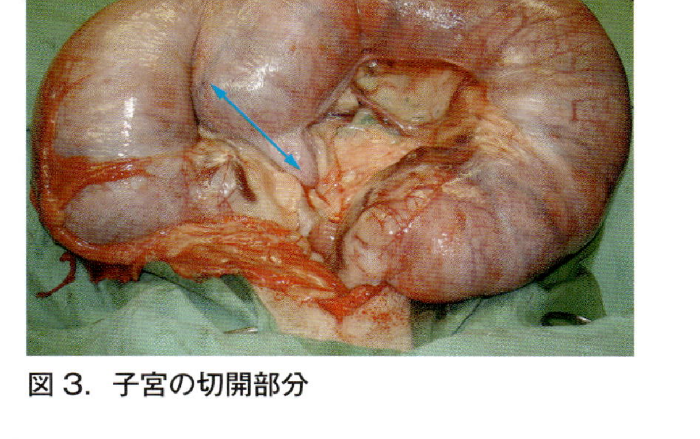

図 3. 子宮の切開部分

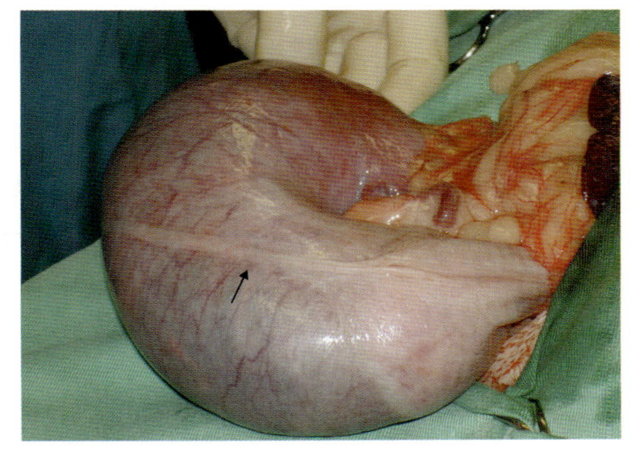

図 4. 子宮の靭帯部

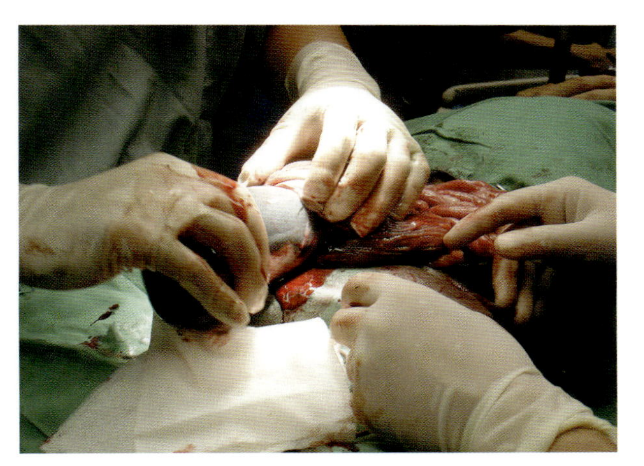

図 5. 胎子を取り出す

4. 子宮の切開部としては，胎盤部分や血管の豊富な部分を避けること以外，特に決まりきった部位はない。左右の子宮角に胎子が存在する場合，子宮体部分を切開すれば，その部分から左右の子宮角内の胎子を取り出すことが可能である。なお，犬や猫では胎子は子宮角に着床するが，まれに子宮体部に着床することもあるため，そのときは切開する際に注意が必要である。切開方法は様々であるが，子宮を腹腔外に取り出したときに切開しやすいため，背側面または腹側面の子宮体を長軸方向に切開することが推奨される。子宮の切開の大きさは，胎子が取り出せるぎりぎりの大きさが望ましいが，子宮は裂けやすいため胎子を取り出すときに広がってしまう可能性があることに気をつける。例えば，**図 3** では血管を避けた子宮角から子宮体にかけての**青矢印部分**を切開するとよい。なお，左右の子宮には**図 4** に示したような靭帯部分があり，この部分を切開すると出血が少なく，子宮が裂けにくいことが知られているため推奨される。ただし，この部分の切開では反対側の胎子を摘出することはやや困難となる。
5. 子宮は最初にメスで小さな切れ込みを入れ，その後，鋏を使って適切な大きさに切開する。なお多くの場合，子宮切開時に胎膜を破ってしまう。胎水は無菌であるが，できるだけ腹腔内に漏れないように滅菌ガーゼなどを使用して切開部付近をカバーすることが望ましい。
6. 子宮切開部から胎子を取り出すときに，胎子を持ち，胎盤を子宮からゆっくりはがすように引っ張り出す(**図 5**)。犬の胎盤は，胎子側胎盤と子宮側に残る胎盤に分かれる(猫は，子宮側に胎盤が残らず胎子側胎盤のみである)。もし引っ張ってもはがすことが難しければ，胎盤の間に指を入れ，両者を丁寧にはがしてから胎子をゆっくり引き出すとよい。分娩日であれば，胎盤は子宮からはがれやすいが，分娩日前であると胎盤ははがしにくいことがある。

7. 子宮角の頭側にいる胎子は，子宮切開部まで移動させてから取り出す。
8. 取り出した胎子は，胎膜に包んだまま滅菌したタオルなどに包んで，待機していた補助員に手渡す。もし胎膜が破れて胎水がこぼれてしまったときは，腹腔内や臓器を汚染させないように気をつける。また，膣に降りていた胎子(難産の原因となった胎子)をいったん子宮に戻して取り出す場合には，腹腔内に感染が起こらないように十分に注意して取り扱う。
9. **図6**のように，胎子摘出後の子宮は急激に収縮するため出血は減少するが，もし子宮が収縮しない場合はオキシトシンを投与し，子宮の収縮を助けることも推奨される(特に，早期の帝王切開または子宮無力症を起こしている場合など)。
10. 上記した処置を行う間は，子宮および腸管などの臓器を乾燥させないように注意する。
11. 胎子がすべて摘出された後，子宮内に油性の抗菌薬などを入れてもよい。その後，子宮を吸収性縫合糸にて縫合する。縫合は，連続したランベール縫合，シュミーデン縫合またはカッシング縫合を用いて二重縫合で行う(**図7**)。
12. その後，腹腔内を滅菌生理食塩液で十分に洗浄した後，腹壁および皮膚を縫合する。切開部は，新生子や母親に舐められてしまうことがあるので，吸収性縫合糸による埋没法による皮膚縫合が推奨される。
13. できるだけ早く麻酔から覚醒させ，新生子に授乳をさせる。なお，術後の疼痛管理および保温には注意が必要である。
14. 子宮内の感染，異常胎子(例えば，気腫胎子)，子宮捻転または子宮破裂のように予後不良と考えられる場合には，卵巣・子宮全摘出術を同時に行う

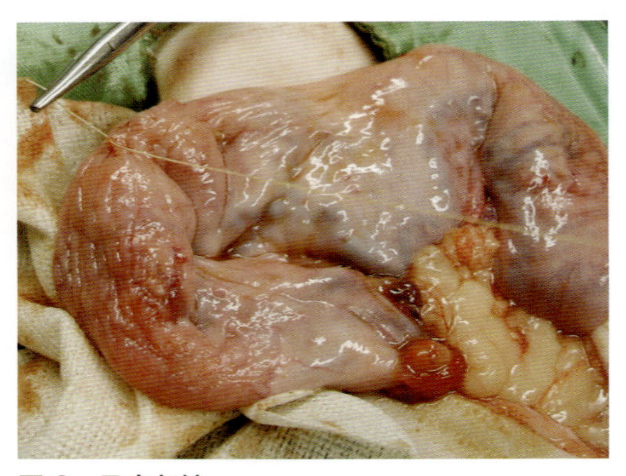

図6．子宮収縮

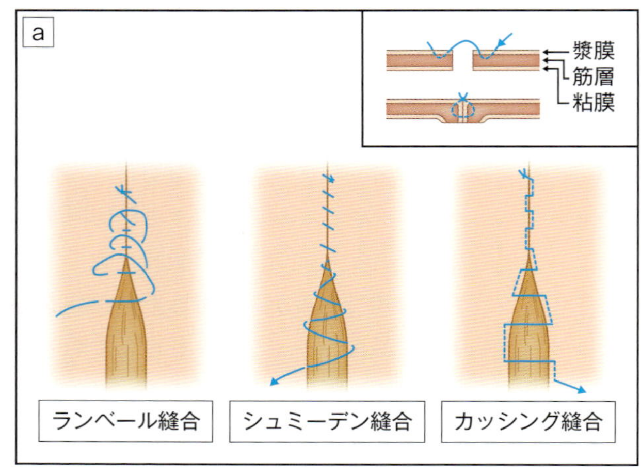

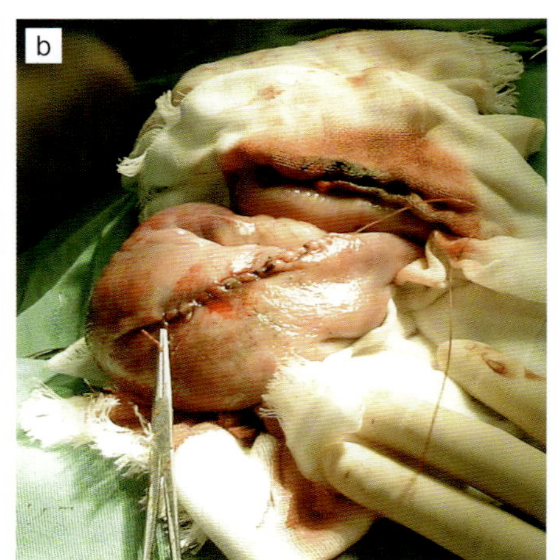

図7．帝王切開における子宮の縫合法
参考文献2より引用・改変

表６．帝王切開によって取り出された新生子の蘇生法

①まず，術者（または手術助手）から胎膜に包まれた新生子を受け取ったら，新生子から胎盤・胎膜をすばやく取り除き，臍帯は適切な長さで切っておく。
②新生子をぬるま湯につけて暖め，新生子に付着した血液・胎水などを洗い流す。
③新生子に付着した水分を柔らかく乾いたタオルなどでこすって除去する。このとき，強くこすりすぎると，皮膚がはがれる可能性もある。口腔や鼻孔からの分泌液を取り除くために，バルブで吸引するか，新生子の頭を下に向けてマッサージを行う。もしこの方法で取り除けない場合は，新生子を遠心力を使って上から，下へ向けて優しく振る。このとき，両手の人差し指で新生子の頭部を固定し，頭が揺れないよう気をつけ，手のひらで新生子をしっかりと保定をする。ただし最近の報告では，新生子を振ることは頭蓋内出血を起こす可能性があることから推奨されていない[3]。
④根気よくマッサージを続け，呼吸刺激をさせる。
⑤この時点で，チアノーゼがある新生子は酸素補給を行う。自発呼吸を始めた新生子は，力強く手足を動かし，顔が酸素の供給により紫色からピンク色に変化する。
⑥自発呼吸を始め声を出して鳴いたら，体壁から約５mm の部分の臍帯を絹糸で結紮する（**図８**）。このとき，短すぎると外れてしまって穴が開くことがあるので注意が必要である。結紮後，クロルヘキシジンまたはポビドンヨードで消毒する。
⑦母親が麻酔から回復し落ち着いたら，新生子を母親につけ初乳を飲ませる。それまでの間は，自発呼吸が安定するまで十分に観察を行い，新生子の体温が下がらないように保温することが必要である。

ことが必要であるかもしれない。この場合，卵巣を摘出しても下垂体から分泌されるプロラクチンに影響はないため，授乳する新生子の成長には影響を与えないと考えられる。

● 新生子の蘇生法

母体に投与される全身麻酔薬は，胎盤を介して胎子にすべて移行してしまう。したがって，帝王切開時に取り出された新生子は麻酔によって眠った状態，いわゆる「スリーピング・ベビー」になっている。そのため，新生子を麻酔からできるだけ早く覚醒させ，呼吸をさせることが大切である。これに失敗すると，新生子は呼吸を開始することができず眠ったままで助からなくなってしまうため，新生子蘇生法は帝王切開を行う際に最も重要な手技となる。方法は，**表６**に示したとおりであるが，麻酔方法によっては覚醒までに少し時間がかかることがあるため，根気よくマッサージを行うことが必要である。

予後

難産において早急に適切な処置を施さないと，胎子だけでなく母体の生命に危険を及ぼすことがある。また帝王切開を行うと，その後に子育てを拒否する母犬や母猫もいる。これは，手術のストレスや痛みによるものが原因のひとつであると考えられるが，その場合，新生子の体重が減らないように，人工哺乳を行って維持させる必要がある。

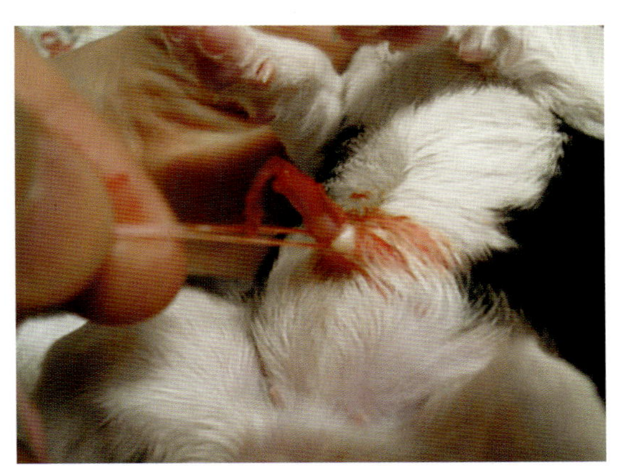

図８．新生子の臍帯結紮

難産が起こった犬や猫が次に妊娠した場合，次の出産時にも難産になる可能性が高いが，正常に分娩できる可能性もある（難産の原因にもよる）。

救急対応の手順（図１）

緊急的に難産が原因で来院したときには，これまでの分娩の経過を聞き，その時点での母体の衰弱状況を含む難産の状況を直ちに把握する必要がある。その状況を確認した後，腹部超音波検査により胎子の生存を確認する。産道に近い側の胎子が死亡している場合は，残りの胎子を生存させるために早急に帝王切開を実施する必要がある。

難産の原因が陣痛微弱にある場合は，まず陣痛促進剤を使用することもよい。しかし，陣痛促進剤に反応しない場合または陣痛が誘起できたにもかかわらず胎子が娩出されない場合は，帝王切開を直ちに実施する。

帝王切開前に，食事を行ったかどうかを必ず確認する。もし母体の体力が消耗し脱水などを起こしているようならば，その状態を改善するために，輸液療法によって体液バランスの調整などを行う必要がある。また血液検査などで母体の一般状態を把握しておく必要がある。帝王切開は緊急な手術であるためこれらの検査を省略しがちであるが，産後の疾患を含む術後のトラブルを避けるためにも行うことを推奨する。

治療薬の選択

● 陣痛微弱が疑われる場合

陣痛微弱が原因であると考えられる場合は，オキシトシン製剤を使用する。オキシトシンを1～10単位筋肉内または皮下投与すると，15～20分後に陣痛が誘発される。オキシトシンの作用時間は短く約10～20分程度であるが，この間に強い陣痛が誘発されたにもかかわらず胎子の娩出が起こらないときは，もう一度投与を試みて，それでも娩出されない場合は帝王切開を行う必要がある。

● 子宮無力症が疑われる場合

子宮無力症が疑われる症例においては，オキシトシンを投与しても陣痛が誘発されない場合がある。その場合，オキシトシンに対する子宮筋の感受性を増強するために，オキシトシン投与前に10％グルコン酸カルシウム液を0.5～1.5 mL/kgで，心拍数をモニタリングしながら20分以上かけてゆっくりと点滴静注すると反応することがある。

● 帝王切開のときの麻酔選択

帝王切開を行う場合，麻酔の選択は重要である。麻酔の一例を**表5**に示した。母体を抑制するほとんどの薬剤は胎盤を通過するため，薬物が胎子に影響を及ぼし「スリーピング・ベビー」となってしまう。この場合，深く麻酔がかかってしまったり，蘇生に失敗することで死亡してしまう新生子も少なくない。

麻酔薬は，最善でなくても十分な手術状態が得られる量で，好ましくない薬物による影響を最小限に抑えるものが適している。また，麻酔薬による心血管系の抑制から，母体および胎子に低酸素症が起こりやすい。そのため，麻酔導入前にマスクで100％酸素を用いて，十分な酸素化（5分前後）を行っておくことが重要である。

⚠ 注意点

帝王切開に関して

□帝王切開の麻酔において，麻酔導入薬としては塩酸ケタミンまたはプロポフォールが有用であるが，気管挿管が可能となるぐらいの低用量に抑えるのがよい。両者を比較すると，プロポフォールの方が，新生子が呼吸を開始するまでの時間が短い。また塩酸ケタミンは投与量が多いと，胎子における心血管抑制作用が強く出るため，新生子が自発呼吸をするのに時間がかかることがあるので注意が必要である[5]

□また，マスクを使って吸入麻酔薬だけでの導入および維持で帝王切開を行う方法もあるが，導入までに時間がかかるため母親にストレスを与えてしまうこと，気道が確保できないため嘔吐による誤嚥が起こる可能性があるという問題があり，推奨されない。特に，緊急の帝王切開の場合では，絶食絶水を行っていないことが多いため，嘔吐による誤嚥には十分気をつける必要がある

□帝王切開を行う場合，麻酔導入から胎子が外に取り出されるまでの時間を短縮することが重要である。そのために，手術部位の剃毛と消毒は麻酔導入前に完了しておくべきである

新生子のケア

□さらに胎子が取り出された後のケアも重要である。タオルや臍帯を縛るための絹糸，保温するための湯たんぽやヒーターなどを準備しておく。また帝王切開によって取り出される胎子数

が多いときはそれだけの補助員（動物看護師または飼い主）が必要となる。また，そのときに慌てないように，それぞれの人が新生子の取り扱いや蘇生の手順を十分に理解しておくことが必要である
□麻酔から早急に覚醒させるために，根気よく新生子を刺激することが重要である
□帝王切開を行う前には，母親および胎子の状況を十分に把握し，帝王切開の必要性，術後の胎子の生存率，母体の生命の安全性，術後の経過などを飼い主に十分にインフォームド・コンセントする必要がある

ポイント

□難産と判断した場合には，早急に適切な処置（陣痛促進または帝王切開）を行う必要がある
□帝王切開前には，必ず胎子の生死を腹部超音波検査によって確認する
□帝王切開を行う際には，麻酔にかかった新生子を蘇生させる必要があるため，新生子の数だけ蘇生させるための補助員が必要である
□麻酔にかかった新生子を蘇生させるためには，正しい蘇生法と根気が必要である

参考文献

1. Tsutsui, T, Murata, Y. Variations in body temperature in the late stage of pregnancy and parturition in bitches. *Nippon Juigaku Zasshi*. 1982 44: 571-6.
2. 幡谷正明，北　昴，黒川和雄，西川春雄，竹内　啓，渡辺　茂著．家畜外科学　第3版．金原出版．
3. Grundy SA, Liu SM, Davidson AP. Intracranial trauma in a dog due to being "swung" at birth. *Top Companion Anim Med*. 2009 May; 24(2): 100-3.
4. Short CE, Bufalari A. Propofol anesthesia. *Vet Clin North Am Small Anim Pract*. 1999 May; 29 (3): 747-78.
5. Luna SP, Cassu RN, Castro GB, Teixeira Neto FJ, et al. Effects of four anaesthetic protocols on the neurological and cardiorespiratory variables of puppies born by caesarean section. *Vet Rec*. 2004 Mar 27; 154 (13): 387-9.

（堀　達也）

2-6-1

胸腰部椎間板ヘルニア
グレード5と診断した場合の対応

概要

椎間板疾患とは，変性した椎間板が脊柱管内にヘルニアを起こすことによって発症する神経障害である。この椎間板のヘルニアには，**椎間板物質の脱出**(ハンセンタイプⅠ型)，**椎間板の突出**(ハンセンタイプⅡ型)そして**線維輪の対称性肥厚**(Disk bulge)がある。MRIが利用されるようになり，最近では，激しい運動中などに機械的ストレスがかかり，変性していない椎間板から少量の椎間板物質が非常に速い速度で脱出することによって脊髄に衝撃を与える**外傷性椎間板ヘルニア**も報告されるようになった[6,7,11]。

椎間板ヘルニアによる脊髄損傷は，**圧迫性傷害**および**振盪性傷害**(脊髄に対する急激な衝撃)の両方またはいずれかが関連する[1]。圧迫性傷害はハンセンタイプⅠ型あるいはⅡ型，Disk bulgeいずれにも関連する。一方，振盪性傷害は，ほとんどがハンセンタイプⅠ型(まれに外傷性椎間板ヘルニア)によるものである。

● 救急治療の対象となる場合

ハンセンタイプⅠ型および外傷性椎間板ヘルニアによる脊髄の振盪性傷害は，急性で重度の脊髄損傷を起こすことが多く，救急治療の対象となる。特に，深部痛覚が消失するほどの重度の脊髄損傷(いわゆる神経学的重症度分類のグレード5。後述の「重症度分類」を参照)では，48時間以上経過すると治療しても回復が望めないということが以前よりいわれている[8,19]。しかし，そのような時間的な区切りははっきりと証明されているわけではなく，筆者は48時間以上経過していても手術によって回復した症例も経験している。このことから，特別に「48時間」にこだわる必要はないと思われるが，やはりそれを過ぎると回復の見込みは少なくなると考えられるので，この点については十分説明し，飼い主の意見も尊重して対応することが必要である。ただし，時間経過が予後に大きく関連することは確かなので，治療が早いに越したことはない。

● 圧迫性傷害

椎間板ヘルニアによる脊髄の圧迫は2つあるといえる。ひとつは，脱出した椎間板物質そのものと，脱出時に起こった出血(血腫形成)による**硬膜外からの圧迫**である。もうひとつは，椎間板物質により衝撃を受けた後に起こる脊髄実質の浮腫や出血による**髄内圧迫**である。

● 振盪性傷害

脊髄の振盪性傷害の病態はよく知られており，一次性傷害と二次性傷害の2つの過程がある(**図1**)[1]。

一次性傷害

一次性傷害は，脱出した椎間板物質の直接の外力によりもたらされる髄膜，脊髄および血管へのダメージである。正常な脊髄は，全身血圧の変化にかかわらず，還流量を自己調節する能力をもっている。しかし，脊髄が損傷を受けるとその能力も失われ，一次性傷害により脊髄の血流が減少し，二次性傷害へ導く原因となる[19]。一次性傷害の重症度は，椎間板物質の量と脱出速度によるが，たとえ少量の椎間板物質でも，急速に脱出した場合は，それだけ脊髄に対して高い衝

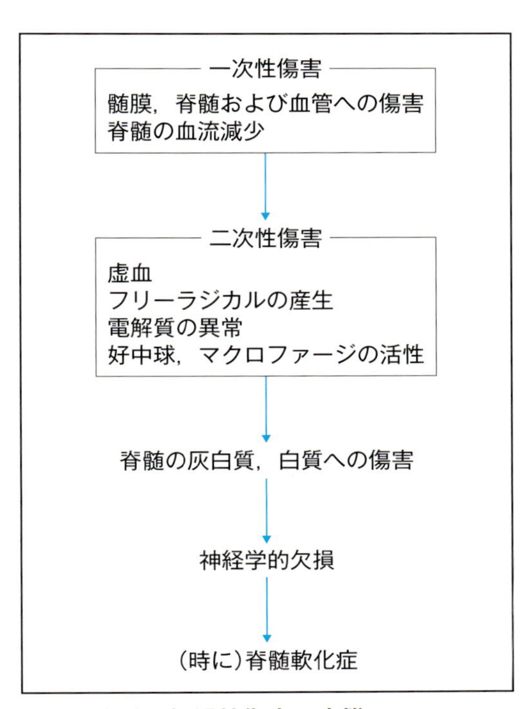

図 1．脊髄の振盪性傷害の病態
一般的にこれらの過程は，脊髄損傷後 8 時間以内に起こる。中には重度の振盪性傷害に続き，さらにこのカスケードが連続し，数日かけて脊髄へ進行性のダメージを与える。このダメージは最初の病変部位から上行性・下行性に広がっていく。これは，上行性・下行性脊髄軟化症とよばれる

撃が加わり，重度のダメージを与えることもある(外傷性椎間板ヘルニア)。

二次性傷害

二次性傷害は，一次性傷害の後に起こってくる虚血や炎症を中心とした過程である。この過程には，脊髄の虚血，細胞毒性の強い活性酸素の産生，電解質異常そして損傷部位に集積する好中球やマクロファージなどの細胞から放出されるサイトカインによる一連の炎症反応が関与している。これらの過程による脊髄障害の進展が麻痺の憎悪につながっていき，中には数日かけて脊髄へ進行性のダメージを与え，最初の損傷部位から上行性・下行性に広がっていく。これは，**上行性・下行性脊髄軟化症**とよばれ，生命にかかわる事象である。

表 1．脊髄軟化症の徴候

後肢の UMN 徴候から LMN 徴候への変化
皮筋反射の頭側への変位
腹筋の弛緩
尿道括約筋の緊張低下(尿失禁)
前肢にまで及ぶ進行性の神経学的欠損
瞬膜突出
呼吸障害

UMN：上位運動ニューロン
LMN：下位運動ニューロン

症状

グレード 5 は最も重症で，対麻痺，排尿不全，深部痛覚の消失といった症状を示す[5]。また，グレード 5 を示す症例の約 5～10％に脊髄軟化症が起こるといわれており，現在のところ有効な治療はなく，予後は非常に悪い[5]。これは，出血性壊死による脊髄の軟化であり，二次性傷害の過程が持続した結果，上行性・下行性に脊髄軟化症を起こすと考えられている[13]。筆者の経験では，進行性の脊髄軟化症が疑われた症例のほとんどが，徴候が現れてから 1 週間以内に死亡している。脊髄軟化症は臨床症状，画像診断および術中所見により暫定診断する。脊髄軟化症を疑う徴候を**表 1** に示す。

診断

● 神経学的検査と病変部の位置決め

正確な病変の位置決めと脊髄損傷の重症度を評価するために行う。神経学的検査は順序立てて行うが，動物が非協力的にならないように**痛覚検査は最後に行う**(**表 2**)。

病変部位を診断するにあたり，脊髄を機能的に 4 つに区分して考える。神経学的検査より四肢の状態(上位運動ニューロン(UMN)徴候および下位運動ニューロン(LMN)徴候の鑑別，**表 3**)を確認し，脊髄の解剖学的部位と併せることで，病変が 4 つに区分したどの部分にあるかを判定する(**図 2**)。

注意点

急性で重度の胸腰髄病変に伴って，傷害直後に起こる異常な反応―シッフシェリントン現象と脊髄ショッ

1	問診
2	視診(歩行検査を含む)
3	触診
4	姿勢反応，脊髄反射(脳神経学的検査)
5	痛覚検査…必ず最後に行う

表 2. 神経学的検査の順序
痛みを与えてしまうと，その他の検査をできなくなる可能性があるため，痛覚検査は最後に行う

表 3. 上位運動ニューロン徴候および下位運動ニューロン徴候の鑑別

	上位運動ニューロン徴候(UMN 徴候)	下位運動ニューロン徴候(LMN 徴候)
運動機能	不全麻痺または麻痺	不全麻痺または麻痺
反射	正常～亢進	低下～消失
筋緊張	正常～亢進	低下
筋萎縮	軽度：遅い(廃用性)	重度：速い(神経原性)

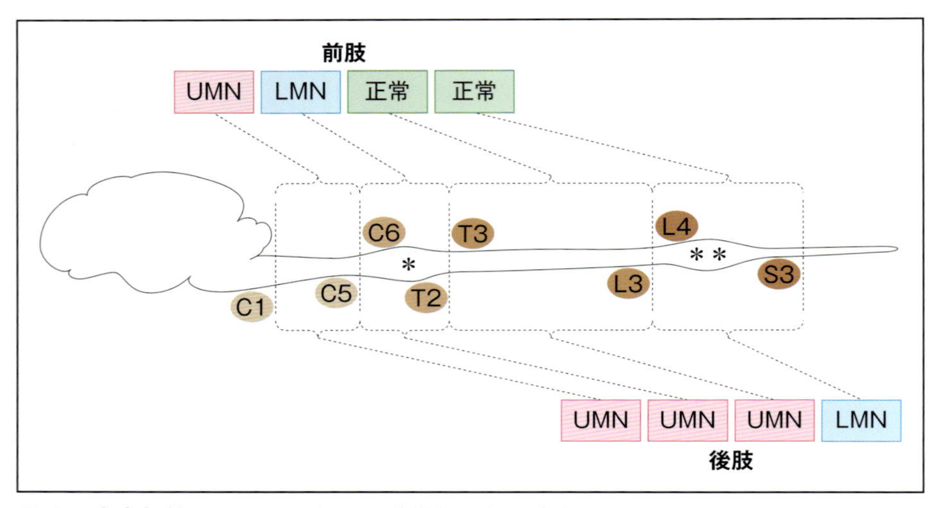

図 2. 病変部位によって現れる運動徴候の組み合わせ
C1-5 の病変：前後肢ともに UMN 徴候
C6-T2 の病変：前肢は LMN 徴候，後肢は UMN 徴候
T3-L3 の病変：前肢は正常，後肢に UMN 徴候
L4-S3 の病変：前肢は正常，後肢に LMN 徴候
＊頚膨大部　＊＊腰膨大部

クといった現象がみられることがあり，病変部の位置判断に混乱を招くことがある[5, 7, 18]。

○シッフシェリントン現象

重度の胸腰髄病変で前肢の過度の緊張により伸展がみられる現象で，頚部病変と見間違えられてしまうことがある。しかし，前肢の強直性伸展を除いて，神経学的には正常である。これは，胸腰髄における前肢の伸筋抑制ニューロンが傷害を受けることにより，その抑制が解除されるために起こる現象である。

○脊髄ショック

上位運動ニューロン領域の病変であるにもかかわらず，病変部より尾側領域における反射の消失または低下がみられる所見で，病変が下位運動ニューロン領域にあると混同しがちである。この現象は，犬・猫ではまれで，認められた場合でも損傷後，短期間(24 時間以内)だけである。そのため，来院時にはみられないことがほとんどである。

表 4. 神経学的重症度のグレード分類

グレード	内容
グレード 1	軽度の脊髄圧迫のため脊髄の機能障害がなく，神経学的な異常もないが，背中を丸める姿勢や階段の昇り降りを躊躇するなど運動したがらないといった症状がみられることがある。身体検査のとき，脊柱を押すことで痛みを確認できることがある
グレード 2	後肢不全麻痺，運動失調を認める。歩行は可能であるが，後肢の力が弱いため，ふらつきながら歩く。足先を引きずるようにして歩くため，爪の背面がすり減っていることがある
グレード 3	強い後肢不全麻痺。後肢の歩行はできないが，支持することで後肢の起立は可能である。しかし，歩き出すと前肢だけで進み，後肢は引きずる
グレード 4	後肢麻痺。深部痛覚は存在している
グレード 5	後肢麻痺。深部痛覚の消失

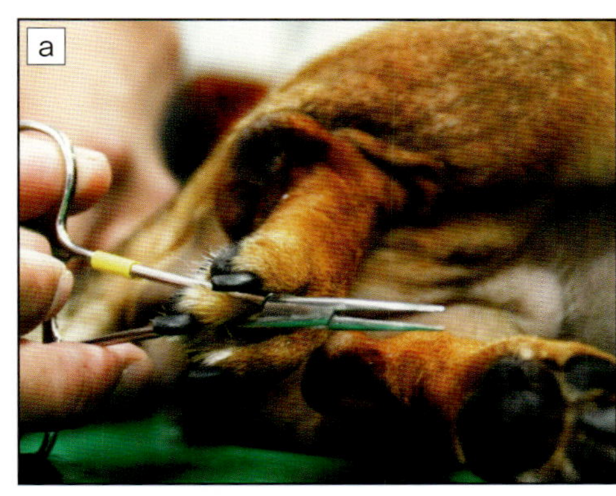
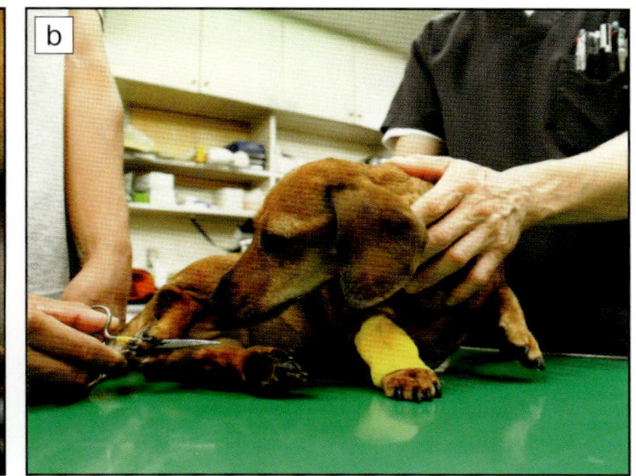

図 3. 深部痛覚検査

a：深部痛覚検査。鉗子を使って趾を強くつまむ
b：深部痛覚が存在するときは振り返って噛みつきにくる
深部痛覚は，脊髄の側索および腹索の白質の深い位置にある脊髄視床路と脊髄網様体路の無髄神経線維によって運ばれる。これらの神経線維は脊髄内伝導路の中でも衝撃に対して強い。そのため深部痛覚が消失するほどの椎間板ヘルニアは重度の脊髄損傷であることを示す

● 重症度分類

胸腰椎椎間板ヘルニアではいくつかの重症度分類法が使用されているが，筆者が行っている分類を**表 4**に示す。

重症度分類の中で，最も重度の位置づけの指標となる深部痛覚の有無について，その判断には気をつける。深部痛覚検査は，爪根部や指(趾)をつまんで痛みの有無を観察するが，検者の指でつまんだ場合，誘発されないこともあるので必ず鉗子など器具を使用して行う(**図 3a**)。足を引っ込めるだけの脊髄レベルの反射(屈曲反射)との区別が重要である。深部痛覚が存在していればその動物が鳴くか噛みつくなどの反応がみられる(**図 3b**)。

● 画像診断

治療方針を立てる上で，ヘルニアの罹患椎間板や脊柱管内の位置診断，脊髄実質の評価をするために画像診断を行う。

単純 X 線検査

椎間板ヘルニアを疑う所見として，椎間孔のサイズの減少，関節突起腔の幅の減少，脊柱管内や椎間孔内の不透過性陰影の存在が挙げられるが，**外科的手術の計画に必要な，正確な位置情報を診断できない。**椎間板脊椎炎，外傷(脊椎骨折／脱臼)や脊椎腫瘍の鑑別診断に有効である。

脊髄造影 X 線検査

脊髄造影 X 線検査とは，造影剤をくも膜下腔へ注入し，脊髄の輪郭を描出する検査法である。この検査法により 85～98％の症例で正確なヘルニア部位を診断できるといわれている[14,19]。造影剤として 240～300 mg I/mL のイオヘキソールを使用する。投与量は 0.45 mL/kg(最低 2 mL/head)で，大槽もしくは第 4～6 腰椎の穿刺で行う。造影剤注入後，ラテラル像，腹背像および左右斜位像の 4 方向を撮影する。椎

間板ヘルニアでは，基本的に硬膜外病変として描出されるが，急性の重度の脊髄障害を起こす椎間板ヘルニアでは，脊髄浮腫や脊髄出血を起こし，造影柱が消失する（造影剤の充填欠損像）髄内病変として描出されることもある。造影柱の消失が第2腰椎椎体長の5倍以上の場合，予後が悪いといわれている[4]。また，**造影剤が髄内に浸潤するような所見は，脊髄軟化症を示唆する**[10]（**図4**）。

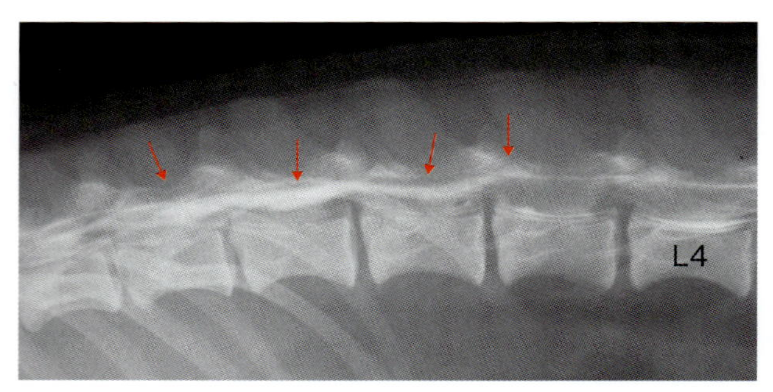

図4．脊髄軟化症を示唆する所見
L4頭側より造影剤の脊髄内への浸潤が認められる（矢印）

CT検査

脱出したヘルニア物質が石灰化していれば，単純CT検査で十分診断可能である。しかし，脊髄実質の評価はできないため，それが**責任病変であるかどうかを確実に判定するためには脊髄造影を併用することが望ましい**（**図5**）。また，脊髄造影単独より，CT検査と併用した方がより正確なヘルニア部位を診断できる。

MRI検査

椎間板ヘルニアの診断におけるMRI検査の利点は，ヘルニアのタイプの分類に役立つこと，さらに椎間板のわずかな変性も描出できることである。病変部の特定や，ヘルニアの脊柱管内の位置の判断も脊髄造影よりも正確であるといわれており，椎間板ヘルニアに対する検査法として，最も診断能力が高いと考えられている[2]。また，**脊髄実質や関連する軟部組織構造を評価できるため，予後判断にも役立つ**。

脊髄軟化症のMRI所見は特徴的であり，T2強調画像において脊髄領域が高信号に描出される。進行性脊髄軟化症では，高信号領域は第2腰椎の長さの6倍以上あることが報告されている[12]。

治療

グレード5のハンセンタイプⅠ型による椎間板ヘルニアでは，圧迫と振盪に対する治療を行う必要があるため，内科的・外科的治療および支持療法が基本となる。外傷性椎間板ヘルニアは，明瞭な圧迫を起こすものではなく，少量の椎間板物質が急速に脱出することによる振盪性傷害のため，内科的治療と支持療法が基本となる。

臨床症状，画像診断および肉眼的所見から術前あるいは術中に脊髄軟化症が疑われた場合，飼い主と安楽死を含めた話し合いを十分に行うべきである。また，問題点として**術後に脊髄軟化症へと発展することがある**[12]。そのため，これが起こり得ることを理解してもらい治療に入ることも大切である。

● 内科的治療

輸液療法

重度の脊髄障害では，脊髄の虚血や低酸素状態がさらに悪化を招く重要な病態であるため，早期に輸液を開始する。通常は，維持輸液量の1.5～2倍の量を慎重に投与する。また，尿閉や膀胱の過膨張を予防するため，用手もしくは尿カテーテルを使用して膀胱管理をする。膀胱管理は，支持療法としても継続する。

コハク酸メチルプレドニゾロンナトリウム

ヘルニアにより損傷を受けた脊髄の二次的な細胞破壊の広がりを抑えるために，薬剤による救急内科治療を行うことがある。急性の脊髄損傷に広く使用される薬剤として報告されるものに，コハク酸メチルプレドニゾロンナトリウム（methylprednisolone sodium succinate，MPSS）がある。MPSSの脊髄損傷に対する主な役割は，高用量（30 mg/kg）で使用した場合に活性酸素の産生を抑制する作用があり，これにより二次的な細胞破壊を抑え，さらなる脊髄損傷を抑えようというものである。これまで提案されていた犬のMPSS治療は，脊髄損傷後8時間以内に初期投与量30 mg/kg，続いて2および6時間後に15 mg/kg，その後は48時間まで8時間ごとに15 mg/kgをそれぞれ静脈内投与する方法である[13]。

注意点

8時間以上経過した場合や過剰投与（初期投与量

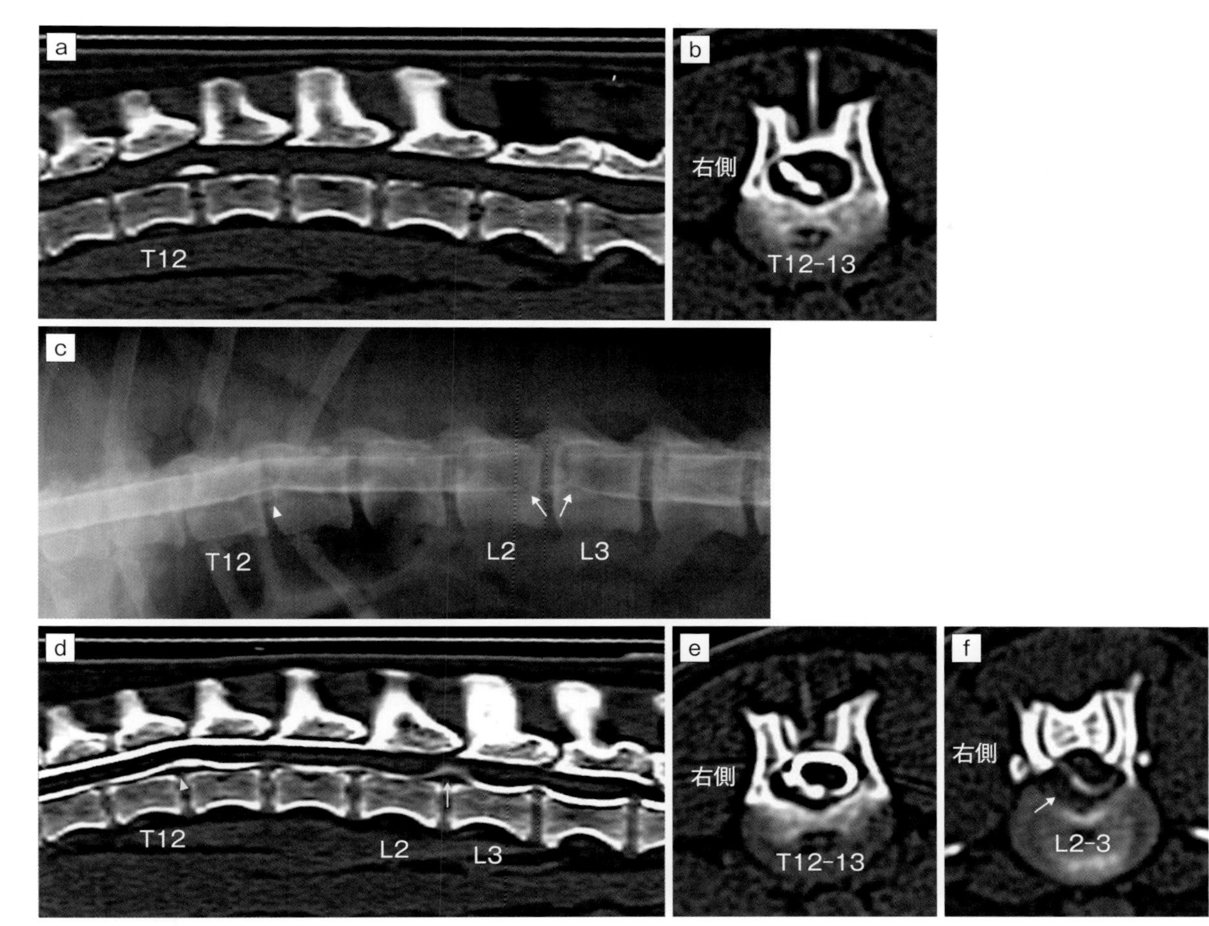

図 5. 椎間板ヘルニアの診断

a：単純 CT 矢状断面　b：単純 CT 横断面(T12-13)　c：脊髄造影 X 線検査 右斜位像
d：脊髄造影後 CT 矢状断面　e：脊髄造影後 CT 横断面(T12-13)
f：脊髄造影後 CT 横断面(L2-3)
単純 CT(a, b)では，T12-13 において脊柱管内に石灰化陰影が認められる。脊髄造影 X 線(c)では，T12-13 にわずかな造影柱の変位(矢頭)があるが，L2-3 では造影柱の大きな変位(矢印)と消失が認められる。造影後 CT(d〜f)では T12-13 にわずかな造影柱の変位(矢頭)があるが，L2-3 では造影柱の大きな変位と菲薄化が認められる(矢印)。脊髄造影では，造影柱の消失や菲薄化は重度の圧迫や浮腫，出血を示唆する所見であり，画像所見より L2-3 が責任病変と考えられる

30 mg/kg 以上)では逆に有害である。現在のところ，犬の椎間板ヘルニアに対する MPSS の使用を支持するエビデンスはなく，いくつかの回顧的研究ではその有用性はみいだされていない。そのため損傷後 8 時間以上経過した症例に対し，MPSS を投与すべきではないと思われる。今のところ筆者の MPSS 投与は，個々の動物の状況をもとにして決定している。神経学的症状によりすでに大きな損傷が加わっていると判断され，早い段階で治療に入れる場合に MPSS による治療を行い，外科的操作とは関係なく提案された期間だけ継続している。ただし，前述した MPSS 投与量は，あくまで人の研究から外挿したものであることに留意しておく。

また，高用量 MPSS 治療で下痢，メレナや嘔吐などの胃腸障害がみられると報告されている。これらの副作用は MPSS を急速投与した場合に起こりやすいようである。そのため，できるだけゆっくりと投与することが望ましい[3]。筆者は，MPSS を乳酸リンゲルまたは生理食塩液に希釈して約 1 時間かけて投与している。

● 外科的治療

ハンセンタイプⅠ型による重度の椎間板ヘルニアや急速に神経学的機能不全が悪化するような場合は，臨床症状が進行するにつれて予後が悪くなるため，緊急外科的治療の適応とみなす。

外科的治療の目的は，脊髄の減圧，椎間板物質の除去，脊髄の肉眼的観察（脊髄軟化の評価）である。椎間板ヘルニアに対する脊髄の減圧と椎間板物質の除去には，片側椎弓切除術が最もよく適応される。画像診断により判断した脊柱管内の椎間板物質がある側を椎弓切除するが，脊髄の腹側に位置する場合は，術者の好みで決定する。

外科的治療の目的
・脊髄の減圧
・椎間板物質の除去
・脊髄の肉眼的観察（脊髄軟化の評価）

術中，脊髄実質の浮腫や出血による髄内圧迫を減圧する目的で硬膜切開を行うことがある[9]。また，脊髄軟化症が疑われる場合，それを肉眼的に確認するためにも行われる。硬膜切開は，虹彩鋏もしくは針先をわずかに曲げた23〜25 G の皮下注射針を利用して1.5〜2 cm 切開する[16,19]（**図 6**）。最近の研究では，グレード5症例の治療に対する硬膜切開の有用性はみいだされていないが，脊髄軟化症の確認には非常に役立ち，そのため機能回復の予後判定をする目的に有用であるとしている[8,9]。脊髄軟化症では，脊髄は構造が失われており，歯磨きペーストのように観察される。

● 支持療法

グレード5の動物は，膀胱機能不全から続発する併発症（膀胱炎，膀胱アトニー，腎盂腎炎，膀胱破裂など）や褥瘡を回避するために十分な看護が必要となる。

膀胱管理

・1日に3〜4回，用手による圧迫排尿あるいはカテーテル導尿を行う。
・尿漏出がみられる動物では，尿やけを防ぐためカテーテルを留置して管理する。
・膀胱管理の補助として，薬物療法を行うことがある[19]（**表 5**）。
・感染があれば，感受性試験に基づいて適切な抗菌薬を投与する。

褥瘡管理

・2時間ごとに動物の体位を変える。
・適切なベッド（低反発素材のマットやウォーターベッドなど）を利用する。
・体を清潔に保つ。

予後

グレード5の動物の歩行可能になる回復率は，25〜78％と報告されている[5]。これまでに予後の指標としていくつか報告があるので，下記に示す。

・脊髄造影における造影柱の消失
　造影柱の欠損が第2腰椎椎体長の5倍以上の場合，予後が悪いといわれている[4]。
・深部痛覚が消失するまでの時間
　かなりの速さ（甚急性）で深部痛覚が消失するまでの症状を発症した場合は予後が悪い[15]。
・深部痛覚消失から外科手術までの期間
　48時間以上経過していた場合は予後が悪い[19]。
・術後，深部痛覚が現れるまでの期間
　2週間経過しても出現しない場合は予後が悪い[8,15]。
・術中の肉眼的所見
　硬膜下に出血がみられる場合（**図 7a**）は予後が悪い[5]。
・脊髄軟化症の徴候を認める場合は予後が悪い，あるいは生命にかかわる[5]。

しかし，深部痛覚が消失するまでの時間や消失している期間については，実際のところ「どの時点で消失したか」を把握することはほとんどできないと考えられるので，時間の区切りは曖昧な部分がある。そのため，今のところグレード5の動物に対しては，脊髄軟化症の場合を除いて緊急外科手術による治療を行うのがよいと思われるが，飼い主の意見も十分聞いて対応することが大切である。

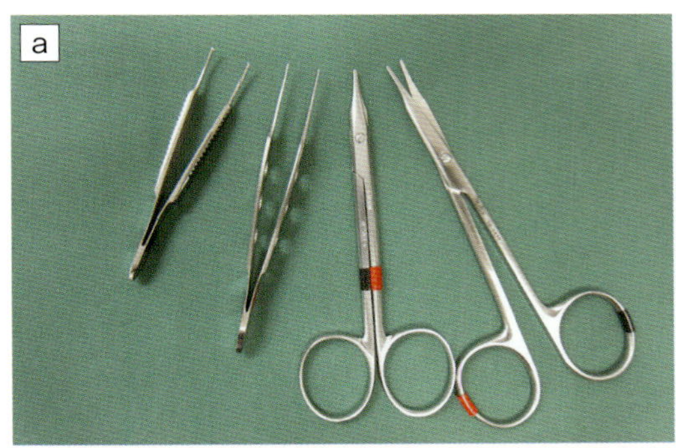

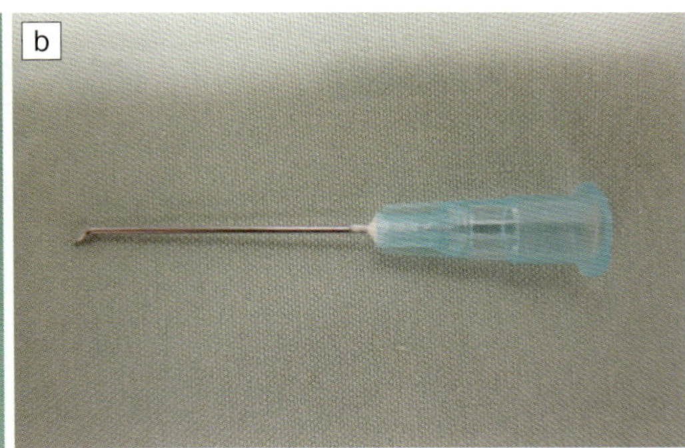

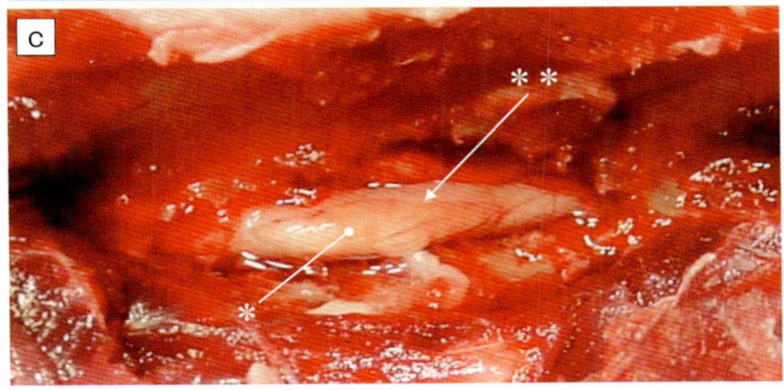

図 6．硬膜切開

a，b：硬膜切開時に使用する器具と先端をわずかに曲げた 23～25 G 皮下注射針
c：硬膜切開後　＊脊髄　＊＊硬膜切開縁

表 5．膀胱管理に利用される薬剤 [19]

膀胱の状態に応じて選択もしくは併用する

薬剤	用量	効果
フェノキシベンザミン	0.25～0.5 mg/kg もしくは 5～15 mg/head, SID, PO	尿道括約筋の弛緩
プラゾシン	1 mg/15 kg, TID, PO	尿道括約筋の弛緩
ジアゼパム	2～10 mg/head, TID, PO	尿道括約筋の弛緩
ベタネコール	2.5～25 mg/head, TID, PO	排尿筋の収縮性を増強
プロパンテリン	7.5～30 mg/head, TID, PO	排尿筋の収縮性を減少

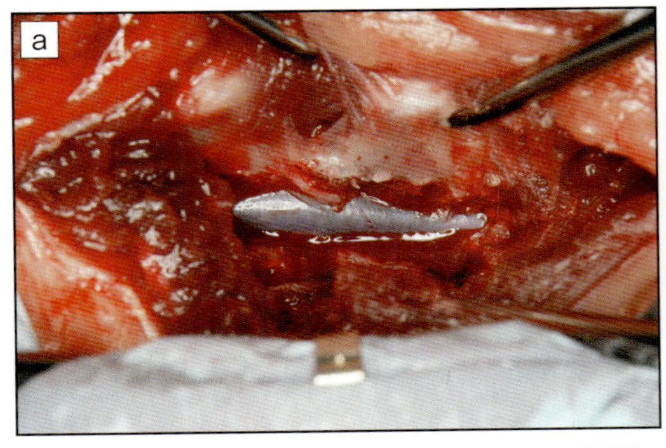

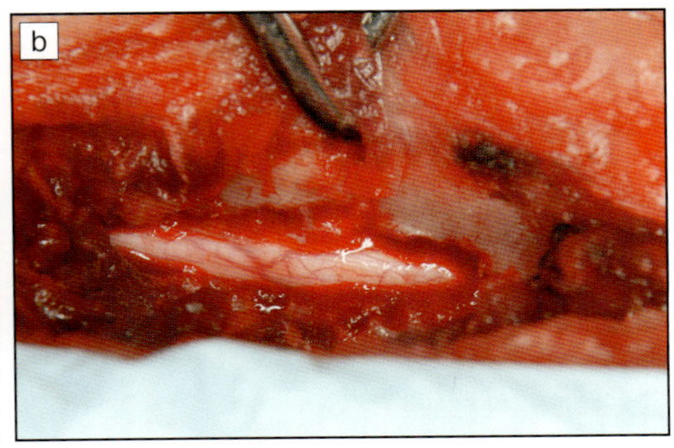

図 7．術中所見（いずれもグレード 5 の症例）

a では，硬膜下の出血があるため，硬膜をとおして赤黒い所見がみられる。この所見は予後が悪いといわれている。（比較のため）b では，軟膜血管の怒張がみられるが，血管も明瞭で脊髄自体も白色を示し，比較的構造は保たれている

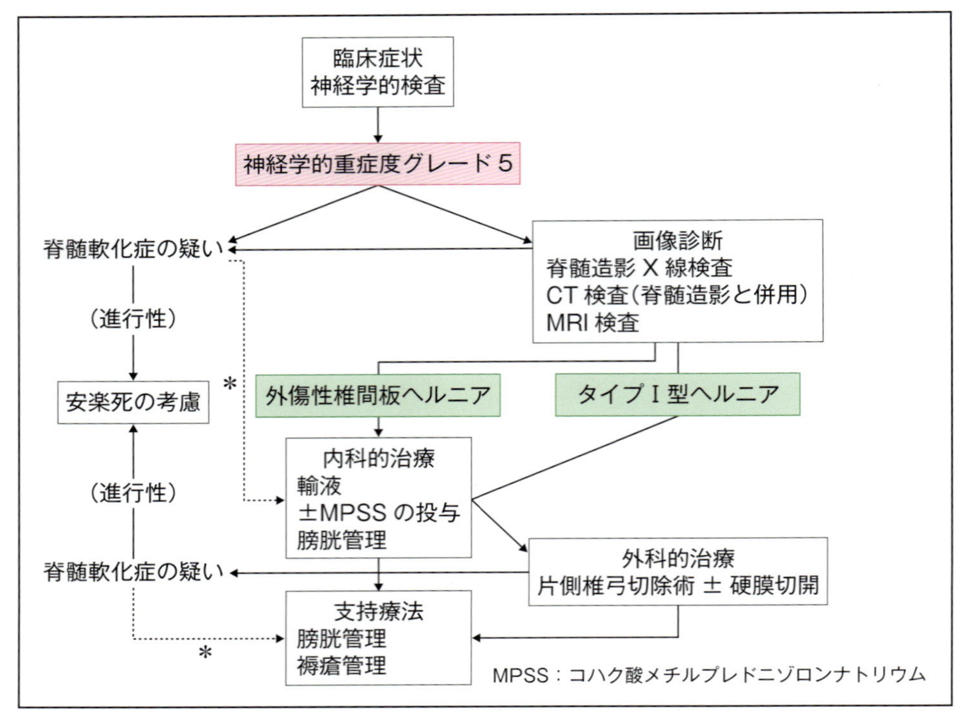

図８．救急対応の手順（胸腰部椎間板ヘルニア：グレード５）
＊飼い主と十分に話し合いをして決定

救急対応の手順

グレード５の胸腰部椎間板ヘルニア症例に対する救急対応の流れを**図８**に示した。臨床症状，神経学的検査より病変部の位置決め，重症度を分類してグレード５と判断した場合，できるだけ早期に治療を開始する。

まず輸液を開始し，同時に，投与が適切と判断された場合 MPSS による治療を始める。尿閉や膀胱の過膨張を予防するため，用手もしくは尿カテーテルを使用して膀胱管理をする。画像診断により病変部位を確定診断し，手術部位を決定して，減圧と椎間板物質の摘出を行う（主に片側椎弓切除術）。

術後は，膀胱機能不全から続発する併発症や褥瘡を回避するために十分な看護を行う。臨床症状，画像診断および肉眼的所見から術前あるいは術中に脊髄軟化症が疑われた場合，飼い主と安楽死を含めた選択肢について話し合いを十分に行う。また，術後に脊髄軟化症へと発展することがあることを十分に説明し，理解を得てから治療に入ることが大切である。

ポイント

- □犬・猫の椎間板ヘルニアは，圧迫性傷害および振盪性傷害による脊髄損傷を引き起こす
- □深部痛覚の存在と屈曲反射を混同しないようにすることが重要である
- □グレード５では，進行性の脊髄軟化症を起こす場合があり，これは生命にかかわる病態である

注意点

- □椎間板物質が石灰化していれば，単純 CT 検査で診断可能であるが，必ずしも責任病変を示しているとは限らない
- □来院時，すでに脊髄軟化症を起こしている，あるいは術後に発症する可能性もあり，その場合，術後に死亡することがあるため，術前に十分なインフォームド・コンセントを行い，理解を得ておくことが大切である

参考文献

1. Amsellem PM, Toombs JP, Laverry PH, Breur GJ. Loss of deep pain sensation following thoracolumbar intervertebral disk herniation in dogs: Pathophysiology. *Conpend Contin Educ Pract Vet.* 2003 25(4): 256-64.
2. Besalti O, Pekcan Z, Sirin YS, Erbas G. Magnetic resonance imaging findings in dogs with thoracolumbar intervertebral disk disease: 69 cases (1997-2005). *J Am Vet Med Assoc.* 2006 Mar 15; 228(6): 902-8.
3. Culbert LA, Marino DJ, Baule RM, Knox VW 3rd. Complications associated with high-dose prednisolone sodium succinate therapy in dogs with neurological injury. *J Am Anim Hosp Assoc.* 1998 Mar-Apr; 34(2): 129-34.
4. Duval J, Dewey C, Roberts R, Aron D. Spinal cord swelling as a myelographic indicator of prognosis: a retrospective study in dogs with intervertebral disc disease and loss of deep pain perception. *Vet Surg.* 1996 Jan-Feb; 25(1): 6-12.
5. Griffin JF 4th, Levine J, Kerwin S. Canine thoracolumbar intervertebral disk disease: pathophysiology, neurologic examination, and emergency medical therapy. *Compend Contin Educ Vet.* 2009 Mar; 31(3): E2.
6. Henke D, Gorgas D, Flegel T, Vandevelde M, et al. Magnetic resonance imaging findings in dogs with traumatic intervertebral disk extrusion with or without spinal cord compression: 31 cases (2006-2010). *J Am Vet Med Assoc.* 2013 Jan 15; 242(2): 217-22.
7. Jeffery ND, Levine JM, Olby NJ, Stein VM. Intervertebral disk degeneration in dogs: consequences, diagnosis, treatment, and future directions. *J Vet Intern Med.* 2013 Nov-Dec; 27(6): 1318-33.
8. Laitinen OM, Puerto DA. Surgical decompression in dogs with thoracolumbar intervertebral disc disease and loss of deep pain perception: A retrospective study of 46 cases. *Acta Vet Scand.* 2005; 46(1-2): 79-85.
9. Loughin CA, Dewey CW, Ringwood PB, Pettigrew RW, et al. Effect of durotomy on functional outcome of dogs with type I thoracolumbar disc extrusion and absent deep pain perception. *Vet Comp Orthop Traumatol.* 2005; 18(3): 141-6.
10. Lu D, Lamb CR, Targett MP. Results of myelography in seven dogs with myelomalacia. *Vet Radiol Ultrasound.* 2002 Jul-Aug; 43(4): 326-30.
11. McKee WM, Downes CJ, Pink JJ, Gemmill TJ. Presumptive exercise-associated peracute thoracolumbar disc extrusion in 48 dogs. *Vet Rec.* 2010 Apr 24; 166(17): 523-8.
12. Okada M, Kitagawa M, Ito D, Itou T, et al. Magnetic resonance imaging features and clinical signs associated with presumptive and confirmed progressive myelomalacia in dogs: 12 cases (1997-2008). *J Am Vet Med Assoc.* 2010 Nov 15; 237(10): 1160-5.
13. Olby N. Current concepts in the management of acute spinal cord injury. *J Vet Intern Med.* 1999 Sep-Oct; 13(5): 399-407.
14. Olby NJ, Dyce J, Houlton JEF. Correlation of plain radiographic and lumbar myelographic findings with surgical findings in thoracolumbar disk disease. *J Small Anim Pract.* 1994 35: 345-50.
15. Scott HW, McKee WM. Laminectomy for 34 dogs with thoracolumbar intervertebral disc disease and loss of deep pain perception. *J Small Anim Pract.* 1999 Sep; 40(9): 417-22.
16. Seim HB. Surgery of the thoracolumbar spine. In: Fossum TW ed. Small animal surgery. 2nd ed. 2002. Mosby. pp1269-1301.
17. Tanaka H, Nakayama M, Takase K. Usefulness of myelography with multiple views in diagnosis of circumferential location of disc material in dogs with thoracolumber intervertebral disc herniation. *J Vet Med Sci.* 2004 Jul; 66(7): 827-33.
18. Vitale CL, Coates JR. Acute spinal cord injury. Standard of care: Emergency and critical care medicine. *Compendium.* 2007 9: 1-11.
19. Wheeler SJ, Sharp NJ. Thoracolumbar disc disease. In: Nicholas JH, Wheeler SJ eds. Small animal spinal disorders. Diagnosis and surgery. 2nd ed. Mosby. 2005. pp 121-159.

（田中　宏）

2-6-2

てんかん重積状態

概要

● てんかん発作

「てんかん発作」とは，大脳皮質で異常な神経活動が過剰に発生し，それにより中枢神経機能が発作性，一過性の障害を受けて症状(意識消失，痙攣)を発現したものである。

● てんかん，てんかん重積状態

「てんかん」とは，原因の如何にかかわらず再発性の発作のことをいう[4]。

そして，「**てんかん重積状態**」とは，発作が停止することなく次の発作が続いて起こる(発作が断続し，その間意識がない状態)，あるいは1回の発作が5分以上続く場合をいう[1,7,8]。

てんかん重積状態の最初の30分までの間は，脳は血流を増加させ，酸素およびグルコース要求量を増やして代償しようとする。30分を過ぎると，脳の代償機構がうまくはたらかなくなり，結果的に血液脳関門が崩壊し，脳浮腫を招く。続いて脳の血流が減少し，最終的に神経細胞死が起こる。この時期には，不整脈や肺高血圧，ミオグロビン尿がみられるようになる。さらに60分が経過すると，脳圧上昇に加え，多臓器不全が起こり，死に至る結果を招く。そのため，てんかん重積状態は，可能な限り早期に治療を開始することが重要である[1,7]。

診断

てんかん重積状態に対する治療の目的は，痙攣を止めることと呼吸・循環状態を正常に保つことである。そして，痙攣を止める処置と同時にその原因を迅速に鑑別診断し，それに対して治療することが必要である。鑑別診断の上で重要なことは，痙攣が頭蓋内に構造的な異常があって起こっているのか，代謝性疾患や中毒性疾患などの頭蓋外が原因なのか(**表1**)，そして頭蓋内や頭蓋外に異常を認めない特発性で起こっているのかということである。これらをシグナルメント，病歴，身体検査および臨床検査所見より鑑別する[3,4,6,7]。

● シグナルメント

年齢

・1歳齢以下では，先天性異常(例えば門脈シャン

表 1. 部位別にみた発作を起こす可能性のある主な疾患

頭蓋内原因	頭蓋外原因
水頭症	低血糖症
脳腫瘍	低カルシウム血症
脳炎(感染性／非感染性)	高脂血症
頭部外傷	門脈シャント
血管性(梗塞，出血)	腎不全，肝不全
	心肺疾患
	毒(鉛，有機リンなど)
	チアミン欠乏症

表 2. 特発性てんかんの遺伝的素因が証明されているまたは疑われている犬種

遺伝的素因が証明されている犬種	遺伝的素因が疑われている犬種
ビーグル	ボーダー・コリー
バーニーズ・マウンテン・ドッグ	コッカー・スパニエル
ベルジアン・タービュレン	ダックスフンド
ベルジアン・シェパード・ドッグ	アイリッシュ・セター
イングリッシュ・スプリンガー・スパニエル	セント・バーナード
ジャーマン・シェパード・ドッグ	シベリアン・ハスキー
ラブラドール・レトリーバー	シェットランド・シープドッグ
ゴールデン・レトリーバー	スタンダード・プードル
キースホンド	ラフ・コリー
ワイアーヘアード・ミニチュア・ダックスフンド	
ビズラ	

ト，水頭症）を考慮する
・1～5 歳齢では，特発性てんかんを考慮する
・5 歳齢以上では，腫瘍や代謝性疾患を考慮する
・すべての年齢で，中毒，代謝性疾患および非感染性の炎症性疾患が起こる可能性がある

種類

特発性てんかんの遺伝的素因が証明されている，または疑われている犬種を**表 2** に示した[2,4]。猫ではあまり知られていない[5]。

病歴

・特発性てんかんの病歴がある
・すでに腫瘍，髄膜脳炎など頭蓋内疾患や代謝性疾患の診断がある
・中毒物質の摂取の有無
・頭部外傷の有無

● 身体検査

・皮膚の損傷，歯の折損，頭蓋骨の骨折などは頭部外傷が疑われる
・痙攣が長引いているケースでは，直腸温の上昇がみられることがある
・有機リン中毒では，流涎，縮瞳，振戦や下痢がみられる

● 臨床検査

初期検査として CBC，血液生化学検査，尿検査，心電図検査，血圧測定を含める。また，すでに抗てんかん薬を飲んでいる場合，その血中濃度の計測を行う。

● その他

脳脊髄液（CSF）検査

疾患を特定できるわけではない。頭蓋内圧が上昇している動物では，採取後に小脳ヘルニアを起こす危険性がある。頭蓋内の占拠病変の存在が疑われる動物では特に危険性が高い。

頭部 X 線検査

頭部外傷や水頭症が疑われる場合に役立つ。

CT 検査

頭部外傷や構造的な頭蓋内病変が疑われる場合に適用する。骨構造の描出は X 線検査より優れている。

MRI 検査

構造的な頭蓋内病変が疑われる場合に適用する。腫瘍，浮腫，炎症など実質の変化の描出に優れている。

治療（図 1）[1,3,8]

1. 最初の目標は，痙攣を止めることである。酸素供給，気管挿管の準備をして，まず血管の確保，採血を行う。

2. 第一選択薬としてジアゼパムを犬で 0.5～1 mg/kg，猫で 0.5 mg/kg を静脈内投与する。反応がみられない場合，5～20 分間隔で 2～3 回繰り返す。別の抗痙攣薬としてミダゾラム 0.2～0.5 mg/kg を

静脈または筋肉内投与することもできる。

＊静脈確保ができなかった場合，ジアゼパム 0.5〜1 mg/kg の直腸内投与を行う

血液生化学検査の結果，
低血糖症あるいは低カルシウム血症と判断したら

○低血糖症

一般的に血糖値が<60 mg/dL で低血糖となるが，<40 mg/dL になると痙攣や意識障害が現れる可能性がある。ビタミン B1は脳における糖利用に必要な補酵素であるため，まず 20〜50 mg/head のビタミン B1を筋肉あるいは静脈内投与する。その後，50%ブドウ糖液 1 mL/kg を希釈して(少なくとも 25%に希釈すれば末梢血管のダメージは少なくなる)ゆっくり静脈内投与する。

○低カルシウム血症

血清 Ca 値が<6 mg/dL になると痙攣が現れる可能性がある。100 mg/kg のグルコン酸 Ca をゆっくり静脈内投与する。

3. ジアゼパムに反応がみられず，発作活動が持続あるいはすぐに再発する場合，ジアゼパムの持続投与，フェノバルビタールの静脈内投与のいずれかあるいは両方を行う。

ジアゼパム静脈内持続点滴

(犬)0.5〜1 mg/kg/hr

(猫)0.5 mg/kg/hr

＊ミダゾラムを 0.1〜0.5 mg/kg/hr で投与する場合もある

フェノバルビタール

(犬)フェノバルビタール治療を受けていない場合…5 mg/kg(〜最大 16 mg/kg) をゆっくり静脈内投与

フェノバルビタール治療を受けている場合…2〜4 mg/kg，静脈内投与

(猫)4 mg/kg の静脈内投与が提案されている

4. ジアゼパムの静脈内持続点滴，フェノバルビタールの静脈内投与で反応がみられない場合，次のいずれかを試みる。

ペントバルビタール

全量で 3〜15 mg/kg を効果が出るまでゆっくりと静脈内投与(バルビツレート昏睡)

プロポフォール

全量で 2〜8 mg/kg を効果が出るまでゆっくりと静脈内投与，続いて 0.1〜0.6 mg/kg/min(プロポフォール昏睡)

＊プロポフォールの持続投与について

犬では 6〜12 時間行い，その後，徐々に減量する。最大持続時間は約 48 時間である。猫では，ハインツ小体性あるいは溶血性貧血を起こす可能性があり，CBC を十分にモニターしながら，できるだけ低い用量，短い期間で投与する。

イソフルランによる麻酔

0.5〜2%

5. 持続した痙攣により二次的に起こった状態に対する治療を行う。

○痙攣による発熱

高体温であれば，冷却する。後の低体温(特に痙攣がおさまった後に起こる可能性がある)を避けるため，約 39.5℃に達したら止める。

○脳浮腫

マンニトール

1 g/kg を 10〜20 分かけて静脈内投与する。その後，頭蓋内圧上昇の徴候が続いていれば，0.5 g/kg を 8 時間ごとに 3 回繰り返す。

高張食塩液

7.5％高張食塩液 4〜6 mL/kg を 20 分以上かけて静脈内投与。

ステロイド

リン酸デキサメサゾン 0.25 mg/kg の静脈内投与あるいはコハク酸メチルプレドニゾロンナトリウム(MPSS)30 mg/kg をゆっくり静脈内投与。

＊現在，上記のステロイドの脳浮腫軽減に対する有効性を示す報告はなく，むしろ薬物投与によって合併症の発生率を高めるため，推奨されなくなっている

6. 支持療法を行う。眼の乾燥を避けるための適切な

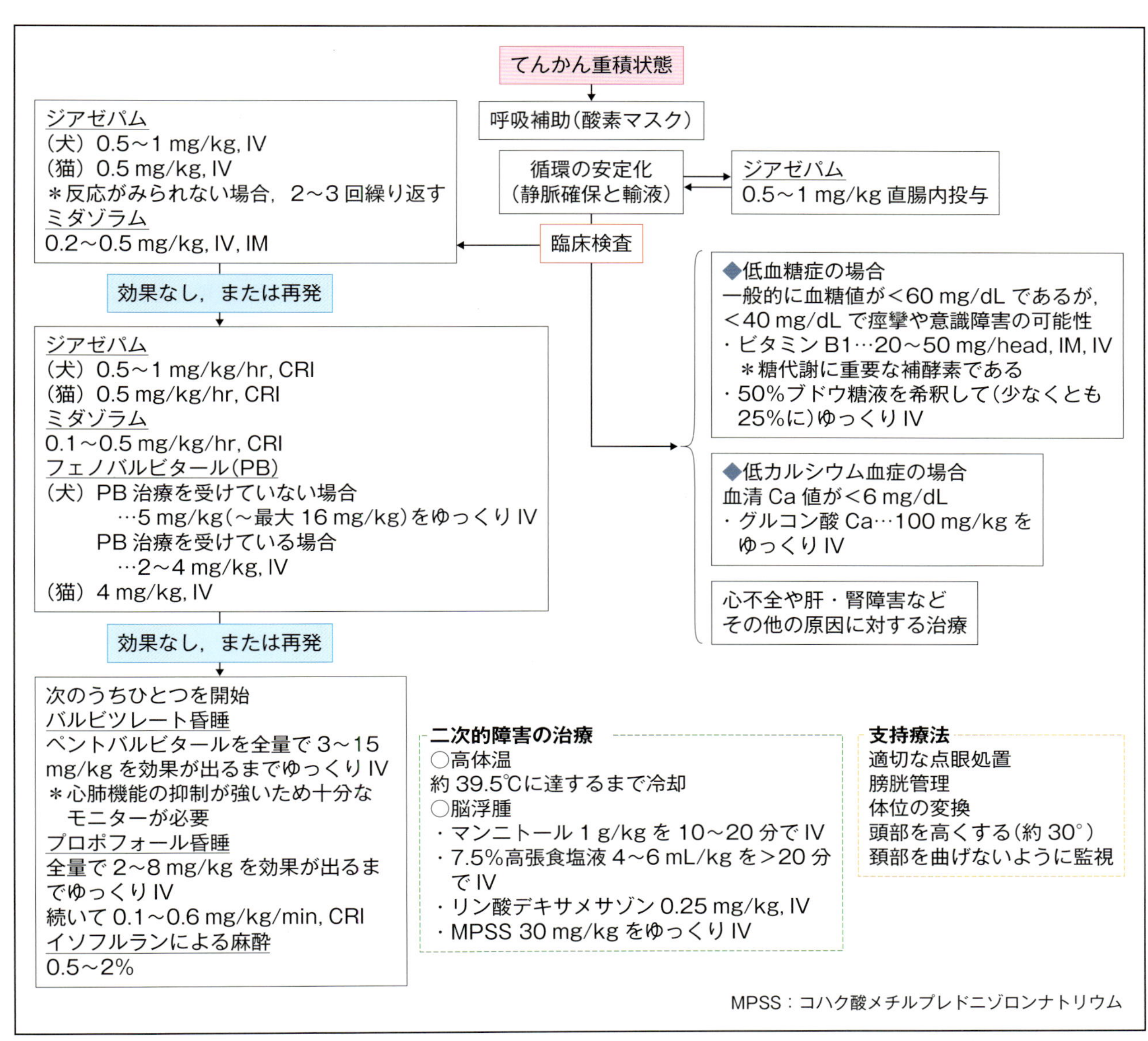

図 1．救急対応の手順(てんかん重積状態)[1,3,8]

点眼処置，膀胱管理，定期的な体位の変換を行う。頭蓋内圧の上昇が疑われる場合には，頭～肩を約 30° 上げる。また，頸静脈の圧迫は脳の静脈還流を悪化させ，さらに頭蓋内圧の上昇を招くため，頸部を曲げないように監視する。

予後

正常な神経機能を取り戻す，あるいはその後の QOL の維持ができるかどうかは，てんかん重積を早期に止めることができるかどうか，そして背景にある原因による。脳の代償がきかなくなり始める時期(発作が始まって 30 分以上)に入ると，予後は要注意である。さらに発作が長引いて，永久的な脳へのダメージ，全身性の合併症を起こすと予後不良となる。

救急対応の手順

てんかん重積状態に対する救急対応の流れを**図 1** に示した。治療は，救急医療の ABC(A：Airway

気道確保，B：Breathing 呼吸補助，C：Circulation 循環安定）に従う。

てんかん重積状態では酸素要求が増しているため，マスクやチューブによる酸素供給を行い，できるだけ早く血管を確保する。同時に臨床検査のための採血を行う。血管の確保ができない場合は，ジアゼパムを直腸内に投与し，落ち着けば血管確保を行う。低血糖症や低カルシウム血症の判断がつけば，それぞれに対応した治療を行う。その他では，まずジアゼパムを静脈内投与するが，痙攣が治まらない場合は，2～3 回繰り返し投与する。これで反応がみられない，すぐに再発する場合，ジアゼパムの静脈内持続点滴，フェノバルビタールの静脈内投与のいずれかあるいは両方を行う。これでも反応がみられない，再発する場合は，バルビツレート昏睡，プロポフォール昏睡あるいはイソフルラン麻酔のいずれかで対応する。痙攣に対する薬物治療と同時に，高体温，脳浮腫といった二次的に起こった状態に対する治療や支持療法を行うことも必要である。

ポイント

- □てんかん重積状態とは，発作が停止することなく次の発作が続いて起こる（発作が断続し，その間意識がない状態），あるいは 1 回の発作が 5 分以上続く場合をいう
- □てんかん重積状態に対する治療の目的は，痙攣を止めることと呼吸・循環状態を正常に保つことである
- □痙攣を止める処置と同時にその原因を迅速に鑑別診断し，それに対して治療することが必要である

参考文献

1. Cochrane SM. Management of status epilepticus in the dog and cat. WSAVA Proceedings. Sydney. 2007.
2. Gough A, Thomas A. In: Gough A, Thomas A. Breed Predispositions to Disease in Dogs and Cats. 2nd ed. Wiley Blackwell. 2010.
3. Linklater A. Emergent Epilepsy & Status Epilepticus. *Clinician's brief.* 2013 November: 29-33.
4. Olby N. Seizure Management in Dogs. *Clinician's brief.* 2006 June: 7-13.
5. Rusbridge C. Diagnosis and control of epilepsy in the cat. *In Practice.* 2005; 27: 208-14.
6. Sigrist N, Spreng D. Stabilization of the neurological emergency patient. In: Small animal neurology. An illustrated text (Jaggy A). 2010. Schlütersche, pp237-269.
7. Smith JD, Axlund TW. Status epilepticus in dogs. Standards of care. *Emergency and critical care medicine.* 7(9). 2005. 1-6.
8. Thomas WB, Dewey CW. Seizure and narcolepsy. In: Dewey CW. A practical guide to canine and feline neurology. 2nd ed. Wiley-Blackwell. 2008. pp237-259.

（田中 宏）

2-7-1

骨折の応急処置
小型犬の橈尺骨骨折と猫の交通外傷による骨折

ここ10年ほどで飼育される犬の種類はダックスフンドやトイ・プードルなどの室内で飼育できる小型犬が主流をなしてきた。ラブラドール・レトリーバーやゴールデン・レトリーバー，ダルメシアンなどの大型犬も依然としてファンはいるが，圧倒的に小型犬の室内飼育が多い。その理由としては，核家族化，少子高齢化，共働き家庭の増加などが影響して，心の安らぎや話し相手として飼育しやすい室内犬を家族として迎え入れたためであろう。猫も同じような理由から室内飼育が多くなり，過去のように自由に外へ出すことが減り，交通外傷による骨折はめっきり少なくなった。時々救急で来る交通外傷のほとんどが猫で，大腿骨や骨盤，下腿骨の骨折が多くみられる。また小型犬での骨折は，圧倒的に落下による橈尺骨骨折が多い。

骨折の救急処置においては，非開放骨折か開放骨折かで大きく変わる。特に注意しなければならないことは，開放骨折でも骨が露出していない場合があることである。鋭く尖った骨折端が皮膚を貫通した後，すぐに皮膚の中に潜ってしまう場合で(**図1**)，猫に多くみられるので，皮膚に点状の出血痕がないかどうか注意深く診察することが必要となる。

救急治療ではまず初めに全身状態の把握が必要である。本稿「2-7-1」では全身状態に問題がない骨折，そして「2-7-2」では犬の靭帯断裂の応急処置について解説していく。全身状態に問題がある場合については他の成書を参照されたい。

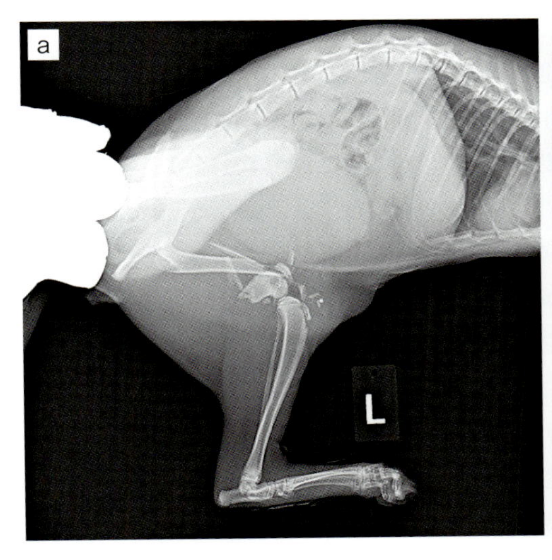

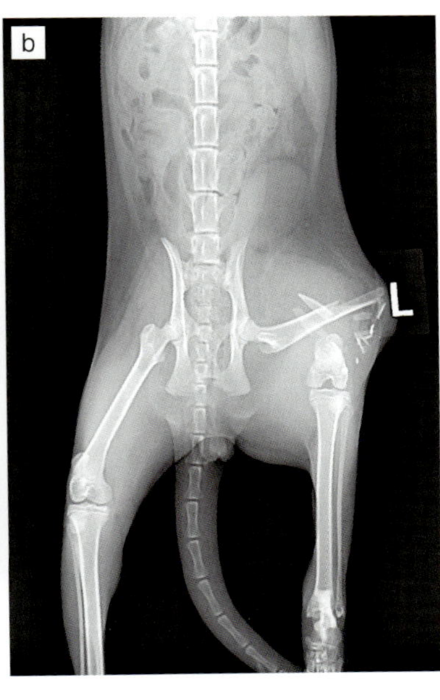

図1．開放骨折のX線検査所見
大腿骨遠位骨折端が皮膚を貫通して，その後皮膚内に戻ってしまった症例
a：ラテラル像　b：前後像

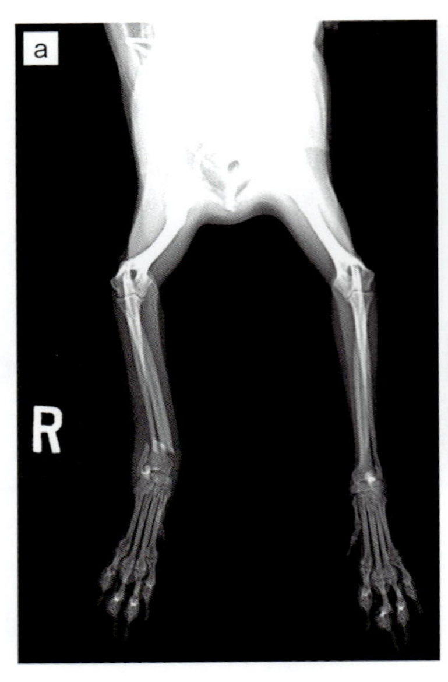

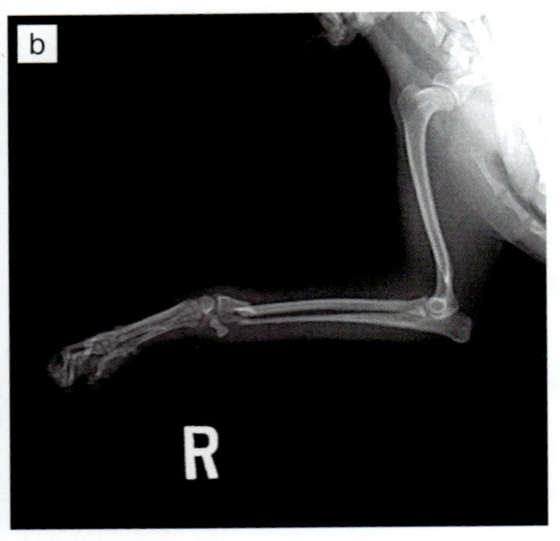

図 2. 橈尺骨骨折の X 線検査所見
トイ・プードル，2 歳齢，雄。ソファーからの落下にて骨折。右橈尺骨遠位骨折と診断された
a：前後像 b：ラテラル像

小型犬の橈尺骨骨折

概要

一般の動物病院に救急で来る犬の前肢骨折は，ほとんどが**小型犬の橈尺骨骨折**であるので(**図 2，3**)，その応急処置について述べていきたい。

原因

多くの症例は落下による骨折である。「ソファーから跳び降りたら骨折した」，「抱いていたら跳び降りて骨折した」という主訴で，まれに他の犬と遊んでいて折れたといった症例もある。最近の小型犬は，体型が極小で全体的に骨が細く，簡単に骨折してしまう傾向にある。トリミングやホテルでの預かり中に落下して骨折させてしまうケースもまれではないので，くれぐれもスタッフには注意を促さなければならない。

診療の流れ

落下での骨折では交通外傷と異なり，大きなエネルギーが全身に加わり骨折するのではなく，局所的に過重負荷がかかることで骨折するため，ほとんどの症例で生命にかかわるようなその他の損傷はみられない。しかし頭部を強打している場合もあるので，神経学的検査や血液検査，胸部・腹部のX線検査は必要である。

● いきなり X 線撮影は行わない

いきなりX線検査をする獣医師をみかけるが，一般的な診察をしてから行うべきである。診察によって前肢の骨折以外の外傷や病気を否定しなければならない。筆者は過去に下顎骨も骨折していた症例を経験している。また骨折部が開放になっていないかを確認することも大変重要である。なぜなら開放骨折では時間の経過とともに感染が進むので，いち早く手術を行わなければならない(**図 4**)。

一般的には橈尺骨骨折では犬は元気も食欲もあり，痛み以外はある程度活発である。骨は知覚神経が大変発達している組織なので，骨折は激痛である(骨折の経験者であれば，どれだけ痛いか想像がつくかと思う)。不全骨折でも相当の痛みであるので，完全骨折であればなおさらである。したがって**まずは鎮痛・鎮静薬の注射を行い**，ある程度鎮静が得られてから血液検査やX線検査，外固定あるいは手術という手順となる。鎮静や麻酔をしないで無理やり保定してX線検査や外固定をすることは，決して行ってはならない。犬に大きな苦痛とストレスを与えることになり，さらに暴れたり，あるいは噛みついたりしてくるので，保定者の安全性も確保しなければならなくなる。

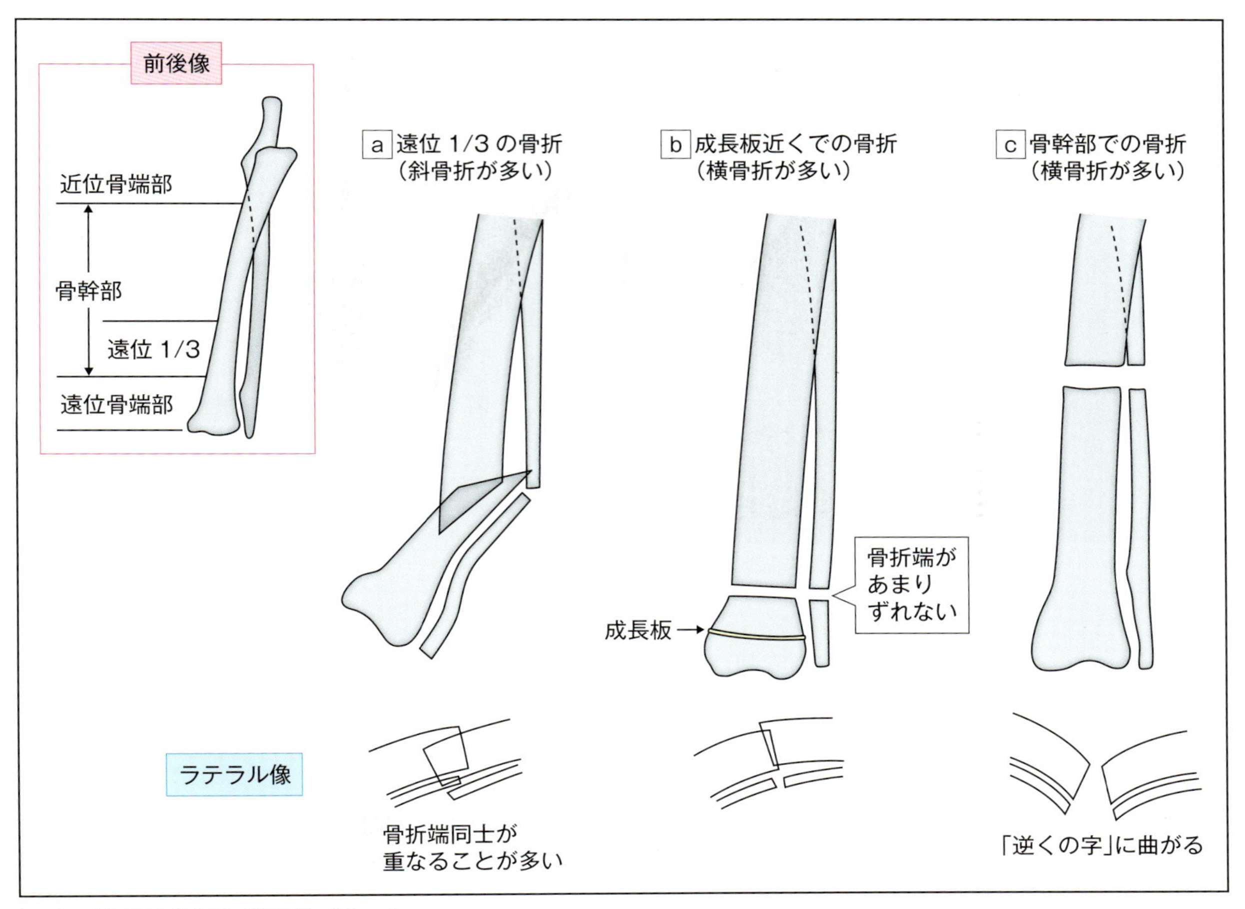

図 3．橈尺骨骨折の代表的パターン

a：遠位 1/3 の骨折。この骨折パターンが最も多く，斜骨折が大半を占める。ほとんどの症例で骨折端同士が重なっている
b：成長板近くでの骨折。横骨折が多く，骨折端同士のずれはさほどひどくない
c：骨幹部での骨折。横骨折が多く，ラテラル像では「逆くの字」型に折れ曲がっている

□身体検査，神経学的検査
□鎮痛・鎮静薬の注射を行う
□血液検査，X 線検査，外固定，あるいは手術へと進む

処置

開放骨折と非開放骨折では処置が異なる。

● 開放骨折

早急な手術が必要となるが，生命にかかわる治療を最優先する。

1. すぐに抗菌薬（第 1 世代のセフェム系），鎮痛薬（非ステロイド系）の全身投与を行う。

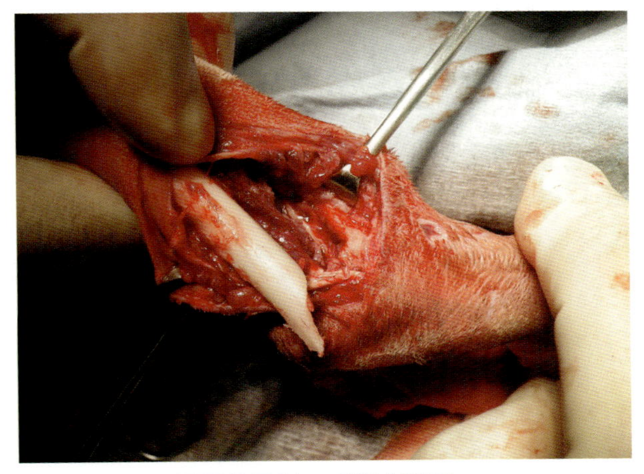

図 4．猫の脛骨開放骨折の手術中所見

感染が考えられるところまで切開し，十分デブリードメントを行う

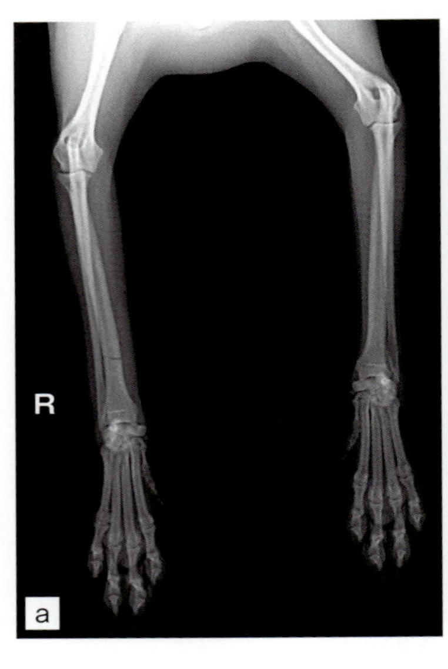

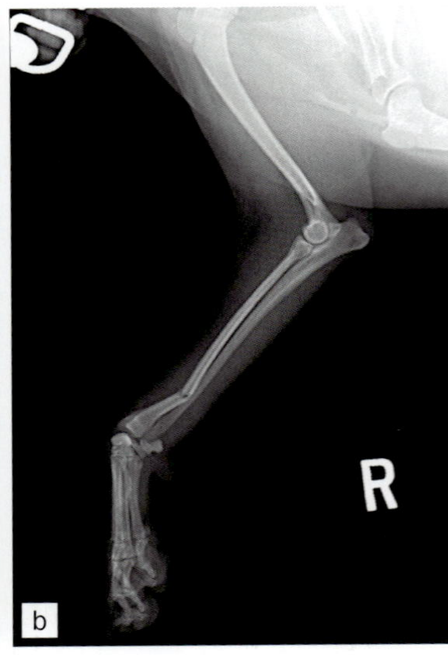

図 5. 橈骨骨折の X 線検査所見
ミニチュア・ピンシャー，2 歳齢，雌。落下による橈骨骨折。尺骨は骨折していないので，そのまま外固定し保存療法を行う。このような症例は手術適応外であり，保存療法で十分治癒する。安易に手術を行ってはならない
a：前後像 b：ラテラル像

2. 交通外傷など，外から大きな力が全身に加わり骨折した場合は，生命を脅かす外傷をまずみつけなければならない。

3. 開放部の大きさ，脱出している骨があるのかどうか，局所の汚染程度を把握する。

4. 脱出している骨がある場合には，抗菌薬を添加した生理食塩液やリンゲル液を十分含ませた滅菌ガーゼあるいは滅菌タオルを，露出した骨を含め開放部全体に被せて骨の乾燥を防ぐ。

5. 手術の準備をしている間に，血液検査および胸部 3 方向(右下ラテラル・左下ラテラル・腹背方向)と患肢 2 方向(ラテラル，前後)の X 線検査を実施する。一方向のみの X 線画像では確実な診断ができない。また，骨折にばかり気を取られないことが重要で，X 線画像に写っているすべてを隅々まで読み取るようにしなければ，生命にかかわる重大な損傷を見逃すこととなる。

6. 開放骨折の手術では，プレートを使用してはならない。汚染した骨折にプレートを使用すると感染の危険性が非常に高い。髄内固定あるいは創外固定を選択するが，著しい感染がある場合には創外固定を実施し，感染部にはドレナージあるいは開放創として感染を治療する。

● 非開放骨折

X 線検査にて手術適応か判断する。

1. 全身状態に問題があるかどうかまず診察を行う。

2. 鎮痛薬の投与と血液検査を実施する。

3. 鎮静を実施し，胸部 3 方向と患肢 2 方向の X 線検査を実施する。

4. 橈骨のみの骨折で骨折端のずれが 1/2 以下の場合や，10 カ月齢以下の犬で骨折端のずれが 1/3 以下の場合(**図 5**)では，そのままギプス，またはスプリント固定を実施する。

5. それ以外の場合では手術の準備を進める。

6. そのまま手術ができない場合には，ある程度徒手的に骨折を整復し，手術実施まで副子固定(スプリントによる外固定)をしておく(**図 6**)。この場合も骨折端を合わせようと無理な操作をしてはならない。なぜなら血管や軟部組織の損傷をひどくしてしまう可能性があるからである(あくまでも優しく取り扱うこと)。

7. X 線画像を参考にして手術術式を決定する。

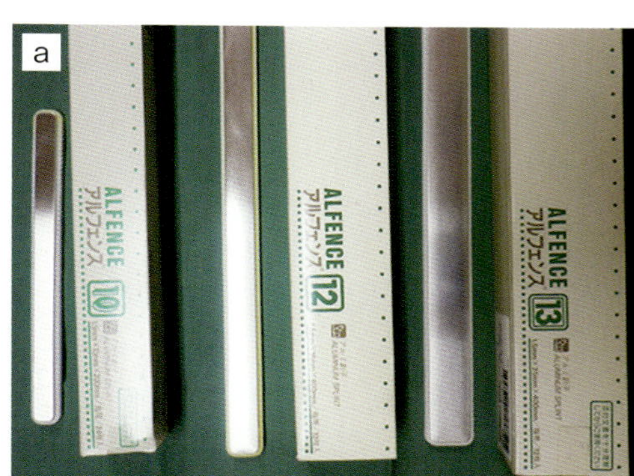

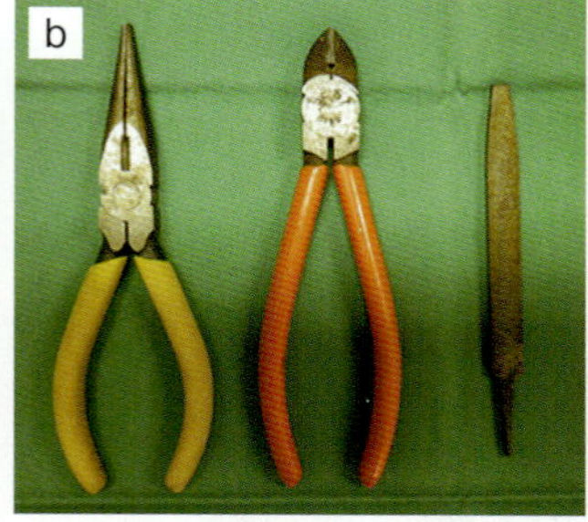

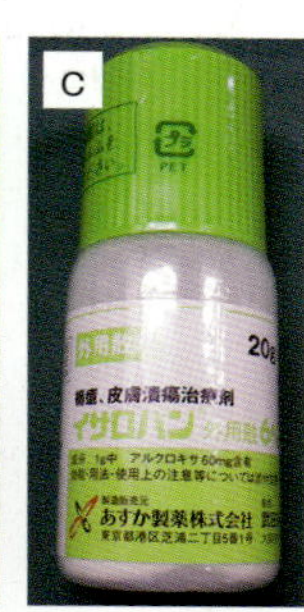

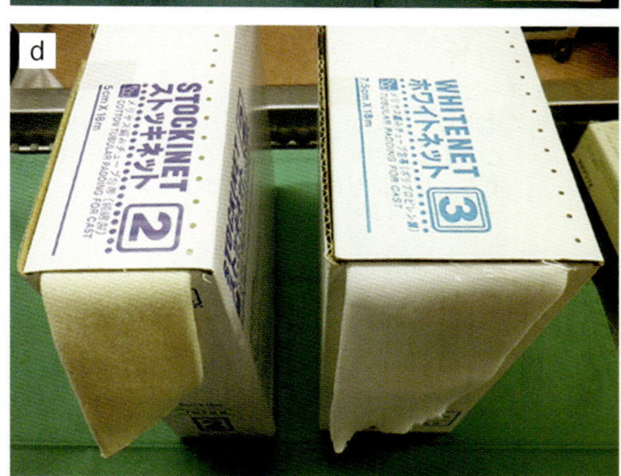

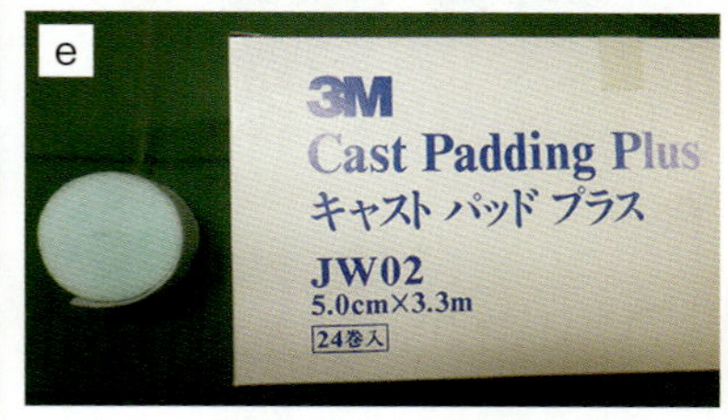

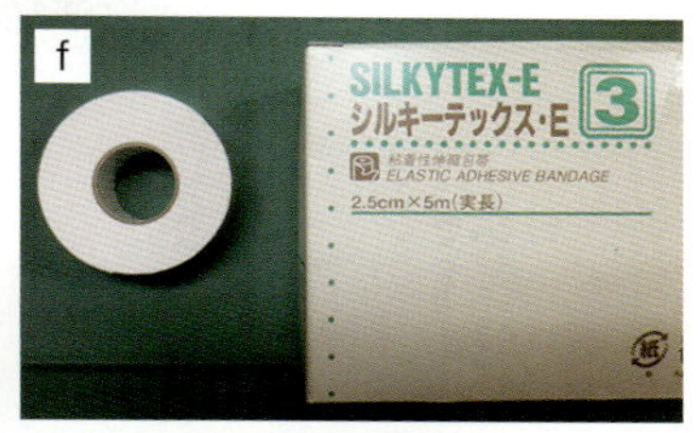

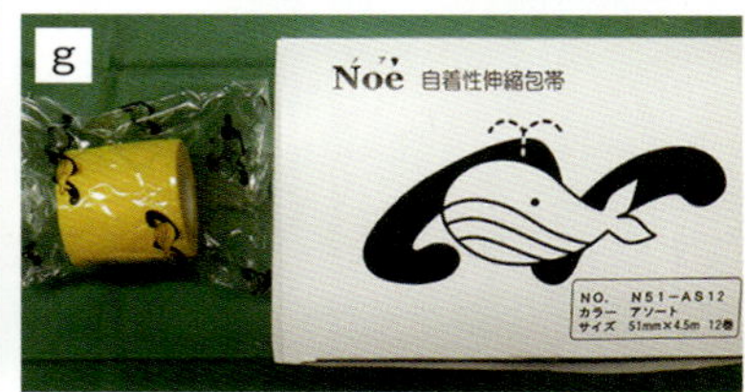

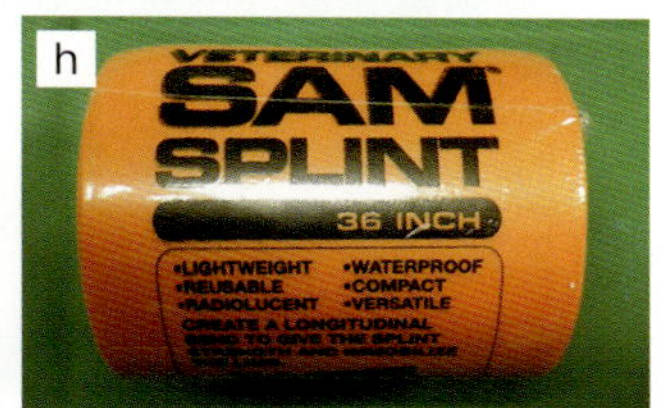

図 6-1．スプリント固定の材料

a：アルミスプリント。色々なサイズがあるが，小型犬では 10 番をよく使用する
b：アルミスプリントの加工に使用するラジオペンチ，ニッパ，ヤスリ
c：アルクロキサ外用散剤(イサロパン®)。あらかじめ皮膚や指間に塗布しておくと皮膚の保護になる
d：ストッキネット。最初に巻く下地材料で，2 番をよく使用する
e：ストッキネットの上に巻く一番重要なもので，3 M™ のキャスト パッド プラスが使用しやすい
f：シルキーテックス。アルミスプリントと腕を固定するときに使用する
g：自着性伸縮包帯。スプリント固定の仕上げに使用する
h：SAM®SPLINT。アルミスプリントの補強に使用する場合がある

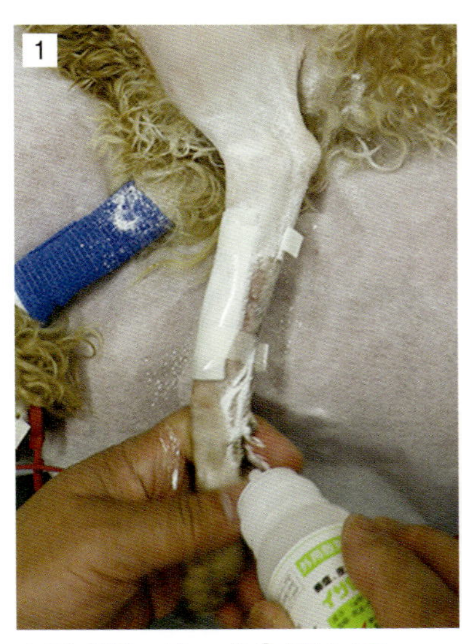

皮膚や指間にイサロパン® を塗布する

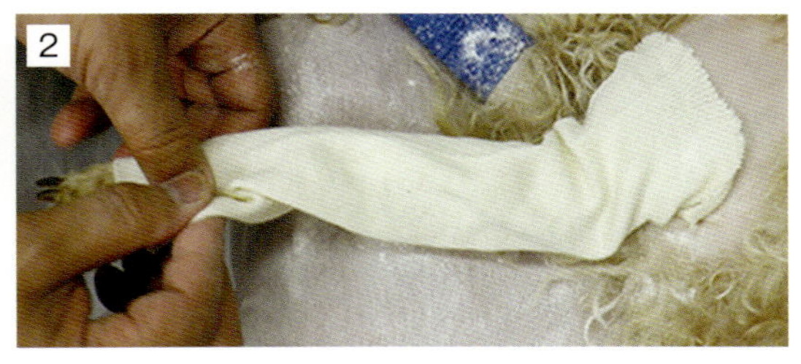

患肢全体にストッキネットを被せる

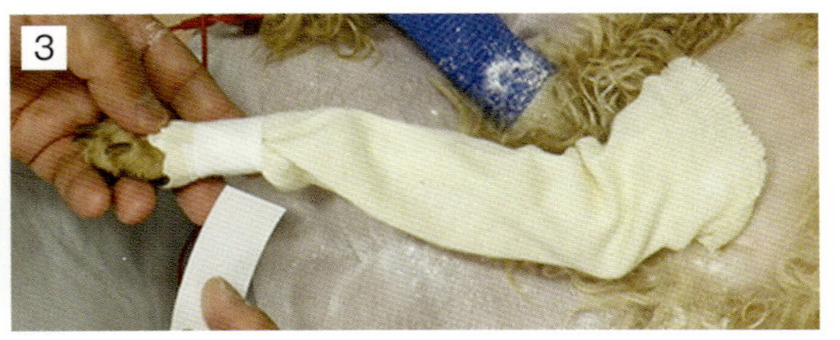

手根部でストッキネットをシルキーテックスにより固定する

図 6-2．スプリント固定の手順

次ページに続く

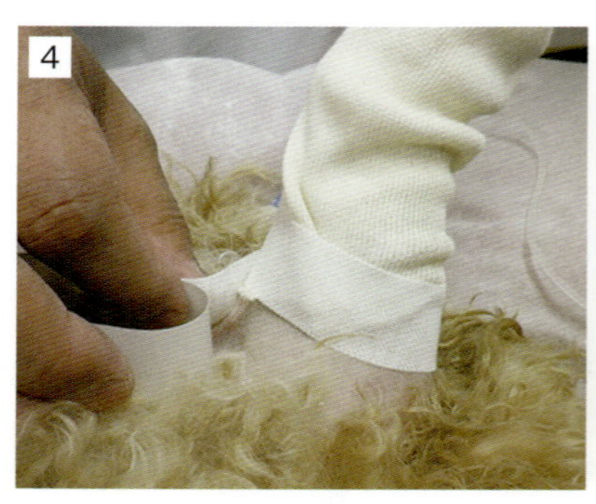

近位はストッキネットと皮膚をシルキーテックスで固定する。この方法により外固定がずり落ちることを防ぐ

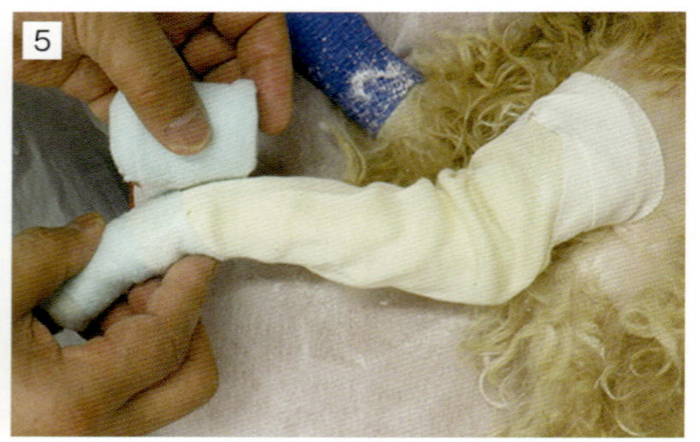

キャスト パッド プラスで遠位から巻き上げていく。そうすることでずり落ちることを予防できる

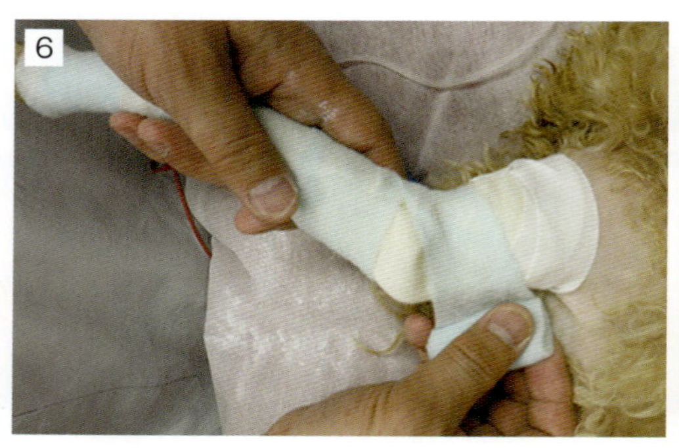

肘の部分は最初から巻かずに出しておき，肘のニュートラルポジションで巻き上げる。こうすることでずり落ちることを予防できる

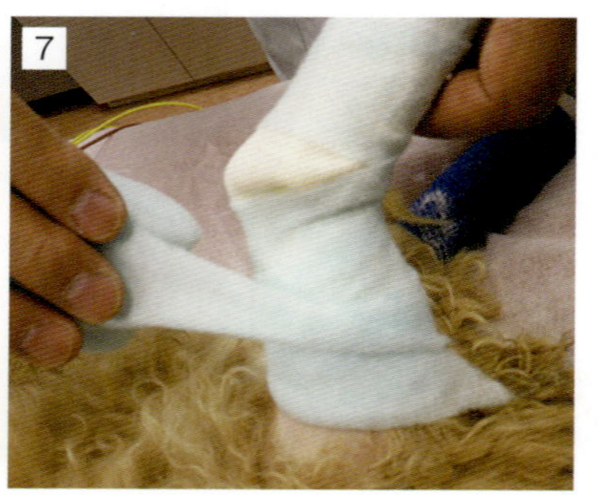

上腕部を巻くときは，キャスト パッド プラスを1周に1回反転させて巻きつけることで，上腕部への密着度が増し，ずり落ちることを防ぐことができる

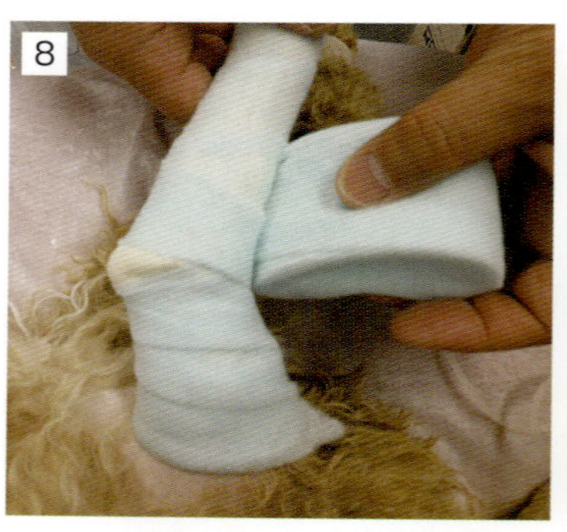

近位から遠位に向かって巻くときも，初めは肘を巻かないで出しておく

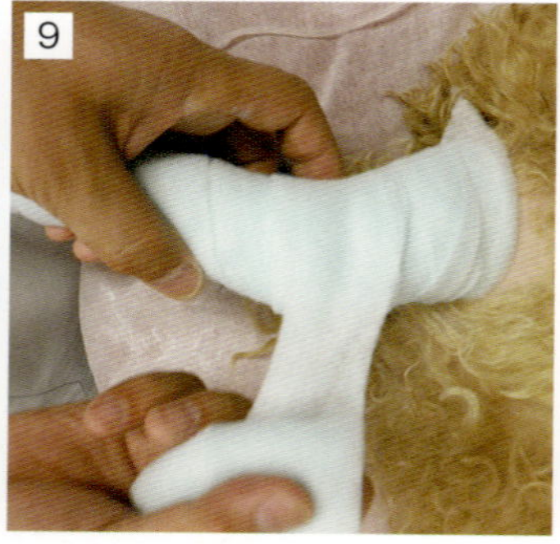

二重に巻き終えたら，肘を巻く

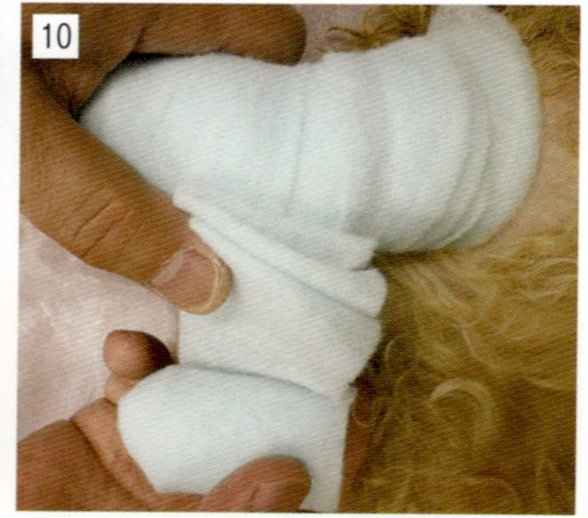

肘の皮膚には潰瘍ができやすいので，最後にキャスト パッド プラスを幾重にも重ねて肘を保護する

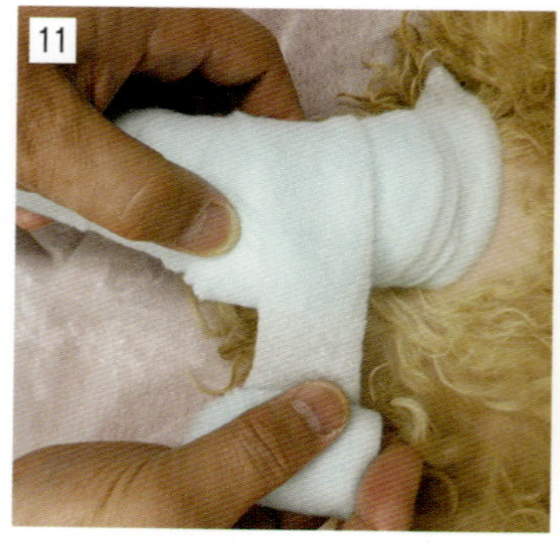

重ねた部分を肘に当てがい，さらに2回ほど巻く

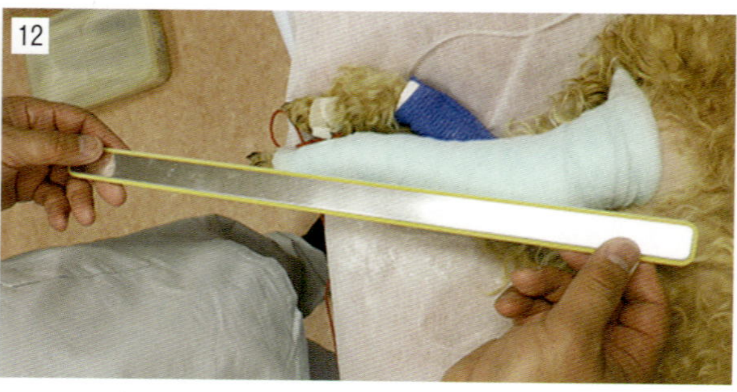

アルミスプリントのサイズを決める

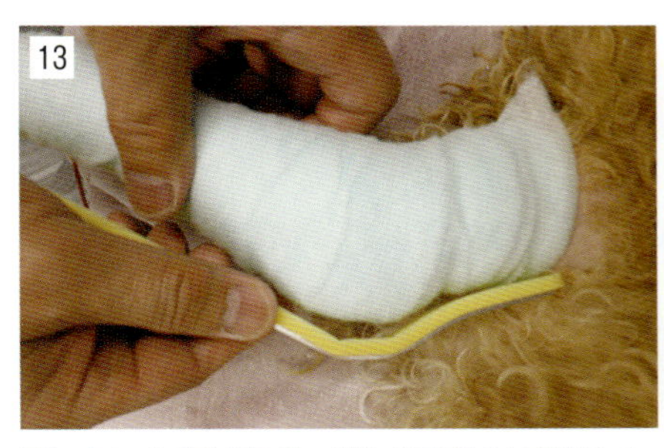

足に合わせて形を取る。特に肘の部分に接触しないようにアルミスプリントを曲げる

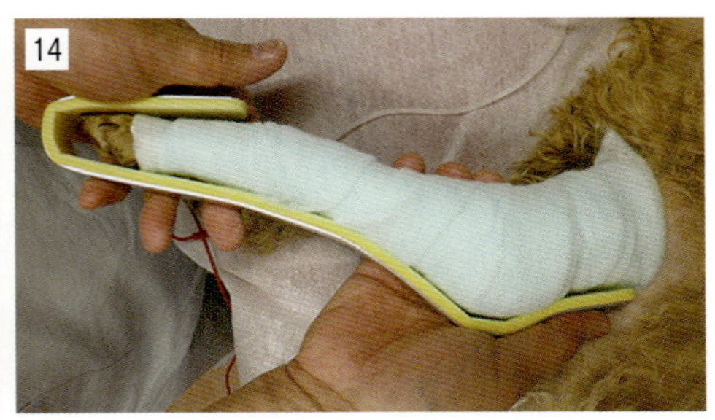

足先は最初の１週間着地しないように，アルミスプリントで先端まで覆い隠す

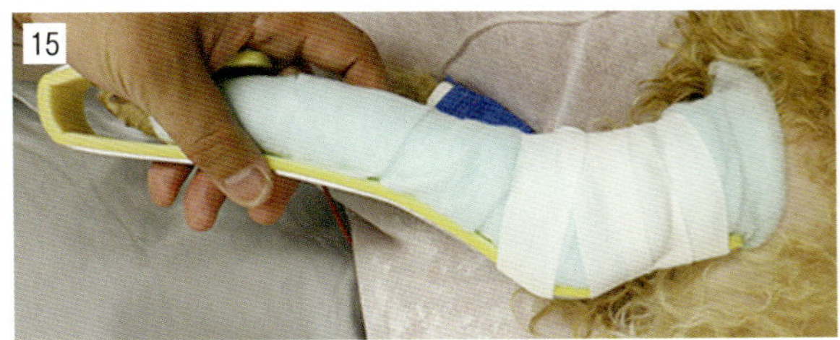

シルキーテックスで固定する

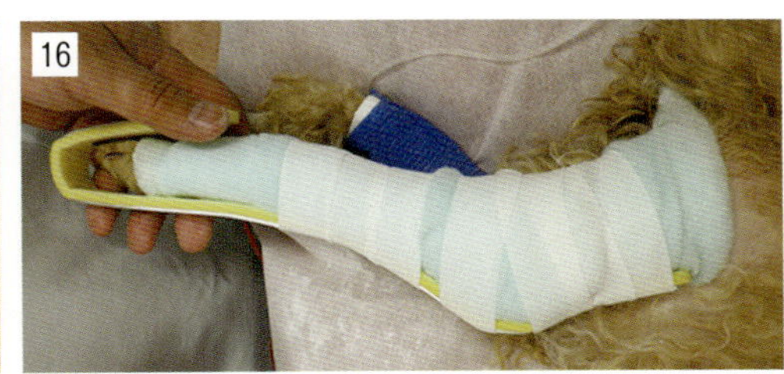

さらに固定していく

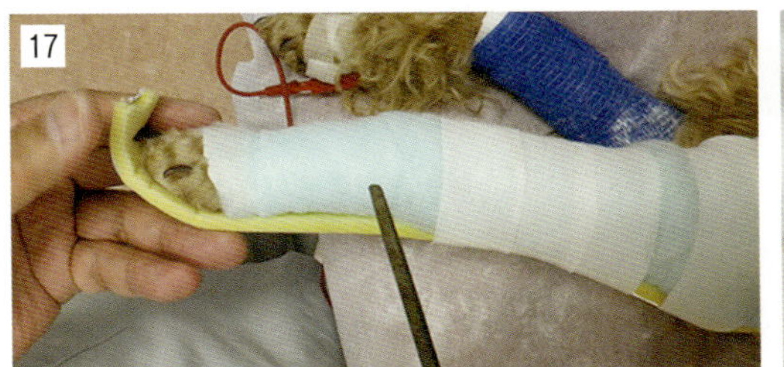

アルミスプリントの先端の余った部分はカットする

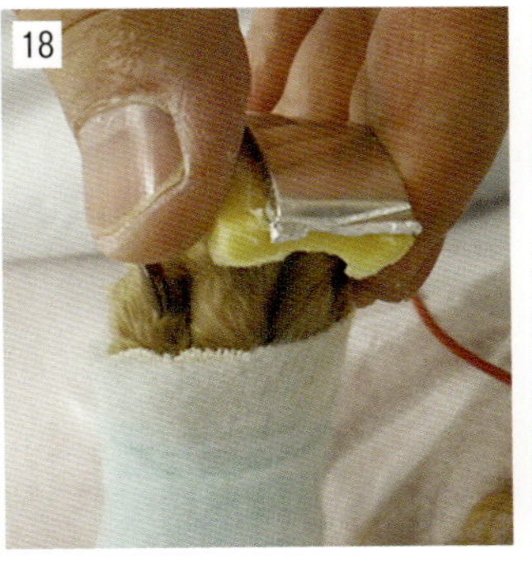

カットした断端は鋭く尖っている

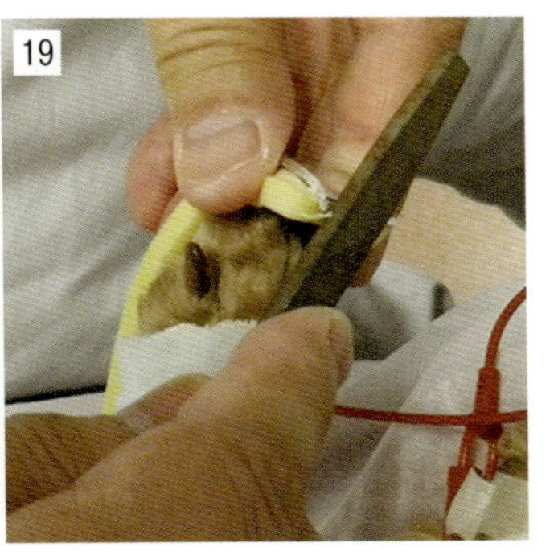

尖っているところをヤスリで削り取る

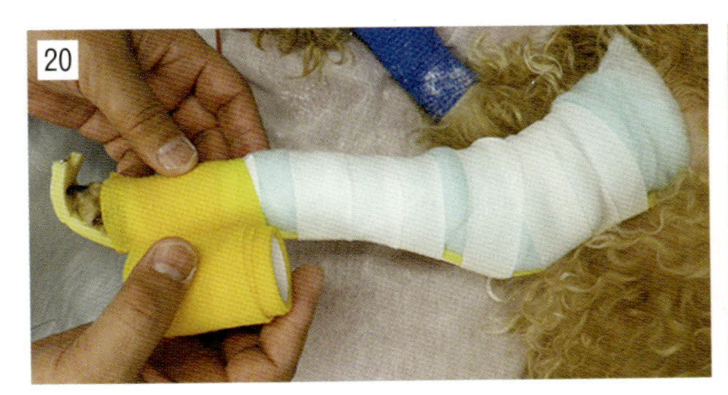

足先がみえるように自己接着性の包帯で下から巻いていく

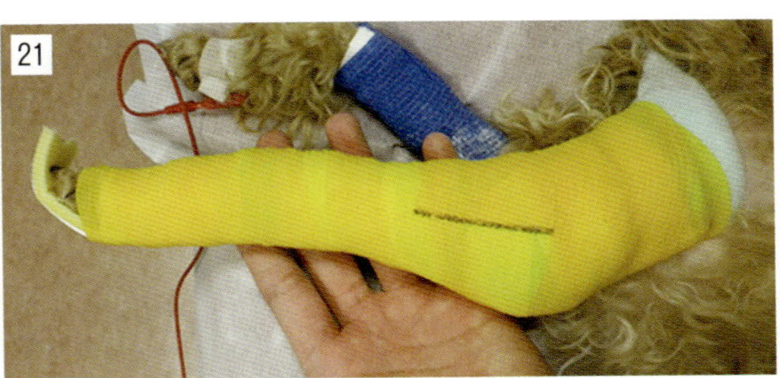

完成後の外観。自己接着性包帯は，後で取るときにカット面が分からなくなるので，マジックで印を付ける

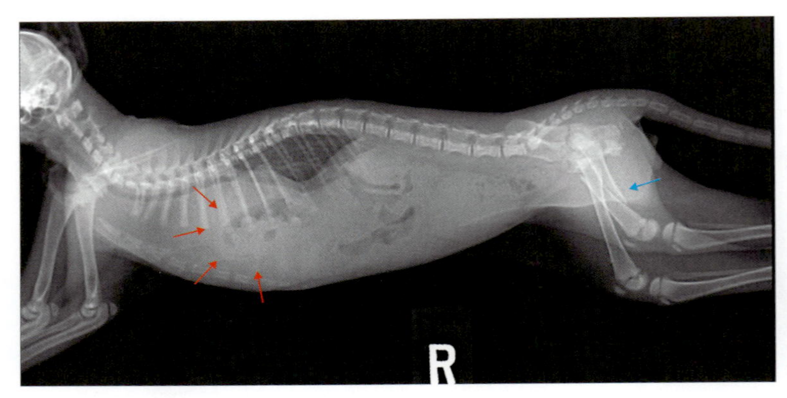

図 7. 交通外傷による横隔膜ヘルニアと大腿骨骨折

猫，6カ月齢。交通事故による横隔膜ヘルニア（赤矢印）と右大腿骨骨折（青矢印）を認める。骨折の手術よりも横隔膜ヘルニアの手術を優先する。外傷性の横隔膜ヘルニアの場合，すぐに手術をするのではなく4～7日経過観察してから行う。この症例のように6カ月齢の猫の大腿骨斜骨折では，手術の必要はなく，簡単なソフトバンテージのみで治癒する

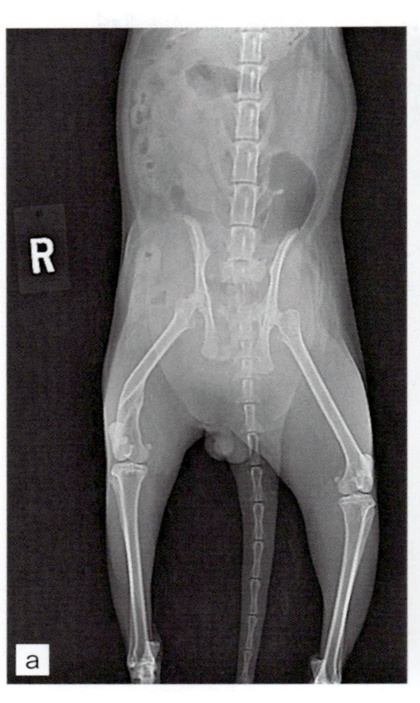

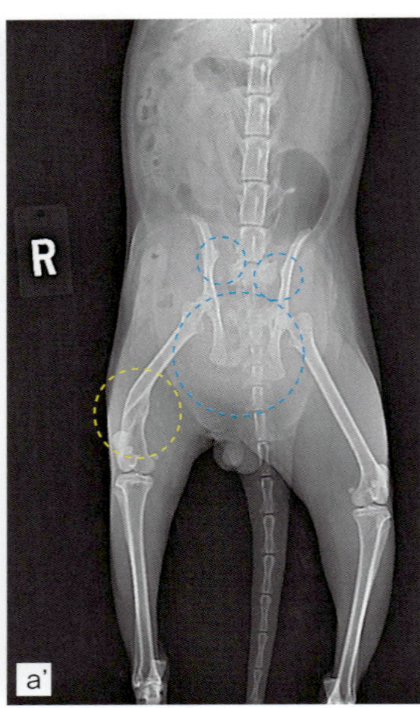

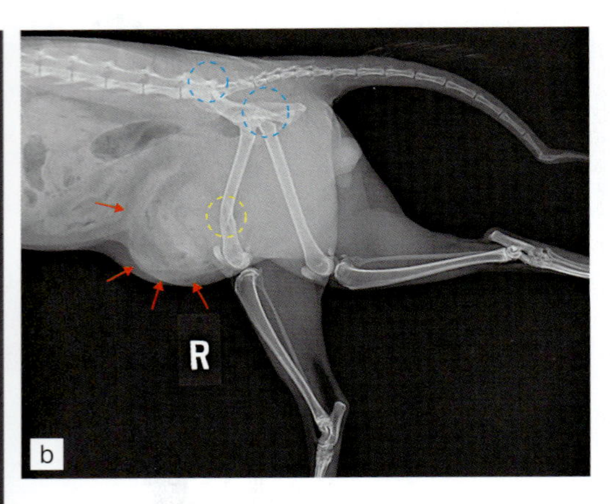

図 8. 交通外傷による腹壁ヘルニア

猫，3歳齢，雄。

a，a'：腹背像では左右仙腸関節脱臼，恥骨骨折，坐骨骨折（青○）を認める。右大腿骨遠位に骨折痕を認める（黄○）

b：ラテラル像では腸管が皮下へ脱出を起こしている腹壁ヘルニア（赤矢印）を認める

猫の交通外傷による骨折

概要

交通外傷のように大きなエネルギーによる外傷は致死的損傷を起こすことが多い。特に猫では犬と比較して体組織が少なく，衝撃を吸収できず重要臓器の損傷を受けやすいため，横隔膜ヘルニア（**図 7**）や腹壁ヘルニア（**図 8**）もよくみられる。したがって意識レベルや瞳孔の状態，出血の有無，自力歩行が可能かどうかなどのバイタルサインのチェックをまず初めに行い，生命の危機が迫っていると判断した場合にはそちらの治療を最優先に行わなければならない。骨折にばかり気を取られてはならず，特に多発骨折の場合では重要臓器の損傷も予測され，より重篤であると判断しなければならない。

状態の評価

猫の交通外傷では，骨盤と大腿骨（**図 9**）の骨折が多くみられ，次に多くみられるのが下顎骨や上顎骨（**図 10**），脛骨や上腕骨の骨折（**図 11**）である。成長期の猫では大腿骨顆分離も多い（**図 12**）。また，脊椎の骨折も時々みられるので慎重に診察を行う。

● 神経学的検査

神経学的検査を行うことも忘れてはならない。前肢の骨折では腕神経叢損傷が合併していることがある。

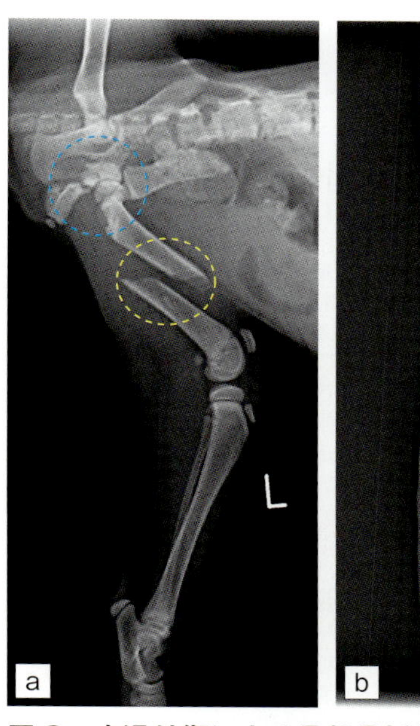

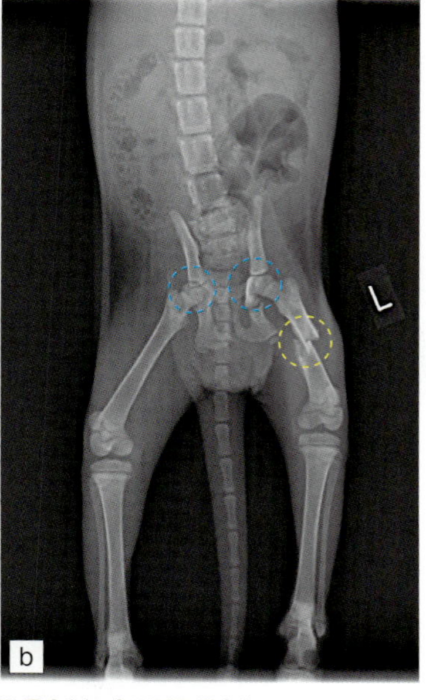

図 9. 交通外傷による骨盤骨折と大腿骨骨折
猫，6 カ月齢。交通事故による骨盤骨折（青○）と大腿骨骨折（黄○）を認める
a：ラテラル像　b：腹背像

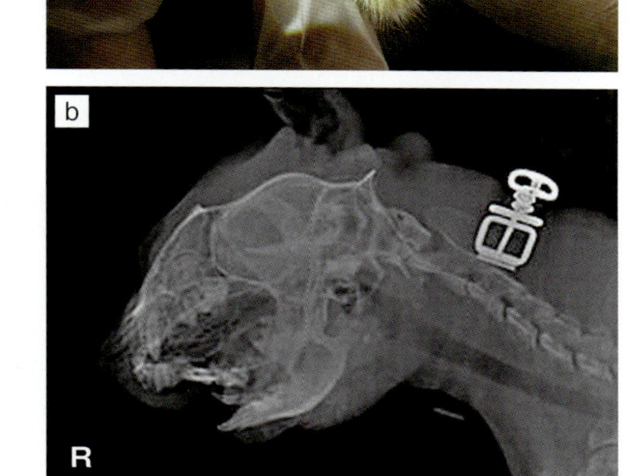

図 10. 交通外傷による上顎・下顎骨の骨折
a：猫の上顎正中骨折の肉眼所見
b：猫の下顎正中骨折の X 線画像

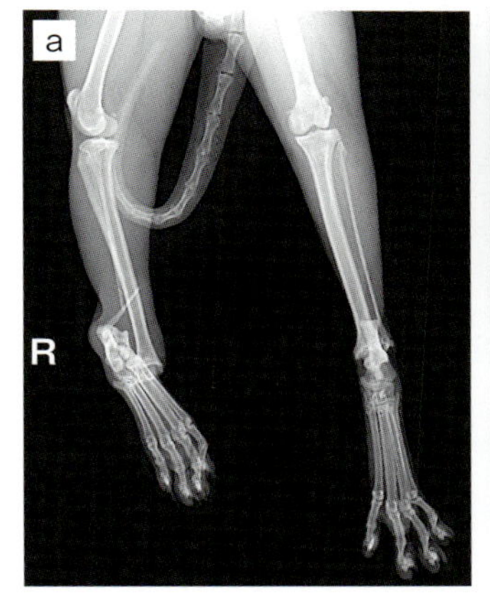

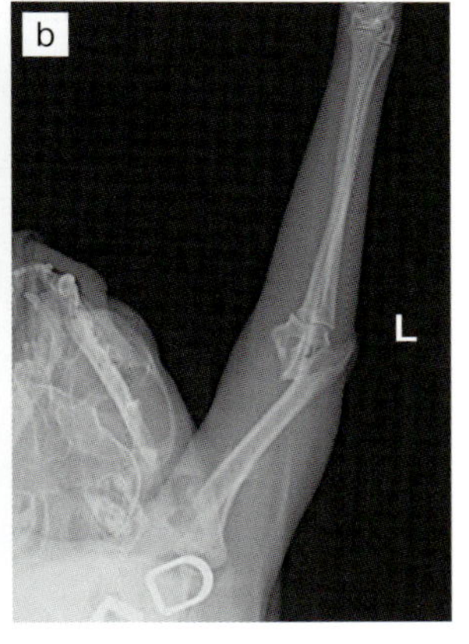

図 11. 交通外傷による脱臼・骨折
a：猫の右足根関節脱臼と腓骨骨折
b：猫の左上腕骨遠位骨折

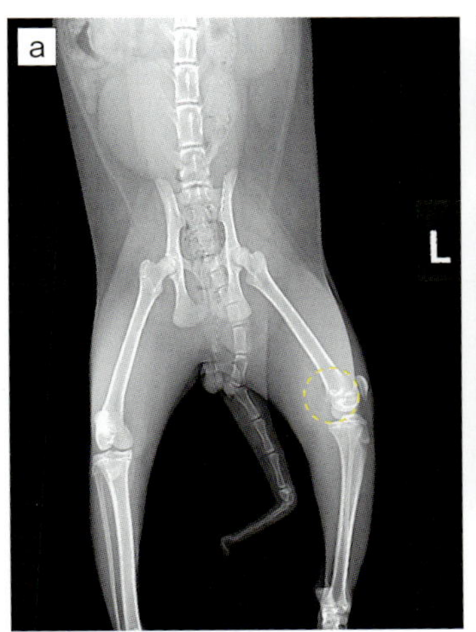

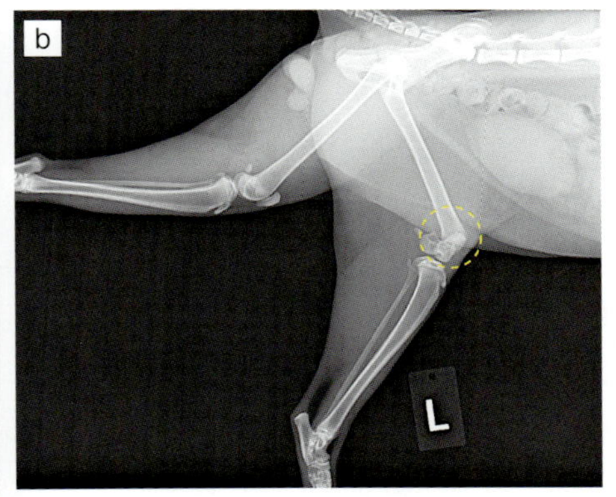

図 12. 交通外傷による大腿骨顆分離
猫，10 カ月齢。左大腿骨顆分離を認める
a：腹背像　b：ラテラル像

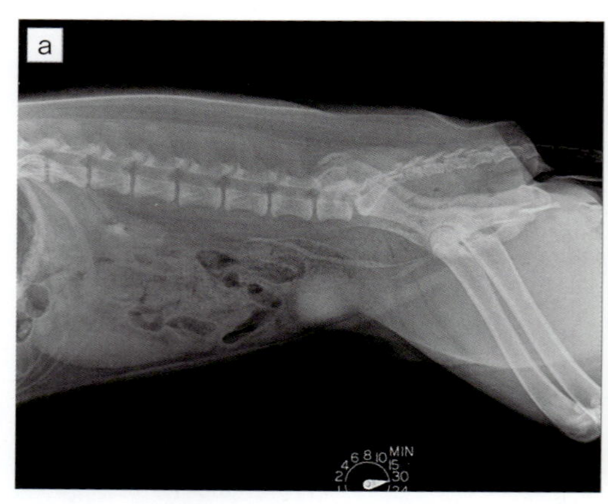
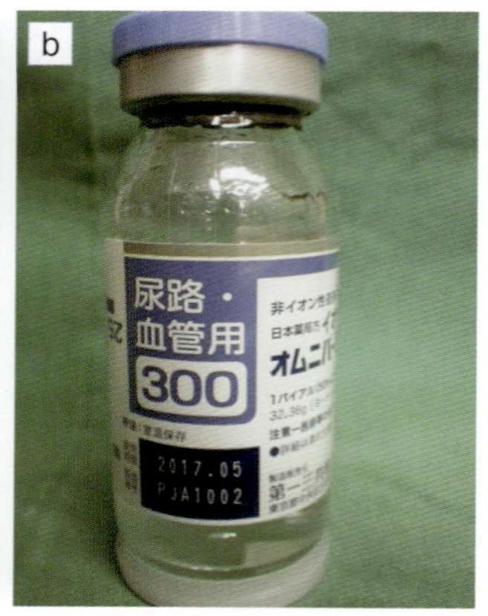

図 13. 静脈性尿路造影検査

a：犬の静脈性尿路造影所見。腎盂から膀胱まで造影できる

b：静脈性尿路造影で使用する造影剤（オムニパーク®）。オムニパーク® は 600 mg（ヨード）/kg を静脈内投与する。そのとき腹部をタオルなどである程度圧迫しておき，静脈内投与後 5 分で圧迫を解除して撮影する。そのときの造影剤のとどまっている状況で，追加の撮影を 5 分ごとに逐次行う。膀胱まで造影できた時点で終了する

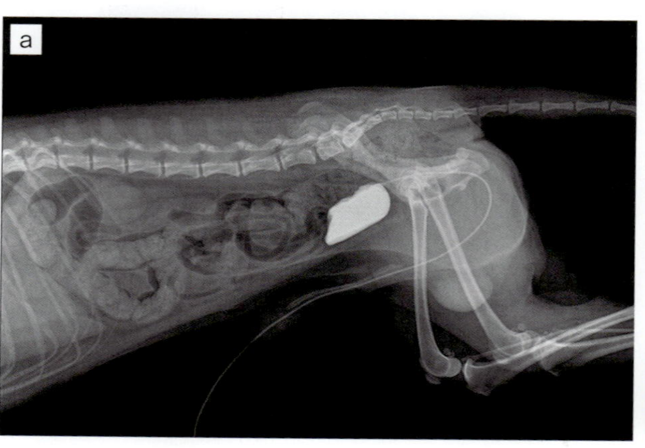
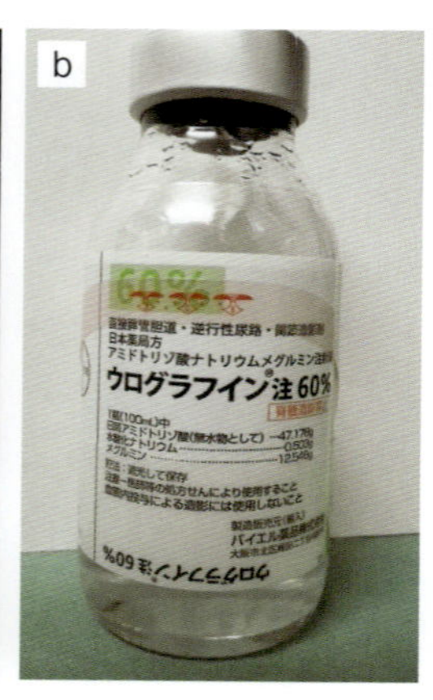

図 14. 逆行性尿路造影検査

a：犬の逆行性尿路造影所見。膀胱，尿道の造影が可能

b：逆行性尿路造影で使用する造影剤（ウログラフイン® 注 60%）。ウログラフイン® は 60%濃度のものを 5 倍に生理食塩液で希釈して，尿道カテーテルより注入する。膀胱破裂や尿道破裂があるかを確認するためだけなので，猫では 5 mL 注入すれば十分判定可能である。撮影は注入直後に行う。注入後は吸引して生理食塩液で 2～3 回膀胱洗浄を行い，造影剤を洗い流す。特に高濃度で使用した場合には膀胱炎を発症しやすいので洗浄は重要である

ナックリングがあるときにはそのつもりで診察しなければならない。後躯の不全麻痺を認めた場合には，中枢神経損傷，末梢神経損傷，股関節脱臼，大腿骨骨折，骨盤骨折，あるいはそれらが合併している場合があるので要注意である。重大な神経損傷がある場合には骨折が完治しても神経麻痺が残り，患肢の機能が不全となってしまう。

● 尿路系の損傷の確認

また骨盤骨折では尿路系の損傷を合併することが多いので，その有無を検査することは必須である。検査としては静脈性尿路造影検査を実施する（**図 13**）。逆行性尿路造影検査（**図 14**）では腎臓と尿管の評価ができない。尿路系の損傷を見逃すと死亡につながるので，尿路系の損傷がないことを確認してから骨折の手術を行うことが重要となる。

処置

処置については犬の骨折に準じて行うが，交通外傷の場合には生命にかかわる損傷の手術と開放骨折，脊椎骨折を除き，慌てて手術を実施せず，1 日内科的治療で経過観察し，全身の状態を把握してから骨折の手術計画を立てるべきと考える。特に骨盤骨折の場合には受傷直後は損傷による骨盤周辺組織の腫脹も大きく，ある程度まで腫れがひくには 4 日ほどかかる。したがって受傷後 4 日ほど経過してから手術を行う方が容易となる（人の骨盤骨折では大量の出血を伴い出血性ショック死を起こすので緊急手術となる[1]）。ただし 7 日以上経過すると癒合が始まり手術の難易度が上がるので，受傷後 4～7 日の間に手術を行った方がよい。その間は入院治療としてケージレストで安静を保つようにする。長管骨骨折では犬に準じて応急処置を行う。

⚠ 小型犬の橈尺骨骨折の注意点

□開放骨折かどうか診断する
□手術適応かどうかの判断を行う
□反対側が骨折する可能性があることを飼い主に伝える
□未成熟の犬と成犬では手術の適応が異なることに注意する

小型犬の橈尺骨骨折のポイント

□骨折のタイプを見極める
□外固定の方法を熟知して的確に固定できるようにする
□手術を行う場合には，できるだけ骨にダメージを与えない方法で行う
□術後 1～2 カ月で治癒させる

⚠ 猫の交通外傷の注意点

□骨折にばかり気を取られない
□全身状態を確実に把握する
□重要臓器の損傷がないか確認する
□開放骨折かどうか診断する

猫の交通外傷のポイント

□必要な検査は躊躇しない
□ X 線撮影は全身くまなく行う
□損傷が多発している場合には，治療の優先順位を決める

参考文献

1. 玉井和哉．成人の骨折と脱臼．標準整形外科学．松野丈夫．中村利孝 総編集．第 12 版．医学書院．2014．pp775-824.

（遠藤　薫）

2-7-2

犬の靭帯断裂

概要

犬の靭帯断裂では，前十字靭帯断裂が最も多い(**図1，2**)。アキレス腱断裂もまれにみられる(**図3**)。前十字靭帯断裂では大型犬，小型犬問わず若い犬が激しい運動後や急激に後肢を使った場合に断裂を起こすことが多い。また加齢に伴う靭帯の変性が原因で中・高齢の犬でも発症する。

「急にキャンと鳴いた後，足を持ち上げている」という主訴がほとんどである。逆にこのような主訴の場合はまず初めに前十字靭帯断裂を疑うべきである。この時点で病院に連れてくる飼い主は少ない。数日の経過観察後に，「治らないから」といって来院することが多く，緊急で手術をしなければならない症例はほとんどない。また，前十字靭帯断裂では股関節形成不全や膝蓋骨脱臼，半月板損傷などを併発していることも多く，鑑別診断は重要である[1]。

診断

前十字靭帯断裂の診察は，視診，触診，整形外科的検査，X線検査という手順で行う。

● 視診

視診では犬の起立位と犬座姿勢をみる。起立位では患肢の挙上，体重の負重割合や振戦の有無，筋肉量などを判断する。犬座姿勢では，断裂を起こした側の足を外側に投げ出すような姿勢をとる。なぜならば，関節液の貯留に伴う腫脹のため，膝関節の屈曲可動域の制限が現れるため，正常な状態の屈曲ができなくなり，結果的に外側に足先を投げ出す姿勢となる[3]。

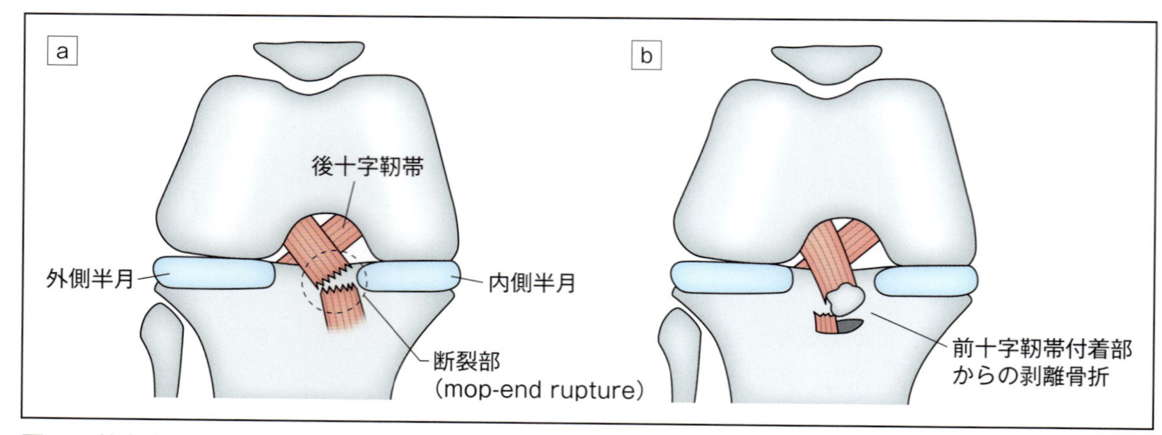

図 1．前十字靭帯断裂の模式図

a：通常起こる断裂で，mop-end rupture といって，モップの先のようにいくつもの繊維が引き裂かれたような状態で断裂している
b：若い犬に多い急性の断裂では，前十字靭帯の付着している骨の一部が剥離骨折を起こしていることが多い

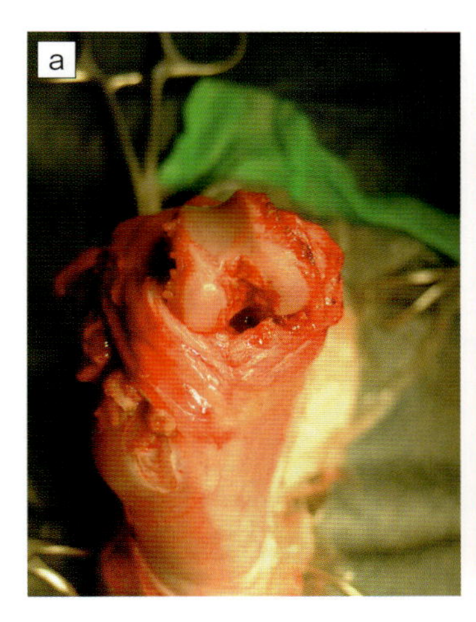

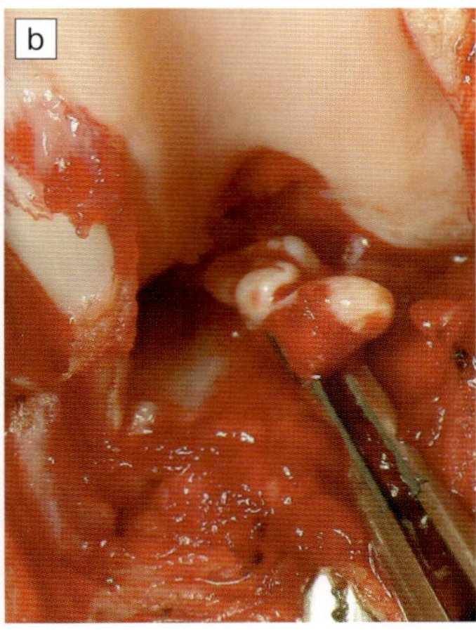

図 2. 前十字靭帯断裂
a：前十字靭帯断裂を起こした膝関節
b：断裂した前十字靭帯(ピンセットで把持している)

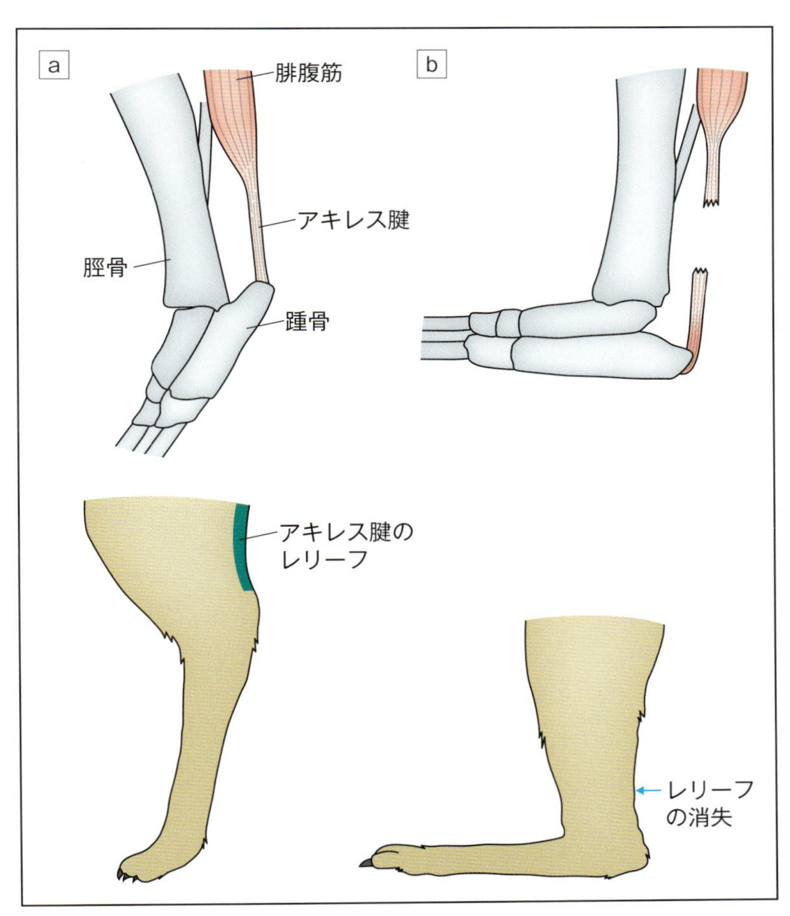

図 3. アキレス腱断裂
腓腹筋から踵骨に続く太い腱で，そのためアキレス腱の形がレリーフとしてそのままみえる(a)。この腱が切れると，起立しても踵骨が地面に接触してしまう。まるでウサギの後肢のようにみえる(b)

● 触診

触診では患部をいきなり触ってはいけない。強い痛みを最初に与えてしまうと，犬が緊張したり検査を嫌がったりして次の検査に支障を来し，誤診を招くことにつながるからである。また患部を触るときも皮膚表面を優しくなでるように始め，熱感や腫脹を確認してから次の検査を行う。

● 整形外科的検査

整形外科的検査では，脛骨圧迫試験(tibial compression test)と脛骨前方引き出し試験(cranial drawer test)を行う[2,3](**図 4**)。この検査は痛みを伴うことがあるので，鎮静下あるいは麻酔下で行わないと正確な診断は下せない。通常はX線検査時に一緒に行うことが多い(**図 5**)。

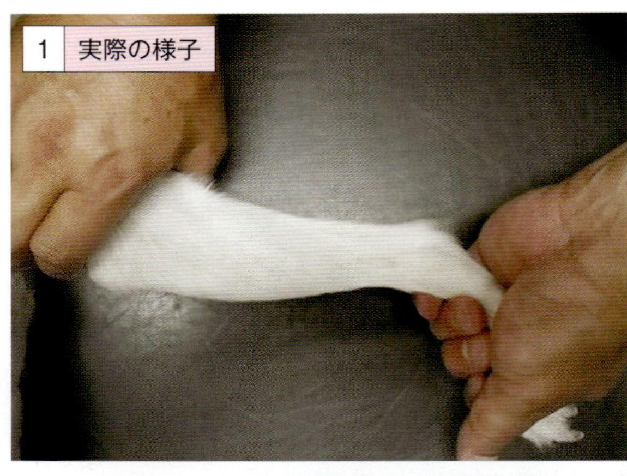

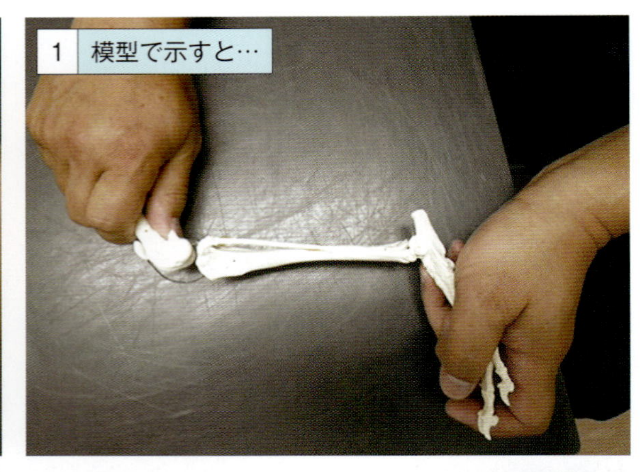

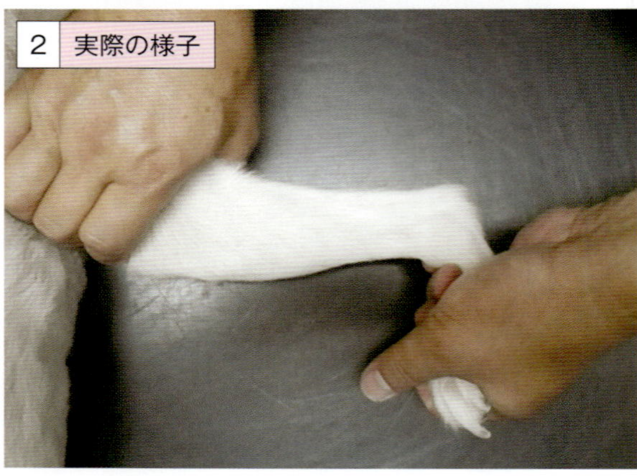

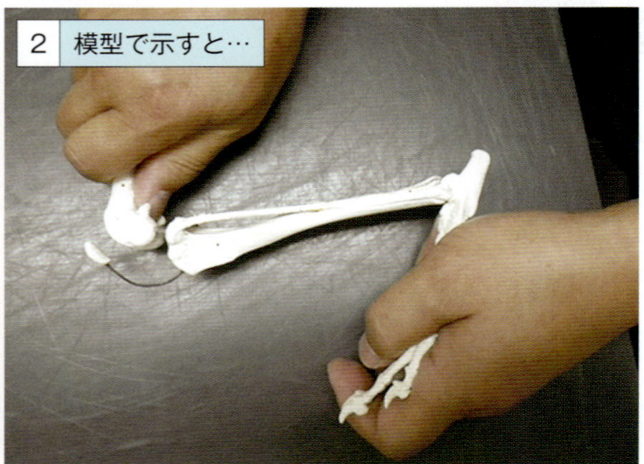

【脛骨圧迫試験】
1. 患肢を上側にして横向きに動物を寝かせる。中足骨と大腿骨遠位をつかむ。そのとき膝関節はニュートラルポジションにしておく
2. 中足骨を持った手で足根関節を屈曲させ，さらに大腿骨をつかんだ手で膝関節をゆっくり屈曲させる。断裂があると脛骨が前方へ移動する感じを得られる

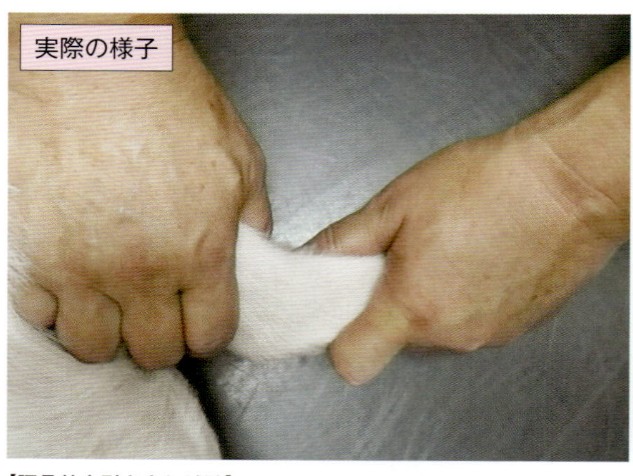

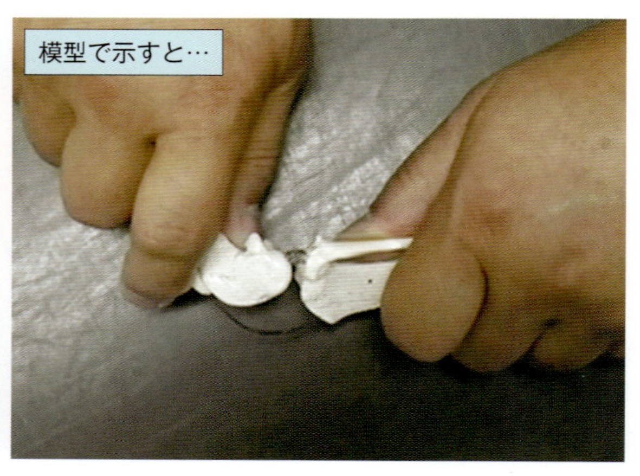

【脛骨前方引き出し試験】
患肢を上側にして横向きに寝かせる。片方の人差し指で膝蓋骨，親指は外側腓腹筋頭種子骨の上に置く。もう片方の親指を脛骨の腓骨頭あたりに置き，人差し指を脛骨粗面に置く。その後，脛骨を前方へと押しやるようにして脛骨の変位をみる。完全断裂があると簡単に脛骨は前方へと移動する

図 4．十字靭帯断裂の診断

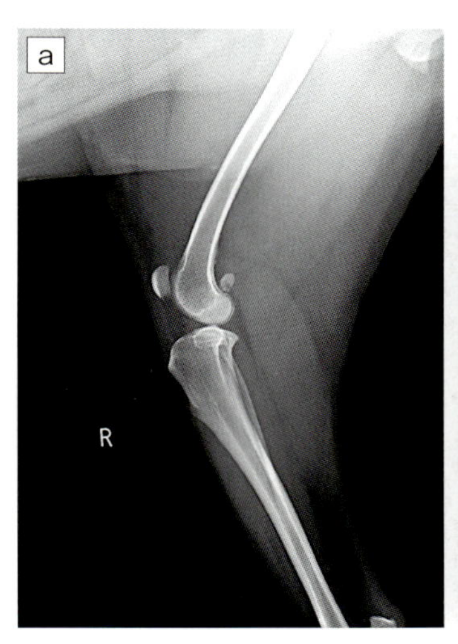
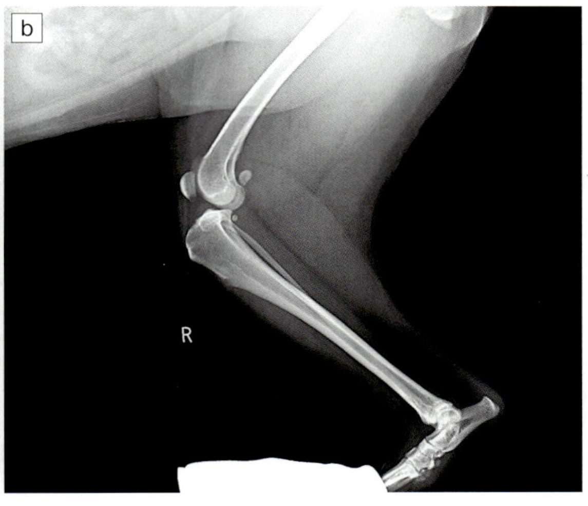

図５．前十字靭帯断裂の X 線検査所見

a：ノーマルポジションの X 線画像
b：脛骨圧迫試験時の X 線画像

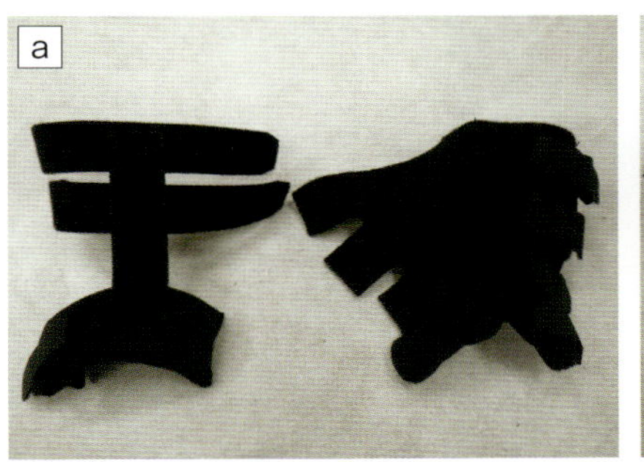
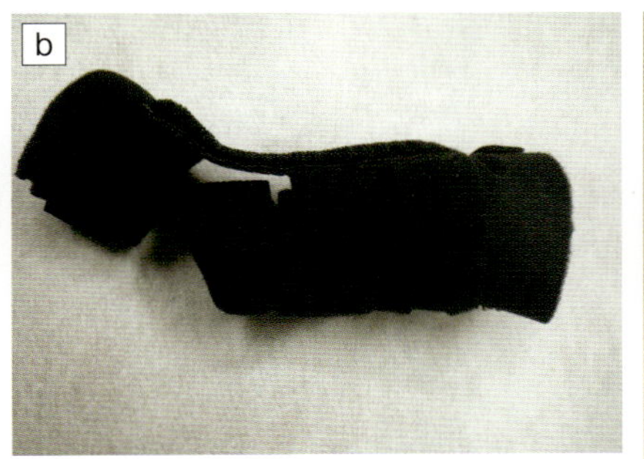
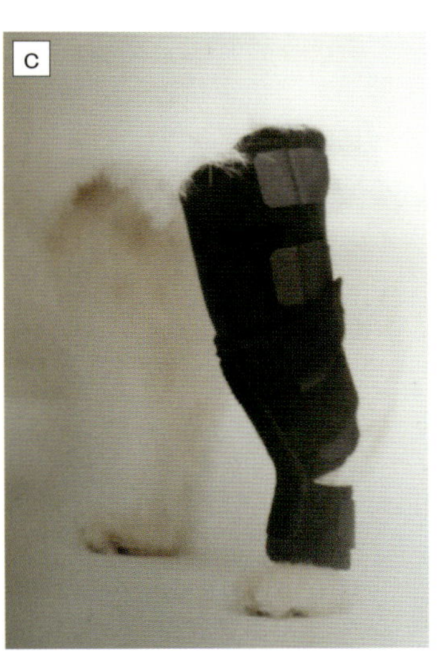

図６．犬用膝関節サポーター（東洋装具医療器具製作所 ACL BRACE）

a：２つの大きなパーツに分かれていて，マジックテープで犬の足のサイズに細かく対応できるため，しっかりとサポートすることができる。サイズは超小型犬から大型犬まで 15 サイズ揃っている
b：組み立てたところ
c：装着時の様子。しっかりと膝関節がサポートされている

救急対応の手順

● 前十字靭帯断裂

前十字靭帯断裂の応急処置は，断裂直後に病院に連れてこられた場合には関節の冷却は有効と考える。膝関節の保護のために犬用の膝関節用サポーターで固定する（**図６**）。消炎鎮痛薬と関節を保護するサプリメントを処方し，手術日程を決定する。

あるいは２週間後に一時的にサポーターを外して保存療法でも可能かどうかを判断する。小型犬の場合には次第に症状がなくなる個体もいるので，飼い主とよく相談の上，保存療法を続けるか，外科的治療に進むかを決定する。また，多くの個体で肥満がみられるので，その場合には体重のコントロールも行う必要がある。

● アキレス腱断裂

アキレス腱断裂（**図３**）では早期に手術を行う必要がある。時間の経過とともに腓腹筋の萎縮が起こり，腱縫合が難しくなる。しかし小型犬では保存療法でアキレス腱の再生が認められた個体も筆者は経験しているので，どちらを選択するかは難しいところであるが，大型犬では手術療法を勧める。

注意点

- □前十字靭帯断裂の場合，膝蓋骨脱臼を併発していることがある
- □その他の損傷などがないか確認する
- □手術を行うか保存療法を行うのか，それぞれのメリット，デメリットを説明して飼い主とよく相談すること

ポイント

- □大型犬と小型犬では治療法が異なる。一般的には大型犬では手術療法で，小型犬では保存療法が主体となる
- □肥満犬の靭帯断裂での保存療法は，不成功に終わることが多い
- □小型犬のアキレス腱断裂は自然治癒することがある

参考文献

1. Franklin SP, Gilley RS, Palmer RH. Meniscal injury in dogs with cranial cruciate ligament rupture. *Compend Contin Educ Vet.* 2010 Oct; 32(10): E1-10; quiz E11.
2. 柴田光啓，相川 武．犬でみられる後肢の疾患に対しての外科的アプローチ ～前十字靭帯断裂，レッグペルテス～．石田卓夫 監修．伴侶動物治療指針．Vol.3．緑書房．2012．pp246-252.
3. 枝村一弥．前十字靭帯断裂の診断．*SURGEON.* 2012．5月号（93号）．p16-27.

（遠藤 薫）

2-8-1

角膜穿孔

概要

角膜穿孔は，外傷性(鋭性と鈍性)，重度の角膜潰瘍の進行などにより起こる。外傷性角膜穿孔で最も一般的なものは，猫の爪で引っ掻かれた場合と，植物や金属片などの異物の角膜穿刺による鋭性外傷である。したがって同居動物がいるかどうか，いつもと違うできごと(散歩コースの変更や，どこかに一緒に出かけたなど)があったかどうかを必ず飼い主に聞くべきである。一方，鈍性外傷による裂傷は角膜よりも輪部に起こることが多い。鈍性外傷は鋭性外傷より，眼球全体への損傷が重度となる。また，角膜潰瘍の重篤化あるいは融解性角膜炎によっても角膜穿孔を起こすことがある。

角膜穿孔は迅速な対応が必要であり，また多くが重度の疼痛を示すため十分な観察が不可能なことも多い。可能であれば，穿孔の有無，眼球内容物の広範な損傷があるかどうかを確認する。穿孔していなければその傷が角膜のどこまで達しているかを評価する必要がある。評価が難しい場合は，可能な限り迅速に眼科専門医へ紹介すべきである。本稿では，特に専門医への紹介までにすべき治療について言及する。

症状

角膜穿孔の症状は，疼痛に関連した眼瞼痙攣，流涙(眼房水の漏出によるかもしれない)，ならびに結膜充血と強膜充血である(**表 1**)。また，眼球の虚脱，眼内出血や房水フレアがみられることがある。さらに角膜穿孔の程度によっては，穿孔部への虹彩突出ならびに水晶体の損傷が観察される。角膜潰瘍の重篤化や融解性角膜炎による角膜穿孔では，たいてい重度の眼漏がみられる。

診断

外傷性角膜穿孔は，穿孔の有無を最初に確認する。穿孔していなければ傷の深さを，穿孔している場合は眼球虚脱の有無，穿孔創からの眼球内容物の突出(虹彩が多い)，半透明性の眼房水の凝固物ならびに水晶体損傷の有無，異物残存の有無を可能な限り評価する(**図 1**)。可能であれば，威嚇瞬目反応，眩惑反射，瞳孔対光反射(PLR)の眼検査を行う。罹患眼の瞳孔が重度の角膜浮腫や前房出血などで観察できなければ，

表 1．角膜穿孔の眼症状
穿孔の重症度により様々である

角膜穿孔の眼症状
眼瞼痙攣
流涙(眼房水の漏出も含まれる)
充血(結膜充血，強膜充血)
眼球虚脱
眼内出血
房水フレア
虹彩脱
水晶体損傷

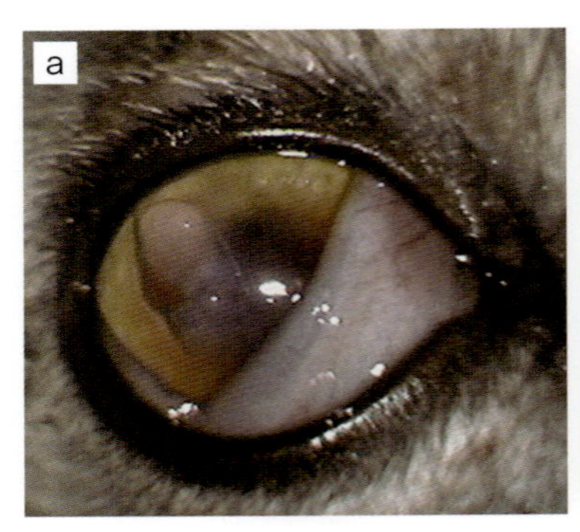

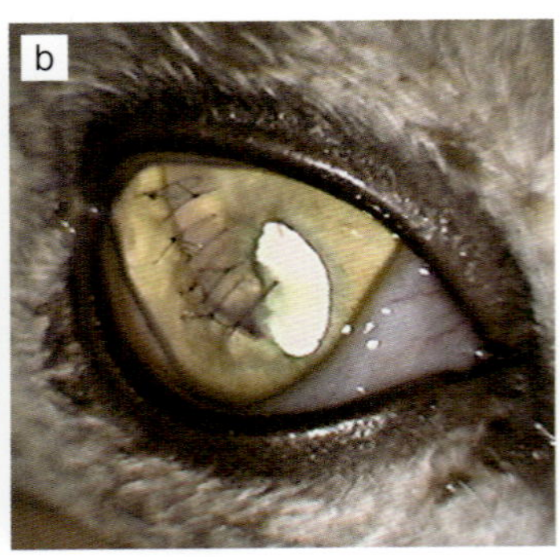

図 1. 角膜穿孔の症例
猫，MIX，1 歳齢。喧嘩による角膜穿孔。
a：穿孔部より半透明性の眼房水の凝固物と軽度の前房出血がみられる
b：外科的処置 1 週間後の角膜

表 2. 予後因子とその判定

予後に影響する因子	予後判定（予後不良となりやすい場合）
年齢	若齢犬（1 歳齢以下）>老齢犬
穿孔原因	猫の爪，異物
穿孔深度	深度が深い（組織障害が強い）
位置と大きさ	穿孔角度が角膜に対して垂直 大きい穿孔創 （眼内組織の突出が起こりやすい）
時期	経過時間が長い

PLR の間接反射の有無を確認する。また，専門医へ紹介後の治療を円滑にするために，身体検査，血液検査，血液生化学検査，X 線検査を実施する。

治療

角膜穿孔は他の眼内組織の障害程度により，専門的な知識と外科的処置を含めた様々な治療が必要であるため，眼科専門医に迅速に紹介すべきである。直ちに紹介ができない場合，治療は対症療法を行い，さらなる眼球損傷あるいはハンドリングによる自己損傷を阻止するために，直ちにエリザベスカラーを装着する。二次感染を阻止するための広域性抗菌薬と抗炎症薬の全身投与を行う。

予後

予後に影響する因子は，動物の年齢，穿孔の原因，穿孔創の深さ，位置とその大きさ，穿孔時期，他の眼組織への損傷程度が関与する（**表 2**）。

特に角膜以外の眼組織（虹彩，水晶体あるいは後眼部組織）の損傷が重度であると予後が悪い。犬は，角膜穿孔時ならびに治療後の眼内炎が猫にくらべて重篤となるため注意が必要である。特に水晶体の損傷がみられる角膜穿孔は，重度のぶどう膜炎や続発緑内障を起こしやすく，水晶体の緊急手術が必要である。異物による角膜穿孔も重度の眼内炎を起こすことが多く，予後に注意が必要である。若齢犬（1 歳齢以下）は，老齢犬にくらべて長期的には眼球癆を起こしやすい。

救急対応の手順（図 2）

救急対応で最初に確認すべきことは，角膜穿孔を起こしているかどうかの確認と，可能であれば，その穿孔が眼球のどの部位まで達しているかを診断することである。救急対応の手順を以下に示す。

1. 直ちにエリザベスカラーを装着し，自損による付加的損傷が起こらないようにする。必要であれば，穿孔創を広げないために鎮静と鎮痛処置を行う。もし，角膜穿孔が疑われれば，眼科専門医への紹介を考慮しながら診療にあたる。必要最低限の身体検査，血液検査，血液生化学検査と X 線検査を行う（眼科専門医へ

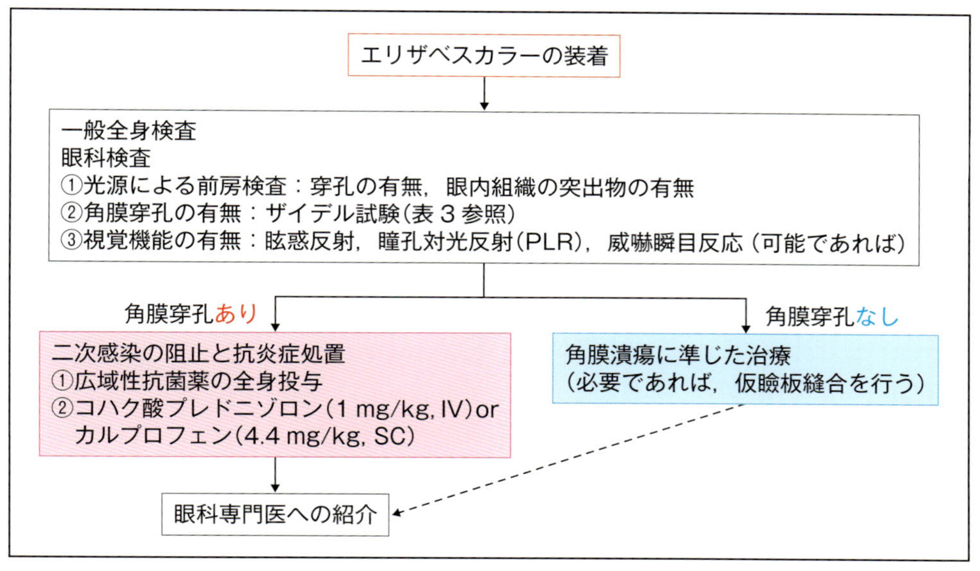

図２．救急対応の手順（角膜穿孔）

表３．ザイデル試験の方法

1．フルオレセイン染色試験紙をそのまま穿孔が疑われた角膜表面近位にわずかに塗布 （通常，余分な染色液を洗眼液で洗い流すが，洗ってはいけない）
2．ブルーフィルターを通した光源で観察
3．穿孔あり：フルオレセイン染色液が房水漏出により穿孔部から流れるのが観察される 穿孔なし：染色液は流れない

の紹介も円滑となる）。

2. 眼科検査を行う場合には，眼球と付属器を圧迫しないように細心の注意を払いながら検査することが必要である。眼科検査に不慣れであれば無理をせず，眼に光源を当てて（徹照法），前房出血，穿孔部の大きさと穿孔角度あるいは裂傷の程度，異物，虹彩脱のような眼球内容物の脱出の有無，また水晶体が確認できればその位置異常と水晶体損傷（水晶体嚢の破損など）の有無を確認する。角膜穿孔では，たいてい眼房水の漏出が起こっている。眼房水の漏出を確認するための方法として，フルオレセイン染色試験紙を用いて行うザイデル試験がある（**表３**）。

3. 角膜穿孔があれば，全身性の広域性抗菌薬と抗炎症薬（ステロイド系抗炎症薬の静脈内投与あるいはカルプロフェンなどの非ステロイド系抗炎症薬の皮下投与）を投与する。点眼液あるいは眼軟膏は，眼組織障害性がある物質が含まれていることが多いため，通常は使用しない方がよい。専門的な知識と外科的処置のための器具・施設が必要であるため，眼科専門医へ直ちに紹介し，それまでエリザベスカラーを装着したままにする。

4. 穿孔がなければ（ザイデル試験が陰性），角膜潰瘍に準じた治療を行う。必要であれば，仮瞼板縫合を行う。ただし，角膜損傷部が広範で開放性であれば角膜縫合あるいはその他の外科的処置が必要となるので眼科専門医へ紹介すべきである。

⚠ 注意点

□症例が来院したら，直ちにエリザベスカラーを装着する
□眼科検査は，眼球への過度の圧迫を避け，必要最低限で行う。すべては，穿孔創の拡大や後眼部への損傷拡大を起こさないように細心の注意を要する
□特に角膜穿孔創からの眼内組織の脱出が明らかである場合には，点眼液と眼軟膏の使用を避けるべきである

ポイント

□エリザベスカラーを装着する
□角膜穿孔の有無を確認する（ザイデル試験を行う）
□二次感染の阻止と抗炎症処置を行う
□眼科専門医へ紹介する

参考文献

1. Maggs DJ. Cornea and Sclera. In: Maggs DJ, Miller PE, Ofri R eds. Slatter's Fundamentals of Veterinary Opthalmology. 5th ed. Elsevier. 2013. pp202-204.
2. Miller PE. Ocular Emergencies. In: Maggs DJ, Miller PE, Ofri R eds. Slatter's Fundamentals of Veterinary Opthalmology. 5th ed. Elsevier. 2013. pp442.
3. Spiess BM, Pot SA. Diseases and Surgery of the Canine Orbit. In: Gelatt KN eds. Veterinary Ophthalmology. 5th ed. Wiley Blackwell. 2013. pp813-815.
4. Martin CL. Orbit and Globe. In: Martin CL ed. Ophthalmic Disease in Veterinary Medicine. Manson Publishing. 2009. pp134-136.

（金井一享）

2-8-2

緑内障

概要

動物の緑内障も人と同様に，その本態は進行性の網膜神経節細胞と軸索の障害に基づく視覚障害(視覚喪失)とされる緑内障視神経症(glaucomatous optic neuropathy，GON)と定義されている。GONは進行性で不可逆的であり，これらを治療する方法は現在のところ存在しない。言い換えれば，緑内障の真の治療法は存在しない。

緑内障は種々の複合的因子(眼圧上昇による視神経障害，眼圧以外の危険因子，眼血流障害，神経細胞死など)に関連する疾患であるが，動物のGONの主要なリスクファクターが眼圧上昇であることは疑う余地がない。

緑内障は様々な分類方法があり，他の成書を参考されたいが，主に原発緑内障，続発緑内障と先天緑内障の原因による分類が一般的である。さらに原発緑内障は，その病態により原発開放隅角緑内障と原発閉塞隅角緑内障に分けられる。

犬の原発緑内障は，開放隅角緑内障はまれであり，その多くが閉塞隅角緑内障である。好発犬種はアメリカン／イングリッシュ・コッカー・スパニエル，トイ・プードル，柴などであり，雄より雌に多い。原発閉塞隅角緑内障は，中～老齢期に突然の顕著な眼圧上昇を引き起こすことが多く，また，正常対側眼も平均8カ月で緑内障を発症することが報告されている。

続発緑内障は先行疾患により二次的に眼圧上昇を引き起こした緑内障で，先行疾患にはぶどう膜炎，眼内腫瘍，水晶体疾患(水晶体亜脱臼，水晶体脱臼，白内障)，硝子体変性，眼内出血，網膜剥離と医原性(眼内手術)などがある。

緊急性がある急性緑内障治療は，上昇した眼圧を早期に下げることで，視覚を温存することが第1目標となる。その後の中長期的管理は，詳細な眼科検査とたいてい外科的処置が必要であるため，可能な限り，眼科専門医への紹介が推奨される。本稿では，急性原発閉塞隅角緑内障ならびにぶどう膜炎による続発緑内障の救急治療について述べる。

症状

緑内障の最も一般的な臨床症状は眼圧上昇であり，臨床症状の多くが眼圧上昇と関連したものである(**図1**)。

原発緑内障の急性期は，眼疼痛(眼瞼痙攣，流涙)，上強膜充血やうっ血，角膜浮腫，散瞳，乳頭周囲の網膜浮腫がみられる。慢性期は，さらに眼球腫大，角膜線条痕(ハーブ線)，視神経乳頭の萎縮や陥凹，水晶体亜脱臼や脱臼がみられることがある。続発緑内障は，その先行疾患となった症状が同時に確認されるはずである。

緑内障の臨床症状は，その発症時期，眼圧上昇程度とその原因により様々であり，病期と病態が必ずしも一致しないことがあることにも留意が必要である。**表1**に緑内障の急性期と慢性期の眼症状を示す。

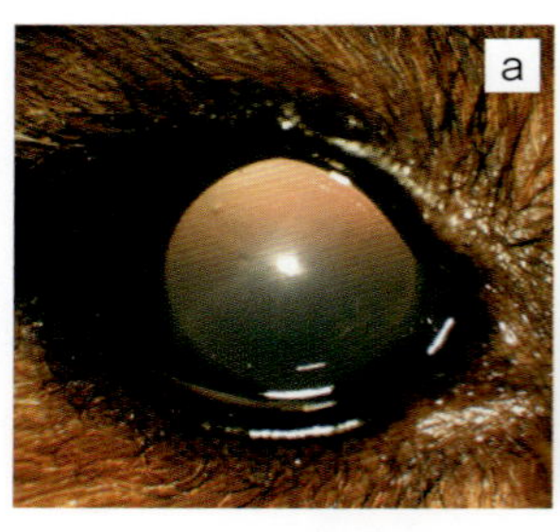

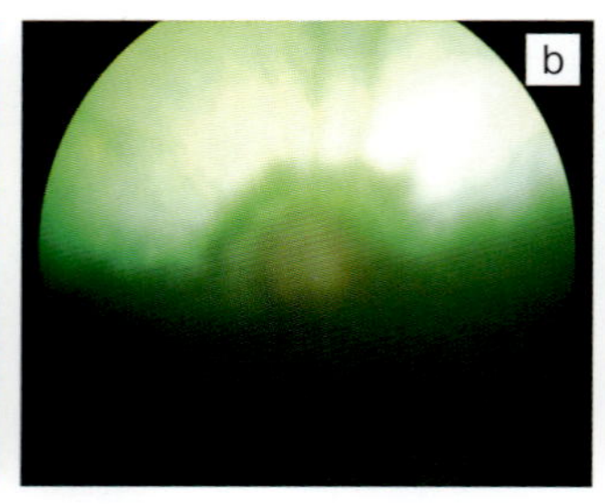

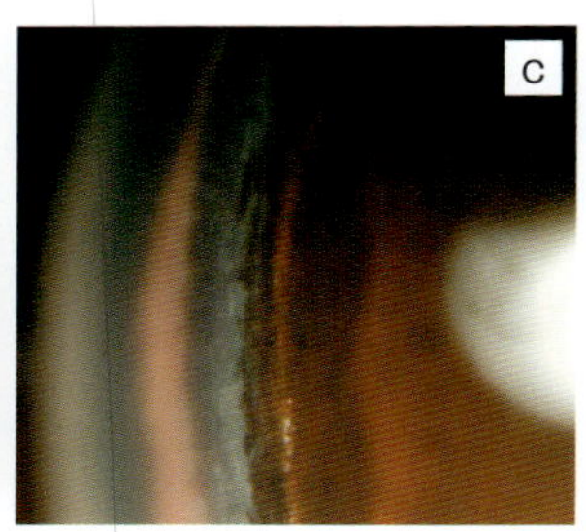

図 1-1. 原発緑内障
ウェルシュ・テリア，6 歳齢，雌。
a：初診時の外貌。眼圧 35 mmHg，固定性瞳孔散大と角膜線条痕がみられた
b：視神経乳頭の陥凹と網膜血管狭細化ならびにタペタムの光反射亢進がみられる
c：対側眼の隅角鏡検査において，狭隅角ならびに隅角形成異常がみられる

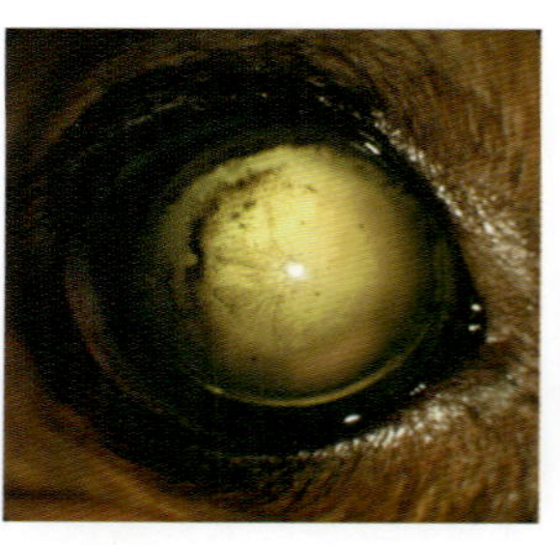

図 1-2. ぶどう膜炎からの続発緑内障
ミニチュア・ダックスフンド，8 歳齢，雄。
水晶体前嚢への色素沈着，水晶体亜脱臼と未熟白内障がみられる

表 1. 緑内障の眼症状

	急性期	慢性期
眼疼痛	強い（眼瞼痙攣，流涙など）	中等度～弱い
眼圧	高い	高い，あるいは低い場合もある
充血	重度の上強膜の充血・うっ血	上強膜の充血・うっ血
角膜	浮腫（角膜の混濁）	浮腫（±） 角膜線条痕
瞳孔径	重度の散大	散大傾向
水晶体		水晶体脱臼していることがある
視神経	正常～乳頭浮腫	乳頭の陥凹と萎縮
網膜	正常～乳頭周囲の網膜浮腫	タペタムの光反射亢進 網膜血管の消失や狭細化 脈絡膜の梗塞

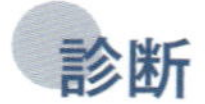

診断

緑内障の診断は，眼圧測定を含む一般眼科検査と視覚の有無（威嚇瞬目反応，綿球落下試験，迷路試験）ならびに神経学的検査（眩惑反射，瞳孔対光反射）を行う。可能であれば，眼底検査と隅角鏡を用いて房水流出路である隅角を観察する隅角鏡検査を行う。また，眼科超音波検査により，特に続発緑内障（水晶体脱臼，硝子体変性，眼内腫瘍，網膜剥離など）の原因および眼球の大きさ（眼軸長を正常対側眼と比較）を検査できる。

緑内障の診断は，眼圧測定が必要不可欠である。正常犬では 10～20 mmHg，猫で 15～25 mmHg である。しかし，正常な動物の眼圧は犬で早朝に高く，猫で夕

表 2. 各緑内障薬の眼圧降下作用

房水産生抑制	房水排泄促進
炭酸脱水酵素阻害薬（CAI） ・点眼：ドルゾラミド ・経口：アセタゾラミド	プロスタグランジン（PG）関連薬 (副・主) ・ラタノプロストなど
β遮断薬 ・チモロール	副交感神経作動薬 (主) ・ピロカルピン
交感神経作動薬 ・ジピベフリン (＋主) ・ブリモニジン (＋副)	α_1 遮断薬 (副) ・ブナゾシン
	高浸透圧薬 (硝子体容積減少による) ・マンニトール ・グリセリン

主：線維柱帯流出路からの房水排泄促進　副：ぶどう膜強膜流出路からの房水排泄促進
＋主：房水産生抑制に加え，線維柱帯流出路からの房水排泄促進
＋副：房水産生抑制に加え，ぶどう膜強膜流出路からの房水排泄促進
薬剤は代表薬のみを記載

方高くなる日内変動があり，2〜4 mmHg の変動幅がある。開放隅角緑内障の犬では 6〜10 mmHg の変動幅があることが報告されているので留意する必要がある。また，罹患眼と正常対側眼の眼圧測定結果を必ず比較し，その差が大きければ，異常と捉えることができる。

緑内障の診断は眼圧だけを指標にするのではなく，眼所見と合わせた複合的診断が必要であることを忘れてはならない。当然のことではあるが，問診により既往症や現在の投薬の有無を確認し，また血液検査，血液生化学検査については必要に応じて行う。

治療

眼圧は房水産生と排泄のバランスにより維持されている。緑内障の治療薬は，主に点眼剤であり，房水産生抑制と房水排泄促進，あるいはこの両方の効果がある薬剤を単剤あるいは併用することで上昇した眼圧を降下させる（**表 2**）。

外科的処置は，房水流出障害を改善させるものとしては主に前房シャントインプラントが，房水産生を抑制するものとしては毛様体光凝固術がある。これらの詳細は，成書を参考されたい。

また，先にも述べたが真の緑内障治療薬は存在しないため，中長期的な治療には一般的に内科的治療と外科的治療を組み合わせる必要がある。一般的な緑内障治療手順のフローチャートを**図 2** に示す。原発閉塞隅角緑内障は，平均 8 カ月で正常対側眼にも発症し，β遮断点眼薬などの予防的治療は発症までの期間を有意に延長することが報告されている。

予後

予後は，緑内障の原因と病態により大きく異なる。緑内障は発症すると進行性で不可逆的であることに留意する。したがって犬の緑内障の中長期的管理の多くは，内科的治療では，病態により単剤から多剤を組み合わせて利用し，あるいは外科的処置を組み合わせることで眼圧をコントロールし，GON の進行を遅延させせることになる。

救急対応の手順

視覚の有無により治療方針が異なることから，視覚検査と神経学的検査が必要不可欠である。ただし急性緑内障では高眼圧による一過性の軸索流障害により視覚障害がみられることがあることを鑑みると，救急治療の第 1 目的は，一刻も早く眼圧を下げることである。

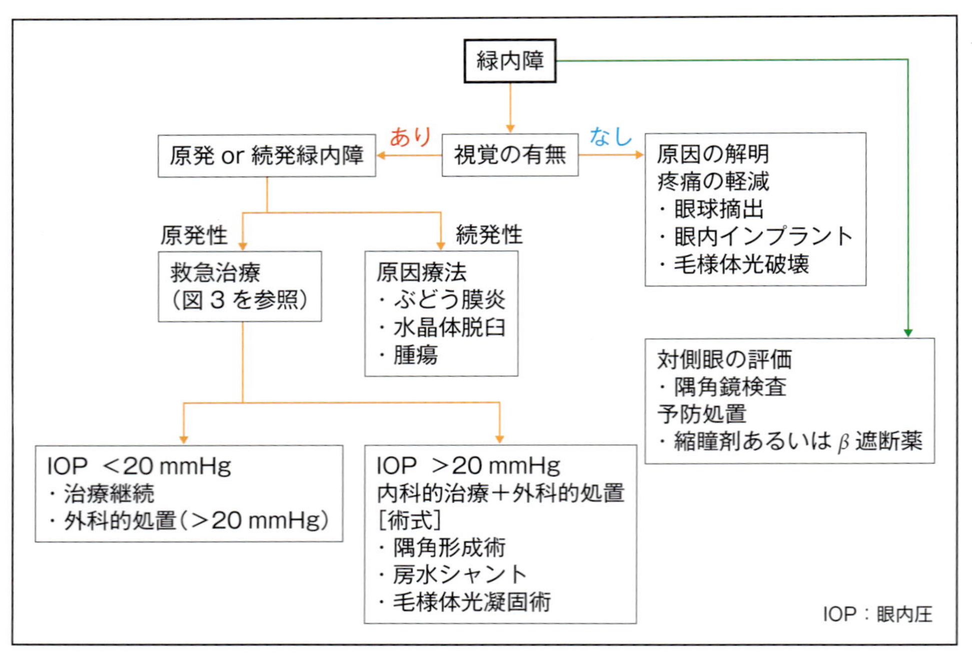

図 2．緑内障の治療手順の概略
参考文献 1，p264 より引用・改変

● 犬の急性原発閉塞隅角緑内障の救急対応（図 3）

1. プロスタグランジン（PG）関連薬である 0.005％ラタノプロスト点眼液を 30 分間隔で点眼する。
2. 1～2 時間で眼圧を再測定する。

眼圧降下作用がなければ…

1) 1～2 g/kg の 20％マンニトールを 15～20 分かけて静脈内投与する。
2) 4～8 mg/kg のアセタゾラミド（炭酸脱水酵素阻害薬）を 8～12 時間ごとに経口投与する。
3) 副交感神経作動薬である 2％ピロカルピン点眼液を 10 分ごとに 3 回点眼，その後，6 時間ごとに点眼する。副交感神経刺激による徐脈と他の副作用に関してモニターする。
4) 眼圧上昇による眼球組織の虚血による眼内炎症を起こしていれば，0.1 mg/kg のデキサメサゾンの静脈内投与，あるいは 1 日 2～3 回の 0.1％デキサメサゾン点眼を利用する。

● 犬のぶどう膜炎による続発緑内障の救急対応（図 4）

1. 0.1 mg/kg のデキサメサゾンの静脈内投与と 0.1％デキサメサゾン点眼液あるいは 0.05％ジフルプレドナート点眼液を 2～4 時間ごとに点眼する。
2. 炭酸脱水酵素阻害薬である 1％ドルゾラミド点眼液単剤あるいは 0.5％チモロール点眼液との併用を 8 時間ごとに，あるいは 4～8 mg/kg のアセタゾラミド（炭酸脱水酵素阻害薬）を 8～12 時間ごとに経口投与する。

通常，ピロカルピン，ラタノプロストと全身性のマンニトールの使用は避けるべきである。

● 暫定治療

眼圧のコントロールが達成されたなら，眼科専門医への紹介を考慮する。それまでの暫定治療について述べる。

1. 罹患眼の眼圧制御のために，PG 関連薬，β 遮断点眼薬，炭酸脱水酵素阻害薬の経口あるいは点眼薬と，副交感神経作動点眼液を用いて維持する。
2. 対側眼の予防的治療として β 遮断薬である 0.5％ベタキソロールを 1 日 2 回点眼する。

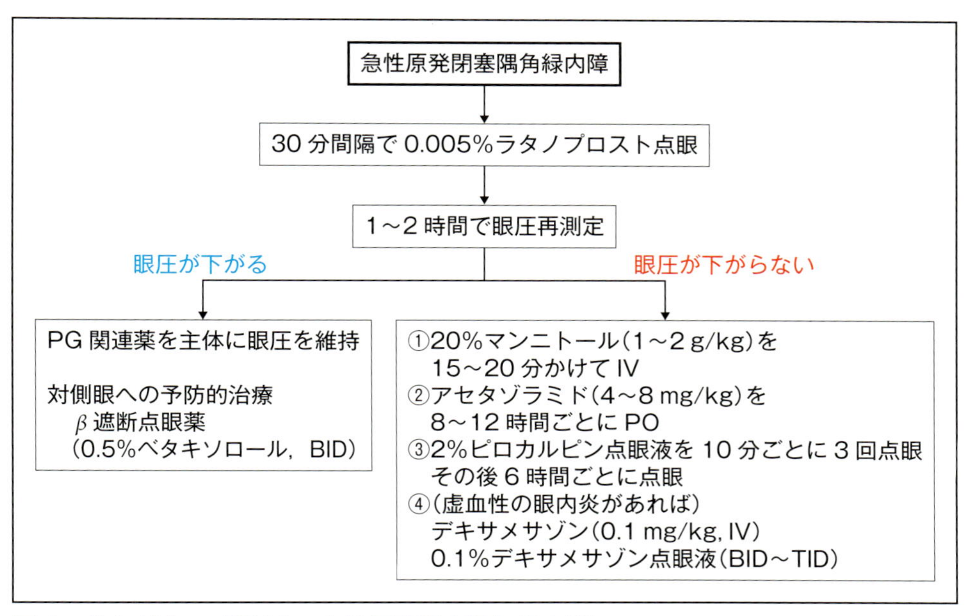

図 3．救急対応の手順（犬の急性原発閉塞隅角緑内障）
参考文献 1，p265 より引用・改変

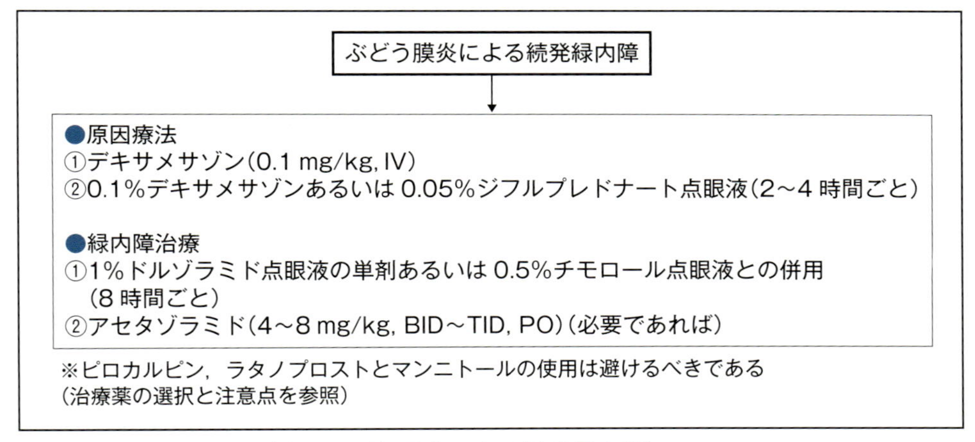

図 4．救急対応の手順（犬のぶどう膜炎による続発緑内障）
参考文献 1，p265 より引用・改変

⚠ 治療薬の選択と注意点

PG 関連薬は現在，原発緑内障の第一選択薬であるが，眼内炎症をもつ続発緑内障犬への PG 関連薬の使用は眼内炎を増悪させる可能性があり，原則として禁忌である。もし使用する場合は細心の注意が必要である。また，ラタノプロストの副作用として，犬と猫で顕著な縮瞳を起こすため，水晶体脱臼による続発緑内障への利用は瞳孔ブロックを起こす可能性があり，やはり禁忌となる。

縮瞳薬であるピロカルピンも，続発緑内障への利用は PG 関連薬と同様の理由により，その使用は原則として禁忌である。

β遮断点眼薬ならびに炭酸脱水酵素阻害薬はすべての緑内障で利用可能であるが，炭酸脱水酵素阻害薬の経口投与とβ遮断点眼薬は，全身副作用の発現に注意する必要がある。

ポイント

- □視覚あるいは視覚回復の可能性の有無を判断することは難しいため，まずは眼圧降下処置を直ちに行う
- □緑内障薬の使用は病態によっては禁忌あるいは注意して使用しなければいけないものがあることに留意する
- □可能であれば，眼科設備が整っている専門医への早期紹介が必要である

■参考文献

1. Miller PE. Ocular Emergencies. In: Maggs DJ, Miller PE, Ofri R eds. Slatter's Fundamentals of Veterinary Opthalmology. 5th ed. Elsevier. 2013. pp 247-271.
2. Plummer CE, Regnier A, Gelatt KN. The canine glaucomas. In: Gelatt KN eds. Veterinary Ophthalmology. 5th ed. Wiley Blackwell. 2013. pp 1102-1120.

（金井一享）

2-8-3

眼球脱臼

概要

眼球脱臼は，眼球の赤道部を越えて突出し，眼瞼により絞扼され眼球が前方に偏位し不動化した状態である。眼瞼により絞扼された状態が脱臼であり，眼瞼が眼球の前方に残っている状態(正常な解剖学的位置)の眼球突出と区別しなければならない(**図 1**)。

眼球脱臼は，たいていが交通事故と犬同士の喧嘩が原因となる外傷性疾患である。犬では，短頭種が長頭種にくらべて脱臼を起こしやすい。短頭犬種(ボストン・テリア，パグ，ペキニーズなど)は，単に頚部を強く圧迫あるいは皮膚を強くつかんだだけで眼球脱臼を起こすことがある。一方，長頭犬種と猫の眼球脱臼は，短頭犬種にくらべて強い衝撃が加わることで起こるため，頭部を含めた眼球と付属器の損傷が重度であることが予想される。

眼球脱臼の診断は非常に簡単であるが，その予後判断が難しい。本稿では，眼球突出の中でも特に緊急性が高い眼球脱臼についての救急治療について述べる。その他の眼球突出については他の成書を参考されたい。

症状

脱臼は突然起こる。脱臼しているかどうかはすぐに判断できるが(**図 2**)，眼症状の評価は視覚の予後指標となるため大変重要である。眼球脱臼の眼症状は，外傷程度と経過時間により様々である。眼球脱臼に随伴する主な眼症状は，角膜疼痛，充血，結膜浮腫，瞳

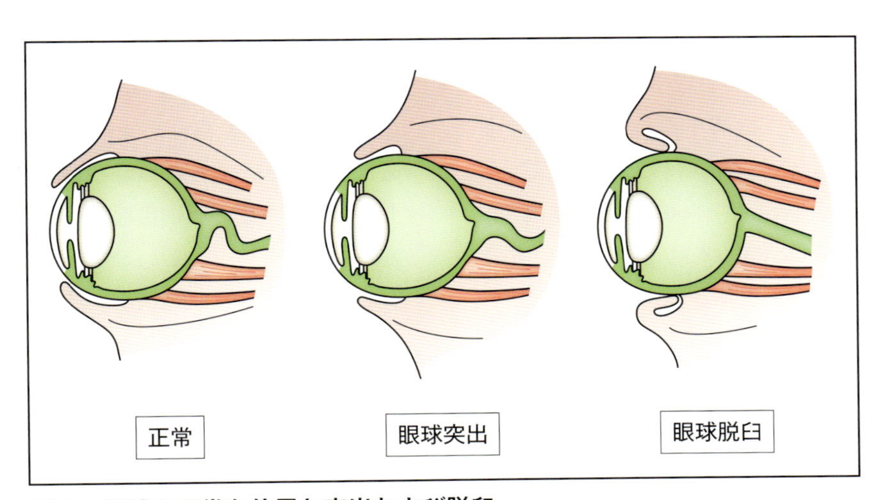

図 1．眼球の正常な位置と突出および脱臼

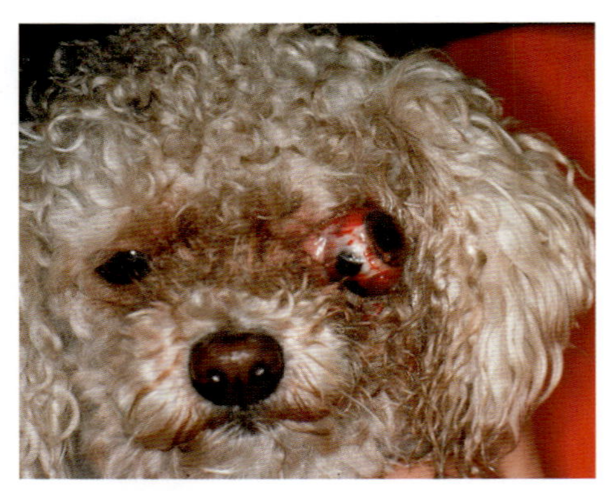

図 2．眼球脱臼
症例はミニチュア・プードル
どうぶつ眼科専門クリニック 辻田裕規先生のご厚意による

表 1．脱臼時の眼症状
症状は脱臼の程度により様々である

角膜疼痛
充血（強膜充血，結膜充血）
結膜浮腫
瞳孔不同
ぶどう膜炎
露出性角膜症
眼内出血
視神経炎

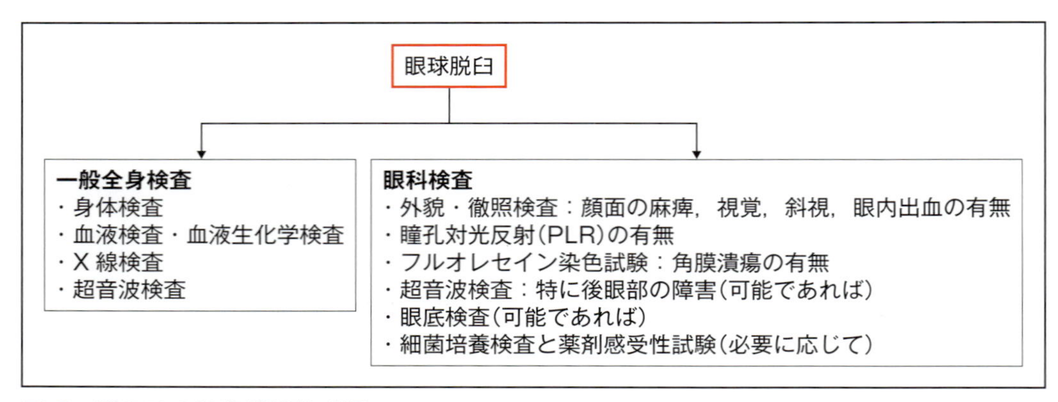

図 3．脱臼時の検査（診断）手順
症例の状態により必要最低限の検査を行う。眼球露出が強ければ，角膜保護のため必ず湿潤する

孔不同，ぶどう膜炎，露出性角膜症，眼内出血，視神経炎などが挙げられる（**表 1**）。

診断

眼球突出は外貌検査にて診断することが容易である。しかし，眼球脱臼は，外科的眼球整復が必要であるため，身体検査，血液検査，血液生化学検査，X 線検査（顔面骨折あるいは眼窩骨折の有無など），超音波検査（後眼部の眼球破裂の有無など），神経学的検査と同時に，一般眼科検査を行う。特に視覚の有無と瞳孔対光反射（PLR）は外科的整復後の予後の指標となる。脱臼時の検査手順を**図 3** に示す。

治療

眼球脱臼は，迅速な病態評価と同時に，内科的治療と外科的治療が必要である。基本的には，脱臼した眼球の外科的整復を試みるべきである（救急対応の手順を参照）。眼球摘出は術後の経過によって，いつでも選択できるが，重度の眼球損傷，眼球破裂と 2 直筋以上の断裂，重度の眼内出血と飼い主に外科的整復の同意が得られない，あるいは飼い主が長期的な術後管理ができない場合は眼球摘出を考慮する。

予後

短頭犬種の方が長頭犬種あるいは猫にくらべて予後は良好である。犬の脱出した眼球の 20％は，適切な

表 2. 予後評価の指標項目

指標	予後判定(予後不良となりやすい場合)
外眼筋の断裂	2 直筋以上の断裂
眼内出血(前房出血)の存在	重度のとき
瞳孔対光反射(PLR)	直接あるいは間接反射の欠如

処置により視覚を回復するが，猫では全例で視覚回復が得られなかったとの報告がある。予後の指標として利用されている眼科所見を以下に示す(**表 2**)。

外眼筋の断裂

眼球脱出で最初に断裂する外眼筋は内直筋である。外眼筋は前房への血管供給の分枝と神経が併走するため，2 直筋以上の断裂がある場合の予後はよくない。また，外眼筋の部分断裂は斜視を引き起こす。たいてい数週～数カ月で回復することが多い。

眼内出血(前房出血)の存在

眼内あるいは前房出血はぶどう膜炎あるいは眼球破裂との関連があるため，重度の出血を認める場合は予後がよくない。

瞳孔対光反射(PLR)の有無

初診時，PLR の直接と間接反射が存在すれば，視覚の予後は良好であることが多い。

術後の短期合併症には，球後出血と浮腫がある。また，ぶどう膜炎が合併している症例では，角膜潰瘍と角膜軟化症がある。長期合併症には，斜視，眼球の可動制限，色素性角膜炎，露出性角膜炎，視神経萎縮，緑内障，眼球癆などが起こることがある(**表 3**)。

表 3. 術後の短期と長期合併症

短期
球後出血と浮腫
角膜潰瘍と角膜軟化症：重度ぶどう膜炎の合併による
長期
斜視
眼球の可動制限
色素性角膜炎
露出性角膜炎
視神経萎縮
緑内障
眼球癆

救急対応の手順

救急対応の手順を以下に示す。

1. 脱臼した眼球表面を乾燥から保護するため，生理食塩液，抗菌薬の点眼液あるいは眼軟膏で眼を湿潤する。飼い主が遠方から来る，あるいは来院まで時間がかかる場合は，ガーゼなどの清潔な布あるいはティッシュなどを水で濡らし，罹患眼を保護した状態で来院してもらう。

2. 眼科検査を含めた全身検査と輸液などの対症療法を開始する。

3. 動物の全身状態が安定していれば，全身麻酔をかける(この間も眼が乾燥しないように抗菌薬あるいは人工涙液の点眼を行う)。

4. 外科的整復を行う(**図 4**)。

①眼周囲の消毒を行う。

②必要に応じて外眼角切開を行う(眼瞼裂の幅を広げることで整復を容易にする)。

③アリス鉗子などを用いて絞扼している眼瞼を引き出し，2-0 から 4-0 のナイロン糸を眼瞼縁の 3～4 カ所に単純結節あるいは水平マットレスで仮瞼板縫合する。縫合糸は角膜と接触しないように，眼瞼結膜側ではなく眼瞼縁に出す(**図 4b**)。整復が容易な場合，仮瞼板縫合は，点眼治療ができる程度に内眼角側の一部を開放したままにすることがある。

④眼表面に人工涙液，あるいは抗菌薬の眼軟膏を塗布する。

⑤角膜上に，一般外科用メス柄を縫合糸の下に置き，縫合糸をゆっくりと牽引して上下眼瞼を合わせていく(**図 4c，d**)。メス柄は眼球を縫合糸で傷つけないため，そして眼球の前方への突出を防ぐ役割がある。

⑥眼球を整復後，しっかりと縫合する。必要であれば

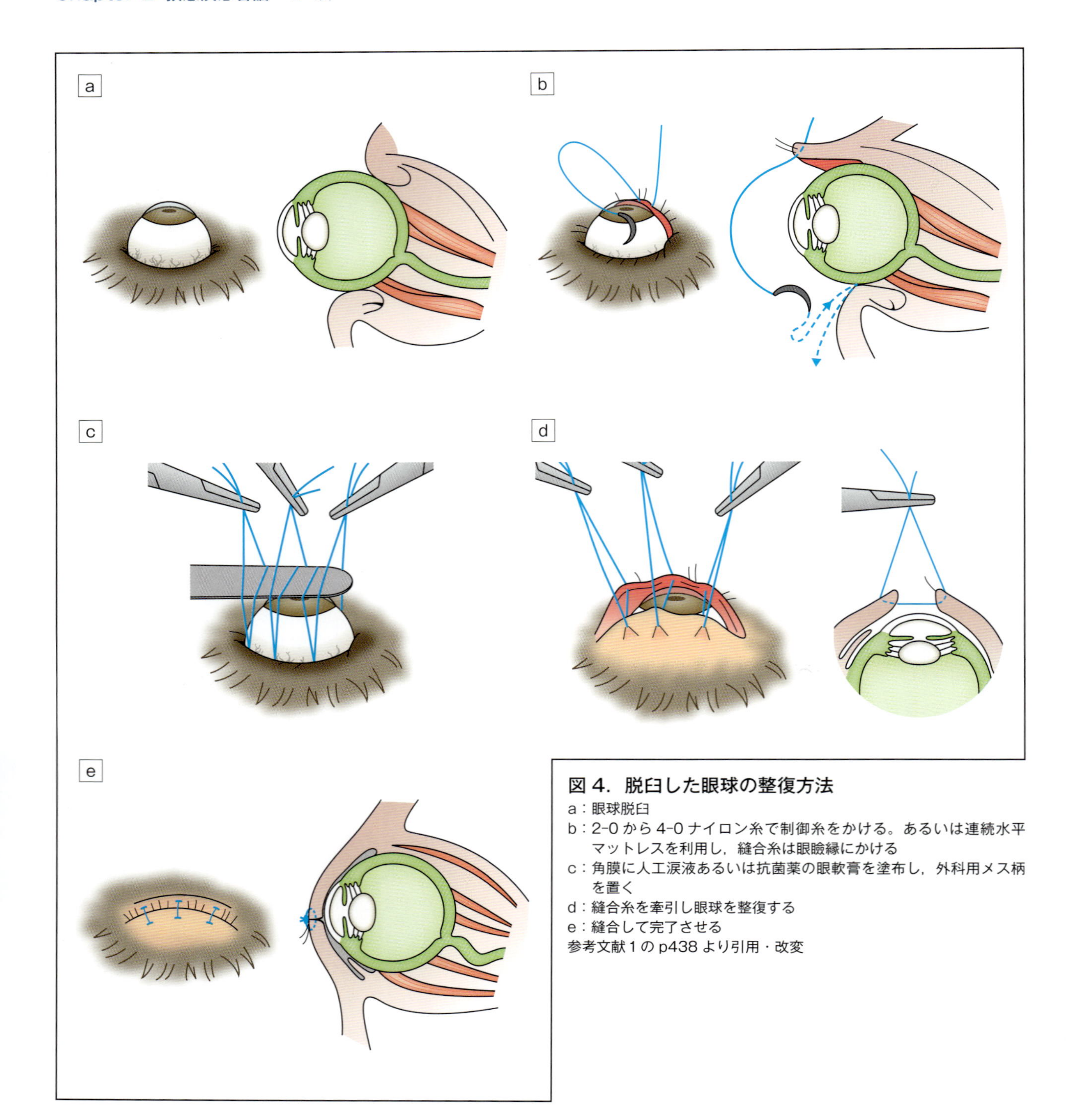

図 4. 脱臼した眼球の整復方法

a：眼球脱臼
b：2-0 から 4-0 ナイロン糸で制御糸をかける。あるいは連続水平マットレスを利用し，縫合糸は眼瞼縁にかける
c：角膜に人工涙液あるいは抗菌薬の眼軟膏を塗布し，外科用メス柄を置く
d：縫合糸を牽引し眼球を整復する
e：縫合して完了させる
参考文献 1 の p438 より引用・改変

ステントを設置する，あるいは縫合の数を増やす。
⑦外眼角切開をしていれば縫合する。
⑧術後の炎症を予防するために，0.1 mg/kg のデキサメサゾンを静脈内投与する。

術後管理

1. 広域性抗菌薬と抗炎症薬（ステロイドあるいは NSAIDs）の全身投与を 7〜10 日間行う。

2. 仮瞼板縫合時の内眼角側の開放部位から抗菌薬と散瞳薬（1％アトロピン）を12時間ごとに点眼する。

3. 症例の状態に応じて仮縫合を（7〜10日で）順次抜糸する。腫脹ならびに眼瞼の神経機能が回復するまでさらに2〜3週間，仮縫合糸を残しておくことがある。

注意点

□検査と診断時（術前）は，角膜が乾燥しないように頻回の抗菌薬点眼で角膜表面を湿潤させる
□手術では，整復時に眼球へ過度な圧迫はしない（必要であれば外眼角切開を行う）
□最終的に仮瞼板縫合時の糸は角膜と接触しないように，眼瞼内に縫合糸を通す
□飼い主に対して，眼球を整復することによる短期と長期合併症についてのインフォームド・コンセントを十分行う必要がある。なぜなら，眼球摘出を含めた外科手術が再度必要となる場合があるためである。また，飼い主の希望として，視覚喪失があっても眼球を残したいかどうかを確認すべきである

ポイント

□脱臼した眼球を整復するまで乾燥させない
□予後評価が難しいため，飼い主へのインフォームド・コンセントをしっかり行う
□外科的整復を諦めない（眼球摘出はいつでもできる）

参考文献

1. Miller PE. Ocular Emergencies. In: Maggs DJ, Miller PE, Ofri R eds. Slatter's Fundamentals of Veterinary Opthalmology. 5th ed. Elsevier. 2013. pp 437-439.
2. Spiess BM, Pot SA. Diseases and Surgery of the Canine Orbit. In: Gelatt KN eds. Veterinary Ophthalmology. 5th ed. Wiley Blackwell. 2013. pp 813-815.
3. Gelatt KN, Whitley RD. In: Gelatt KN, Gelatt JP eds. Veterinary Ophthalmic Surgery. Elsevier. 2011. pp 82-83.
4. Martin CL. Orbit and Globe. In: Martin CL ed. Ophthalmic Disease in Veterinary Medicine. Manson Publishing. 2009. pp 134-136.

（金井一享）

2-9-1

熱傷

概要

熱傷は，高温，化学物質，電流，日光，マイクロ放射線などにより生じる組織の損傷である。熱刺激による皮膚の損傷は温度と曝露時間が影響しており，豚では44℃の湯で6時間，70℃以上の熱曝露では1秒以内に皮膚の壊死が生じる[1]。高温の熱傷では受傷後48～72時間で病変が最大に拡大する。小動物でよくみられる熱傷の原因として直火，沸騰した液体，保温マット，ドライヤー，加熱された金属(ストーブのフレーム，車の排気筒など)がある[1]。保温マットは比較的低温であるが，長時間の曝露により低温熱傷を生じることがあり，浮腫があるとさらに発症しやすい。低温熱傷は皮膚深層までの組織障害を起こすが，特に有毛部の病変は曝露後すぐに気付かないことが多い。

● 熱傷の分類

熱傷は皮膚変性が及ぶ深度により，表在性(Ⅰ度)，中層(Ⅱ度)，全層(Ⅲ度)に分類される。病理組織学的にⅠ度は表皮，Ⅱ度は表皮から真皮までの損傷であり，真皮浅層までの熱傷では治癒後に瘢痕を残さない。Ⅲ度は皮下織に及ぶ深い熱傷であり，治癒過程で欠損部位が結合織に置換され瘢痕となる(**表1**)。

● 重症度

熱傷は一般に疼痛を伴い，重症度は病変の深度と受傷範囲が影響する。広範な病変では皮疹のみでなく，ショック，二次的な感染症を起こす危険性がある[2]。広範な熱傷では，組織損傷によりヒスタミン，キニン，プロスタグランジンなどの放出により全身性血管透過性亢進を生じ，循環血液量を減少させる。さらに，末梢循環障害，代謝性アシドーシスを誘導する[2]。

症状

熱傷の皮疹は病変の深度により異なるが，受傷直後では判断が困難なことがある。皮疹はⅠ度では発赤(**図1**)，皮膚の乾燥，Ⅱ度では水疱，びらん(**図2**)，浅い潰瘍を呈し，Ⅲ度では紅斑から黒褐色を呈する皮膚の壊死，最終的に皮膚が全層で欠損した深い潰瘍を生じる。低温熱傷では初期病変に気付かないことが多く，特に有毛部では突然に限局的で境界明瞭な

表1．熱傷の分類

	病変の深度	瘢痕
表在性(Ⅰ度)	表皮のみ	残らない
中層(Ⅱ度)	表皮と真皮	真皮深層までの熱傷では残る
全層(Ⅲ度)	表皮から皮下織まで全層	残る

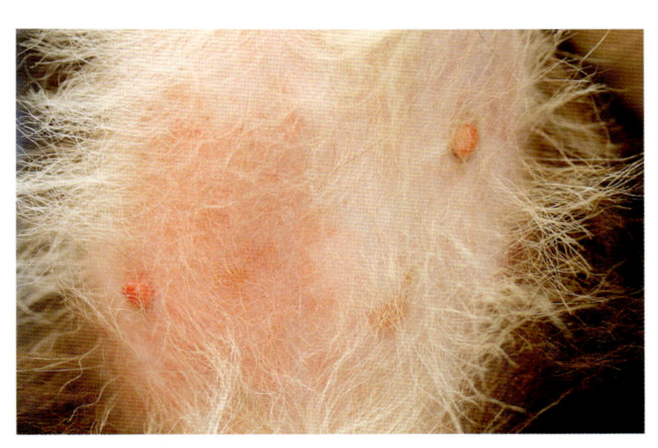

図 1. Ⅰ度熱傷(犬の電気熱傷)
右胸部腹側に発赤がみられるが，色調以外の皮表構造は正常である

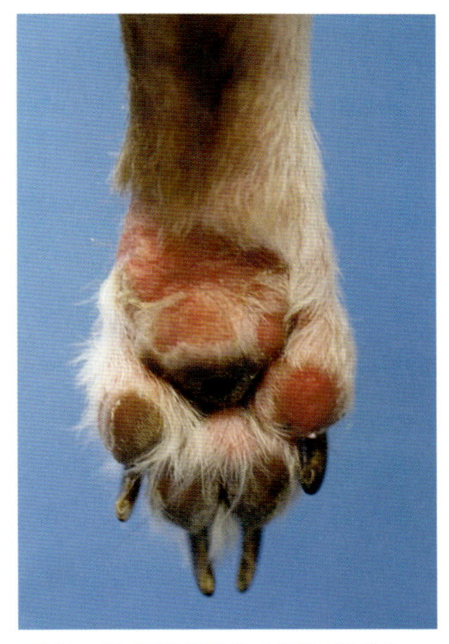

図 2. Ⅱ度熱傷(犬の電気熱傷)
指球，手根部のびらんがみられる

皮膚の黒褐色の壊死や潰瘍が生じたように認識されることがある。

Ⅱ度以上の広範な熱傷では，皮疹以外の全身症状が生じることがある。人では受傷数時間以内に，血管運動系反射による一次性ショック，さらに48時間以内には大量の漿液消失，蛋白漏出，電解質異常などによる多臓器の循環不全を生じる二次性ショックを起こすことが知られている[2]。また，皮膚の壊死による皮膚バリア機能の破綻により二次的な感染症を合併しやすい。

診断

臨床像と熱刺激への曝露の病歴により診断する。臨床診断が困難な場合は，皮膚生検が有用である。病理組織学的検査では，化学物質による熱傷は主に表皮の凝固壊死，熱刺激では表皮および毛包を中心に壊死がみられる。Ⅱ度，Ⅲ度の熱傷ではさらに真皮結合織の変性，凝固壊死を呈し健常組織と離解する。Ⅲ度では脂肪織炎がみられ，顕著な好中球浸潤や病変周囲の結合織増生が認められる[3]。

治療

受傷2時間以内の熱傷では，3〜17℃の流水による洗浄と冷却を30分以上行う[1]。化学物質による熱傷の場合は多量の水を用いて洗浄し化学物質を取り除く。

● Ⅰ度(広範)，Ⅱ度(局所)

局所療法としてⅡ度の病変では，受傷直後であればステロイド外用剤塗布や創傷被覆剤による創の保護と湿潤環境の維持を行う。外用剤は皮膚の保護作用が高い軟膏基材の製品を選択し，感染症がある場合はステロイドを含有しない抗菌薬軟膏を用いる。

創傷被覆剤の選択

主な創傷被覆剤としてハイドロコロイドやアルギン酸が有用であり，いずれも創の湿潤環境を維持し，肉芽増生や上皮化を促進する。アルギン酸は止血効果をもち，出血しやすい創に使用する。創傷被覆剤は通常1〜3日ごとに交換するが，細菌感染症を合併している場合は長時間被覆することにより感染症を悪化させることがあり適さない。銀(Ag)を含む創傷被覆剤は細菌感染症の予防や軽度の表面的な感染症がある症例に有効なことがある。また，滲出物が少ない浅い病変ではフィルム剤が有用であり，本剤は被覆したままでも創の観察が可能である。

疼痛管理

疼痛が顕著な場合は，非ステロイド系鎮痛薬(NSAIDs)の全身投与を行う。

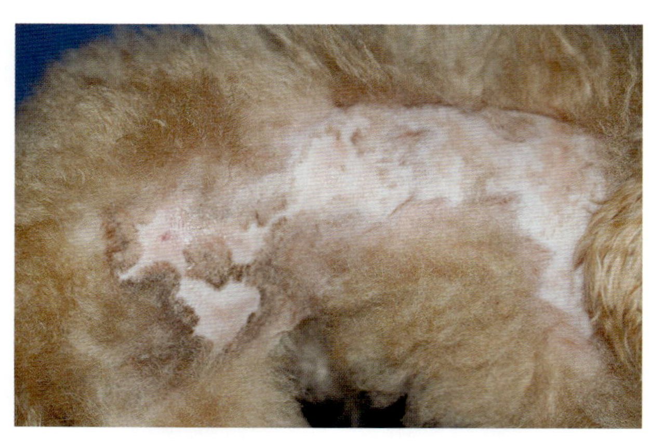

図 3. 熱傷による瘢痕（低温熱傷）
術後の保温マットによる低温熱傷。病変部の皮膚は薄く，光沢がある。瘢痕は軽快しないが，時間経過とともに徐々に収縮する

● **Ⅱ度（広範），Ⅲ度**

Ⅱ度，Ⅲ度の病変で壊死組織が残存している場合は外科的あるいは化学的なデブリードマンが必要である。

Ⅱ度，Ⅲ度の広範な熱傷では，ショックによる循環障害を考慮した補液による支持療法，二次的な細菌感染症に対する抗菌薬の全身投与が必要であり，入院管理を行う。人では入院管理が必要かどうかの様々な判断基準があり，Ⅱ度熱傷で体表の 15〜30％以上，Ⅲ度熱傷で 2％以上の病変では入院管理の対象となる[4]。

皮膚の細菌感染症の起因菌は主にブドウ球菌で，他に大腸菌，緑膿菌があり，熱傷で使用する抗菌薬の第一選択薬はセフェム系抗菌薬である。セフェム系抗菌薬による効果がない，あるいは細胞診で桿菌が検出される場合は，速やかに細菌培養検査および薬剤感受性試験を実施する。

局所の疼痛は，軟膏や被覆剤による創の保護により軽減するが，必要に応じて非ステロイド系鎮痛薬の投与を行う。

予後

熱傷は治癒に数週間から数カ月を要する。Ⅰ度熱傷は治療後に瘢痕を残さないが，真皮深層までのⅡ度熱傷とⅢ度熱傷は瘢痕が残る（**図 3**）。瘢痕は表皮が薄く皮表が平滑で発毛はみられない。瘢痕は時間とともに収縮するが自然軽快はせず，完治には外科的切除が必要である。

重症の熱傷では，ショックによる循環障害や二次的な感染症により死亡することもあり，熱傷が深く，広範囲になるほど死亡率は高くなる。また，火事では熱風の吸引により気道熱傷を生じることがあり，これによりさらに危険率は増加する。

救急対応の手順（図 4）

熱傷の救急対応では，①熱傷患部および全身状態の評価，②病変部の処置，③必要に応じた支持療法，④二次的な感染症の治療および予防を行う。疼痛が強い場合は，局所処置のために鎮静が必要なことがある。

受傷 2 時間以内では流水による患部の冷却と洗浄を行い，その後，創を保護する。重症熱傷ではさらにショックに対する静脈内輸液を中心とした対応を開始する。細菌感染症合併例，あるいは広範なⅡ度，Ⅲ度の熱傷では全身性抗菌薬を投与する。

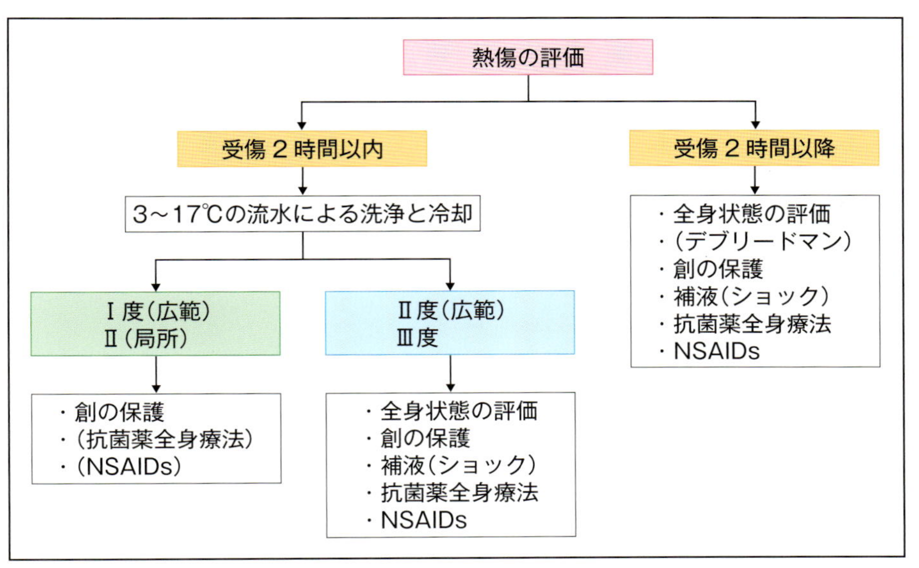

図4．救急対応の手順(熱傷)

注意点

- □Ⅱ度熱傷の病変では外的刺激により容易にびらん，潰瘍を生じるため，処置は慎重に行う
- □疼痛が強い場合は鎮静処置，非ステロイド系鎮痛薬の投与を行う
- □重症熱傷では一次性，二次性ショックの発症を考慮する
- □低温熱傷は病変に気付くまでに時間がかかることがある

ポイント

- □病歴により熱傷の原因を確認する
- □熱傷の重症度は，病変の深度，範囲により判断する
- □受傷2時間以内では，流水による冷却を行う
- □重症熱傷は入院管理とし，創の処置に加えショックに対する支持療法，抗菌薬の全身療法を行う

参考文献

1. Miller WH, Griffin CE, Campbell KL. Otitis externa. In: Miller WH, Griffin CE, Campbell KL eds. Muller and Kirk's Small Animal Dermatology. 7th ed. Saunders. 2013. pp665-666.
2. 温熱による皮膚障害．瀧川雅浩 監修．富田 靖，橋本 隆，岩月啓氏 編集．標準皮膚科学．第9版．医学書院．2010．pp128-131.
3. Gross TL, Ihrke PJ, Walder EJ, Affolter VK. Skin Diseases of the Dog and Cat: Clinical and Histopathologic Diagnosis. 2nd ed. Wiley Blackwell. 2005. pp94-98.
4. 熱傷．宮地良樹 編．まるわかり創傷治療のキホン．南山堂．2014．pp51-54.

(柴田久美子)

2-10-1

腫瘍破裂に伴う腹腔内出血
脾臓血管肉腫

腫瘍に関連する救急疾患には**表 1** に示すような例が挙げられ，現場の獣医師には時に迅速な判断と対応が求められる。腫瘍に関連する救急疾患では特徴的な稟告や臨床経過が聴取されることが多いため，問診は疾患を短時間で絞り込むために重要な手段となる。

腫瘍が関係する救急疾患では，臨床現場で最も遭遇する可能性が高いと考えられる腫瘍破裂に伴う腹腔内出血として脾臓血管肉腫を 2-10-1 で，また，抗がん剤投与後の急変として急性腫瘍溶解症候群（ATLS）と好中球減少症を 2-10-2 で取り上げ，それらの診断と緊急時の対処法を解説する。

概要

腫瘍破裂は様々な腫瘍性疾患で起こり得るが，より緊急性の高い病態は体腔内に発生した腫瘍の裂開による急性出血であろう。過去の報告では犬の非外傷性の腹腔内出血の約 70％が血管肉腫に由来していたとされ[1]，血管肉腫は腫瘍破裂を起こす代表的な疾患といえる。また，血管肉腫は脾臓や肝臓以外にも心臓での発生（原発あるいは他の部位から転移）がしばしば認められ，心外膜腔内への出血は重篤な心タンポナーデを引き起こすが，それについては「2-1-1 心タンポナーデ」を参照頂きたい。ここでは脾臓に発生した血管肉腫の破裂について述べる。

症状

動物は突然の脱力や虚脱を訴えて緊急で来院する。飼い主への問診では最近の経過で，一過性の軽度の脱

表 1．腫瘍に関連する主な救急疾患

症状	原因	主な腫瘍性疾患	主な検査所見	救急治療の概要
虚脱 沈うつ 突然の起立不能	体腔内腫瘍の破裂に伴う出血	血管肉腫	貧血 低血圧 止血凝固異常	循環血液量および酸素運搬能の維持
抗がん剤投与後 48 時間以内の嘔吐	急性腫瘍溶解症候群 （ATLS）	リンパ腫 白血病	高リン血症 低カルシウム血症 高カリウム血症 急性腎不全	腎機能の維持
抗がん剤投与後 5～7 日の発熱	敗血症	化学療法が適応される すべての腫瘍	好中球数の著明な減少	発熱 敗血症性ショック
抗がん剤投与後の アレルギー反応	L-アスパラギナーゼ， ドキソルビシンの投与直後	リンパ腫	低血圧	エピネフリンの投与（ショック時） 循環血流の維持 ステロイド剤や H_1 受容体拮抗薬の投与

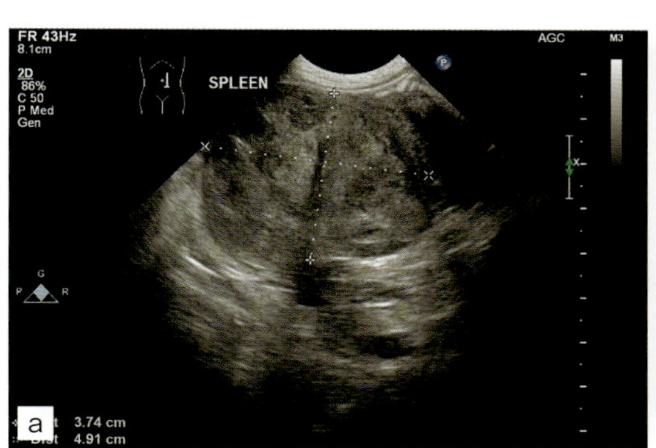

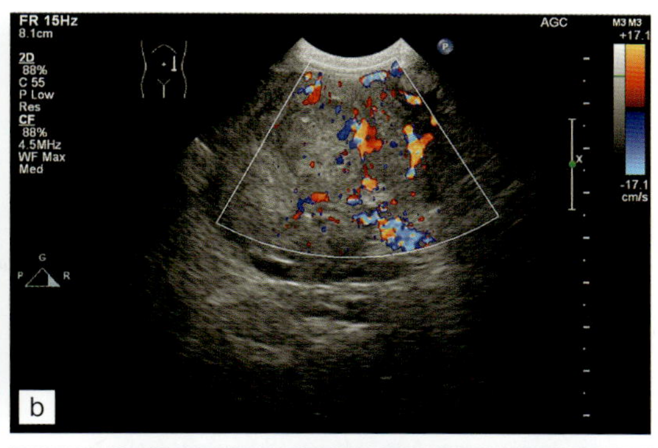

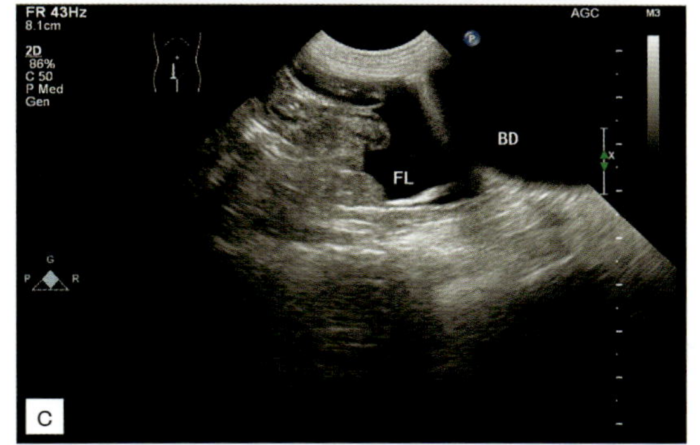

図 1．脾臓血管肉腫の症例の腹部超音波画像
ミニチュア・シュナウザー，11 歳齢。
a：脾臓に発生した腫瘤性病変
b：同カラードプラー所見。腫瘤は血流に富み，後に実施された脾臓摘出術により血管肉腫と診断された
c：膀胱（BD）近傍に顕著な腹水貯留（FL）を認めた

力や起立困難などの症状が聴取されることもあり，その症状は 12～36 時間で消失していることが多い。このような臨床症状を呈し，外傷の証拠がない場合は体腔内出血を疑う根拠になるだろう。

突発的かつ重篤な症状を呈した動物は，可視粘膜の蒼白や CRT の延長，波動感を伴う腹部膨満，触診による脈圧の微弱化，頻脈あるいは徐脈などを認め，類似する症状を引き起こす他の疾患（アレルギー反応，心不全，発作，敗血症など）との鑑別を行いながら迅速に処置を進めていく。

また，血管肉腫は血小板数の著減や APTT の延長，FDP の増加など止血凝固異常を高率に引き起こすとされ，致死率を上昇させる播種性血管内凝固（DIC）を併発しやすい。そのため，身体検査において出血傾向の有無（皮膚の紫斑や血便，吐血など）を確認しておくことも重要である。無論のこと，沈うつや起立不能，虚脱など重篤な臨床症状を呈する動物に対しては，後述する緊急的な処置を優先的に行いながら診断的アプローチを進めていく。

診断

● 超音波検査

腹腔内出血を疑う臨床症状を認めた場合，腹水貯留の診断として超音波検査を実施する。超音波検査は侵襲性が低く簡便で精度が高い優れた方法であり，血管肉腫における腹水貯留の診断に非常に有用性が高く，同時に脾臓に血流に富む腫瘤性病変が認められる場合もある（**図 1**）。院内に超音波診断装置がない場合は X 線検査を用いるが，どちらの方法でも出血部位の特定は通常困難である。超音波検査では同時に脾臓や肝臓，心臓の腫瘤物の有無についても確認し，脾臓に加えてそれらの部位に多発性の腫瘤性病変を伴う場合は血管肉腫の可能性はきわめて高いといえる。

● 腹水の検査

出血の有無は腹腔穿刺によって貯留液を採取し，PCV を測定して末梢血と比較するが，前述のように血管肉腫は二次的に止血凝固異常を伴っている可能性が高いため，腹腔穿刺については十分な考慮が必要である。血小板数が若干低値を示していても腹部の正中

(白線)を定法に従って穿刺する場合は大量出血のリスクは低いと考えられるが，術者が手技に慣れない場合は腹腔内で腫大した脾臓等の臓器を損傷する危険性も考えられる。筆者は事前に飼い主へ出血のリスクを伝え，了承を得た上で，超音波ガイド下にて25 G の注射針を用いて腹水の採材を行っている。腹水の PCV を測定し，末梢血の値と近似すれば急性の腹腔内出血と診断できる。

また，筆者の経験上，PCV が数%の腹水は濃赤色を呈するため，色調のみで急性出血を判断することは避けた方がよい。腹水沈渣の塗抹では腫瘍細胞を疑う異型性に富む細胞の集塊が観察される場合があるが，貯留液中の細胞は形態変化を容易に起こすため補助診断としての価値はそう高くない。血管肉腫の確定診断は，脾臓腫瘤の病理組織学的検査に頼られる。

● その他の検査

その他，CBC や血液生化学検査，血液凝固系検査(PT，APTT，フィブリノーゲン，FDP など)を実施して全身状態を評価し，特に重度の貧血や DIC の有無は予後にかかわる重要な所見であるため可能な限り評価しておく。

治療

● 輸液療法

急激かつ大量の腹腔内出血は失血性ショックを引き起こすことから，循環血液量の保持のため，速やかに静脈内輸液を行う必要がある。血液ボリュームの増加には膠質液(ヘスパンダー® など)が効果的であると考えられるが，獣医療において膠質液と晶質液(生理食塩液，乳酸リンゲル液など)のどちらがより病態コントロールに優れているかについて，その判断基準となる有益な情報はない。筆者はリンゲル液を動物の状態を確認しながら 5～20 mL/kg をボーラス投与した後，動物の状態をみながら 50～90 mL/kg/hr の静脈内持続点滴にて 1～2 時間維持する。その間に輸血の必要性について判断し，全身状態のモニタリングを継続する。

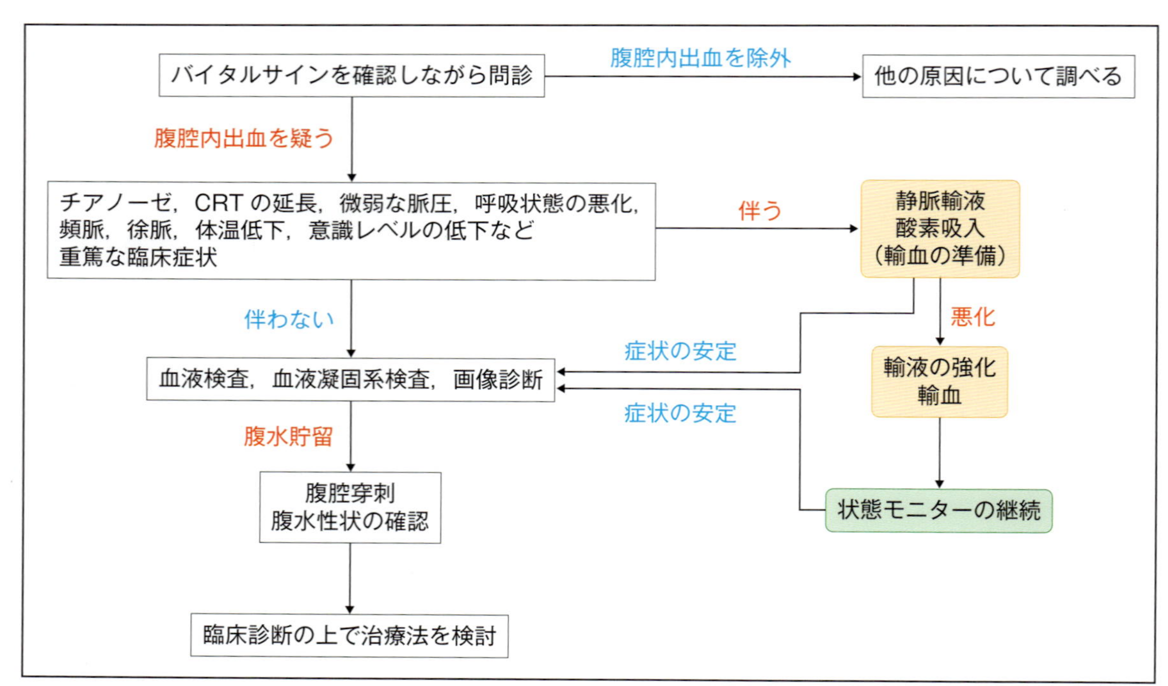

図 2. 救急対応の手順(腹腔内出血が疑われる犬)
臨床症状によって対応が異なることに注意する。詳細は本文を参照のこと
参考文献 2 より一部改変

DICを併発している場合

DICを併発している場合は，低分子ヘパリンを75 U/kg/24 hrで静脈内投与しながら輸血あるいは新鮮血漿の投与を検討し，基礎疾患の治療（外科的切除）のタイミングを模索する。

●酸素吸入と輸血

急性の腹腔内出血は急速に循環血液量を減少させ，組織の低酸素化を引き起こす。そのため，生体内の酸素運搬能の回復と維持を目的とした酸素吸入と輸血を早期から考慮に入れる必要がある。特に輸血についてはPCV値やヘモグロビン濃度の低下がひとつの指標ではあるが，明確なガイドラインがあるわけではない。輸血の実施は動物の状態に応じて決定されるべきであり，その状況は刻一刻と変化する可能性をもつだろう。ひとつの指標としてはPCVが25％以下および，ヘモグロビン濃度が8 g/dL以下であるとされている[2]。輸血の際は原則として交差適合試験を実施してから投与を行うが，初回輸血における重篤な合併症の発生は犬ではきわめてまれであるため，緊急性の高い状況では交差適合試験は必須ではない[2]。

予後

短期的な予後は，ショック状態からの回復が可能かどうか，そして再度出血を起こすかどうかに依存している。加えてDIC併発の有無はその動物の予後に大きく影響するだろう。もし状態が回復する前に再び出血を起こした場合は致命的なものになりかねない。腹腔内腫瘤からの出血の疑いがある場合は，飼い主には常に急変のリスクがあることを伝えておく必要がある。

救急対応の手順

主に以下の4つのプロセスからなる。対処法の概要を**図2**に示した。

1. 出血によって失われた循環血液量を輸液によって回復，維持させる。
2. 腹腔内出血の診断と他の異常所見を検出する。
3. 輸血や酸素吸入によって生体の酸素運搬能力を維持する。
4. さらなる出血を防止する。

外科的治療法の選択

出血の原因が脾臓腫瘤である場合は外科的脾臓摘出が再出血のリスクを排除する最も有効な手段であるが，動物の状態によっては大きなリスクを伴うことから慎重なインフォームが要求される。

⚠ 注意点

□腹腔に貯留した血液は2週間以内に吸収されるため，大量の腹水が横隔膜を圧迫し，呼吸困難の原因になっている場合を除いて基本的に抜去する必要はない。多量の腹水を急に抜去すると腹圧が低下し，再出血を起こすリスクが上昇する

ポイント

□症状の悪化の原因が急性出血であることを迅速に診断することが重要である。少しでもその疑いがある場合は，すぐに超音波検査を実施して腹水貯留を確認する。そのためにも日頃から超音波診断装置の扱いには慣れておいた方がよい

□超音波診断装置が院内にない場合は，触診で腹水貯留がある程度診断できるように感覚を鍛えておき，X線検査の必要性を判断する。動物の状態によっては急な体位変換は危険であるため，十分注意して行う

参考文献

1. Levinson JG, Bouma JL, Althouse GC, Rieser TM. Prevalence of malignancy when solitary versus multiple lesions are detected during abdominal ultrasonographic examination of dogs with spontaneous hemoperitoneum: 31 cases (2003-2008). *J Vet Emerg Crit Care.* 2009 Oct; 19(5): 496-500.
2. Herold LV, Devey JJ, Kirby R, Rudloff E. Clinical evaluation and management of hemoperitoneum in dogs. *J Vet Emerg Crit Care.* 2008 Feb; 18(1): 40-53.

（近澤征史朗）

2-10-2

抗がん剤投与後の急変
急性腫瘍溶解症候群(ATLS)および好中球減少症

急性腫瘍溶解症候群(ATLS)

概要

急性腫瘍溶解症候群(acute tumor lysis syndrome, ATLS)は化学療法へ高感受性を示す造血器系腫瘍(リンパ腫, 急性白血病)の治療後に発生する, 急性の全身性代謝異常である。筆者の知る限りATLSは犬のリンパ腫で8例, 猫のリンパ腫で1例の報告があるのみであり, 非常にまれな合併症であると考えられている。

その主な原因は, 腫瘍細胞の崩壊によって, 細胞内に豊富に含まれる無機リン酸, カリウム, 核酸等が大量に循環血流中へ逸脱することにある。しかし, ATLSは抗がん剤投与後に発生するため, 他の薬剤の副作用と誤認されている例も少なからず存在すると考えられ, 実際の発生率は不明である。ATLSは重篤な播種性血管内凝固(DIC), 急性腎不全, 不整脈等を引き起こし, 致死的な経過をたどるため, 的確・迅速な診断と状況判断が必要になる。

症状

過去の報告では, ATLSは抗がん剤投与あるいは放射線照射後, 数時間〜数日中に臨床症状が発現し, 急性の経過で死に至るとされている。主な臨床症状は, 腫瘍細胞の崩壊によって細胞内物質が一気に放出されることで生じる腎障害, 神経筋障害, 心伝導障害に起因し, 突然の元気消失, 嘔吐, 虚脱, 痙攣などの非典型的な症状を主訴に来院する。

診断

診療記録や問診によって, 過去1週間以内にステロイド剤を含むリンパ腫あるいは白血病に対する化学療法を受けていないか確認する。ATLSの多くは初回導入時および投与後48時間以内に発生すると考えられているため, 診断の重要な手掛かりとなる。

血液検査では, 高リン血症, 高カリウム血症, 低カルシウム血症が典型的な異常所見であり, それらに加えて不整脈や急性腎不全, DICを併発している場合もある。また, 抗がん剤投与後5〜7日であれば後述する敗血症との鑑別も必要になるだろう。

治療・予後

全身性代謝障害の原因となる血液学的異常を速やかに腎排泄によって改善させる必要がある。その中心となるのは輸液療法であり, 筆者は犬における治療成功例[1]を参考に, 生理食塩液70 mL/kg/hrを支持療法とともに開始し, 30分ごとにバイタルサインを確認しながら1〜2時間継続する。特に尿量のモニターは重要であり, 腎機能の維持がATLSの予後を大きく左右すると考えられる。高カリウム血症に伴う不整脈が存在する場合は心電図のモニターも行う。その後, 輸液流量を10〜12 mL/kg/hrに下げ, 状態が安定するまで治療を継続する。

⚠ ATLSの注意点

□特に腎機能が低下した動物は血中に増加した腫瘍細胞内容物を迅速に体外へ排出できないため，ATLSを発症しやすいとされる。そのような動物側の要因に加え，腫瘍体積の大きさや腫瘍細胞自体の抗がん剤への感受性の高さなど腫瘍側の要因が重なり，ATLSの病態が形成されると考えられる

□また，ATLSは抗がん剤の初回導入後48時間以内に最も起こりやすいと考えられているが，治療経過の途中で発症した例も報告されているため[2]，化学療法を行う際には頭の片隅に本症をとどめておく必要がある

ATLSのポイント

□ATLSは予防が重要な合併症であるが，発生した場合は尿量を確保するための積極的な輸液療法で対症的に治療する

好中球減少症

概要

抗がん剤の重要な副作用である骨髄抑制は，主に白血球減少症，特に好中球減少症として発現し，その結果として生じる細胞性免疫機能の低下は二次的に重篤な細菌感染のリスクを増大させる。加えて，抗がん剤による腸管粘膜障害は腸内細菌の体内移行を促進するため，両者の相互作用は「敗血症」の重要なファクターとなる。「敗血症」は菌血症を伴う重度の細菌感染に起因する病態の呼称であり，病態形成機構には未だ不明な点が多く存在すると考えられている。敗血症の進行例では緊急性の高い「敗血症性ショック」に至ることから，好中球数の著しい減少と発熱等の全身症状を併発している症例に対しては早期に適切な治療を行うべきである（敗血症性ショックの対処法については「1-2 ショック」を参照頂きたい）。

症状

抗がん剤投与後の好中球減少は，多くの薬剤で投与後5〜7日（カルボプラチンは14〜21日）に最下点を示すため，その前後に認められる臨床症状の変化については常に好中球減少およびその合併症である敗血症を念頭に置かなくてはならない。さらに前述の理由により，動物が消化器症状を呈している場合はより注意が必要であろう。

好中球減少によって生じる易感染性は，膿瘍や肺炎，膀胱炎などの感染症を助長する。一方で，炎症反応に参加する好中球が顕著に減少している場合，主な炎症徴候である発熱や発赤，腫脹などが認められない場合もあるため，各種検査で明らかな異常が認められない場合でも除外することはできない。

診断

既往歴を確認し，過去に抗がん剤投与を受けていないかどうかを確認する。また，身体検査ではバイタルサインを確認し，敗血症性ショックを引き起こしていないかを判断する。好中球数は必ず白血球の分画検査によって診断し（総白血球数ではない），2,000/μL以下は敗血症のリスクを増大させる。さらに身体検査や画像診断，血液検査，血液凝固系検査，尿検査によって感染巣の有無や全身状態を推定し，必要があれば培養検査用の採材を行う。

治療

著明な好中球減少，かつ発熱を含む臨床症状を伴う場合は仮診断として積極的に抗菌薬治療を行うべきである。広域抗菌スペクトルを有する抗菌薬の中から作用機序の異なる薬剤をいくつか併用し，臨床症状の消失と好中球数の正常化が確認されるまで投与を継続する。

筆者は経静脈的にセフェム系抗菌薬を投与し（セファレキシン，20〜25 mg/kg，8時間ごと），経皮あるいは経口的にニューキノロン系抗菌薬（エンロフロキサシン，5〜10 mg/kg，24時間ごと）を併用している。また，全身循環の改善を目的として晶質液（乳酸リンゲルなど）の輸液など支持療法を継続しながら好

中球数の回復を待つ。

⚠ 好中球減少症の注意点

□前述のとおり，好中球減少症では明らかな炎症病変が発現しない場合があるため，尿路感染や肺炎が初期には検出されない場合があることを覚えておく。また，猫は好中球減少が生じても敗血症まで進行する例はきわめてまれである

好中球減少症の補足

□犬・猫において好中球減少はヒト組み換え顆粒球コロニー刺激因子（G-CSF）の投与によって改善し，獣医学領域への応用が期待されている[3]。しかし，抗がん剤による骨髄抑制は多くの場合36〜72時間以内に回復する，あるいは異種蛋白質による抗体産生，薬価などの問題から，その必要性については議論が分かれる

■参考文献

1. Vickery KR, Thamm DH. Successful treatment of acute tumor lysis syndrome in a dog with multicentric lymphoma. *J Vet Intern Med*. 2007 Nov-Dec; 21(6): 1401-4.
2. Mylonakis ME, Koutinas AF, Papaioannou N, Lekkas S. Acute tumour lysis syndrome in a dog with B-Cell multicentric lymphoma. *Aust Vet J*. 2007 May; 85(5): 206-8.
3. Fernández-Varón E, Villamayor L. Granulocyte and granulocyte macrophage colony-stimulating factors as therapy in human and veterinary medicine. *Vet J*. 2007 Jul; 174(1): 33-41.

（近澤征史朗）

2-11-1

中毒

概要

犬や猫の中毒は，飼育環境が変化するとともに増加傾向にあると思われる。飼育環境が屋内へと変化していく中で，中毒の原因は食品，日常生活品，人薬なども対象となっている。

中毒症例のマネージメントとして，電話でのトリアージ，十分な問診，浄化(催吐，胃洗浄処置，活性炭の投与など)，対症治療が必要となる。また，それぞれの毒物に対して，中毒量，起こり得る臨床症状，薬物動態などを理解しておかなければならない。

本稿では基本的な診断および浄化，対症治療の方法を解説し，さらに一般的な中毒物質についていくつか代表的なものを取り上げる。

問診および身体検査

毒物摂取の診断は，問診および身体検査が非常に重要である。毒物の種類，摂取してからの時間，量，臨床症状の有無，症状が発現してからの時間など可能な限りの情報を収集することは，予後判定や治療方針を選択する上で非常に重要になってくる。

身体検査では，意識レベル，バイタルサインの評価を行い，臨床徴候が認められる場合は治療を先行すべきである。状況や毒物に応じて，心電図，血液検査，神経学的検査などを実施する。来院時，痙攣発作や頻回嘔吐による顕著な脱水，意識レベルの低下，虚脱しているような場合は，抗痙攣処置，静脈内輸液，酸素吸入(気管内挿管)を優先する。また，口臭や吐物の臭いの確認も，チョコレート中毒やタマネギ中毒，アルコール中毒などの特定に役立つ。

問診で聴取する項目
□毒物の種類
□毒物を摂取してからの時間
□摂取した毒物の量
□臨床症状の有無
□症状が発現してからの時間
など可能な限りの情報を確認する

治療

中毒の治療は，①毒物除去，②拮抗薬・解毒薬の投与，③対症治療の3つからなる。

●毒物除去とその適応

毒物の浄化は吸収の防止あるいは抑制，排泄促進，毒物からの隔離を目的とする。

浄化は，ほとんどの毒物において，曝露してから短時間で行う必要があることから，問診にて曝露したタイミングを確認することが重要である。浄化は，眼，皮膚，消化管がその対象となる。消化管浄化には，催吐，胃洗浄処置，活性炭の投与，緩下剤の投与，強制利尿などが挙げられる。次にそれぞれの処置の方法，注意点を述べる。

眼の浄化

毒物の眼に対する曝露は，角膜表面，結膜，その他

表 1. 催吐処置の適応

摂取後 1～2 時間以内
胃内にとどまってしまう毒物(ぶどう，レーズン，チョコレート，キシリトール)
摂取した時間は不明だが，胃内に毒物の残存が予想される場合

表 2. 催吐処置が禁忌な場合

- 腐食性毒物(電池，オーブン用洗浄剤，漂白剤)
- 炭化水素毒物(ガソリン，灯油，トーチ用オイル)
- 症状の認められている動物
(振戦，興奮，発作，高体温，低血糖，虚弱，虚脱)
- 誤嚥性肺炎を引き起こす可能性のある疾患をもつ動物
(巨大食道，喉頭麻痺，誤嚥性肺炎の既往のある動物)
- すでに頻回に嘔吐が認められている動物

周囲の組織に障害を与える可能性がある。障害の結果，局所の刺激，長期的な角膜損傷および盲目の可能性がある。局所的な刺激は，酸，アルカリ，有機溶媒，アルコール，洗剤などで起こり得る。酸やアルカリは最も重篤な影響を及ぼし，接触直後より進行性の障害が生じるかもしれない。

どのような薬剤であれ，ぬるま湯，生理食塩液，蒸留水などで20～30分洗浄すべきである。コンタクトレンズの装着は悪化させる可能性があるため避けるべきである。洗浄後，動物病院あるいは眼科専門医の診察を受けるように指示する。

皮膚の浄化

毒物の皮膚に対する曝露では，刺激やアレルギー反応など皮膚のみの病変，あるいは，毒物が吸収された場合は全身性に症状が現れることがある。脂溶性毒物は吸収が早いため，石鹸水あるいは食器用中性洗剤で洗浄後，ぬるま湯で十分に流すことが必要である。洗浄時，人への曝露を防止するため，ゴム手袋などを装着するようにする。

催吐処置

毒物摂取時の催吐処置は，摂取後短時間であること，胃内に毒物の残存が予想されることが適応となる。催吐は早期においては有効な手段であるが，時間経過とともに毒物排出効果は減弱し，3時間以上経過した場合その効果はほとんど期待できないという報告もある。

筆者は，胃に停留する時間が長い毒物(ぶどう，レーズン，チョコレート，キシリトールなど)以外は，3時間以上経過した症例の場合，腹部超音波検査で胃の拡張度合いを評価し，胃内に毒物の占める割合が多いと判断した場合に実施している(**表 1**)。また，催吐にてすべての毒物を排出することはできないため，活性炭などの使用も考慮されるべきである。

処置内容に関しては異物の場合と同様に実施する。催吐処置に用いる薬剤としては，3％過酸化水素水，アポモルヒネ，α_2アドレナリン受容体作動薬(以下α_2作動薬)，トラネキサム酸などが知られている。犬では，3％過酸化水素水，アポモルヒネ，トラネキサム酸が適応となる。猫では3％過酸化水素水により，重篤な食道炎，胃炎が生じる可能性があるため，状況に応じて使用すべきである。以前はトコンシロップが催吐剤として使用されていたが，過度の嘔吐や中枢神経症状といった副作用が認められることから，使用する際は注意が必要となる。

催吐処置が禁忌となる場合を**表 2** に示す。

【3％過酸化水素水】

3％過酸化水素水は胃粘膜を刺激すること，あるいは咽頭を刺激することで，その刺激により嘔吐を誘発する。投与量は1～2 mL/kg(経口投与)であり，嘔吐誘発率は50～70％であると報告されている。副作用として胃粘膜障害，食道炎(特に猫)，誤って気道内に入った場合，重度の誤嚥性肺炎(特に猫)が生じる可能性があるため，注意して使用すべきである。

【アポモルヒネ】

海外で一般的に使用されている催吐剤であり，化学受容器引金帯(CTZ)のドパミン受容体を刺激することにより嘔吐を誘発する。投与量は0.03 mg/kg(静脈内投与)，0.04 mg/kg(筋肉内投与)で，嘔吐誘発率は70％程度であり，即効性があるため非常に有用である。また，0.25 mg/kg を眼瞼内に投与する方法もある。猫では神経症状を誘発する可能性があり推奨されていない。

【α_2作動薬：キシラジン，メデトミジン】

本来α_2作動薬は鎮静・鎮痛効果を目的として使用

されるが，副作用として嘔吐が認められ，この副作用を催吐剤として利用している。

猫の催吐剤として有用であるが，犬では比較的催吐効果が弱いため，犬の催吐剤としては使用しにくい。キシラジンの投与量は0.44 mg/kg（筋肉内投与）である。ただし徐脈，末梢血管収縮作用といった循環器への影響が強く，循環器系に障害のある動物に対しては注意が必要である。催吐処置を実施した後は拮抗薬であるヨヒンビン0.25～0.5 mg/kg（筋肉内投与）を投与することで，鎮静状態などを軽減させることができる。

筆者は猫の催吐剤として同じα_2作動薬である，塩酸メデトミジンを使用している。投与量は10～20 μg/kgで使用しており，必ず筋肉内に投与している。静脈内に投与した場合，鎮静効果が早く発現してしまい嘔吐が誘発されない。拮抗薬としてアチパメゾールを使用する。

【トラネキサム酸】

トラネキサム酸は，抗プラスミン作用によりフィブリンの分解を阻止することで出血を抑制するため，主に止血剤として用いられる。その副作用として，悪心，嘔吐を誘発することが知られており，この副作用を利用している。

筆者は，静脈留置を設置し，50 mg/kgの静脈内投与を実施している。幼齢犬では一時的な神経症状，ふらつきなどの経験があるため30 mg/kgとしている。筆者の経験上，催吐誘発率は90％近くで，催吐誘発までの時間は投与後3分以内（多くは2分以内），平均嘔吐回数は3～4回である。

嘔吐以外の副作用として，一時的に散瞳，血圧低下，ショックなどを生じることがあるため，即時に対応できるよう静脈留置は設置しておくべきである。また血液凝固線溶系に作用する薬剤であるため，血栓形成傾向にある場合や播種性血管内凝固（DIC）に罹患している場合は使用すべきでない。また，催吐剤としては効能外使用であり，副作用により吐かせているため，使用する際は飼い主に十分なインフォームを行う必要がある。

【トコンシロップ】

トコンシロップはCTZを刺激すること，あるいは胃粘膜に炎症を惹起させることで，その刺激により嘔吐を誘発する。投与量1～6 mL（経口投与）であり，嘔吐誘発率は50％とされている。副作用としては，過度の嘔吐，中枢神経抑制作用，心毒性などが挙げられる。

【食塩】

食塩は咽頭粘膜を刺激することで嘔吐を誘発する。やむを得ない状況で使用する場面もあるかもしれないが，高ナトリウム血症に伴う中枢神経症状が生じる場合があるため，きわめて注意深く使用する必要がある。

胃洗浄処置（図1）

催吐を試みても嘔吐しなかった場合，意識レベルが低下している状態で催吐処置ができない場合，催吐剤が投与できない場合において胃洗浄処置を考慮する（**表3**）。筆者は胃洗浄処置を行う際，全身麻酔下にて実施する。

胃洗浄処置の禁忌は，近日中に消化管切開などの外科的処置を実施しており消化管穿孔の可能性があるとき，強酸，強アルカリなど腐食性毒物の摂取に関しても穿孔等の可能性があるため，基本的には禁忌である（**表4**）。

催吐処置同様，時間経過に伴い回収率が低下するため，可能な限り早い段階での実施が必要とされるが，毒物誤飲後1～2時間以内であれば効果があると考えられている。

活性炭の投与

活性炭は多くの物質と結合する吸着剤であり，それ自身は体内に吸収されないため，摂取した中毒物質の体内への吸収を減少させる。また，すでに血中に吸収されている毒物の排泄促進効果もあり，禁忌症例および活性炭に吸着しない物質以外であれば，すべての中毒で活性炭治療は推奨される。

活性炭の吸着は可逆性で投与後1分以内に始まり，離脱はゆっくりと進行する。活性炭の吸着作用に影響を与える因子として，①消化管内食物の存在，②消化管内のpHがある。特に，牛乳やエタノールが存在すると活性炭の作用は減弱する。また，胃から小腸を通過してpHが上昇すると離脱が生じる。この離脱に打ち勝つためには，活性炭の大量投与が必要となる。

人医療域にて，活性炭の単回投与が特に有効とされている物質として，アスピリン，アセトアミノフェ

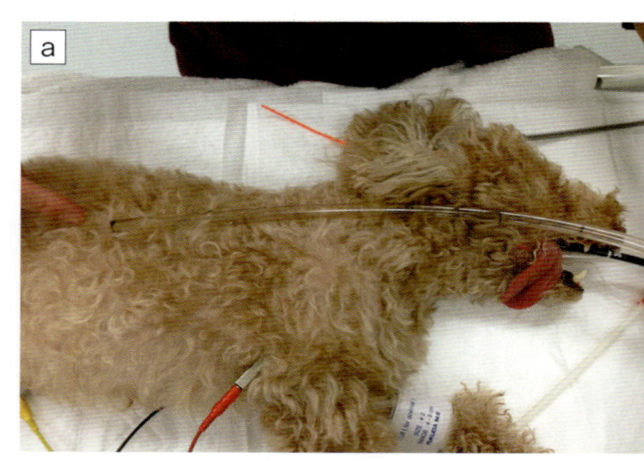

図 1. 胃洗浄処置の手順

1. 左側横臥位にする
2. 誤嚥防止のため気管チューブのカフを十分に膨らませる
3. 頭部を胸部よりも低い位置で保定する
4. 洗浄チューブの長さは，鼻から最後肋骨までの長さを測定し，マーカーで印をつける(a)
5. 洗浄液は，温水あるいは温めた生理食塩液を使用する(特に幼齢動物では，温水洗浄により低ナトリウム血症が生じる可能性があるため，生理食塩液を使用する)
6. 1 回洗浄液量は 5～10 mL/kg とする
7. 回収された液体が透明になるまで繰り返す(最低でも 10 回は実施する)(b)
8. 洗浄後，胃洗浄チューブを介して活性炭の投与を実施する
9. 口腔内を確認し，十分にガーゼで拭う
10. 十分に喉頭反射が認められるまで抜管しない

表 3. 胃洗浄処置の適応

毒物を経口摂取後 1～2 時間以内
大量服毒，毒性の高い物質
胃内に多く残留していると考えられる物質
活性炭投与が不適当な場合(大量服毒，活性炭に吸着されにくい物質：重金属，キシリトール，エチレングリコール，アルコールなど)

表 4. 胃洗浄処置の禁忌

- 腐食性毒物を摂取した場合(食道穿孔，胃穿孔が生じてしまう可能性があるため)
- 炭化水素毒物(ガソリン，灯油など)は粘稠性が低く，誤嚥性肺炎の原因となりやすい
- 尖った異物の誤飲(縫い針など)

ン，テオフィリン，三環系・四環系抗うつ薬，バルビツレートがあり，犬・猫の誤飲でよく認められるチョコレート中毒，人薬の誤飲への処置対応に相当する。また上記以外の薬物にもその効果が期待できるため，摂取した毒物が明らかでない場合も投与すべきである。

【投与量と投与方法】

投与量として，1～4 g/kg が推奨されている。経口投与量としてはかなりの量になってしまうので，嗜好性を増すために少量のフードと混ぜることも可能である(**図 2**)(ただし，なるべく活性炭単体の方が効果的である。牛乳やオイル，アイスクリームなどは吸着力が低下するため避ける)。

意識レベルの低下など臨床徴候が認められる場合は，気管内挿管実施後，胃チューブなどを介して投与すべきである。また，活性炭の繰り返し投与(4～8 時間ごと，数日間)により，静脈内に投与された薬剤やすでに吸収された薬剤でも排泄効果が期待できる。

【禁忌】(表 5)

活性炭投与の禁忌は，消化管閉塞，消化管穿孔である。また，消化管運動を抑制する薬剤の服用，麻痺性イレウスによる蠕動運動低下も相対的禁忌となる。活性炭に吸着されない薬物として，強酸，強アルカリ，エタノール，エチレングリコール，鉄，カリウム，臭化物などがある。内視鏡実施時は，視野の妨げとなるため優先順位を考慮する。

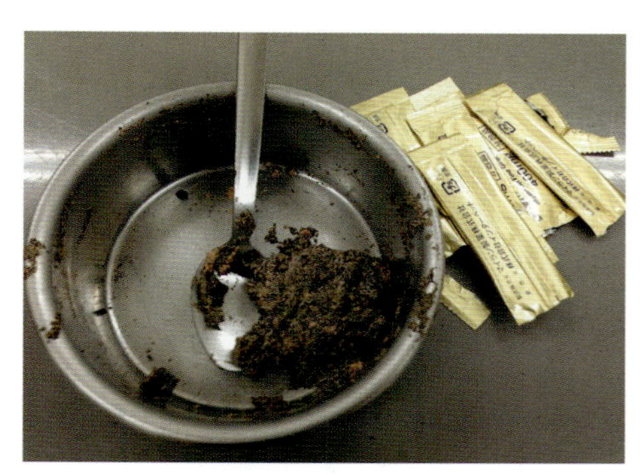

図 2．活性炭の経口投与

表 5．活性炭投与の禁忌

- 意識レベルの低い動物（誤嚥性肺炎の可能性がある）
- 吸着しにくい毒物
  （重金属，キシリトール，エチレングリコール，アルコール）
- 腐食性毒物
- 重度の脱水および低灌流（塩類の誤飲）
- 消化管閉塞および穿孔を疑う
- 高浸透圧病態
  （腎疾患，糖尿病，心因性多尿，糖尿病性尿崩症）
- 高ナトリウム血症
- 誤嚥性肺炎を引き起こす可能性のある疾患をもつ動物
  （巨大食道，喉頭麻痺，誤嚥性肺炎の既往のある動物）

緩下剤

中毒では，糖類下剤（ソルビトール），塩類下剤が推奨され，どちらも浸透圧作用により水分の増大あるいは腸管蠕動を促進させることで排便が誘発される。活性炭と併用することで，活性炭と結合した中毒物質の腸内滞在時間を短縮させることができると考えられている。70％ソルビトール液を1〜2 mL/kg（経口投与）にて使用する。

緩下剤投与の禁忌は，腹部外傷，近日中に手術をしていた場合，消化管閉塞，消化管穿孔，重度電解質異常などである。塩類下剤は，マグネシウム，ナトリウムを含むため，心機能，腎機能低下時には慎重に投与する。

強制利尿

強制利尿は中毒起因物質の排泄を促進する目的として尿量を増加させる治療法であり，人医療域でも急性中毒の標準的な治療法のひとつとして広く実施されている。筆者は1時間あたり4〜8 mL/kgの静脈内輸液かつ尿量が十分でなければ状況に応じて，利尿薬（フロセミド），ドパミンなどを使用している。目標尿量としては1時間あたり5 mL/kg以上としている。治療中は，尿量，体温，呼吸数，心拍数のモニターおよび必要に応じて，尿比重，電解質，血圧などの評価が必要となる。

しかしながら，理論的に有効性が期待できる物質は非常に少なく，実際に臨床効果が示された物質に関してはごく一部（バルビツール薬剤，サリチル酸など）しかなく，多くの中毒例においては，嘔吐による脱水の補正・防止と腎血流量の維持が目的とされている。

獣医療域では中毒時の強制利尿に関する情報は乏しいため，筆者は上記の情報をもとに処置を進めている。ただし，強制利尿の禁忌症例に関しては熟知しておく必要がある。禁忌症例としては，心不全，肺水腫，脳浮腫，腎不全，高ナトリウム血症，低ナトリウム血症，重度高血糖などである。高齢犬を含め上記の禁忌症例に対しては，尿量や呼吸数のモニタリングのもと低速（2〜3 mL/kg/hr）での輸液処置を実施する。

● 拮抗薬・解毒薬の投与

拮抗薬，解毒薬とは，毒物の毒性を緩和することのできる物質である。毒物の種類により適応可能なものは異なり，また，多くの毒物において解毒薬は存在しない。**表6**に代表的な解毒薬を挙げる。

● 中毒症例に対する対症治療

輸液療法

輸液療法は，どの中毒症例でも実施すべきである。輸液療法のメリットとして，細胞レベルでの循環維持，脱水の予防および是正，強制利尿効果による毒物の排泄，腎血流の維持，電解質の調節，低血圧に対する対応が挙げられる。また，消化管障害に伴う低蛋白血症や出血傾向に伴う出血に対しては，輸血および血漿輸血を考慮する。

輸液の種類は一般的な等張液である，乳酸リンゲル，リンゲル液が用いられる。健康な症例であれば，毒物の腎臓からのクリアランスを目的として，4〜8 mL/kg/hr の投与速度で実施される。心疾患や呼吸

表 6. 拮抗薬・解毒薬

拮抗薬・解毒薬	適応中毒
N-アセチルシステイン(NAC)	アセトアミノフェン中毒
フルマゼニル	ベンゾジアゼピン中毒
シプロヘプタジン(ペリアクチン)	セロトニン症候群，抗うつ剤中毒
フォメピゾール(4-MP)	エチレングリコール中毒
エタノール	エチレングリコール中毒
ジメルカプロール(BAL)	鉛，水銀，ヒ素中毒
プラリドキシム(PAM)	有機リン中毒
アトロピン	有機リン中毒，カーバメート中毒
D-ペニシラミン	亜鉛，鉛，カドミウム，銅，水銀中毒
ディフェロキサミン	鉄中毒
ナロキソン	オピオイド中毒
ビタミンK1	抗凝固系殺鼠剤中毒
メチレンブルー	メトヘモグロビン血症

障害あるいは，三環系抗うつ薬，リン化亜鉛殺鼠剤による中毒症例に対しては，肺水腫を助長してしまう可能性があるため動物のコンディションにあわせた輸液量の調節が必要となる。

消化管サポート

中毒症例に対し，制吐剤，制酸剤，消化性潰瘍治療薬，胃酸 pH 調整剤などを使用する。制吐剤は催吐処置を実施した動物にも使用する。アポモルヒネやオキシドールを使用した際，その効果は27～42分間継続する。制吐剤を投与することで動物を快適な状態で維持でき，活性炭を投与後，嘔吐させない目的でも使用できる。胃潰瘍を生じる毒物である，NSAIDs，腐食性薬剤などに対しては，H_2 受容体拮抗薬，消化性潰瘍治療薬，胃酸 pH 調整剤，胃粘膜保護剤などを投与すべきである。

中枢神経サポート

痙攣発作は，重篤な中毒においてしばしば認められる。持続的な痙攣症状は，呼吸障害による低酸素血症，アシドーシス，発熱を誘発する。

痙攣発作の治療としては，中毒に対する治療が最も有効であるが，多くの場合は痙攣の直接的な原因が不明であるため，先行して抗痙攣薬を投与すべきである。痙攣に対する第一選択薬はジアゼパムを使用する。ジアゼパムは様々な中毒によって誘発された痙攣に対して有効であり，循環抑制，呼吸抑制が軽度であるため安全に使用できる。また，拮抗薬であるフルマゼニルが使えるため，呼吸抑制が生じた際も拮抗可能となる。作用時間が短いため，痙攣が再発する際は，フルニトラゼパム，フェノバルビタール，ペントバルビタールの投与を考慮する。

肝庇護剤

S-アデノシルメチオニン(SAMe)やN-アセチルシステイン(NAC)といった肝庇護剤は，アセトアミノフェン，キシリトール，ブルーグリーンアルジー(藍藻)，サゴヤシ，NSAIDs，アセトアミノフェン，キノコ(アマニタ茸)による急性肝障害に対して使用される。

SAMe は必須アミノ酸であるメチオニンを保持し，硫酸基を補い，さらにはグルタチオンの前駆体として作用することで解毒作用を発揮する。N-アセチルシステインはグルタチオン前駆体であり，肝臓のグルタチオン貯蔵の増加によりアセトアミノフェン毒性を低減する。

表 7～9 は，中毒によって引き起こす可能性のある症状別に，その代表的な中毒物質をまとめたものである。

表 7. 痙攣発作が生じ得る中毒物質

興奮性＋痙攣発作	沈うつ性＋痙攣発作
ストリキニーネ	イベルメクチン，アベルメクチン
メタアルデヒド	マリファナ
マイコトキシン(生ごみ，カビ)	ベンゾジアゼピン
キノコ(アマニタトキシン)	バルビツレート
アンフェタミン，コカイン	エチレングリコール
有機リン，カーバメート	メタノール
ピレスリン，ピレスロイド	プロピレングリコール
メチルキサンチン	バクロフェン
ジクロロジフェニルトリクロロエタン(DDT：有機塩素系殺虫剤)	アミトラズ
リン酸亜鉛(メッキ剤)	SSRI(選択的セロトニン再取り込み阻害薬)
ブロメサリン(殺鼠剤)	
鉛	
メトロニダゾール	
ニコチン	
三環系抗うつ薬	
蕃茉莉(ばんまつり)(茄子科植物)　など	

表 8. 急性腎不全を引き起こす可能性のある中毒物質

エチレングリコール
ぶどう，レーズン
ユリ
ビタミン D 殺鼠剤
キノコ類
亜鉛
鉛

表 9. 急性肝障害を引き起こす可能性のある中毒物質

アセトアミノフェン
アフラトキシン(カビ)
藍藻(シアノバクテリア)
鉄
銅
ソテツ
アマニタトキシン (キノコ：タマゴテングダケ，ドクツルダケ)
キシリトール

よくある中毒物質への対応

臨床現場にて遭遇しやすい毒物の特性および対処法を以下に述べる。

1. チョコレート中毒
2. タマネギ中毒(ネギ，ニンニク，ニラ)
3. キシリトール中毒
4. 殺鼠剤中毒
5. 殺虫剤による中毒(有機リン中毒，カーバメート中毒，ピレスロイド中毒など)
6. エチレングリコール中毒
7. NSAIDs による中毒
8. アセトアミノフェンによる中毒
9. ぶどう，レーズンによる中毒
10. フィラリア予防薬による中毒(イベルメクチン中毒)

● 1. チョコレート中毒

誤飲の原因ナンバー 1

メチルキサンチン(カフェイン，テオブロミン)含有量に依存するため，カカオ含有量が多ければ多いほど中毒が生じやすい。

【症状】

臨床症状は一般的に摂取後 1～6 時間後に現れる。

初期は落ち着きがなくなり，多飲，嘔吐，下痢が認められる。進行すると活動亢進，多尿，振戦，痙攣発作が認められる。その他，頻脈，心室性期外収縮，頻呼吸，チアノーゼ，高血圧，高体温，昏睡などが認められる。死亡する原因として不整脈あるいは呼吸不全が挙げられる。

一般的ではないが，徐脈や低血圧が起こり得る可能性がある。また，脂肪分が多いものに関しては，24～72時間後に急性膵炎を発症する可能性がある。

【診断】

摂取が疑われたら，まずは口臭を確認する。問診にて，摂取および摂取量，種類の確認を行う。

【中毒量】

◯メチルキサンチン(カフェイン＋テオブロミン)の中毒量を以下に示す。

・軽度　20 mg/kg
・中程度　40～50 mg/kg
・重度　60 mg/kg
・致死量　100～200 mg/kg(LD50※)

◯チョコレートに含まれるメチルキサンチン(カフェイン＋テオブロミン)量を以下に示す。

・ミルクチョコレート　1.67 mg/g
・ダークチョコレート　5.2 mg/g
・ココアパウダー　28.47 mg/g
・ホワイトチョコレート　0.039 mg/g

【半減期】

半減期17.5時間(犬，猫はテオブロミン代謝に時間がかかるため中毒症状が出やすい)

【治療】

チョコレートは摂取後胃内に残りやすい毒物であることから，1～3時間以内であれば催吐処置，致死量を上回り神経症状が生じている場合や催吐できなかった場合は，胃洗浄処置を実施する。催吐処置および胃洗浄処置後は，活性炭の投与(1～4 g/kg)を実施すべきである。

痙攣発作を呈している場合は，ジアゼパム(反応がみられなければフェノバルビタール)にて対応する。不整脈のため意識レベルが低下している動物に対しては，リドカイン，交感神経β受容体遮断薬(β遮断薬)を投与する。240 bpmを上回る頻拍により心拍出量の低下が認められる際はβ遮断薬の使用を考慮するが，プロプラノロールは過去の報告によると腎排泄量の低下が認められることから，β_1選択性のメトプロロールを使用すべきである。

静脈内輸液は，循環管理および毒物の強制利尿を目的として維持量の約2倍(筆者の場合4～8 mL/kg/hr)で実施する。

カフェインは膀胱から再吸収されることから，可能であれば尿道カテーテルを留置する。また電解質異常が認められる可能性があるため，十分にモニターすべきである。

【合併症】

合併症として，横紋筋融解症，持病の心疾患の増悪，DICなどが認められることがある。

●2．タマネギ中毒(ネギ，ニンニク，ニラ)

時間差で生じる溶血に要注意！

タマネギに含まれる有機硫黄化合物であるアリルプロピルジスルフィドとグルタチオンとの反応により，溶血性貧血が生じる。

【症状】

大量摂取であれば当日に症状が認められることがあるが，一般的には**摂取後数日してから**血尿，黄疸，頻呼吸，運動不耐性，嘔吐，下痢などに気付く。

【診断】

ハインツ小体性溶血性貧血(摂取後24時間以降に認められやすい)を認める。

問診および口臭確認を行う。

【中毒量】

犬：5～30 g/kg
猫：5 g/kg
(タマネギ　大1個：250 g，小1個：170 g)

・個体差があるため，少量でも中毒症状を示すことがある
・日本犬は感受性が高い
・猫は他の動物よりも感受性が高い(猫のヘモグロビンは他の動物と比較して2～3倍，酸化障害を受けやすい)

※　LD50：lethal dose 50(半数致死量)

表 10．殺鼠剤の種類と中毒量

薬剤	世代	毒餌内の濃度※	LD50
ワルファリン	第 1 世代	0.025〜0.03%	20〜300 mg/kg（犬） 5〜30 mg/kg（猫）
ブロジファクム	第 2 世代	0.005%	0.2〜4 mg/kg（犬） 猫は分かっていない
ブロマジオロン	第 2 世代	0.005%	11〜15 mg/kg（犬） 猫は分かっていない
ジフェチアロン	第 2 世代	0.0025%	4 mg/kg（犬） >16 mg/kg（猫）
ジファキノン	第 2 世代	0.005〜0.2%	0.9〜8 mg/kg（犬） 15 mg/kg（猫）
ピンドン	第 1 世代 （インダンジオン類）	0.03%	5〜75 mg/kg（犬） 猫は分かっていない

※毒餌内の薬剤濃度は添付書を参考にする。
例：100 g のワルファリン毒餌を食べた犬（BW 10 kg）がいたとすると
0.03%＝0.3 mg/g より，30 mg のワルファリンを食べたことになる。
30/10＝3 mg/kg

【治療】

摂取後 2 時間以内であれば，催吐が適応である。胃洗浄処置，活性炭の投与を行う。貧血症例に対しては，酸素吸入および輸血が必要となる。下痢，嘔吐が重度の場合は，晶質液の輸液を行う。補助治療では抗酸化治療としてビタミン C，E などの投与を行う（猫にはほとんど効果はない）。

● 3．キシリトール中毒

低血糖と肝壊死

キシリトール摂取によりインスリンが大量放出し，低血糖に陥る。肝壊死の結果，肝不全および血液凝固異常を生じる可能性がある。

【症状】

摂取後 30〜60 分程度で低血糖による嘔吐，傾眠，運動失調が生じる。さらに低血糖が進行すると虚脱，発作が生じる。摂取量が多ければ 12〜24 時間以内に肝酵素上昇が認められる。インスリンの放出に伴い，細胞内にグルコースが取り込まれると同時にカリウムおよびリンの取り込みが生じ，低カリウム血症および低リン血症を引き起こす。

【中毒量および発症時間】

低血糖：中毒量 0.1 g/kg 以上
　　摂取後 30〜60 分（12 時間まで起こり得る）
急性肝壊死：中毒量 0.5 g/kg 以上
　　摂取後 9〜72 時間以内

・個体差が多いように思われる
・キシリトールガム 1 粒のキシリトール含有量は，およそ 0.3〜1.3 g/1 粒。製品によって含有率（50〜100%）がかなり異なるため，表示を確認すること

【治療】

○低血糖に対する対応

20%ブドウ糖液 1 mL/kg を緩徐に静脈内投与および 2.5〜5%ブドウ糖液の静脈内持続点滴を行う。

○インスリンの過剰分泌による低カリウム血症，低リン血症への対応を実施する。

○肝障害，肝不全，血液凝固異常に対する対症治療

抗酸化剤の投与（ビタミン E），肝庇護剤の投与（N-アセチルシステイン，SAMe，シリマリン），静脈内輸液を行う。また，肝性脳症に対する対応を行う。必要があれば輸血，新鮮凍結血漿輸血を実施する。

● 4．殺鼠剤中毒

殺鼠剤には，有機殺鼠剤であるクマリン剤，有機フッ素剤，無機殺鼠剤である硫酸タリウム剤，リン化亜鉛剤が存在する。

ほとんどの殺鼠剤がビタミン K の再利用を阻害するクマリン剤を用いた抗凝固剤であり，ビタミン K 依存的な凝固因子（Ⅱ，Ⅶ，Ⅸ，Ⅹ）の生成を減少させ血液凝固異常を起こす。第 1 および第 2 世代の殺鼠剤

があり(**表 10**)，第 2 世代物質の方が毒性が強く，作用時間も長い。

【症状】

主に出血傾向が認められる。沈うつ，虚弱，粘膜蒼白，鼻出血，吐血，血便，皮下出血，関節内出血に起因する跛行，盲目(眼底および眼内出血)，胸腔および腹腔内出血，およびそれらに伴う呼吸，循環異常が認められる。

【殺鼠剤の種類と中毒量】

表 10 に示す。

【診断】

問診，身体検査における出血傾向，血液凝固系検査(PT，APTT)などによる。

PT が最も感度が高い。初期に延長が認められ，改善時は先に改善が認められる。ビタミン K 依存性凝固因子の枯渇に 24～48 時間かかるため，PT および APTT の延長は，摂取後時間が経過した後に起こることがある。

【治療】

血液検査に加え，超音波検査による腹腔，胸腔，心嚢膜内貯留液の確認および X 線検査での肺野の不透過性亢進像の有無を確認する。呼吸抑制が生じるほどの胸水および循環異常を起こすような心嚢水が認められるようであれば，抜去を試みる。

摂取後 4 時間以内であれば，催吐処置および胃洗浄処置が優先される。その後，活性炭の投与を実施する。

ビタミン K を経口あるいは皮下投与する。静脈内投与(アナフィラキシーの可能性あり)あるいは筋肉内投与(筋肉内出血および疼痛)では投与しない。

> **投与量**
> ビタミン K1
> ・1.25～5 mg/kg，BID，PO/SC，3～4 週間
> 　この投与量での副作用はほとんど発症しない
> ※ビタミン K3 は投与しない。ワルファリンやクマリン系薬剤には効果がないため

ビタミン K の過剰摂取による副作用は，ハインツ小体性貧血，ヘモグロビン尿，ミオグロビン尿，メトヘモグロビン血症，チアノーゼなどが挙げられる。

ビタミン K1 の投与期間としては，ワルファリンによる凝固障害は 1 週間，第 2 世代薬剤による凝固障害は 4 週間以上続くことを考慮し 3～4 週間投与をすべきである。

また，ビタミン K1 治療を開始すべきかどうかの判断は，少量の摂取の場合，あるいは催吐処置にて十分に排出された場合，24，48，72 時間後の PT を測定する。72 時間後の時点で PT の延長がなければ経過観察とする。

必要であれば凝固因子の補填および貧血の改善のため，新鮮血漿および全血輸血を実施する。

● 5. 殺虫剤による中毒

有機リン中毒，カーバメート中毒，ピレスロイド中毒

殺虫剤は，農業用害虫および外部寄生虫(ノミ，ダニなど)，衛生害虫(ハエ，アブ，蚊，ゴキブリ)を駆除するものに大別される。殺虫剤は害虫の皮膚を浸透させる必要があるため脂溶性が高い。また，分解されにくいため残留性が高い。ここでは殺虫剤の中でも有機リン系殺虫剤，カーバメート系殺虫剤，ピレスロイド系殺虫剤の 3 つの中毒について記載する。

有機リン中毒

有機リン系殺虫剤の殺虫および動物に対する毒性は，不可逆的なコリンエステラーゼ阻害作用の結果，アセチルコリンが異常に蓄積することによって生じる。ムスカリン様作用※1 に伴う気管分泌および痙縮，呼吸中枢抑制，呼吸筋麻痺による呼吸不全が直接的な死因となる(**表 11**)。

【症状】

○急性期中毒症状

3 つの症状が認められる(ムスカリン様症状，ニコチン様症状，中枢神経症状)。

ムスカリン様※1 症状：流涎，放尿，排便，縮瞳，気管支収縮，徐脈，嘔吐

ニコチン様※2 症状：筋痙攣，運動失調，虚弱，麻痺

中枢神経症状：沈うつ，活動過多，発作

○中間期症候群

一般的な症状として，服毒後 24～96 時間以降に生じる神経麻痺，四肢および呼吸筋麻痺がある。これらは，筋損傷およびアセチルコリン受容体のダウンレギュレーションによるもの(ニコチン様作用※2 および中枢神経作用)とされている。小動物では少量の長期的曝露(皮膚からの吸収)によって認められることがある。

表 11．有機リン中毒とカーバメート中毒の比較

	有機リン中毒	カーバメート中毒
症状	ムスカリン様症状 ニコチン様症状 中枢神経症状	症状は有機リン中毒と同じ (発現が早い)
コリンエステラーゼの阻害	不可逆性	可逆性
PAM の投与	有効	無効

【診断】

血清コリンエステラーゼ活性の測定を行う。

・正常：1,000 IU/L 以上

・異常：500 IU/L 以下

正常値の50％以下に減少している場合は，著しい阻害を示す。中毒症例では25％以下の値を示すものが多い。

【治療】

コリンエステラーゼ再賦活薬であるプラリドキシム(PAM)およびムスカリン受容体拮抗薬である硫酸アトロピンが用いられる。

○ PAM

PAM は 20～50 mg/kg(筋肉内投与／皮下投与／非常にゆっくり静脈内投与)を投与する。効果がある際は，8～12 時間の間隔をあけ，もう 1 回あるいは 2 回の追加投与を実施する。3 回以上は投与しない(PAM を大量投与した場合，PAM 自体が神経筋遮断やコリンエステラーゼ活性阻害を起こすことがある)。曝露後 24 時間以内であれば最も効果があるとされている。**24～48 時間後には，コリンエステラーゼと有機リン剤の結合がより強固となり(エージングという)，コリンエステラーゼの再賦活化は不可能となり永久に失活する。**

○アトロピン

アトロピンは 0.1～0.5 mg/kg を 1/4 量静脈内投与および残りを皮下・筋肉内投与が推奨されている。その後，心拍数および聴診での湿性の肺音異常が認められる際には，0.1 mg/kg(静脈内投与)の間欠的投与を実施する。アトロピンはムスカリン様作用である徐脈および気管の分泌亢進に対して使用する。

○抗痙攣薬

また，痙攣・振戦症状に対する対症治療として，抗痙攣薬のジアゼパム，反応がみられなければバルビツール(フェノバルビタールおよびペントバルビタール)を用いる。フェノチアジン系トランキライザー(アセプロマジンなど)は有機リン中毒を助長させるため使用は控える。

○催吐および胃洗浄処置

催吐処置は 1 時間以内の摂取であれば考慮する。ただし意識レベルの低下，痙攣発作，嚥下反射が低下している症例では，誤嚥の可能性があるため実施すべきでない。

挿管下であれば，胃洗浄処置および緩下剤(ソルビトールなど)の投与も適応となる。また，活性炭投与も実施すべきである。

カーバメート中毒

有機リン中毒同様，コリンエステラーゼ阻害によって中毒作用を現す。有機リン中毒との大きな違いとして，カーバメート中毒は PAM の効果がないということがある。カーバメートはカルバミル基がコリンエステラーゼと結合することで失活させるが，有機リンとは異なり可逆性であり復元が早い。また，有機リンのリン酸残基と比較し，コリンエステラーゼとの反応が早いことから，中毒症状の発現が早いのも特徴的である(**表 11**)。

※1　ムスカリン様作用：アセチルコリンが血管内皮細胞から弛緩因子(一酸化炭素：NO)を放出させ，NO が血管平滑筋を弛緩させる。心臓に作用すると，心拍数の減少と収縮力の低下を引き起こし，結果，血圧が低下する。アセチルコリンは，消化管，気管支，子宮，膀胱などの平滑筋を収縮させる。また，汗腺，涙腺，唾液腺などの腺分泌を亢進させる。瞳孔の虹彩括約筋を収縮させて縮瞳を起こす。

※2　ニコチン様作用：大量のアセチルコリンが放出された際，交感神経節や副腎髄質のニコチン受容体に作用し，カテコラミンを放出させ，血圧が上昇する。

【治療】

アトロピンの間欠的投与あるいは持続点滴，支持療法（静脈内輸液，酸素吸入，肝庇護剤の投与）を行う。早期であれば，催吐処置，胃洗浄処置，活性炭＋緩下剤（ソルビトール）の投与を実施する。

ピレスロイド中毒

ピレスロイドは，除虫菊に含まれる有効成分の総称であり，広く殺虫剤として利用される。ピレスロイド類は，昆虫，両生類，爬虫類の神経細胞上の受容体に作用し，ナトリウムチャネルを持続的に開くことで脱分極を生じさせる神経毒である。小動物領域において，ピレスロイド系のペルメトリンが犬のノミ・ダニ予防薬（スポットオン剤）として使用されている。猫（特に子猫）はグルクロン酸抱合能が弱いため，感受性が高く中毒を生じやすい。

【症状】

犬は薬剤投与部位における感覚異常が一般的であり，かゆみや投与部位を噛んだり，こすりつけたりすることがある。全身症状や神経症状が認められることはほとんどない。

猫は，運動失調，振戦，顔面や耳の痙縮，知覚過敏，流涎，痙攣発作が認められることがある。曝露後数時間以内の発現が一般的であるが，12～24 時間後に発症することもあり得る。

【合併症】

合併症として横紋筋融解症および二次性腎障害，DIC，脳虚血が認められる場合がある。

【治療】

全身的な症状（意識レベルの低下，流涎，振戦，発作など）が認められていない場合は，食器用洗剤での洗浄を実施する。神経症状，振戦などが認められている場合は，抗痙攣薬の投与（ジアゼパム，反応がみられなければフェノバルビタール），静脈麻酔薬により鎮静下あるいは挿管下での麻酔管理を実施する。骨格筋興奮に伴う振戦に対して，中枢性骨格筋弛緩薬であるメトカルバモール（55～220 mg/kg，静脈内投与，最大 1 日使用量 330 mg/kg）を使用する場合もある。痙攣発作や振戦症状が安定した時点で，皮膚の洗浄処置を実施する。

支持療法として静脈内輸液を実施する。輸液を実施することで二次性の急性腎不全の原因となり得るミオグロビンの尿中排泄を促すことも可能となる。

迅速な治療により症状が 72 時間以内に緩和する症例では比較的予後は良好である。

猫のペルメトリン中毒

ペルメトリンはピレスロイド系殺虫剤の一種であり，犬用のスポットオンタイプのノミ・ダニ予防薬，犬用の疥癬治療用クリーム製剤として市販されている。誤って猫に使用した際，振戦，顔面の痙縮，痙攣発作などの神経症状を生じることがある。

【症状】

運動失調，骨格筋の異常収縮，全身性の振戦，顔面および耳の痙縮，知覚過敏，流涎，高体温などを認める。

【治療】

神経症状が認められている場合は，振戦および痙攣発作のコントロールを実施する（ジアゼパム，反応がみられなければフェノバルビタールの投与を実施）。発作が改善しない場合は，挿管下にてプロポフォールの持続点滴あるいは吸入麻酔にて管理を行う。骨格筋の異常収縮に対しては，中枢性骨格筋弛緩薬であるメトカルバモールを使用するという報告もある。状況が落ち着き次第，皮膚の洗浄を実施する。

・ジアゼパム　0.5～1 mg/kg，静脈内投与
・フェノバルビタール　2～5 mg/kg，静脈内投与
・メトカルバモール　55～220 mg/kg，静脈内投与（330 mg/kg/day を超えない）

横紋筋融解症等に伴うミオグロビン血症により腎不全を起こす可能性があるため，静脈内輸液を実施する。

【予後】

一般的には良好であるが，横紋筋融解症に伴う腎不全や DIC を併発した症例は予後不良となる。

● 6．エチレングリコール中毒

摂取後，数時間以内に治療を開始できるかがポイント

エチレングリコールは，車のラジエーターの不凍液や保冷剤に使用される。その他，溶剤，潤滑油，界面活性剤，有機合成，化学繊維の原料などにも使われる。エチレングリコールは特有の臭いや甘い味がするため，誤飲事故の原因となる。

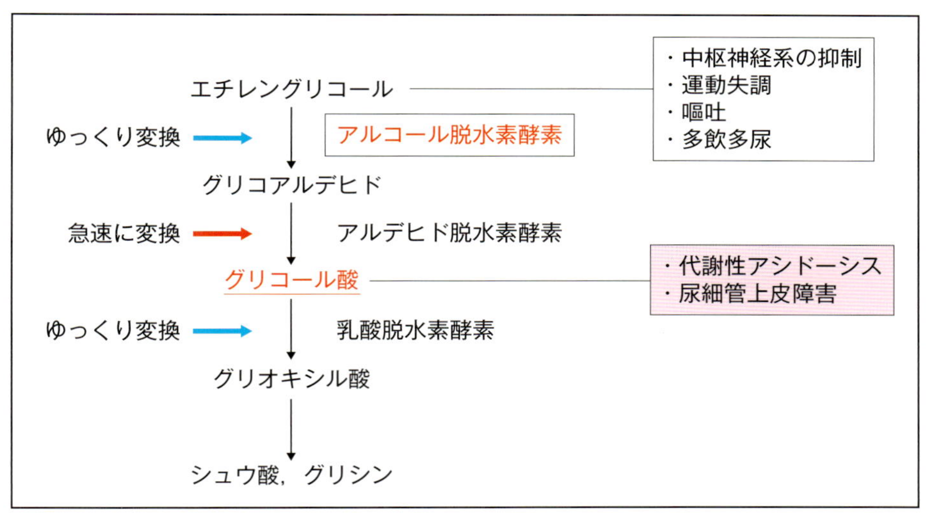

図 3．エチレングリコールの代謝と臨床症状

【中毒量】

致死量は，

犬：4.4〜6.6 mL/kg

猫：1.4 mL/kg（猫はエチレングリコールに対する感受性が高い）

【症状】

臨床症状は 3 つのステージに分けられる（**図 3**）。

◯ステージ 1

曝露後 30 分〜12 時間

嘔吐（エチレングリコールによる胃の刺激），神経症状（沈うつ，興奮，麻痺，昏睡），多飲多尿，食欲不振，低体温

◯ステージ 2

曝露後 12〜24 時間

代謝性アシドーシスに起因する循環器呼吸器症状（頻呼吸，頻拍，肺水腫），痙攣発作など

◯ステージ 3

曝露後 24〜72 時間

シュウ酸カルシウムによる腎不全（乏尿，高窒素血症）

【診断】

問診および臨床症状（早期の運動失調）を確認する。血液検査では，低カルシウム血症の有無を確認する。また，尿検査にてシュウ酸カルシウム結石を認める場合がある。

車用の不凍液内には蛍光色素が入っているものが多いため，吐物，口腔内，四肢，尿にウッド灯を当ててみる（ウッド灯検査）。また，血液ガス測定を行い，代謝性アシドーシス（アニオンギャップ上昇）の確認を行う。

その他として，血漿浸透圧の上昇，血清・尿中のエチレングリコールの検出がある。

【治療】

摂取後，1 時間以内であれば催吐処置，胃洗浄処置を実施する。活性炭の投与はあまり効果がない（エチレングリコールは吸収が早く，また，分子量が小さく吸着されにくいため）。

◯エタノール

アルコール脱水素酵素の競合拮抗を目的として，エタノールを投与する。ただし，エタノールによる嘔吐や意識レベルの低下，代謝性アシドーシスの進行を引き起こす可能性があるので注意を要する。

エタノールの静脈内投与

犬：20％エタノール 5.5 mL/kg，静脈内投与，4 時間ごと 5 回。その後 6 時間ごと 4 回

猫：20％エタノール 5 mL/kg，静脈内投与，6 時間ごと 5 回。その後 8 時間ごと 4 回

または，

30％エタノール 1.3 mL/kg，静脈内投与，その後 0.42 mL/kg/hr，48 時間静脈内持続点滴

エタノールの経口投与
40%のアルコール飲料を2～3 mL，経口投与（嘔吐を引き起こす可能性あり）

○フォメピゾール

アルコール脱水素酵素阻害剤であるフォメピゾール(4-MP)は，エタノールと異なり，意識レベルの低下，代謝性アシドーシスを助長させない。最近の報告では猫でも有効であるとされ，20 mg/kgを静脈内投与，その後12～24時間後に15 mg/kg，36時間後に5 mg/kgを静脈内投与する。

○自宅での治療

40%以上のアルコール飲料を2.25 mL/kgで飲ませる。これを4時間ごとに反復投与する(アルコール脱水素酵素によりエチレングリコールが毒性代謝物へと代謝されるが，エタノールがアルコール脱水素酵素をエチレングリコールと競合する)。

● 7. NSAIDsによる中毒

NSAIDs(非ステロイド系抗炎症薬)は，人医，獣医療域ともによく使用される薬剤である。イブプロフェン，アスピリンなどのNSAIDsによる中毒は，COX1を阻害することで，胃粘膜障害，腎血流量の低下，血小板の凝集異常を生じる。

【中毒量と症状】

イブプロフェンの中毒量とその症状を**表12**に示す。

【診断】

問診と臨床症状より推測する。

【治療】

治療として，胃粘膜保護，腎不全の予防，抗痙攣処置，肝保護を目標とする。

摂取後1時間以内であれば，催吐処置および胃洗浄処置を実施する。その後，活性炭の投与を行う。NSAIDsは腸肝循環に入るため，摂取後2時間以上経過している場合も活性炭の投与は適応となる。

○胃粘膜保護

ファモチジン：0.5 mg/kg, BID
ミソプロストール：1～3 μg/kg, TID～QID
スクラルファート：(犬)0.5～1 g/head, BID～TID
(猫)0.25 g/head, BID～TID
ラニチジン：(犬)2 mg/kg, TID
(猫)2.5 mg/kg, BID

○腎不全の予防

24～48時間以上の静脈内輸液を実施する。乏尿・無尿症例に対し，腹膜透析を実施する。

○痙攣発作

ジアゼパム，反応がみられなければフェノバルビタールの投与を実施する。

● 8. アセトアミノフェンによる中毒

アセトアミノフェンはNSAIDs同様，解熱，鎮痛および軽度の抗炎症作用のある薬剤であり，人医療において広く使用されている。肝臓でチトクロームP450を介して代謝され，肝内のグルタチオンを消費し，中間毒性体であるN-アセチル-P-キノネミンが生成される。本来グルタチオンにより抱合されて無毒化されるが，猫や幼若動物では十分に抱合されないため毒性が増加する。N-アセチル-P-キノネミンは赤血球および肝細胞，尿細管上皮を酸化することで，メトヘモグロビン血症およびハインツ小体性貧血，重篤な肝障害，腎障害を引き起こす。

【中毒量】

犬：50 mg/kg以上

表12. イブプロフェンの中毒量と臨床症状

用量	臨床症状
25～125 mg/kg	嘔吐，吐き気，下痢，腹痛，食欲不振
＞175 mg/kg	吐血，メレナ，多飲多尿，乏尿，尿毒症，急性腎不全
＞400 mg/kg	痙攣発作，運動失調，昏睡，ショック
＞600 mg/kg	死亡

※猫はグルクロン酸抱合能が低いため，犬と比較し2倍の感受性があるとされている

猫：10 mg/kg 以上

【症状】

犬で，少量～多量の摂取で肝障害および肝細胞壊死に伴う症状(嘔吐，活動性の低下，震え，結膜浮腫，食欲不振，頻脈および頻呼吸)を認める。中程度～多量の摂取でメトヘモグロビン血症，チアノーゼ，ヘモグロビン尿，血尿，結膜充血，顔面の浮腫，四肢の浮腫などの症状を認める。

猫ではすぐに肝障害が生じない。メトヘモグロビン血症，チアノーゼ，活動性の低下，呼吸障害，顔面・四肢の浮腫，低体温，嘔吐，溶血に伴う黄疸，多量摂取時に肝毒性が認められる可能性がある。

【診断】

問診の内容，臨床症状より推測する。

【治療】

摂取後1時間以内であれば，催吐処置および胃洗浄処置を実施する。その後，活性炭の投与を行う。アセトアミノフェンは腸肝循環に入るため，摂取後2時間以上経過している場合も活性炭の投与は適応となる。

N-アセチルシステインは，アセトアミノフェン代謝物と直接的に結合し排泄を進める。初回投与140 mg/kg(重症例であれば280 mg/kg)，その後4時間おきに70 mg/kgを3～5回静脈内あるいは吐いていなければ，経口投与する。N-アセチルシステインは本来，静脈内投与で使用する薬剤ではないことから，初回大量投与時は15～20分かけてゆっくり投与することが望まれる。静脈内投与によるアナフィラキシー反応も報告されている。

【補助療法】

アスコルビン酸(ビタミンC)は，メトヘモグロビンを還元しヘモグロビンに変換させるために投与するとされているが，その効力は不明であり，消化器症状を引き起こす可能性もある。30 mg/kg，経口投与，BID～QIDにて使用する。

シメチジンは肝臓内のチトクロームP450により酸化することで，アセトアミノフェン代謝(N-アセチル-P-キノネミンの産生)を減少させる効力があるとされている。

その他の支持療法として，静脈内輸液，必要であれば酸素吸入および輸血処置を実施する。

●9．ぶどう，レーズンによる中毒

犬でぶどうやレーズンの摂取により，急性腎不全を呈し死に至ることがある。ぶどうやレーズンの毒性の機序は不明である。

【中毒量】

ぶどう：19.6～148 g/kg

※1 kgのぶどうを食べても無症状であったという報告もある

レーズン：2.8～36.4 g/kg 以上

※4.48～19.6 g/kg 以上という報告もある

【症状】

- 摂取後24時間以内に嘔吐，食欲不振，傾眠，下痢
- 摂取後48時間以降に急性腎不全を発症する(活動性の低下，脱水，乏尿，無尿)

【診断】

問診および臨床所見より推測する。また，血液検査(BUN，Cre，Ca，IP)による腎不全の確認を行う。

【治療】

摂取後4時間以内(ぶどうやレーズンは長期的に胃内に残存している可能性がある)であれば，催吐処置および胃洗浄処置を積極的に実施する。また，活性炭の投与を実施する。摂取後，48～72時間は輸液を実施する。また，72時間は腎不全を発症する可能性があるため，血液検査でのモニターを実施する。

急性腎不全を呈している症例では予後不良である。フロセミド，ドパミン，マンニトール，H_2受容体拮抗薬の投与を実施する。可能であれば，腹膜透析，血液透析を実施する。

●10．フィラリア予防薬による中毒(イベルメクチン中毒)

イベルメクチンは犬糸状虫症の予防薬あるいは毛包虫症の治療薬として使用されている。イベルメクチンによる中毒は，大量に投与された場合，あるいは薬物排泄機構に異常のある動物(MDR1遺伝子変異および欠損)にて認められる。大量投与に伴いGABAの作用を増強することで神経筋障害が生じる結果，振戦，痙攣発作などの神経症状を引き起こす。

MDR1(P糖蛋白)遺伝子は，薬物を細胞外に排泄するための分子であり，この遺伝子に変異のある犬はイベルメクチンの副作用に高い感受性をもつことが知ら

れている。コリーは高頻度に変異が認められる。

【中毒量】

○イベルメクチン

（通常のフィラリア予防量は6～24 μg/kg，1カ月に1回経口投与）

- 2.5 mg/kg以上で臨床症状が認められる可能性がある
- MDR1遺伝子変異および欠損犬では，0.1 mg/kg以上で臨床症状が認められる可能性がある
- LD50：80 mg/kg
- 猫では，0.2～1.3 mg/kgで副作用は認められていない。ただし一部の報告で，子猫で0.3～0.4 mg/kgで副作用が生じたという報告もある

○モキシデクチン

（通常のフィラリア予防量は3 μg/kg，1カ月に1回経口投与，または0.17 mg/kg，6カ月に1回皮下投与）

- 300倍以上の服用で臨床症状が現れる可能性
- コリーでは90 μg/kgで副作用を認める可能性
- シェルティーでは皮下投与（0.17 mg/kg）にて副作用を認める可能性

○ミルベマイシン

（通常のフィラリア予防量は，犬：0.5 mg/kg，猫：2 mg/kg，1カ月に1回経口投与）

以下に中毒量に関する報告を示す。

- ビーグルで200倍量投与しても明らかな副作用は認められなかった
- 5頭のコリーにて，10倍量の投与で2頭が中毒症状（流涎，散瞳，運動失調，中枢神経抑制）を生じた。また，20倍量では全頭で中毒症状を生じた
- MDR1遺伝子変異犬にて，毛包虫症の治療として0.5～1.6 mg/kgを連日投与し中毒症状を認めた

○セラメクチン

（通常のフィラリア予防量は6 mg/kg，1カ月ごと）

- 子犬や子猫に対して10倍量投与しても安全であったとの報告がある
- コリーに5倍量投与しても安全であったとの報告がある

【症状】

○犬の臨床症状

運動失調，虚弱，啼鳴，知覚過敏，運動亢進，遊泳運動，高体温，低体温，方向感覚の喪失，鈍麻，盲目，散瞳，嘔吐，流涎，徐脈

○猫の臨床症状

運動失調，虚弱，啼鳴，方向感覚の喪失，痴呆，盲目，散瞳，ヘッドプレッシング，振戦，徐脈

○重症例の臨床症状

痙攣発作，低換気，チアノーゼ，昏睡，死亡

【診断】

問診（近日中の曝露の有無），臨床症状から推測する。

可逆性コリンエステラーゼ阻害薬であるフィゾスチグミン1 mg/headを緩徐に静脈内投与することで30分間程度一時的に症状が緩和するとの報告があるが，確定診断にはならない。

【治療】

経口（大量）摂取後，2時間以内で臨床症状が認められていなければ催吐処置および胃洗浄処置を実施する。腸肝循環に移行するため，活性炭の投与を繰り返すべきである。

解毒薬はないため，呼吸および循環に対する支持療法が重要となる。静脈内輸液および呼吸障害が生じている場合は人工呼吸器管理を実施する。

○抗痙攣薬について

バルビツール系抗痙攣薬（フェノバルビタール，ペントバルビタール）を使用すべきである。これはGABA受容体の中でも，イベルメクチンの結合部位とバルビツール系抗痙攣薬の結合部位が離れていると考えられているためである。

ベンゾジアゼピン系抗痙攣薬は，症状を悪化させる可能性があるという報告がある。イベルメクチン結合部位と隣接しているため回復を長期化させる可能性がある。

可逆性コリンエステラーゼ阻害薬であるフィゾスチグミン1 mg/headを緩徐に静脈内投与することで30分間程度一時的に症状が緩和するとの報告があるが，使用することで回復を早めることはない。むしろ，使用することで症状を悪化させる可能性もある。

GABA受容体拮抗薬であるピクロトキシンは，静脈内投与により，痙攣発作を誘発してしまう可能性がある。試薬であり臨床的には用いられておらず，イベルメクチン中毒の治療には推奨されない。

⚠ 注意点

□原因物質が分からない場合は，全身的なスクリーニング（呼吸器，神経，循環など）を実施後，全身状態の安定化を図る治療を優先する
□服毒後 1 時間以内であれば催吐処置を試みるが，意識レベルが低下している場合やすでに嘔吐している症例では実施すべきではない
□胃洗浄処置を実施する際，問題となるのが誤嚥性肺炎である。挿管前に気管チューブのカフに異常がないかを必ず確認し，挿管後はカフを十分に膨らませ誤嚥を防止する

ポイント

□急性の消化器症状＋神経症状は中毒疾患を疑う
□十分な問診（数日前にさかのぼる）により，中毒物質の特定を行う
□よくある中毒は，臨床症状，中毒量および致死量，治療法（拮抗薬の有無など）は押さえておく

参考文献

1. Schildt JC, Jutkowitz LA. Approach to poisoning and drug overdose. In: Silverstein D, Hopper K, eds. Small Animal Critical Care Medicine. Saunders. 2009. pp326-329.
2. Peterson ME, Talcott PA. Small Animal Toxicology. 3rd ed. Saunders. 2013.
3. Lee JA. Emergency management and treatment of the poisoned small animal patient. *Vet Clin North Am Small Anim Pract.* 2013 Jul;43(4):757-71.
4. Plumb DC. Plumb's Veterinary Drug Handbook. 6th ed. Wiley Blackwell. 2008.
5. Khan SA. Differential diagnosis of common acute toxicologic versus nontoxicologic illness. *Vet Clin North Am Small Anim Pract.* 2012 Mar;42(2):389-402.
6. Khan SA. Common reversal agents/antidotes in small animal poisoning. *Vet Clin North Am Small Anim Pract.* 2012 Mar;42(2):403-6.
7. 岡野昇三．急性中毒．ポイント解説 犬と猫の救急治療の ABC．インターズー．2012．pp 52-63.

（中村篤史）

2-11-2

熱中症

概要

熱中症とは，暑熱により生体機能が著しく障害を受けた状態と定義される(**表 1**)。高温多湿環境下あるいは過度な運動に伴い放熱反応が順応できず体内に熱がこもり，視床下部における体温調節中枢機能が破綻し高体温が持続することで起こる。近年，医学領域では「脳障害を主とした多臓器不全を伴う全身炎症性反応を引き起こす高体温状態」との記載もあり，組織細胞障害を経て最終的に多臓器不全となり死に至る。同様の状態は動物の熱中症症例でも認められる。

その原因としては，夏期の室内や車内など温熱環境下への長時間の放置のみならず，肥満や呼吸器疾患，心疾患，痙攣発作などの基礎要因による(季節に関係しない)こともあるため，病態を十分に理解しておく必要があると思われる(**表 2**)。最も重要なことは，熱中症の病態進行を十分に理解した上で，救急時の治療および病態の悪化を予想した治療計画を立てることであり，これらを中心に解説する。

症状

● 臨床症状と病態の変化

熱中症はその進行状態において症状が異なり，進行状況と臨床症状の把握は治療の判断および予後判定において非常に重要である(**表 3**)。

初期(医学領域では熱痙攣)は高体温状態に十分に順応できている状態であり体温上昇も認められず，犬・猫において明らかな臨床症状を認めることはない。

中程度(医学領域では熱疲労)に進行していくと，脱水状態が顕著になると同時に血流分布の異常(皮膚血管の拡張や中心部血管の収縮，筋肉への血流の増加など)が生じて血液循環不全が起こる。また体温調節機能が限界となり破綻し始めるのもこの時期である。これらの病態により，臨床症状として活動性の異常，消化器症状が認められる。

病態のさらなる進行が認められることで最終ステージである重度熱中症(熱射病)となる。このステージでは，脱水，循環不全に加え全身性炎症性反応に伴う多

表 1．熱中症の分類

体温と臨床症状にて分類される

熱痙攣	体温：正常 臨床症状：特になし，軽度脱水状態 （医学：一過性の有痛性筋痙攣，発汗，塩類喪失性脱水）
熱疲労	体温：40℃以下の体温上昇 臨床症状：無気力，衰弱，嘔吐，下痢，過度のパンティング
熱射病	体温：41℃以上 臨床症状：中枢神経症状(昏睡，痙攣，虚脱など)，血様嘔吐，メレナ，循環血液量減少性ショック，不整脈，DIC

表 2．原因および基礎要因

外的要因
高温環境(炎天下や車内，室内など) 水分を十分に与えていない 薬剤投与(ループ利尿薬，β遮断薬など)
内的要因
肥満 被毛が多い犬種 心疾患 神経疾患，神経筋疾患 上部気道疾患(短頭種，喉頭麻痺)

表 3. 熱中症の重症度と臨床症状・病態

軽度（体温異常なし）	臨床症状：軽度脱水
中程度（40℃以下の高体温）	臨床症状：活動性の低下，消化器症状 病態の進行：脱水の進行，血液循環不全，SIRS 視床下部における体温調節機能の限界あるいは破綻の始まり
重度（41℃以上の高体温）	臨床症状：各臓器における組織障害を顕著に反映した症状 病態の進行：SIRS，MODS 視床下部における体温調節機能の破綻

SIRS：全身性炎症反応症候群　MODS：多臓器機能障害症候群

臓器不全が生じ，脳，血液，腎臓，消化管，肺，肝臓，骨格筋などすべての臓器において組織障害が生じる。中枢神経症状として昏睡，昏迷，痙攣発作が認められ，血液異常として播種性血管内凝固（DIC），腎不全，消化管障害として嘔吐，下痢，メレナ，吐血，呼吸障害として急性呼吸窮迫症候群（ARDS）などが認められる。また血液循環不全の進行に伴い循環血液量減少性ショックに陥る。

診断

どのステージにあるか，多臓器不全レベルの確認

熱中症の診断は，体温測定および高温環境下にどの程度置れていたかを問診によって確認することが重要となる。また，基礎要因となり得る疾患（中枢神経疾患や上部気道閉塞性疾患）の確認も重要である。さらに，熱中症以外でも発熱が認められる感染症や腫瘍性疾患の除外も必要となる。

身体検査

身体検査にて重要なことは，意識レベルおよび痙攣発作の有無，呼吸状態，灌流状況（可視粘膜の色，CRT，脈質，心拍数）の確認である。

血液検査

臨床検査時に最も必要なことは，熱中症がどの程度進行しているのかを把握することと，多臓器不全の度合いを把握することである。CBC では，白血球増多および減少症，脱水に伴う血液濃縮，血管内皮障害や DIC に伴う血小板減少症が認められる。血液生化学検査では，腎不全に伴う BUN，Cre 値の上昇，低血糖，電解質異常，肝障害に伴う ALT，AST，およびビリルビン値の上昇，骨格筋障害（横紋筋融解症）に伴う CK（CPK）値の上昇が認められることがある。

重度熱中症では，高率に DIC を併発するため，血液凝固系検査における PT，APTT の延長，FDP の上昇の有無を確認する。

尿検査

尿検査では尿細管障害に伴う尿円柱の析出および横紋筋融解症に伴うミオグロビン尿の確認を行う。

X 線検査

胸部 X 線検査では，呼吸器疾患および循環器疾患の異常を確認する。

心電図検査

心筋虚血，壊死に伴う心室性期外収縮を生じることがあり，心電図検査が有用となる。

治療

軽度の熱中症（熱痙攣～軽度の熱疲労）

このステージで対処すべき病態は脱水および胃腸障害である。涼しい場所での管理，消化のよい食事の給与，皮下補液による脱水の緩和，胃腸障害が認められる症例に対しては H_2 受容体拮抗薬や制吐剤が適応となる。

中程度の熱中症（熱疲労）

このステージでは脱水，消化器症状に加え，血液循環不全および全身性炎症反応が認められ始める。また，体温調節機能も限界の状態であるため，体表を水道水で濡らし送風するなど，冷却が必要となる。脱水に対し生理食塩液あるいは乳酸リンゲル液の皮下補液あるいは静脈内輸液が適応となる。胃腸障害が生じているケースがほとんどであるため，H_2 受容体拮抗

薬，制吐剤，スクラルファート等の投与が適応となる。

● 重度の熱中症（熱射病）

このステージでは上記の病態に加え，多臓器不全が生じる，あるいはそれを想定して治療を進めるべきである。また，来院時には昏睡状態，ショック状態，痙攣状態であることも考えられることから酸素吸入，ショックに対する輸液，抗痙攣薬の投与が優先される場合も多々ある。さらに，いち早く冷却処置を開始できるか否かが予後に影響することから，電話連絡を受けた時点から涼しい場所への移動，水道水をかける，アイスパックを内股，頚部にあてがうなど適切なアドバイスをすべきである。また動物病院への移動中も同処置を実施するよう指示する。

予後

熱中症の予後は病態の程度により様々であり，一概にはいいがたいが，過去の報告によると致死率は50〜56％といわれている。また，ある報告によると，自宅から来院時にかけて冷却処置が実施された場合の致死率が19％に対し，冷却処置が実施されなかった場合の致死率は49％と高かった。予後不良因子として，意識レベルの低下，低血糖，昏睡状態，低体温，高ビリルビン血症，心室性期外収縮，低蛋白血症，呼吸困難，肺水腫が挙げられる。さらに，血液凝固系検査におけるPTの延長（18秒以上），APTTの延長（30秒以上）があり，その他の報告では，Cre値の上昇（1.5 mg/dL以上），病院到着が遅れること（90分以上），神経症状および肥満が挙げられている。

救急対応の手順（図1）

軽度，中程度の熱中症の対応については，前述の「治療」を参照のこと。以下に重度熱中症への対応の詳細を記す。

● 重度熱中症への対応

初期治療では，①灌流状態の安定化，酸素吸入（気道確保），②痙攣発作に対する対応，③冷却処置，の3つを同時進行することが必要である。初期治療にて安定した後，次に④現在進行あるいは今後生じてくる多臓器不全への対応を実施する（**表4**）。

①輸液，酸素吸入（気道確保）処置

来院時バイタルの確認を行う。灌流状況の確認，低酸素血症の有無（SpO_2や可能であれば動脈血液ガス）を確認する。

ルート確保を行い点滴処置，酸素吸入を開始する。低血圧あるいはショック状態であることが確認された際は，晶質液10〜20 mL/kgの静脈内ボーラス投与，膠質液5 mL/kgの静脈内ボーラス投与（15〜20分かけて）を実施する。心電図モニターを実施し，心室性期外収縮が認められる場合は，リドカインにて対応する。

また，静脈内輸液にて循環不全が改善されない場合は，血管収縮薬の投与（ドパミン，バソプレシン，ノルエピネフリン）が必要となる。

短頭種で認められる軟口蓋過長症や喉頭麻痺等の上部気道閉塞症例に関しては，重度の低酸素状態である場合も考えられるため，効果的な酸素吸入および喉頭や軟口蓋の浮腫の軽減を目的とし気管挿管による呼吸管理を実施する場合もある。

②痙攣発作に対する処置

熱中症症例における中枢神経異常の原因として，脳灌流の低下，高体温における脳組織障害，脳浮腫，出血，低血糖・肝性脳症といった代謝性異常などが原因として考えられる。

痙攣発作が認められる場合は，抗痙攣薬の投与（ジアゼパム，フェノバルビタールなど）および脳浮腫に対してマンニトール（0.5〜1.5 g/kg，15分以上かけてゆっくり静脈内投与）等の脳圧降下剤の投与が必要となる。

低血糖が認められる際は，50％ブドウ糖液0.5〜1 mL/kgを生理食塩液にて5倍希釈し，ゆっくり静脈内投与し，その後2.5〜5％ブドウ糖液の静脈内持続点滴を行う。

③冷却処置

冷却法として，体表冷却法（室温冷却，扇風機，水浴など）と体内冷却法（冷水による胃洗浄，冷水浣腸，腹膜灌流など）が報告されている。体内冷却法は体表冷却法と比較しても効果にさほど大差がないこと，侵襲的な処置になり得ることから，体温を低下させる処

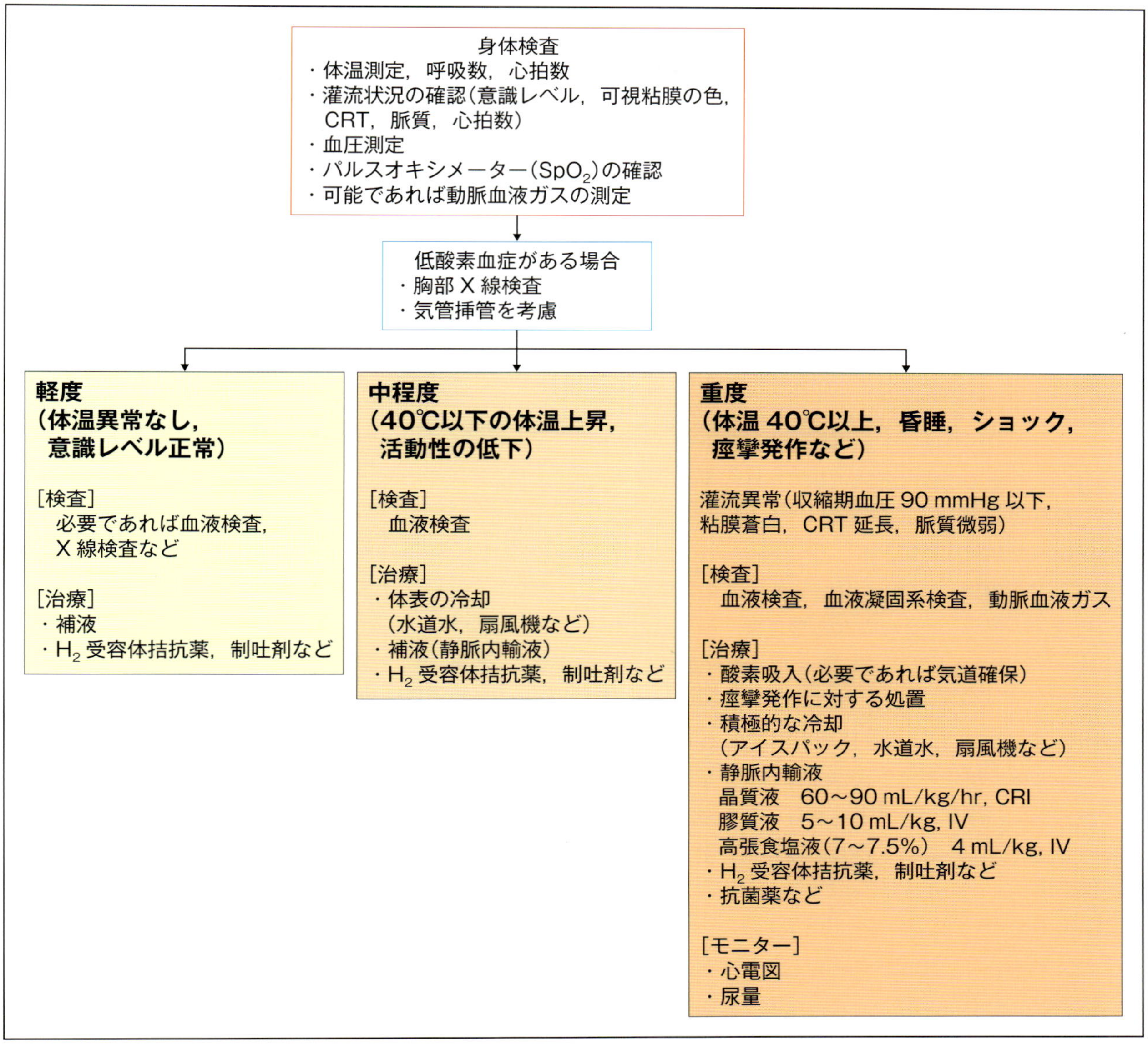

身体検査
・体温測定，呼吸数，心拍数
・灌流状況の確認(意識レベル，可視粘膜の色，CRT，脈質，心拍数)
・血圧測定
・パルスオキシメーター(SpO_2)の確認
・可能であれば動脈血液ガスの測定

↓

低酸素血症がある場合
・胸部 X 線検査
・気管挿管を考慮

軽度(体温異常なし，意識レベル正常)

[検査]
必要であれば血液検査，X 線検査など

[治療]
・補液
・H_2 受容体拮抗薬，制吐剤など

中程度(40℃以下の体温上昇，活動性の低下)

[検査]
血液検査

[治療]
・体表の冷却(水道水，扇風機など)
・補液(静脈内輸液)
・H_2 受容体拮抗薬，制吐剤など

重度(体温 40℃以上，昏睡，ショック，痙攣発作など)

灌流異常(収縮期血圧 90 mmHg 以下，粘膜蒼白，CRT 延長，脈質微弱)

[検査]
血液検査，血液凝固系検査，動脈血液ガス

[治療]
・酸素吸入(必要であれば気道確保)
・痙攣発作に対する処置
・積極的な冷却(アイスパック，水道水，扇風機など)
・静脈内輸液
晶質液　60～90 mL/kg/hr, CRI
膠質液　5～10 mL/kg, IV
高張食塩液(7～7.5%)　4 mL/kg, IV
・H_2 受容体拮抗薬，制吐剤など
・抗菌薬など

[モニター]
・心電図
・尿量

図 1．救急対応の手順(熱中症)

表 4．重度熱中症の治療

1. 輸液，酸素吸入(気道確保)処置
2. 痙攣発作に対する処置
3. 冷却処置
4. 現在進行あるいは今後生じてくる多臓器不全への対応

置の主流は体表冷却法である。

【体表冷却法】

体表冷却法を実施する上で注意すべきは，①冷やしすぎないこと(39.4℃を目標とする)，②氷水での水浴は控えることである(**表 5**)。また，高体温に対し解熱剤(アスピリンやカルプロフェンなど)の投与は消化器および腎障害の増悪，視床下部における体温調節機能への影響等が考えられるため禁忌とされている。

④現在進行あるいは今後生じてくる多臓器不全への対応

高体温状態が継続した場合，全身臓器における細胞レベルでの障害が発生し，脳，腎臓，肝臓，消化管，血液，肺，骨格筋にて組織障害が起こり多臓器不全と

表 5. 冷却時の注意点

過剰な冷却に要注意！
目標体温　39.4℃ 中心部温度の低下は，体表温度の低下よりも遅れて起こるため，体表の冷却を中止した後も中心部温度は下がり続ける
氷水での水浴は控える
冷却に氷水を使わない方がよい理由 1)体表血管の収縮やシバリングのため体温が低下しづらくなる 2)皮膚の血流を低下させ，DIC の一因となり得る微小血栓形成を助長する可能性がある

なる。また，消化管障害が重度である場合，バクテリアルトランスロケーションにより敗血症を来すことも予測される。

○脳浮腫，神経細胞障害

意識レベルの低下，神経症状(発作あるいは脳神経学的検査での異常)が認められる場合は，脳浮腫，神経細胞障害を予測しマンニトールを投与すべきである。

○腎不全

血液検査にて BUN，Cre 値の上昇が認められる場合は，糸球体，尿細管障害に伴う腎不全を予測し，静脈内輸液および尿量のモニターを行い，乏尿，無尿時にはフロセミド，マンニトールの投与を考慮すべきである。

○肝細胞障害

また，肝酵素，ビリルビン値の上昇が認められる場合は肝細胞障害を予測し，静脈内輸液，肝庇護剤の投与を行う。また，低血糖，低アルブミン血症を伴う場合は肝不全を疑い，アミノ酸点滴等を考慮する。

○消化管粘膜障害

消化管粘膜障害に関しては，H_2 受容体拮抗薬，スクラルファートの投与を考慮する。また，消化管出血を認める場合，バクテリアルトランスロケーションに伴うエンドトキシン血症が生じることを予測し，広域抗菌薬の投与を考慮する。

○ DIC

血液検査，血液凝固系検査にて，血小板減少，PT，APTT の延長，FDP の増加等が認められる場合は，低分子ヘパリンの投与，蛋白分解酵素阻害薬，血漿および全血輸血の実施を考慮する。

○不整脈

心筋の虚血，壊死に伴い，聴診および心電図モニターにて心室性期外収縮が認められる際は，抗不整脈薬(リドカイン)の投与を考慮する。

○その他

ARDS，膵炎，横紋筋融解症などが生じる可能性を予測し，それぞれについて対応すべきである。重度の熱中症症例においては上記すべてを発症する可能性があり，異常所見に対する迅速な処置対応が生存率上昇の鍵となる。

注意点

□冷却しすぎに要注意(過度の冷却によるシバリング，血液凝固異常)

□冷やし方の注意点(実施すべきでない：氷水に浸ける，冷水での輸液，冷水浣腸，冷水での胃洗浄)

□過剰輸液は要注意(血管透過性が上昇しているため，間質に漏れる可能性がある)

ポイント

□来院するまでの間に冷却処置を開始させる

□体温 39.4℃で冷却中止

□治療不耐性の低血圧，低血糖，有核赤血球の異常増加は予後不良と考える

□多臓器不全を念頭に置いた全身管理(輸液，抗痙攣処置，脳圧降下処置，尿量モニタリングなど)

参考文献

1. Bouchama A, Knochel JP. Heat stroke. *N Engl J Med*. 2002 Jun 20;346(25):1978-88.
2. Johnson SI, McMichael M, White G. Heatstroke in small animal medicine: a clinical practice review. *Journal of Veterinary Emergency and Critical Care*. 2006 June;16 :112-119.
3. Walters MJ. Hyperthermia. In: Wingfield W, Raffe M, eds. The Veterinary ICU Book. Teton NewMedia. 2002. pp 1130-1135.
4. Flournoy WS, Wohl JS, Macintire DK. Heatstroke in dogs: Clinical signs, treatment, prognosis, and prevention. *Compend Contin Educ Pract Vet*. 2003. 25:422-31.
5. Drobatz KJ, Macintire DK. Heat-induced illness in dogs: 42 cases (1976-1993). *J Am Vet Med Assoc*. 1996 Dec 1;209(11):1894-9.
6. Bruchim Y, Klement E, Saragusty J, Finkeilstein E, et al. Heat stroke in dogs: A retrospective study of 54 cases (1999-2004) and analysis of risk factors for death. *J Vet Intern Med*. 2006 Jan-Feb;20(1):38-46.
7. Aroch I, Segev G, Loeb E, Bruchim Y. Peripheral nucleated red blood cells as a prognostic indicator in heatstroke in dogs. *J Vet Intern Med*. 2009 May-Jun;23(3):544-51.
8. Bruchim Y, Loeb E, Saragusty J, Aroch I. Pathological findings in dogs with fatal heatstroke. *J Comp Pathol*. 2009 Feb-Apr; 140(2-3):97-104.
9. Lin MT. Heatstroke-induced cerebral ischemia and neuronal damage. Involvement of cytokines and monoamines. *Ann N Y Acad Sci*. 1997 Mar 15;813:572-80.
10. Drobatz KJ. Heat stroke. In: Silverstein D, Hopper K, eds. Small Animal Critical Care Medicine. Saunders. 2009. pp 723-726.
11. 岡野昇三. 熱中症. ポイント解説 犬と猫の救急治療のABC. インターズー. 2012. pp 90-94.

（中村篤史）

Chapter 3

必要な手技

1 気道確保
2 心肺蘇生法（CPR）
3 血管内留置
4 投薬方法
5 輸液療法
6 輸血療法

3-1

気道確保

概要

心停止やショックなどの救急疾患では，できるだけ早く酸素を供給することが重要であり，そのためには気道確保が必要である。気道確保の方法には，マスク法，気管内挿管法，気管切開法，特殊な器具を使用しないマウス・ツー・ノーズ(mouth-to-nose)法などがあり，動物の状態，設備およびスタッフ数などにより適切な手段を選択する。気管内挿管法は，他の方法と比較して気道確保が確実であり，非侵襲的であるために推奨される。

準備

気道確保を実施する際に使用する主な器具は，麻酔に使用されるマスク，喉頭鏡，気管チューブ，アンビューバッグなどである(**図 1**)。また，必要に応じて小切開のための手術器具や気道管などを準備する。

気道確保の手技

● 1．気道閉塞の解除

気道は，舌根部の沈下，分泌物，吐物，血液，異物および咽頭浮腫などにより閉塞する。そのため，気道閉塞となる原因を確認するために口腔内検査を行い，分泌物，吐物，血液などの流動物が口腔内に認められた場合には，吸引器で吸入するか，ガーゼなどで拭き

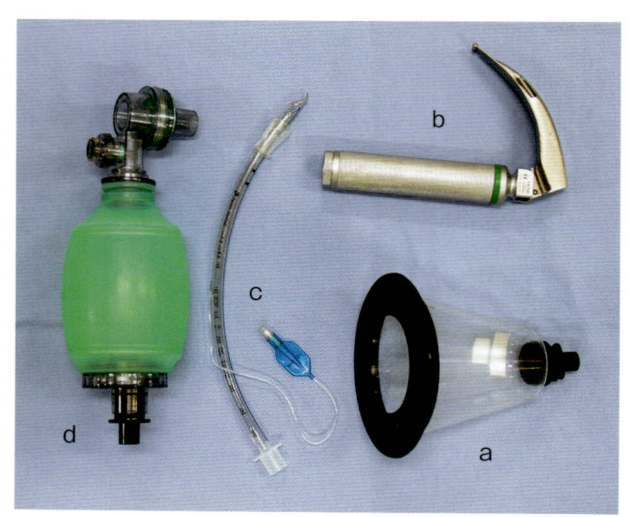

図 1．気道確保に使用される器具
a：マスク　b：喉頭鏡　c：気管チューブ　d：アンビューバッグ

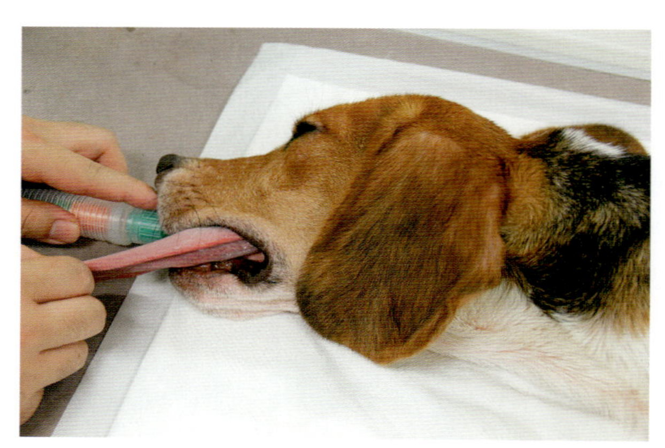

図 2．頚部伸展による気道確保
頚部の伸展および舌の牽引により気道内の空気の流れをスムーズにする

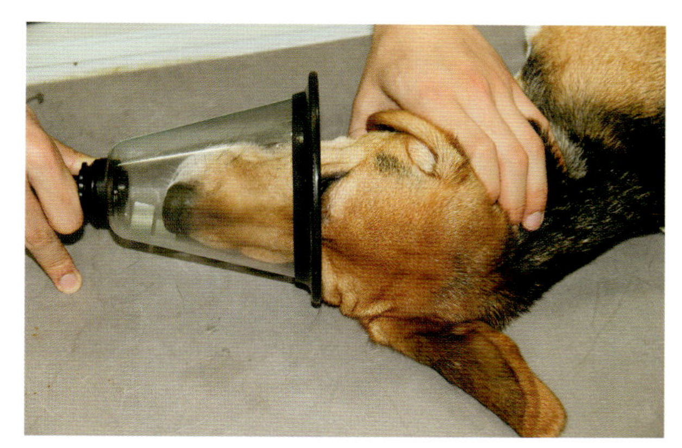

図 3. マスクによる気道確保

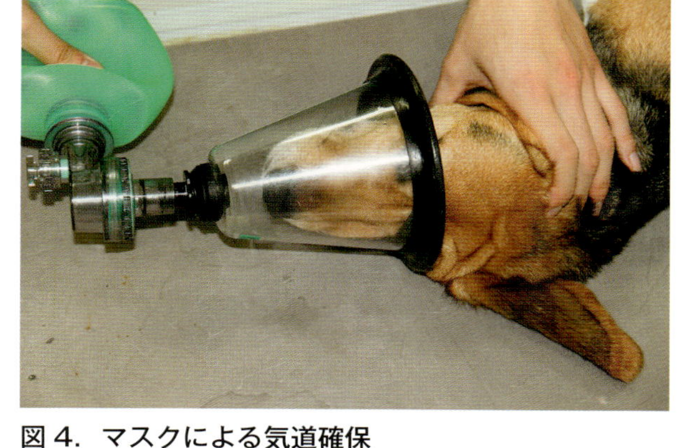

図 4. マスクによる気道確保（アンビューバッグの使用）

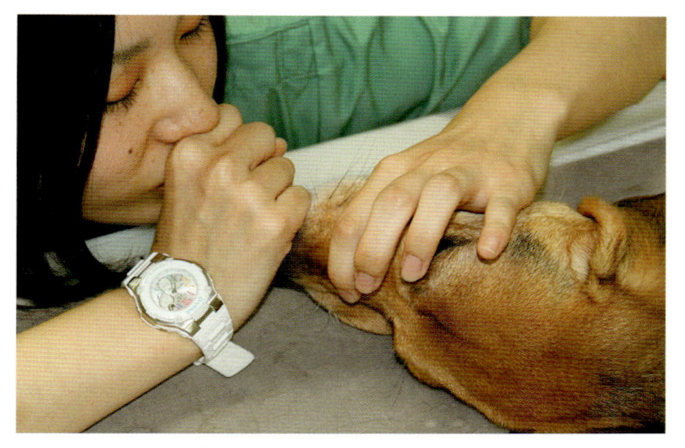

図 5. マウス・ツー・ノーズ法
筒状にした握り拳を動物の鼻に当て息を吹き込む

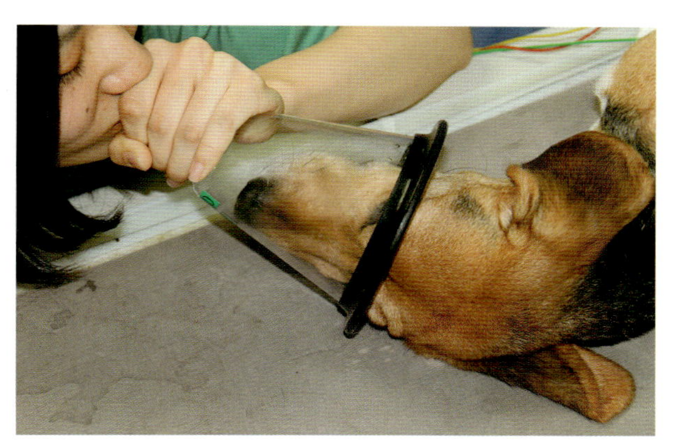

図 6. マウス・ツー・ノーズ法（マスクの使用）
握り拳の代わりにマスクを顔に当て，鼻から空気を送り込む

取る。流動物が口腔内や気道内に多量に認められる場合は，肺への逆流を防ぐために頭部を下げて排出させる。また，固形物が口腔内に認められた場合には，指または鉗子を用いて取り除く。その際に指で異物を取り除く場合には，噛まれないようにバイトブロックなどを用いて術者の安全面にも注意を払う必要がある。

意識のない状態では，舌根部の沈下による気道閉鎖が起きやすいので，横臥位にして頭頚部を適度に伸ばし，舌を引っ張り出すことにより気道を確保する（**図 2**）。

● 2. マスク法

麻酔の際に使用するマスクを用いて酸素を供給する。マスクを動物の鼻および口を覆うように密着させる（**図 3**）。マスクは，蛇管に接続して麻酔装置から100％酸素を供給する。また，麻酔装置が近くにない場合や動物を移動させる場合などは，マスクにアンビューバッグを接続して換気をさせることができる（**図 4**）。動物がマスクを嫌がる場合は，マスクを外して蛇管の先端から酸素のみを供給する。

● 3. マウス・ツー・ノーズ法

術者と動物では口の形状および大きさが異なるため，いわゆるマウス・ツー・マウス法に代わるマウス・ツー・ノーズ法がある。最も簡単な方法は，握り拳で筒状の形状をつくり動物の鼻に当て，そこから呼気を注入させる方法（**図 5**），または握り拳の代わりにマスクを用いる方法（**図 6**）により呼吸を行う。その際に，反対側の手で口をつぼめて空気が漏れないようにする。さらに，助手がいる場合には，助手に輪状

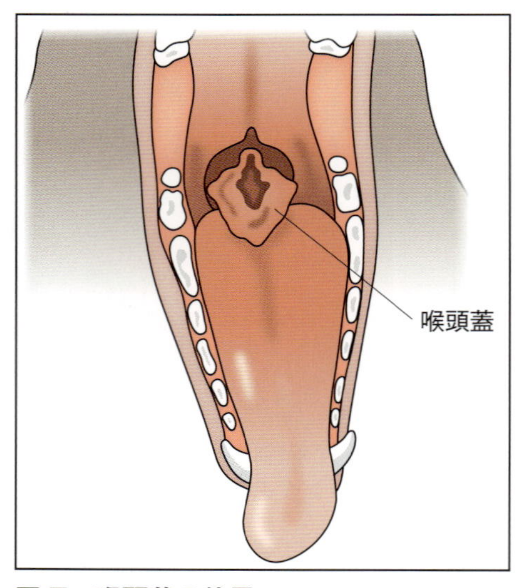

図 7．喉頭蓋の位置

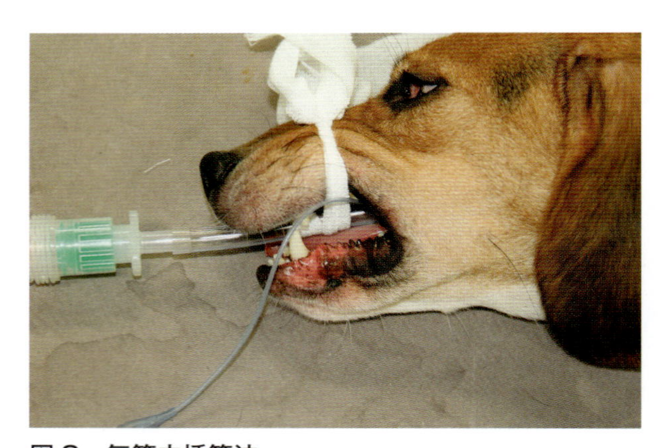

図 8．気管内挿管法
気管チューブを用いて挿管し，抜けないように固定する。麻酔装置に接続をして酸素を供給する

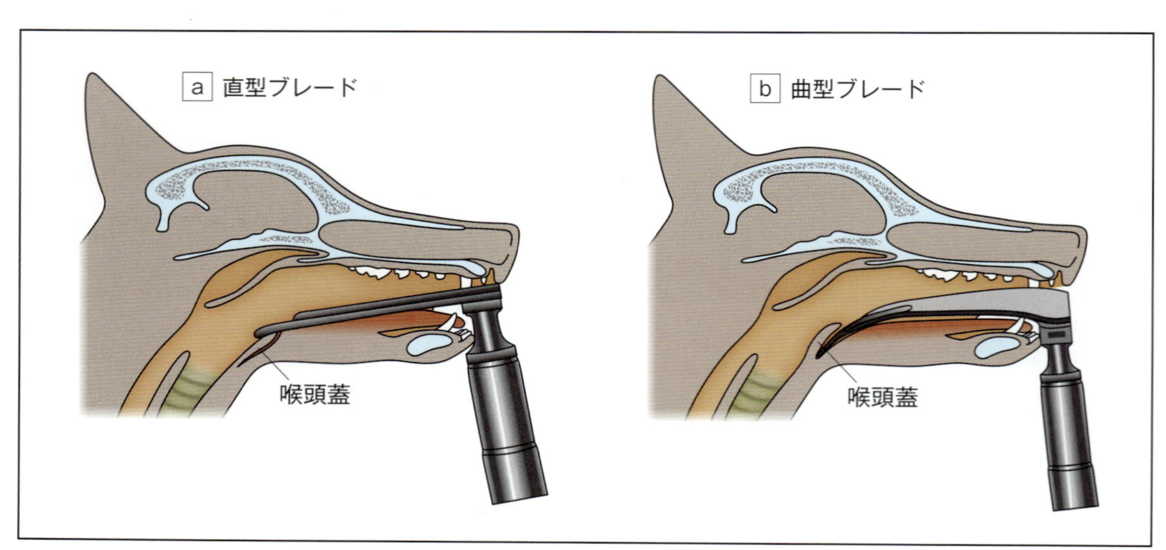

図 9．喉頭鏡の形状と使用方法
a：直型ブレードの使用法。ブレードで直接喉頭蓋を押し下げ，気管を確認する
b：曲型ブレードの使用法。ブレードで舌根部を下方に押し下げ，間接的に喉頭蓋を下方に移動させて気管を確保する

軟骨を背側に圧迫してもらうことで，食道内腔が圧迫閉塞されて空気が食道内から胃へ流入するのを減少させられる。

● 4．気管内挿管法

気管内挿管の方法は，通常の麻酔時の挿管方法と同一であるが，できるだけ素早く行わなければならない。挿管の準備ができるまでマスク法などによる100％酸素供給を行う。

保定する助手がいる場合

挿管時の体位は，動物を保定する助手がいる場合には伏臥位で実施する。助手に動物の上顎を前方に伸展させ気道が適切な位置にくるように保定してもらう。術者は，口を開き舌をつかんで前方に引っ張り出す。喉頭鏡を用いて喉頭蓋を引き下げて気管を確認し(**図7**)，気管チューブを挿入する。気管内挿管が完了したら，気管チューブが気管内に確実に挿入されているか，過度に挿入して片肺換気になっていないかどうか

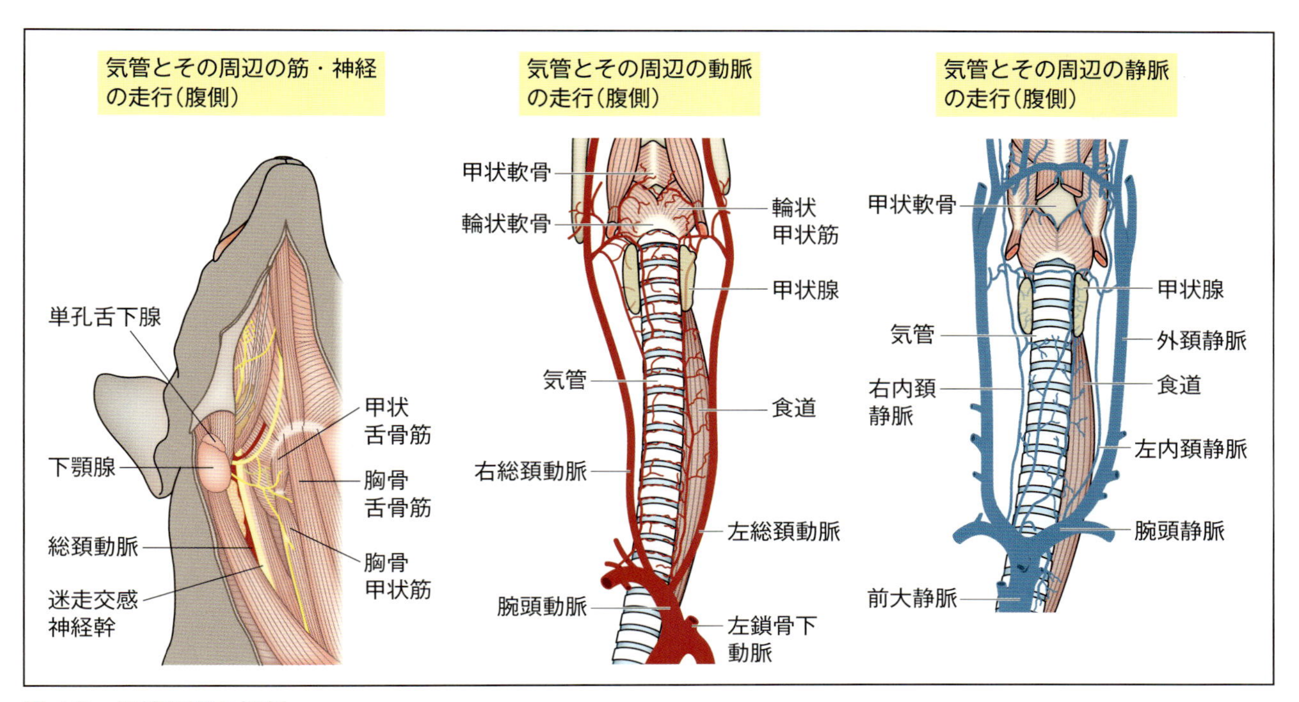

図 10．気管周辺の解剖
参考文献 1，2 より引用・改変

を通常の麻酔時と同様に聴診器などを用いて確認する。挿管後は，気管チューブがずれないように固定する（**図 8**）。

ひとりで行う場合

気管内挿管をひとりで行う場合は，仰臥位または横臥位で実施する。挿管方法は，ふたりで実施する場合とほぼ同じであるが，上顎を持ち上げてもらえないので術者の気管チューブを持つ手の甲の部分で上顎を押し上げるようにすることで喉頭蓋がみえやすくなる。

使用する気管チューブに関して

気管チューブは，通常の麻酔時に使用しているタイプのもので若干細めのものが使いやすい。本来は，最も適正なサイズを準備して用いるのが基本であるが，緊急時には細くてもできるだけ早く確実に挿入できることが第一である。また，猫などに使用する細い気管チューブではスタイレットを入れることで挿入しやすくなる。さらに，口腔内の異物や分泌物でチューブが汚れた場合は，素早く交換する必要がある。

喉頭鏡の形状と使用法

喉頭鏡を使用する際は，ブレードの形状により使用法が若干異なる（**図 9**）。直型ブレードを用いて挿管する場合は，ブレードで直接喉頭蓋を下方に押し下げて気管を確認してチューブを挿入する。それに対して，曲型ブレードを用いて挿管する場合は，ブレードで舌根部を下方に押し下げて間接的に喉頭蓋を下方に移動させることにより気管を確認してチューブを挿入する。

● 5．気管切開法

気道閉塞が重度であるか，または閉塞している原因が除去不可能な場合には，緊急の気管切開を実施する。緊急な処置であるので，通常の外科手術に準ずるような消毒を実施する時間的な余裕はない。

手順（図 10，11）

切開は，咽頭より 2～3 cm 尾側を，気管と平行に正中線上を 5 cm ほど切開する。胸骨舌骨筋を鈍性に剥離して気管を露出する。気道管または気管チューブを挿入する部位の気管輪の間を全周の 40％程度切開する。気管の切開部位の両側に支持糸をかけて気管チューブまたは気道管を挿入する。局所に抗菌薬を塗布した後に，必要であれば皮膚を緩く縫合してからガーゼおよび包帯で術部を保護する。また，長期的に気管切開による呼吸管理をする場合は，酸素の加湿や分泌物の吸引などの処置を施す必要がある。

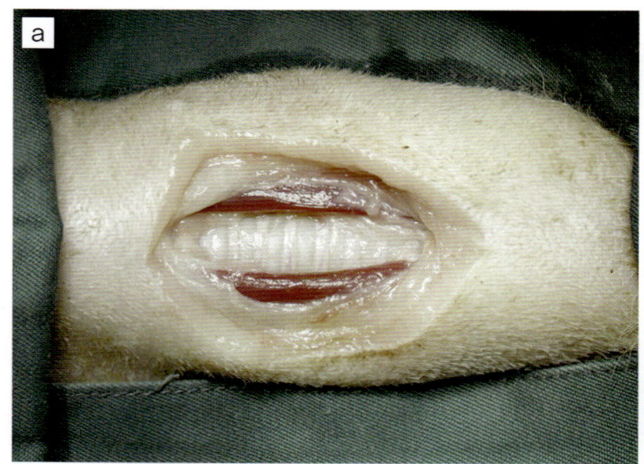

胸骨舌骨筋を鈍性に剥離し，気管を露出する

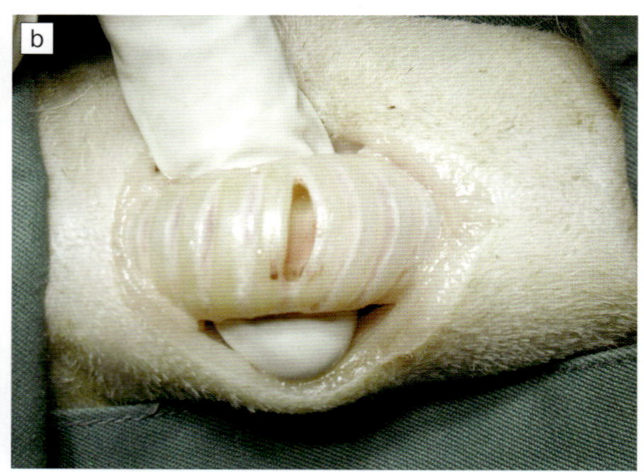

挿入する部位の気管輪の間を全周の 40% 程度切開する

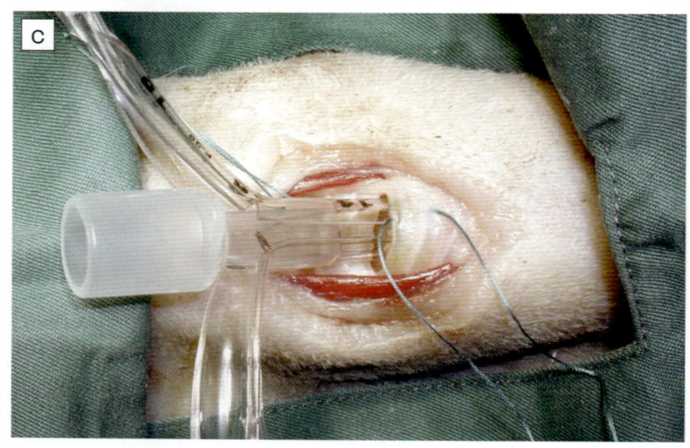

切開部位より，自作の気道管を挿入している。気管切開部の支持糸は気道管の挿入・交換のために用いるものである

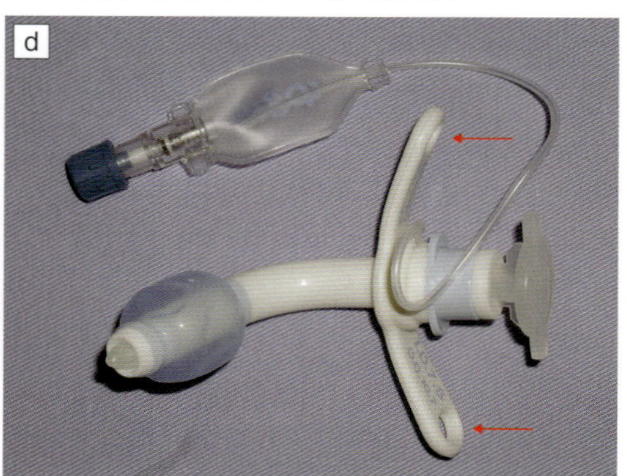

市販の気道管。左右にある穴(矢印)に包帯などを通して，首の後ろで固定する

図 11．気管切開

⚠ 注意点

- □気道確保が確実に行えているかを確認し，誤挿管などを予防する
- □吐出や嘔吐による誤嚥に注意する
- □口腔内の異物や分泌物で気管チューブが汚れたら素早く交換する
- □気道確保後は，動物の状態を十分に観察する
- □気管切開に際しては，血管の損傷や気管の切開幅に注意する

ポイント

- □できるだけ迅速に気道確保を行う
- □動物の状態，設備およびスタッフ数などにより適切な手段を選択する
- □必要な器具(マスク，喉頭鏡，気管チューブなど)は，いつでも使用できるように準備しておく
- □気道確保ができたら，酸素供給を開始する

参考文献

1. Miller ME . Evans HE, Christensen GC, eds. Miller's Anatomy of the Dog. 2nd ed. Saunders. 1979.
2. Posner LP, Ludders JW 著．吉見奈津子 訳．緊急時の気管切開術―適応, 手技, および管理―. *SURGEON*. 2005. 11-12 月号(54号)．p43.

（岡野昇三）

3-2

心肺蘇生法(CPR)

はじめに

心肺蘇生法(cardio-pulmonary resuscitation, CPR)とは，心肺停止(cardio-pulmonary arrest, CPA)状態もしくはそれが強く疑われる状態の動物に対して施される手技であり，まさに「そのときに対応しないと間に合わない」手技の最たるものである。ここでは2012年6月に公表されたガイドライン[6](RECOVERガイドライン2012，**図1**)を紹介し，その内容についての理解を深めたいと思う。

ガイドラインの内容と手技の“流れ”の理解

心肺蘇生法ガイドラインのフローチャートは**図2・3**に示すとおりであり，**心肺停止の動物の発見(認識)～一次救命処置**(basic life support, BLS)**～二次救命処置**(advanced life support, ALS)**～自己心拍再開**(ROSC)**後のアルゴリズム**(CPA後アルゴリズム)へとつながるものとなっている(詳細は後述)。また，投与すべき薬物や使用する除細動器のエネルギーなども，計算に煩わされることなくできるよう，早見表のように作成されている(後述)。

このように，獣医救急救命に携わる可能性のあるすべてのスタッフが同じレベルで，同じ手技を実行できるように工夫され報告されたのが本ガイドラインの特徴であることをご理解頂きたい。

救命救急処置の現状

獣医学領域において，およそどれくらいの動物が心肺停止および心肺蘇生処置を受け，そのうちどの程度が生存退院に至ったか？ またその(心肺停止の)原因は何か？ どのような処置が行われたか？ など救急救

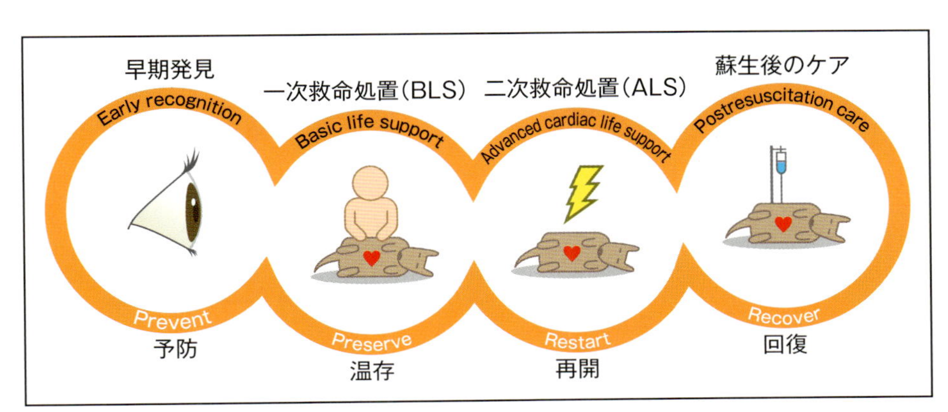

図1．RECOVERガイドラインは「救命の連鎖」の考えに基づき構成されている
参考文献2より引用・改変

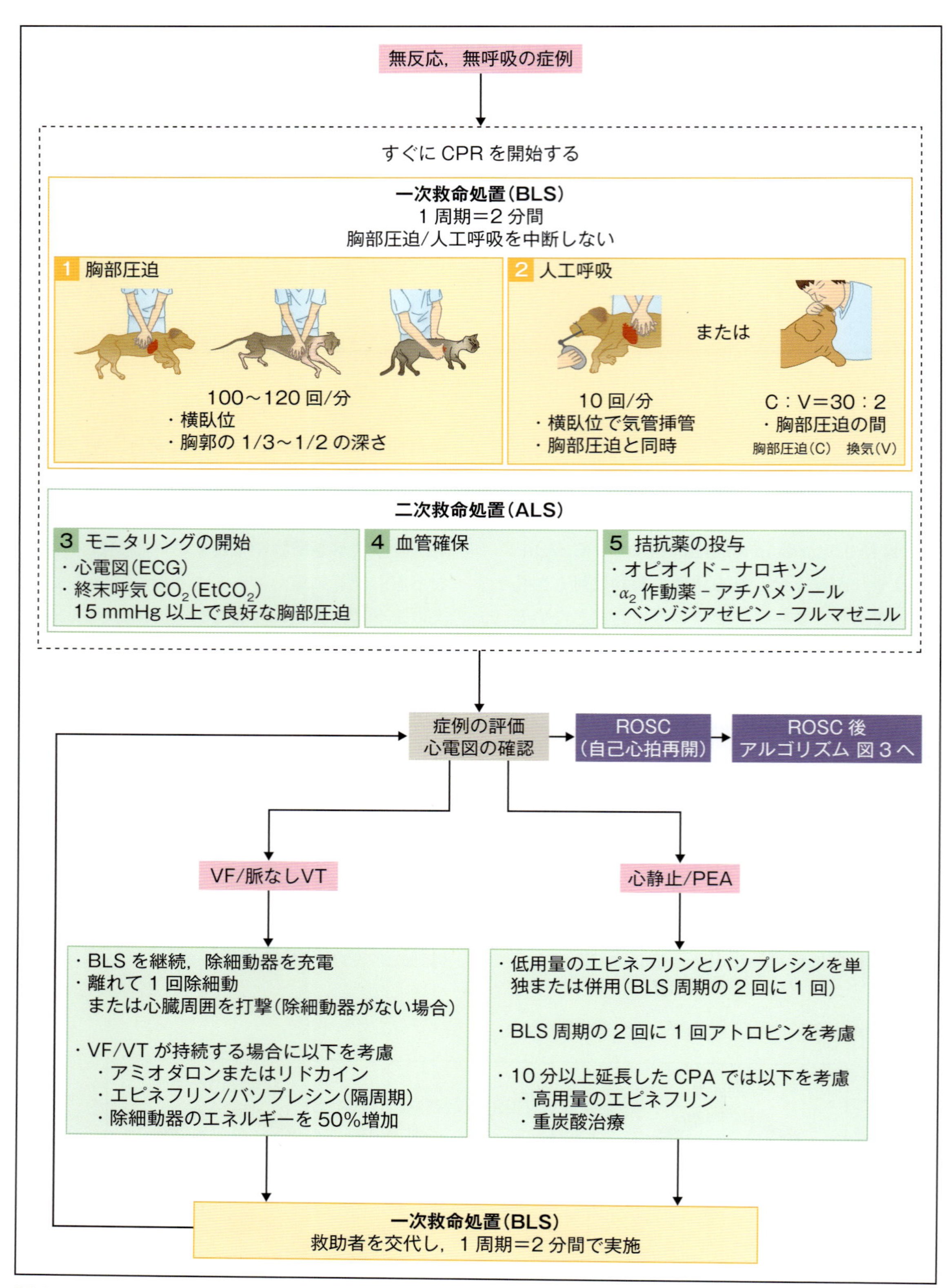

図 2. CPR ガイドラインにおけるアルゴリズム①

心肺停止動物の発見～ALS まで

VF：心室細動　VT：無脈性心室頻拍　PEA：無脈性電気活動　CPA：心肺停止

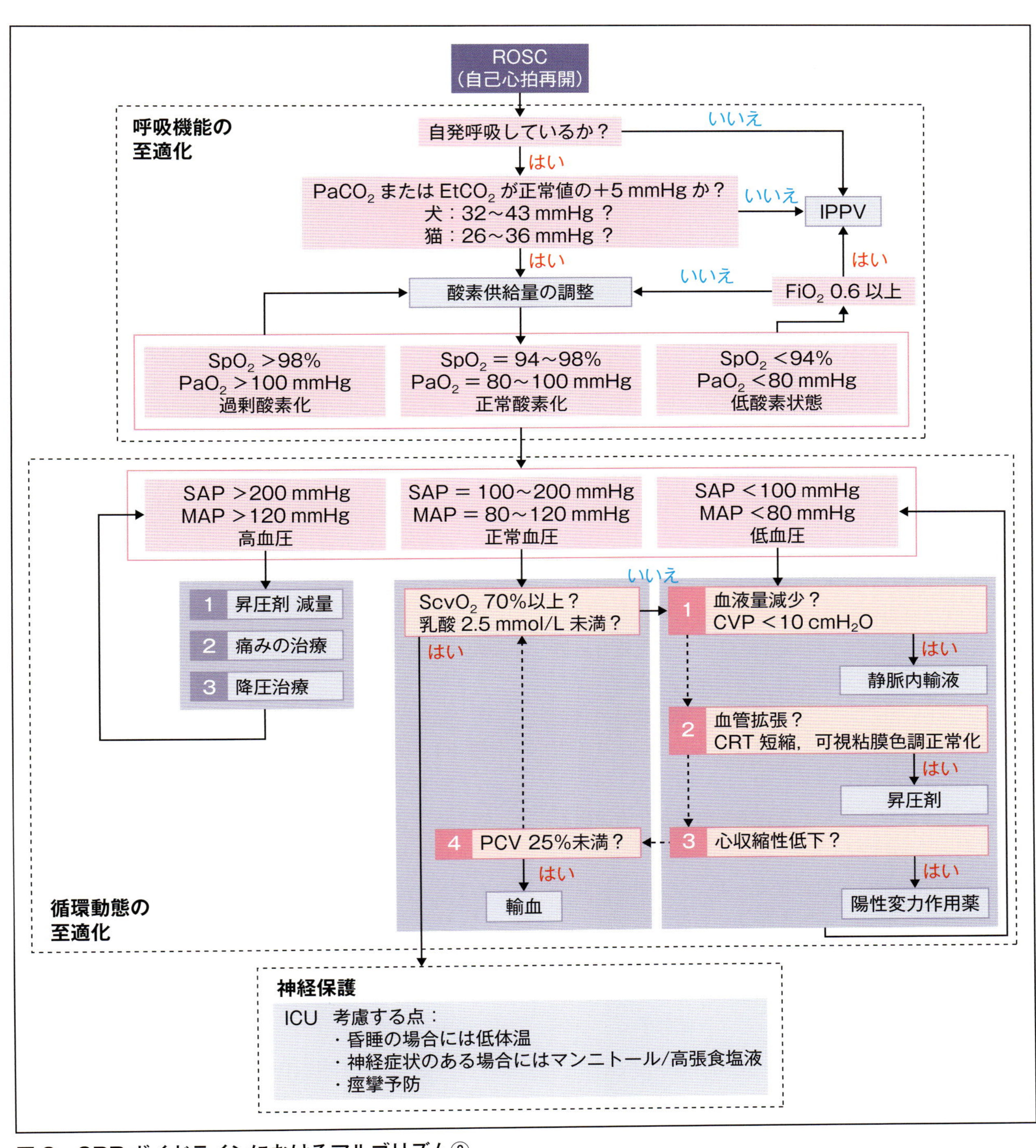

図 3．CPR ガイドラインにおけるアルゴリズム②

CPA 後（ROSC が得られてから）のアルゴリズム

$PaCO_2$：動脈血二酸化炭素分圧　$EtCO_2$：終末呼気二酸化炭素分圧　FiO_2：吸入酸素分画濃度　IPPV：間欠的陽圧換気　SpO_2：動脈血酸素飽和度　PaO_2：動脈血酸素分圧　$ScvO_2$：中心静脈血酸素飽和度　SAP：収縮期血圧　MAP：平均血圧　CVP：中心静脈圧

命処置の臨床的データは非常に少なく，十分な疫学調査がなされているとはいいがたい。数少ない報告[7]ではあるが人医学の報告[8]と比較した場合，自己心拍再開率（人：45％，犬・猫：35％）および生存退院率（人：17%，犬・猫：6〜7%）の低さは顕著である。では，このような状況にある原因は何か？ また，どのようにしたら改善に至るのか？ もしくは救急救命処置は行っても無駄なのか？ などについても合わせて検討する必要がある。

心肺停止動物の早期発見

● 心肺停止状態の確定

「心肺停止状態である」ことを確定するのは熟練した獣医師であっても非常に難しく，ここで「確定」させるために時間を費やすことは非常にもったいないことである。そのため，心肺停止状態の評価は，A→B→Cの順で迅速に行い，その決定は15秒以内で行い，はっきりしなければすぐさま一次救命処置（BLS）を開始するという流れを常に意識しなければならない。心肺停止の診断のためのA，B，Cの内容を以下に示す。

A：airway
（口腔内に異物や吐物などの気道を閉塞させる原因となるものがないか？）

動物の口腔を開けて確認する。この際，開口に対する抵抗性などで意識の有無を確認することもできる。

B：breathing
（呼吸の有無を確認する）

胸壁の動き，胸部（肺）の聴診により確認する。

C：circulation
（循環の有無を確認する）

ここでは，末梢の動脈の触知による「脈の有無」で確認する。特に救急救命の現場に居合わせると，「脈があってほしい」と望むがために時間をかけて脈を「確認しよう」とする傾向があることから，迅速な判断と「脈なし」もしくは「あやしい」（なしの可能性が高い）の決断が特に必要となる箇所である。

一次救命処置（BLS）

救急救命処置において，核となる最も重要な内容である。ここでは救急救命処置における「治療」という概念から，先ほどの診断における手順とは異なり，C：circulation→A：airway→B：breathingの順で処置を行う。

● C：circulation
（循環の確保，胸部圧迫による心臓マッサージ）

この胸部圧迫による心臓マッサージ（≒循環の確保）は救急救命処置において，最重要箇所というべき内容である。したがって，蘇生チーム全員がその手技に慣れ，内容を熟知し，正しく迅速に実施できるようにしておかなければならない。

1．動物のポジショニング

多くの場合，横臥位で実施する。しかし胸壁の形が樽状の犬（ブルドッグなど）は仰臥位で行う。動物の体格・サイズにより循環確保のための胸部圧迫の場所が若干異なる（**図4**）。

2．圧迫の速さと強さ

【速さ】

1分間に100〜120回の圧迫を行う。CPR実施の際，施術者を含めチーム全体は「興奮状態」，「緊張状態」にあることが多く，圧迫が速くなりすぎる傾向にあるため，適切なリズムを体に覚え込ませる必要がある。歌を歌いながら行う※というのもひとつの手である。

【強さ】

圧迫の強さとしては胸の幅が，元の1/3〜1/2となるまでの深さで圧迫を行う。この際，圧迫と同じくらい解除も重要である。十分な解除は胸壁の再拡張による心臓への血流の戻りに影響を及ぼすため，完全な解除による，心臓への血液の戻りを意識しながら圧迫を行う必要がある。

3．施術者の交代

2分サイクルで圧迫実施者を交代し，疲労が最小限になるようにする。長時間，胸部圧迫を実施すると動

※　アメリカ心臓協会（AHA）のホームページには，1分間に100〜120回の圧迫を行うのに最適なリズムを刻む様々な音楽が掲載されている（http://bethebeat.heart.org）。

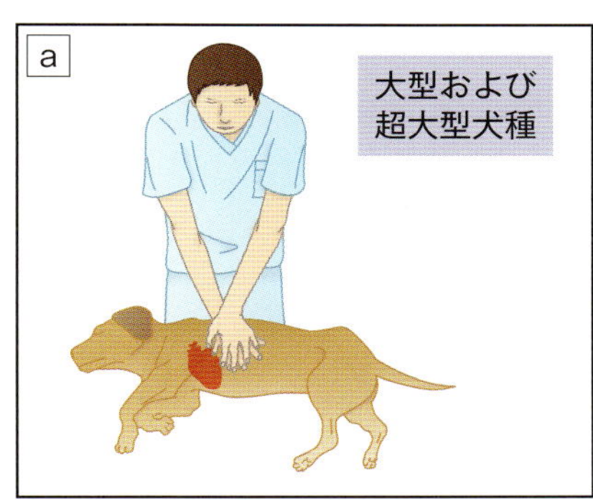

胸壁の最も広い部位に手を置き，胸を最大限に圧迫し，（胸腔ポンプ理論で）循環を確保する

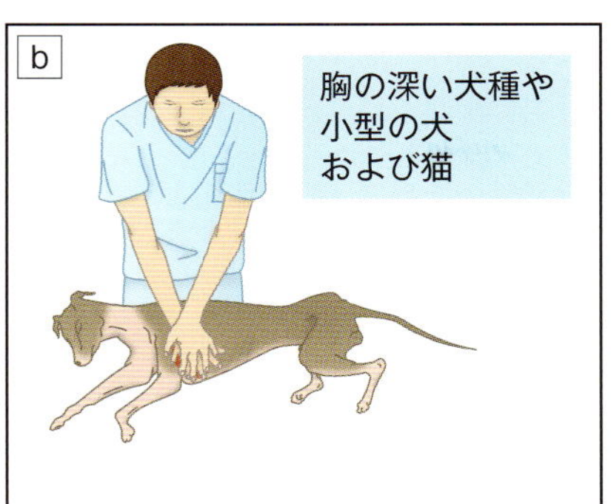

心臓の直上に手を置き，心臓を最大限に圧迫し，（心臓ポンプ理論で）循環を確保する

c　胸郭が樽状の犬種

仰臥位で胸骨を圧迫し，心臓を最大限に圧迫し，（心臓ポンプ理論で）循環を確保する

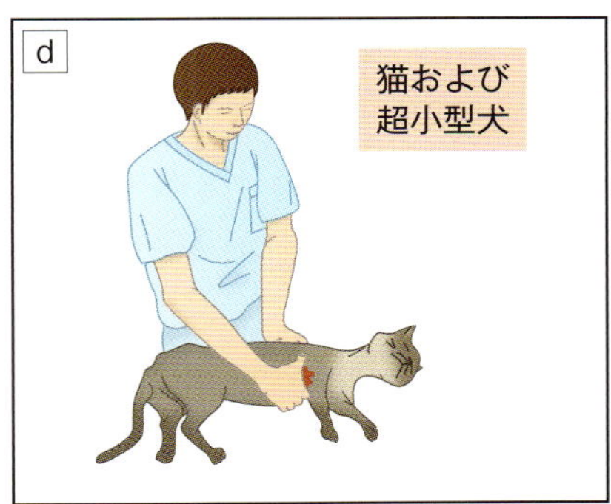

外周を（胸壁を手でつかみ）圧迫することで心臓を最大限に圧迫し，（心臓ポンプ理論で）循環を確保する

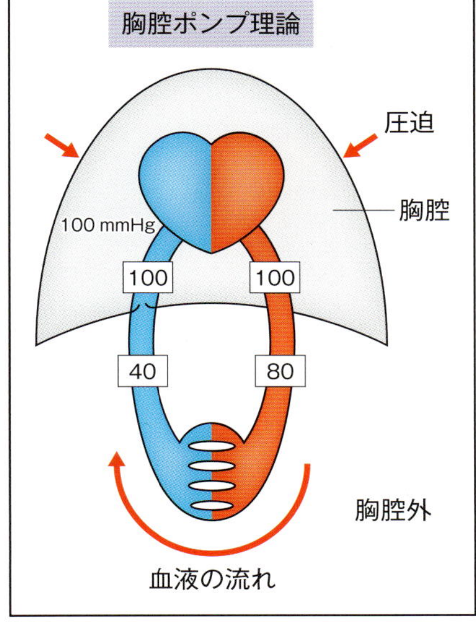

心臓ポンプ理論とは，心臓を直接的に体外（胸腔外）から圧迫・解除を行うことで心臓の収縮・拡張を生み出し，血流をつくり出す手法である。これに対し**胸腔ポンプ理論**は，胸郭の圧迫による胸腔内圧の上昇により血流をつくり出す手法である。胸郭の圧迫により胸腔内の動静脈ともに圧が上昇するが，動脈系には弁はなく静脈系には弁があるため，胸腔外では胸腔内と同様に動脈系の圧は上昇するが，静脈系では弁により圧の伝達が起こらず胸腔外における圧の上昇はほとんど生じない。このように胸腔外における動静脈間に圧差が生じることで結果的に動脈系から静脈系へと血液が移動することを利用している（イラストは参考文献 11 より引用・改変）

図 4．胸部圧迫の際のポジショニングと圧迫部位（手の位置）

物に実施者が寄りかかるようになり，胸壁の拡張を得ることが難しくなるため，結果として胸部圧迫の質が低下する。2 分サイクルで質の高い胸部圧迫を維持できるような，チーム全体としてのスキルアップが必要となる。また，圧迫実施者交代時にかかる時間を最小限にするようにし，質の高い胸部圧迫の実施と継続を常に意識する。

● A：airway および B：breathing（気道の確保と換気）

獣医学領域においては院内における心肺停止動物との遭遇が最も多いと考えられるため，前述の胸部圧迫とほぼ同時に換気および気道の確保が実施されることが多いと想定される。

ひとりで実施する場合

心肺停止発見時にひとりであった場合には，胸部圧迫による心臓マッサージと換気を自身だけで行わなければならない。この際はまず，「口-鼻人工呼吸」による換気の確保を行う。実施の際に注意すべきポイントには以下のものが挙げられる。

【ポイント】

・鼻先から頚を脊椎ラインに沿うように伸ばす
・頚を床の上で平らに保つ
・手で口を閉じてつかむ
・動物の鼻孔を自分の口でふさぐ
・素早く 2 回息を吹き込む
・胸部圧迫：換気＝30：2
（30 回の胸部圧迫後，2 回の急速換気を繰り返す）

複数で実施する場合

複数の実施者で実施可能な場合には，可能な限り早く気管内挿管し，胸部圧迫を継続しながらの換気を行う。この際，可能な限り 100％酸素の吸入を行うよう

表 1. CPR 時のモニタリング

有用なもの	有用でないもの
①終末呼気二酸化炭素分圧($EtCO_2$) ・胸部圧迫の効果判定 ・自己心拍再開(ROSC)の判定	①パルスオキシメーター ・測定のために"脈"が必要な装置→動物の体が揺れ，静脈が拍動してしまうCPR 実施時には正確な数値を表示するのが困難
②心電図(ECG) ・心静止の診断 ・薬物治療の効果判定	②非観血的血圧測定 ・オシロメトリック法は血流(脈)により生じる振動をもとにして算出するため，胸部圧迫により体が振動する状況では正確な測定が困難

にする。

【ポイント】

・可能であれば必ず気管内挿管を行う
・横臥のままで挿管し胸部圧迫を中断しない！
・換気は胸部圧迫と同時に行う
・換気回数は 1 分間に 10 回
・1 回換気量 10 mL/kg＝普通に胸が上がる程度
・吸気時間 1 秒
・100％酸素(純酸素)の吸入

二次救命処置(ALS)

モニタリングの開始，血管確保，薬物投与，除細動器の使用という様々なシチュエーションに応じた対応が必要となる部分である。しかし，ALS の効果を最大限に発揮できるのは，「質の高い胸部圧迫の実施下で行うこと」(すなわち質の高い BLS の実施)であることを絶対に忘れてはならない。

● 1. モニタリングの開始

CPR 中に有用なモニターおよび有用とならないモニター項目を覚えておくことが重要である(**表 1**)。

終末呼気二酸化炭素分圧($EtCO_2$)

CPR 中のモニターとして最も有用性が高いのは $EtCO_2$ である。胸部圧迫実施中にこの値の急激な上昇が確認できれば，自己心拍再開と判定することもできる。

その他，$EtCO_2$ の上昇は，心拍出量の増加，冠動脈血流の増加，動物および人における生存率の増加と関連があることが知られており，また，胸部圧迫の最適化に $EtCO_2$ を用いることも可能である。$EtCO_2 <$ 15 mmHg の場合，胸部圧迫の質(早さ・強さ・圧迫解除／施術者の寄りかかり)の再評価が必要である。

また，合わせて適切な換気状態(呼吸数 10 回/分；呼吸と呼吸の間は 6 秒)の確認もでき，"循環低下を引き起こす原因となる 1 回換気量の過剰"を避けるひとつの目安として用いることも可能である。

心電図(ECG)

次に有用と考えられる心電図の評価は，1 サイクル(2 分)の胸部圧迫交代の際に行い，評価の時間は最短(＝胸部圧迫中断の時間を最短)とすることを心掛ける。心電図の評価の際のポイントは心静止(**図 5**)，無脈性電気活動(PEA，**図 6**)および心室細動(VF，**図 7**)のいずれかを最短で評価し，チームの同意を得て，「しかるべき」治療に取り掛かるという流れを意識することである。

● 2. 血管確保

薬物投与に必要なルートを確保する。末梢の静脈，骨髄内そして気管内への投与が可能となる。胸部圧迫を中断することなく，ルートの確保を行うことを意識しておく。

多くの場合は体表から容易にアクセスできる末梢の静脈を確保するが，心肺停止時には循環が停止しているので静脈確保が困難な場合も少なくない。また，非常に小型の動物において，血管の確保は困難をきわめる。そのような場合には骨髄(大腿骨もしくは上腕骨)内にルートを確保し，薬物投与を行うという方法もある。

気管内投与を行う際には，薬物を生理食塩液もしくは注射用蒸留水で 1：1 の比率で希釈し，血管内に投与する薬用量の 3～5 倍の投与量を，長いカテーテルを気管チューブ内に挿入して気管内投与し，空気でフラッシュ(押し込み)する。実際の手技などについては，成書[1]または「3-4 投薬方法」を参考にして頂き

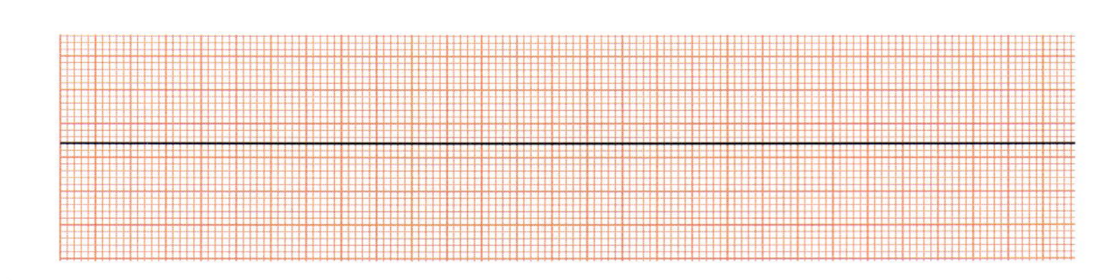

図 5. 心静止

・心臓の機械的および電気的活動性の停止
・最も一般的な調律異常(約 40%)
・治療
ー 組織の血流維持のための BLS の実施
ー 血管作動薬の投与
ー ±抗コリン薬の投与

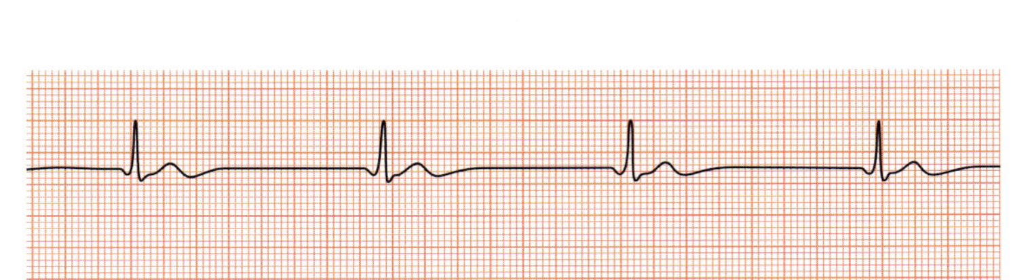

図 6. 無脈性電気活動(PEA)

・刺激伝導系±心筋における電気活性がある
・機械的な活動性はない(≒脈が触れない)
・最も一般的な心停止要因(約 40%)
・治療
ー 組織の血流維持のための BLS の実施
ー 血管作動薬の投与
ー ±抗コリン薬の投与

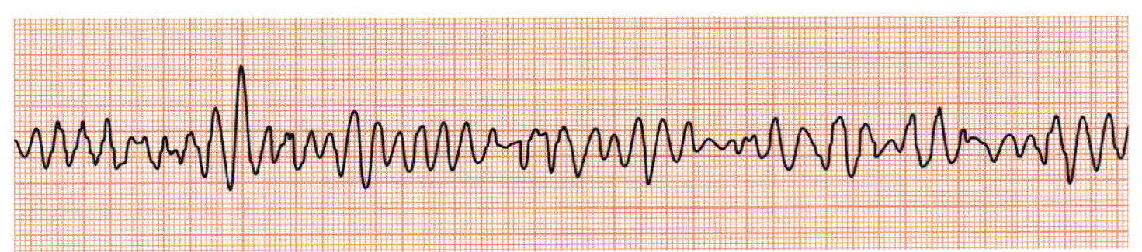

図 7. 心室細動(VF)

・心室の個々の心筋細胞の活動の調律が取れていない脱分極状態
・機械的な活動性はない(=循環ができていない)
・治療
ー 電気的除細動：すべての心筋細胞を電流により同時に脱分極させ，すべての心筋細胞を同時に不応期にすることで，正常のペースメーカー細胞へ引き継がせる

たい。

3. 薬物投与

薬物投与は，ALS 初期の拮抗薬投与と，心電図評価後の血管作動薬投与の大きく 2 つに分けることができる(**表 2**)。

拮抗薬の投与

鎮静薬／鎮痛薬が使用されている場合，まずはそれらの作用を拮抗する薬物を投与する。拮抗薬は鎮静薬や鎮痛薬が投与されてから長時間が経過していても効果のある場合があるため，非常に有用性が高いと考えられる。以下に拮抗薬と作動薬の組み合わせを記す。

○フルマゼニル：ベンゾジアゼピンの拮抗
○ナロキソン：オピオイドの拮抗
○アチパメゾール：α_2 作動薬の拮抗

血管作動薬の投与

心電図の評価において心静止や無脈性電気活動(PEA)であった場合に投与を行う。血管作動薬投与により末梢血管を収縮させ，末梢から中枢へ血流の向きを変えることを目的としている。これは非常によい胸部圧迫が実施できていたとしても，通常の心拍出量の 30％程度しか循環を維持することができないため，これに薬物の効果を加えることで，脳と心臓への血流を最大限にするという狙いがある。選択肢としてカテコラミン類(エピネフリン)，バソプレシンが挙げられる。

エピネフリン

○α_1，β_1，および β_2 作動性を有する(CPR 中は α_1 効果が最も有効)。

・α_1：末梢血管の収縮
・β_1：心収縮性および心拍数の増加
・β_2：気管支拡張作用

○使用上の注意・副作用

・α_1 受容体は pH が低下すると感受性が低下する
・β_1 刺激による高血糖

○高用量(0.1 mg/kg)および低用量(0.01 mg/kg)ともに報告があるが，高用量投与の場合，自己心拍再開達成率は上がるものの生存退院率は低下する[10]といわれている。

○このため，エピネフリン使用のガイドラインとしては低用量(0.01 mg/kg)からの開始が推奨される。

・3～5 分ごとに(CPR の隔周期ごと)
・投与経路：静脈内／気管内／骨髄内

表 2．CPR ガイドラインにおける薬物投与の早見表

		体重(kg)	2.5	5	10	15	20	25	30	35	40	45	50
	薬　物	投与量	mL	mL	mL	mL	mL	mL	mL	mL	mL	mL	mL
心停止	低用量エピネフリン(1 mg/mL) BLS 2 周期に 1 回×3	0.01 mg/kg	0.03	0.05	0.1	0.15	0.2	0.25	0.3	0.35	0.4	0.45	0.5
心停止	高用量エピネフリン(1 mg/mL)	0.1 mg/kg	0.25	0.5	1.0	1.5	2.0	2.5	3.0	3.5	4.0	4.5	5.0
心停止	バソプレシン(20 U/mL)	0.8 U/kg	0.1	0.2	0.4	0.6	0.8	1.0	1.2	1.4	1.6	1.8	2.0
心停止	アトロピン(0.5 mg/mL)	0.04 mg/kg	0.2	0.4	0.8	1.2	1.6	2.0	2.4	2.8	3.2	3.6	4.0
不整脈	アミオダロン(50 mg/mL)	5 mg/kg	0.25	0.5	1.0	1.5	2.0	2.5	3.0	3.5	4.0	4.5	5.0
不整脈	リドカイン(20 mg/mL)	2 mg/kg	0.25	0.5	1.0	1.5	2.0	2.5	3.0	3.5	4.0	4.5	5.0
拮抗薬	ナロキソン(0.2 mg/mL)	0.04 mg/kg	0.5	1.0	2.0	3.0	4.0	5.0	6.0	7.0	8.0	9.0	10
拮抗薬	フルマゼニル(0.1 mg/mL)	0.01 mg/kg	0.25	0.5	1.0	1.5	2.0	2.5	3.0	3.5	4.0	4.5	5.0
拮抗薬	アチパメゾール(5 mg/mL)	100 μg/kg	0.05	0.1	0.2	0.3	0.4	0.5	0.6	0.7	0.8	0.9	1.0
除細動	胸腔外除細動(J)一相性	4～6 J/kg	10	20	40	60	80	100	120	140	160	180	200
除細動	胸腔内除細動(J)一相性	0.5～1 J/kg	2	3	5	8	10	15	15	20	20	20	25

・CPR が長引いたとき(10 分以上の持続)には，高用量(0.1 mg/kg)の 3～5 分ごとの投与を検討する

バソプレシン

○ V_1 受容体を介した末梢血管収縮であり，アドレナリン受容体を介した作用ではない。
・変力作用や不整脈原性作用はない
・高血糖をもたらさない
・アシデミアの動物においても効果的である
　などがエピネフリンと異なる(有用と考えられる？)点である。
○使用のガイドラインとしては，
・0.8 U/kg を 3～5 分ごとに使用
・エピネフリンの代わり，もしくはエピネフリンと組み合わせて使用
・投与経路：静脈内／気管内／骨髄内

アトロピン

○副交感神経の緊張を軽減する目的で用いられてきた。
○有効なエビデンスはほぼない。
○実験上のデータでは自己心拍再開や血行動態への効果はないことが示されている[5]。
○アトロピン使用のガイドラインとしては，
・0.04 mg/kg を 3～5 分ごとに投与
・迷走神経緊張が高い動物では合理的
［適応］
　―徐脈性の心停止
　―呼吸器疾患を有する動物
　―消化器疾患を有する動物
・CPR 時の常用的使用に関しては議論が必要
・投与経路：静脈内／気管内／骨髄内

その他の薬剤の投与

コルチコステロイド

ひとつの回顧的研究[7]でコルチコステロイド投与と，自己心拍再開達成率の上昇の関連性が示されているが，用いたステロイドの種類と投与量のバラツキが非常に大きいことから因果関係を確定できていないため，犬や猫の CPR に高用量のコルチコステロイドを常用的に使用することは推奨されていない。

アルカリ化剤

CPR が 10～15 分以上に延長した症例では，重炭酸ナトリウム(1 mEq/kg，希釈して静脈内投与)の 1 回投与による治療を考慮する。心肺停止が延長した場合の他，低換気ではないのに重度のアシデミア(pH＜7.0)を示している場合にのみ実施すべきとされている。

●4．除細動器の使用（電気的除細動）

心室細動であると評価された場合に実施する。電流によりすべての心筋細胞を同時に脱分極させ，心筋細胞を不応期にする。こうすることで，正常な心調律細胞が再度調律を取り始め，治療（細動の解除）となる。実際の実施としては以下の点に注意する。

注意点

・仰臥位にポジションを定める
・パドルを胸壁の両側に設置する
・犬，テーブルなどに触れないようにする
・すべての人が離れている（clear）ことを確認する
・posterior paddle（平坦なパドル，動物の下に敷くことができる）を用いるとより安全（感電の危険を減らすことができる）
・胸部圧迫の中断時間の最短化を心掛ける

電気的除細動実施のタイミング

また，電気的除細動実施のタイミングとしては，下記の「3 相モデル」の考え方に基づいている。

【3 相モデル】

1）電気的活動相：心室細動の持続時間が 4 分以内
・最小限の虚血
・灌流可能な調律の早期回復が最も望ましい

2）循環相：心室細動の持続時間が 4 分以上
・代謝による毒素の蓄積，ATP の減少
・灌流可能な調律を得るため，前もって心臓への栄養基質を再充満することが必要である

3）代謝相：心室細動の持続時間が 10 分以上
・不可逆性の虚血性障害
・虚血–再灌流障害のリスクが高い

実施の流れ

以上のことから，電気的除細動実施の流れとしては，
①心室細動の診断を CPR の周期間に行い，心室細動と診断されたら除細動器のチャージを開始する
②チャージ中も胸部圧迫を継続し，電気的ショックを実施（1 回のみ）する
③その後すぐに胸部圧迫を 1 周期再開し，1 周期終了後に心電図を確認する
を繰り返すことになる（**図 8**）。また，前述の 3 相モデルの考えに従った除細動の実施についても理解しておかなければならない（**図 9**）。

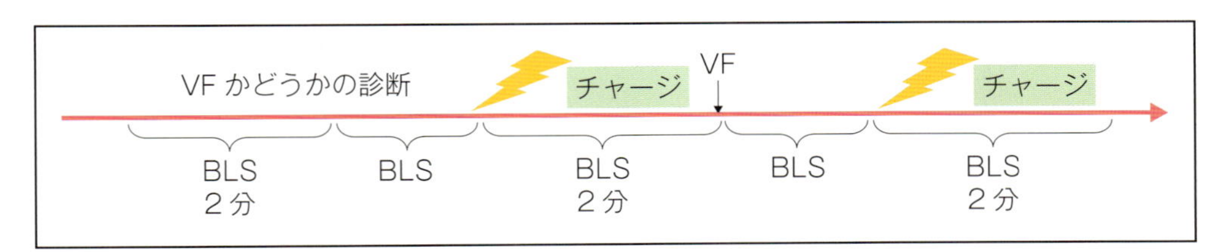

図 8．電気的除細動実施の流れ
VF：心室細動　BLS：一次救命処置

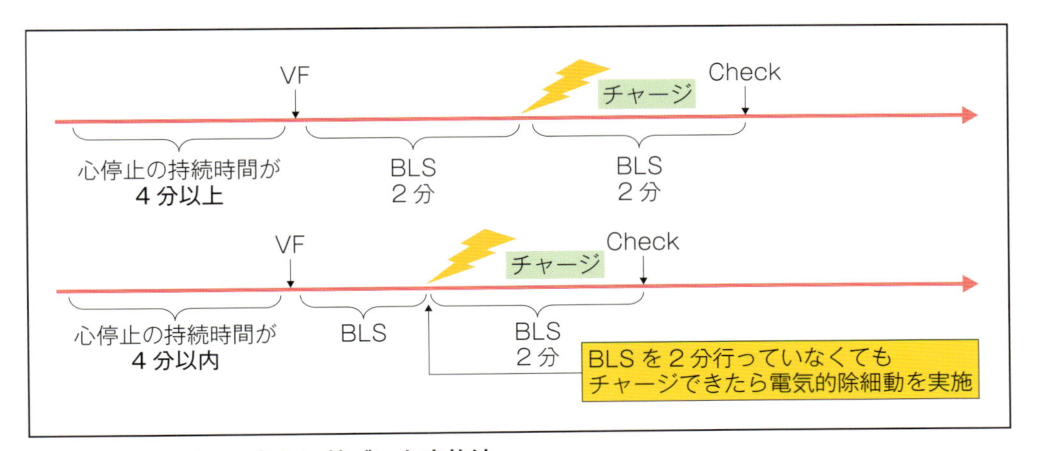

図 9．3 相モデルの考えに基づいた実施法
VF：心室細動　BLS：一次救命処置

【難治性の心室細動に対して】

また，難治性の心室細動に対しては抗不整脈薬の使用も行う。難治性心室細動に対しては電気的除細動のエネルギー用量(J)を50％増加させて1回ショックを与え，その後に抗不整脈薬の使用を考慮する。使用する抗不整脈薬として，アミオダロンは良好な効果が得られているが比較的高価であることや，犬ではアナフィラキシーが生じる可能性も示唆されている。ガイドラインでは，アミオダロンで効果が得られなければリドカインの使用を検討としている。

● 5. 輸液剤の投与

血液量が正常または過剰な症例のCPRでは，基本的に静脈内輸液を実施することは推奨されない。しかし，血液量減少が確定または疑われる症例では，静脈内輸液の実施は妥当である。血液量が正常または過剰な症例では，静脈内輸液は単に右房圧の上昇を引き起こすだけであり，結果として脳と心臓の灌流低下を招くことから，避けるべきである。しかしながら，血液量が減少している症例では，静脈内輸液によって適切な循環血液量の回復が可能となり，これにより胸部圧迫の効果を増し，灌流改善へとつなげることができる。

自己心拍再開(ROSC)後のケア

CPRが実施された症例の予後は，心肺停止の原因と心停止の持続時間によって決まるが，自己心拍再開時と再開後の経過にも左右される。人では，自己心拍再開を達成した心停止患者の2/3が再び心肺停止状態に陥り心肺停止後の期間(post-cardic arrest，PCA期)に死亡している。一方獣医療では，CPRに成功した犬と猫の16％しか生存退院できなかったことが報告されている[7]。PCA期の異常は，無酸素性脳傷害，乏血後心筋機能不全，乏血および再灌流に対する全身性反応，持続進行する病態(例：基礎疾患の進行)などの組み合わせで引き起こされる。したがって，PCA期の症例の臨床的異常はかなり多様であり，その治療計画は結果として引き起こされる臨床症状の軽減に向けるべきで，個々の症例それぞれに適応させて行わねばならず，これまでの(BLSやALSのような)マニュアル化された方法では対応が困難である。早期の血行動態最適化を考慮すべきで，中心静脈血酸素飽和度($ScvO_2$)が少なくとも70％であること，および／または血中乳酸濃度が正常であることを，全体的な灌流の尺度および蘇生のエンドポイントとして用いるべきである。

虚血-再灌流障害によって高透過性肺水腫が生じる可能性がある一方で，左心室機能不全では静水性肺水腫のリスクが増大することから，中心静脈圧モニタリングも静脈内輸液療法の指標として有用である。脳血流の自動調節能は障害されている可能性があり，脳血流量の適切な維持のためには脳灌流圧が十分に高いかどうかに依存すること，またこれは平均動脈血圧と脳灌流圧の差で生じることから，平均動脈圧を80 mmHg以上に維持する必要がある。

蘇生後に1〜2時間昏睡状態にあった症例では，軽度の治療的低体温(中心部体温32〜34℃)を自己心拍再開後に12〜24時間継続することによって心肺停止後の神経学的予後が改善することが，人や犬を含む他の動物種で示されている。獣医療において治療的低体温は実行可能な治療法ではないが，心停止後の急激な復温はおそらく有害であり，高体温は疑いなく有害である。したがって，心肺停止後には体温測定が重要である。積極的な復温は避けるべきであり，0.5℃/hr程度の消極的な復温に制限すべきである。また，全身痙攣の有無を注意深く看視し，全身痙攣が生じた場合にはジアゼパム(0.5 mg/kg，静脈内投与または骨髄内投与)で積極的に治療すべきである。

PCA期に昏睡状態にある症例では，最適な動脈血酸素分圧(80〜100 mmHg)と動脈血二酸化炭素分圧(35〜40 mmHg)を維持するためや，呼吸停止を防止するために短時間の調節呼吸を実施してもよい。ただし，十分に換気できている症例では調節呼吸は必要ない。すべての症例において，適切な換気が維持されているかを$EtCO_2$または静脈血／動脈血の血液ガス分析で看視すべきである。虚血-再灌流における酸化傷害，特に低酸素状態で再灌流が生じた場合の有害作用が多くの実験的な科学的根拠で示されている。正常酸素化状態(目標値：SpO_2が94〜96％)を維持できる酸素濃度に調整することが，酸化傷害を回避しながら適切な組織酸素化を得るための方策である。

症例の基礎疾患の進行やイレウス，腎不全などの付随する臓器の機能障害に応じて，さらなる支持療法追加の必要性も生じてくる。

CPRはチーム医療の結晶！

本来であれば，救急救命処置の管理の責任を負う「チームリーダー」が特別な訓練を受け，スタッフ全員を指導し，指揮を執るという体制が望ましいのかもしれないが，それが患者の生命予後を確実に改善するかどうかについては人医療においても明らかなデータが存在しないのが現状である。

となると，その場に居合わせるすべてのスタッフが同じレベルで指導者にもなり，実行者にもなり得るチームとしての救急救命に対する体制づくり(**図 10**)が何より重要といえる。「その場」でチームリーダーとなった者は，CPRガイドラインに関する規定を要約すること，よりよく状況を認識するために積極的にすべてのチームメンバーから問題点や考えなどの情報を求めること，および個々の作業を自分自身で実施するのではなくチームメンバーに割り当て，特定の作業ではなくCPR全体の状況に大きな注意を払うことが重要である。

またメンバー間のコミュニケーション方法として，ひとりのチームメンバーに対して別のメンバーがひとつの明確な指示を与え，その指示を受けたメンバーは指示を出したメンバーにその内容を復唱するというスタイルを意識することが重要である。

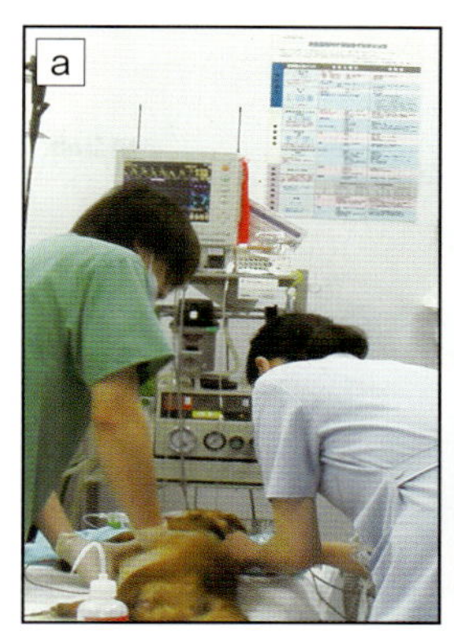

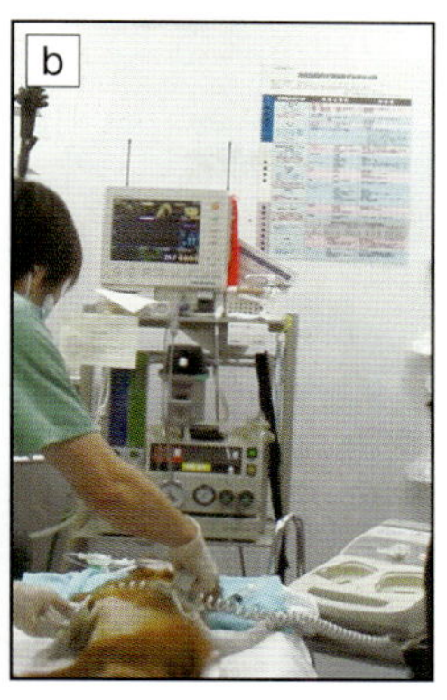

図 10．CPR実施の様子
チームとしての救急救命に対する体制づくりが重要。
a：胸部圧迫とモニタリング装着の様子
b：電気的除細動実施の様子
写真は札幌夜間動物病院 川瀬広大先生のご厚意による

定期訓練により高いレベルのフレッシュな知識・技術の維持を

RECOVERガイドライン2012においても「少なくとも6カ月ごとのCPRトレーニングの実施」が推奨されている。これまでの様々な報告においても，シミュレーションによるテストの実施や訓練の継続がCPRの学習効果を改善することが示されている。チームとしての力を底上げする意味でも定期的な訓練の実施を心掛けて頂きたい(**図 11**)。

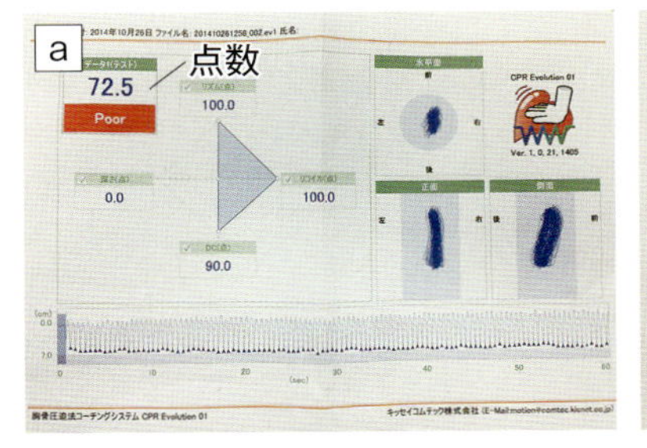

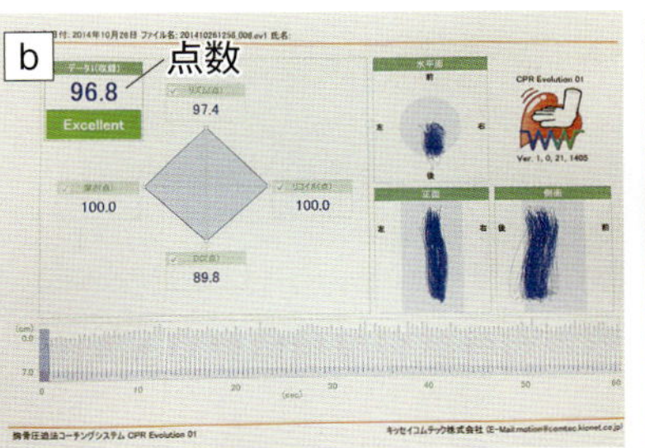

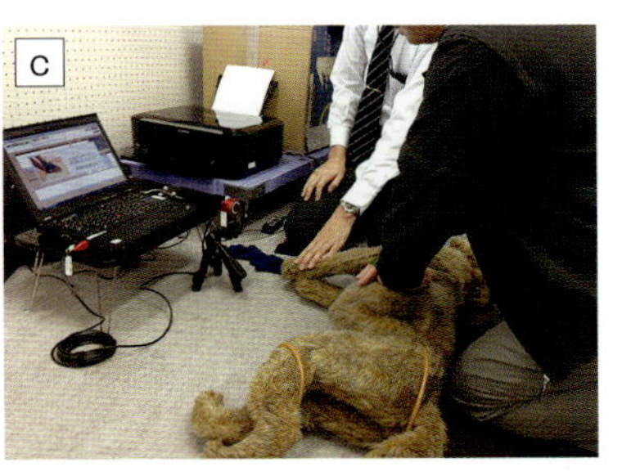

図 11．CPRシミュレーターを用いた訓練の様子
胸骨圧迫コーチングシステム(CPR Evolution)において，シミュレーションを行った結果(a，b)と，そのときの様子(c)。点数の低い方(a)は，講義を実施する前にシミュレーションを行ってもらった結果。点数のよい方(b)は筆者がCPRに関する講義を行った後に，同じシミュレーションを行ってもらった結果であり，学習効果が明確に得られている
参考装置；キッセイコムテック㈱　CPR Evolution 01(http://www.kicnet.co.jp/medical/biosignal/cpr/index.html)

ポイント

□チームリーダーとなった者は，自分自身で実施するのではなくチームメンバーに作業を割り当て，特定の作業ではなくCPR全体の状況に大きな注意を払うこと

□ひとりのチームメンバーに対して別のメンバーがひとつの明確な指示を与え，指示を受けたメンバーは指示を出したメンバーにその内容を復唱すること

□少なくとも6カ月ごとにCPRトレーニングを実施すること

■参考文献

1. Beal MW, Hughes D. Vascular access: theory and techniques in the small animal emergency patient. *Clin Tech Small Anim Pract.* 2000 May; 15(2): 101-9.
2. Boller M, Boller EM, Oodegard S, Otto CM. Small animal cardiopulmonary resuscitation requires a continuum of care: proposal for a chain of survival for veterinary patients. *J Am Vet Med Assoc.* 2012 Mar 1; 240(5): 540-54.
3. Cole SG, Otto CM, Hughes D, et al. Cardiopulmonary cerebral resuscitation in small animals-a clinical practice review(Part Ⅰ). *J Vet Emerg Crit Care.* 2002. 12(4): 261-67.
4. Cole SG, Otto CM, Hughes D, et al. Cardiopulmonary cerebral resuscitation in small animals-a clinical practice review(Part Ⅱ). *J Vet Emerg Crit Care.* 2003. 13(1): 13-23.
5. DeBehnke D, Shepherd D, Ma OJ. A case-based emergency medicine curriculum for senior medical students. *Acad Emerg Med.* 1995 Jun; 2(6): 519-22.
6. Fletcher DJ, Boller M, Brainard BM, Haskins SC, et al. RECOVER evidence and knowledge gap analysis on veterinary CPR. Part 7: Clinical guidelines. *J Vet Emerg Crit Care (San Antonio).* 2012 Jun; 22 Suppl 1: S102-31.
7. Hofmeister EH, Brainard BM, Egger CM, Kang S. Prognostic indicators for dogs and cats with cardiopulmonary arrest treated by cardiopulmonary cerebral resuscitation at a university teaching hospital. *J Am Vet Med Assoc.* 2009 Jul 1; 235(1): 50-7.
8. Peberdy MA, Kaye W, Ornato JP, Larkin GL, et al. Cardiopulmonary resuscitation of adults in the hospital: a report of 14720 cardiac arrests from the National Registry of Cardiopulmonary Resuscitation. *Resuscitation.* 2003 Sep; 58(3): 297-308.
9. Plunkett SJ, McMichael M. Cardiopulmonary resuscitation in small animal medicine: an update. *J Vet Intern Med.* 2008 Jan-Feb; 22(1): 9-25.
10. Vandycke C, Martens P. High dose versus standard dose epinephrine in cardiac arrest-a meta-analysis. *Resuscitation.* 2000 Aug 1; 45(3): 161-6.
11. 寺島裕夫．基本臨床手技 第25回 胸骨圧迫．レジデント．2011．6月号．

（佐野忠士）

3-3

血管内留置

概説

ショック時や心肺停止時には迅速な薬剤投与が必要となる。その際，速やかにかつ確実に血管留置を確保できるか否かが動物の予後を左右する可能性がある。

血管留置の成功を決定する要素には，術者側の問題と動物側の問題がある。術者側の問題には血管の位置を確認できていない，保定がうまくできていないことが挙げられる。一方，動物側の要因として，ショックや脱水による血管虚脱，交感神経の緊張による末梢血管の収縮，肥満による血管の埋没などが挙げられる。これらの問題を解決して血管留置を成功させるためには，静脈の正確な位置および走行の把握と，留置針の刺入に関連する正確な手技が必要である。

そこで本稿では，一般的な血管留置の手技および保定法の確認に加え，緊急時に血管確保が困難な状況において使用することができる静脈の位置やアクセス法および手技について解説する。

準備するもの

バリカン，留置針，インジェクションプラグ，ヘパリン加生理食塩液，留置針固定用のテープ（粘着性伸縮包帯など），これらは通常の血管確保の場合と共通である。加えて 18 G 注射針もしくは No.11 メス刃を準備する（**図 1**）。

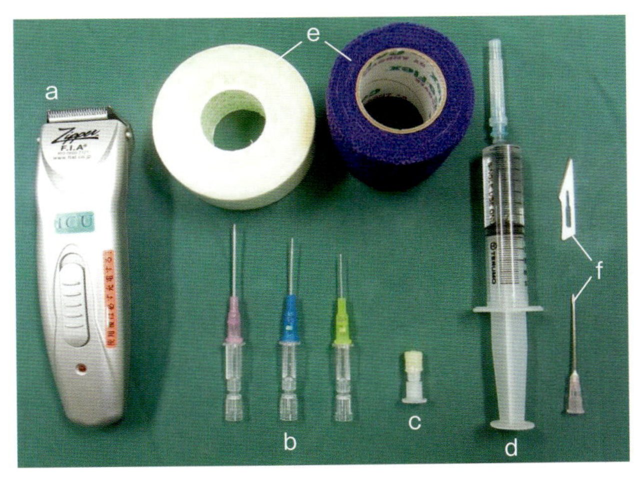

図 1．血管留置に必要となる材料および器具
末梢静脈留置には青色の 22 G または黄色の 24 G を使用する。ピンク色は 20 G であり，外頚静脈の留置に使用するが大型犬の末梢静脈にも使用できる。これらの器材は，薬剤などとともに緊急用のカートにまとめてすぐに使用できるように整理しておく
a：バリカン　b：留置針　c：インジェクションプラグ　d：ヘパリン加生理食塩液　e：留置針固定用のテープ（粘着性伸縮包帯など）
f：18 G 注射針もしくは No.11 メス刃

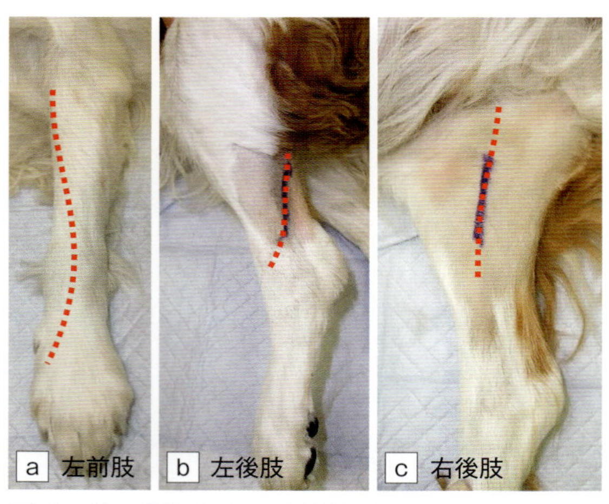

図 2．第一選択となる末梢静脈
a：橈側皮静脈　b：外側伏在静脈　c：大腿静脈

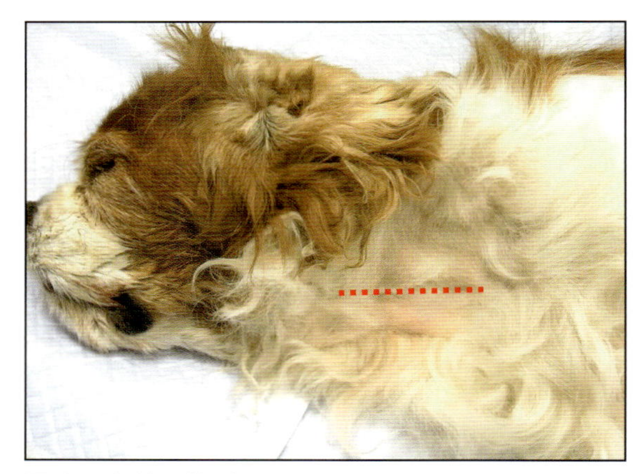
図 3．左外頚静脈
点線は血管の走行を示す

手順

1．血管の決定

緊急時には気道確保や心臓マッサージなどが同時に進行していることから，これら手技の妨げとならない四肢の血管を使用すべきである。このため，第一選択は橈側皮静脈(**図 2a**)もしくは外側伏在静脈(**図 2b**)であり，これらのいずれかが確保できればベストであろう。また，比較的皮膚が菲薄な内股を走行する大腿静脈(**図 2c**)も選択肢のひとつとなり得るが，前述の血管にくらべて留置針の固定が難しく，内股に位置するため薬剤投与の際に留置針にアクセスするのにも手間がかかる。

ショック状態にある動物において，これらの末梢静脈は循環血流の低下などにより収縮し，その位置を確認することが困難であることが多い。肥満動物，血管が細い幼齢および老齢動物，皮膚疾患をもつ動物などにおいて血管の位置を特定するのはより難しくなる。このような場合，次の候補となるのは外頚静脈(**図 3**)である。外頚静脈は頚部側面の胸骨頭筋上を走行する中心静脈であり，解剖学的な位置が認識しやすく，末梢静脈が収縮している状況でも怒張して視認できる場合が多い。

2．保定と準備

血管確保の際には，術者が可能な限りよい体勢で手技を行うことが成功率の向上につながる。

橈側皮静脈

緊急時において動物は横臥である場合が多く，このため橈側皮静脈を穿刺する場合には，肩甲関節を外旋するイメージで，血管が術者に正対するように保定する(**図 4**)。

外側伏在静脈

外側伏在静脈は，大腿二頭筋と半腱様筋の筋間を下腿部の後縁で横切るように走行するため，動物が右側臥位の場合は下腿部の内側より左手の拇指で血管の上流を圧迫するようにイメージして保定する(**図 5**)。いずれの血管の場合も保定者は体幹側へ，術者は末梢側へ皮膚を牽引して保定することでより血管の動揺が軽減し視認性も高まる。

外頚静脈

外頚静脈は右側臥位の場合，左手(左利きなら右手)の示指または中指を静脈の上に置いて軽く圧迫し，末梢側(頭側)で拇指を用いて皮膚を牽引して張力を与える。この際に拇指も静脈の直上を圧迫すると，その場所でも駆血され静脈は虚脱してしまうため，拇指は静脈の横を押さえるようにする(**図 6**)。

血管の位置を確認できたら，刺入する領域の体毛をバリカンで刈り取り，アルコール綿で刺入部位を清拭する。

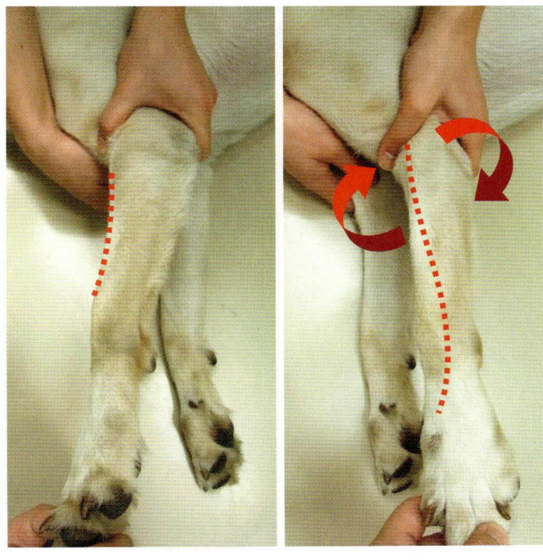

図 4. 横臥位における前肢の保定（左橈側皮静脈）
保定者は駆血を行うと同時に，矢印で示すように肩甲関節を外旋させる。保定者の手の角度と動物の肢端部をみれば分かるように，それにより前肢が回転し，橈側皮静脈が正面に確認できる

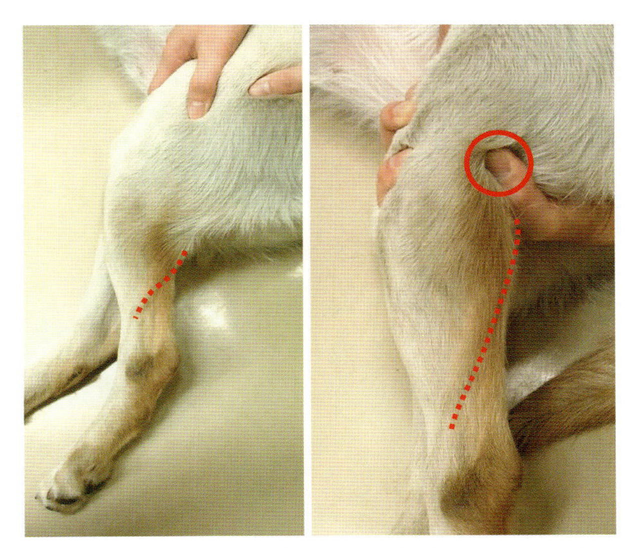

図 5. 横臥位における後肢の保定（左外側伏在静脈）
保定者は左手で内側から下腿部を駆血する。この際，○で示すように拇指で外側伏在静脈が走行する下腿部の後縁を押さえることが重要である

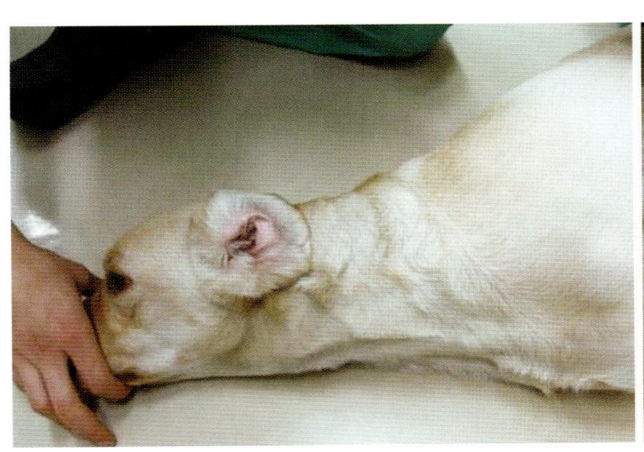
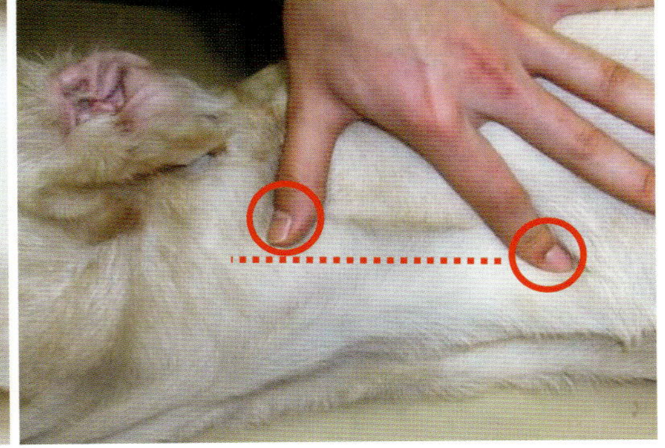

図 6. 横臥位における頚部の保定（左外頚静脈）
頚部を伸展し，両前肢を後方へ牽引して保定する。この際，頚部を伸展しすぎると血管が筋間に埋没し視認しにくくなるため注意する。左外頚静脈に留置する際には，○で示したように左の示指で静脈の直上を圧迫し，血管が動揺しないように拇指は静脈の横に添える（拇指は静脈を圧迫しない）

● 3. 血管の穿刺

留置針のサイズは 22 G を使用するのが一般的であるが，動物の体格や血管によって最適なサイズを選択する。血管には約 10〜20 度の角度で留置針を刺入する（**図 7**）。先端が血管内に到達し，血液のフラッシュバックが確認できた時点で刺入をやめ，外套のみを血管内に挿入する。

ただし，循環不全に陥っている場合には血液のフラッシュバックが確認できない場合もある。このような場合には，ヘパリン加生理食塩液などでフラッシュ

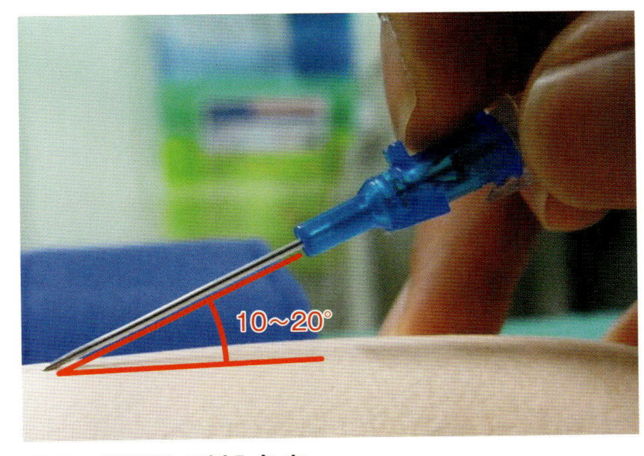

図 7. 留置針の刺入角度

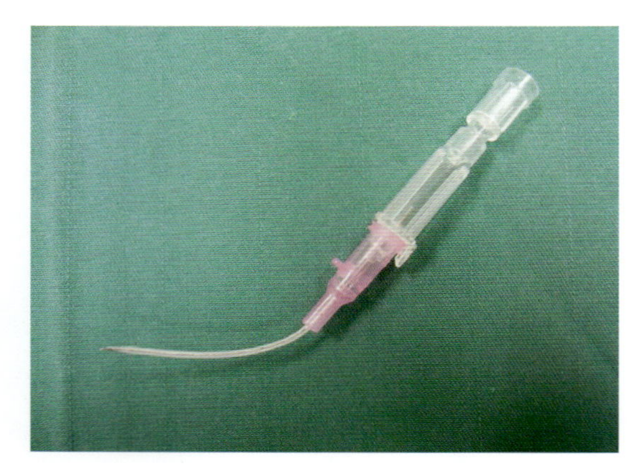

図 8. 20 G 留置針を外頚静脈留置用に曲げたもの

して留置針が血管内に入っているかどうか確認する必要がある。

外頚静脈の穿刺のコツ

外頚静脈留置は，頚部を伸展させるため頭部を背側に，前肢を尾側に牽引する。これにより頚静脈へのアクセスは容易となるが，穿刺部位が溝のように窪んでいたり，頚が短い犬種などで下顎と上腕の間隔が狭く，血管に沿って留置針を操作するスペースが限られる場合がある。このような場合には留置針をあらかじめ曲げてから穿刺する(**図 8**)。しかしながらこの方法では，通常と運針方法が異なり，穿刺時の感触も異なるため，日頃から練習を積んで感覚をつかんでおくことが望ましい。

補助切開

血管が怒張せず，その位置が確認できない場合には補助切開を実施する。補助切開には，18 G 注射針の斜角，もしくは No.11 メス刃で血管が走行していると思われる部位の皮膚を血管の走行に沿って 3 cm 程度全層切開する(**図 9a〜c**)。これにより，怒張していなくても血管を直接視認することができ，留置針を確実に刺入することができる(**図 9d〜f**)。

外頚静脈に留置する際にも，補助切開を行うことで血管を直接視認することができ，他の末梢静脈と同様に留置針を刺入することができる(**図 10**)。

血管を確保して行う場合

より確実に留置針を刺入するために血管を確保してから行う方法もある(基本的には頚静脈が適応であるが，血圧測定のための股動脈留置でも行う)。モスキート鉗子などで血管を剥離してナイロン糸を用いて血管を確保することで，留置針を確実に挿入することができる(**図 11**)。しかし，この場合には穿刺する位置およびその角度が重要である。ナイロン糸などで血管を牽引し過ぎると，血管が虚脱し留置針を刺入するのが困難となるだけでなく，血管自体を損傷することとなる。逆に牽引する力が弱いと，刺入の際に血管が動揺し不安定となる。

筆者の経験上，牽引により血管が扁平となり，血流が遮断される程度の力で牽引するのが適当だと考えられる。また，留置針の刺入位置や角度も重要であり，刺入する位置は牽引部の血管が扁平となった部位で血管と平行となるように刺入する。それ以外の位置で刺入を試みると血管は動揺しやすく不安定となり，刺入角度によっては血管を穿孔してしまう可能性が高くなる(**図 12**)。

補助切開を行う際には，イソジンなどで皮膚の消毒を行うことが望ましいが，緊急の場合には省略しても大きな問題となることはないだろう。留置針を挿入した後は，切開部位をナイロン糸などで縫合した後，粘着伸縮包帯などで固定して終了する。

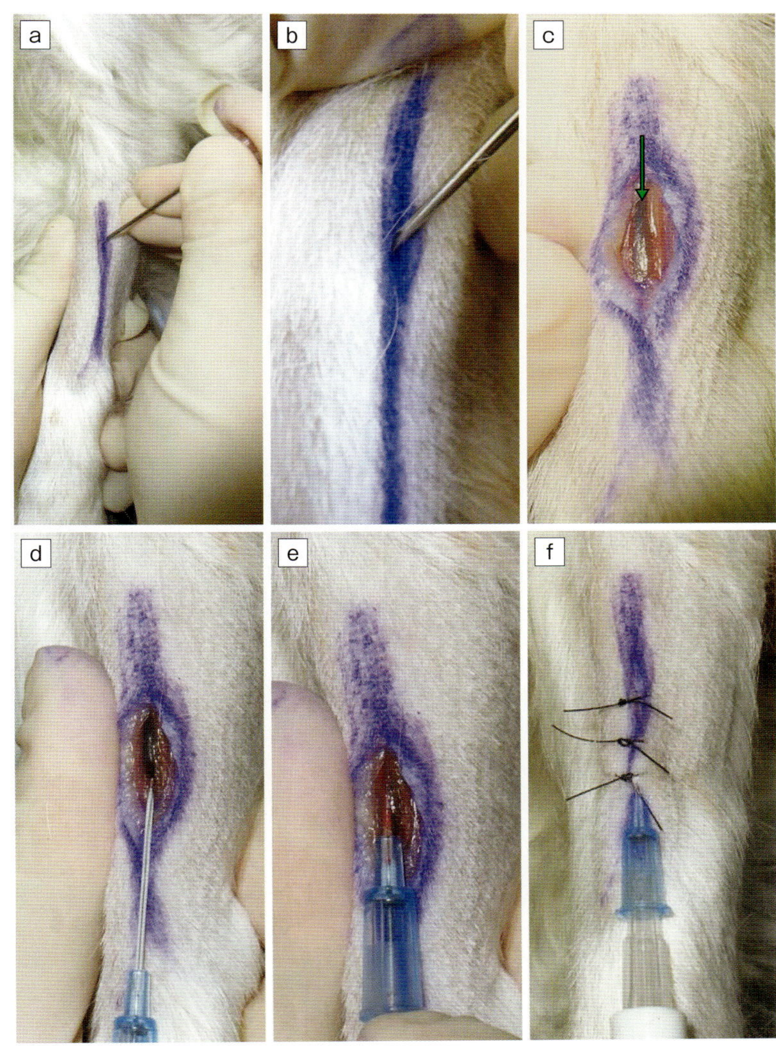

図9．補助切開（橈側皮静脈の場合）

a：左手の示指と拇指で皮膚を張り，18 G 注射針で皮膚を切開する
b：針先を刺入し，最も鋭い先端の斜角の部位を使用して切開していく（針の刺入角度に注目）
c：皮膚を全層切開し橈側皮静脈（矢印）を直視下で確認
d：留置針を刺入している様子。皮膚を通過しないため運針は慎重に行う
e：血液のフラッシュバックを確認し，外套を進める
f：インジェクションプラグを設置し，切開部をナイロン糸で縫合して終了

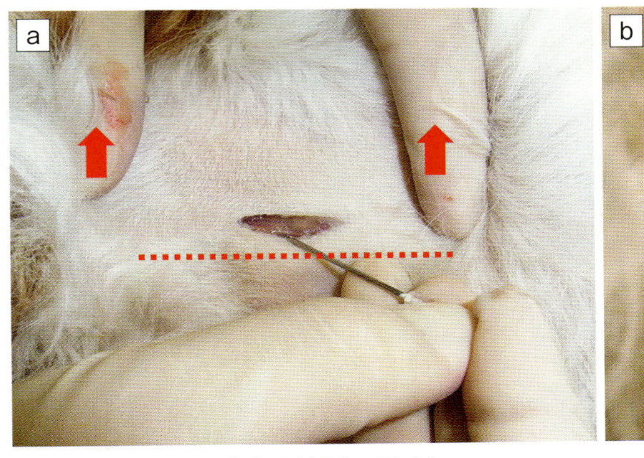

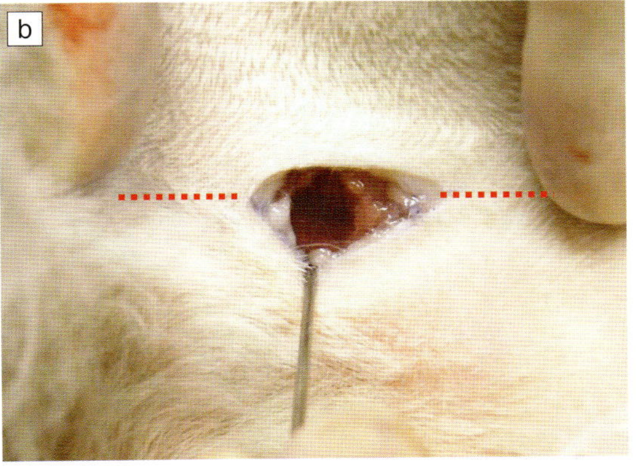

図 10．補助切開（外頚静脈の場合）

a：矢印のように左手の示指と拇指で背側に皮膚を牽引し，切開線を外頚静脈の直上（点線）からずらして切開する
b：牽引した皮膚を本来の位置に戻すと，切開部から外頚静脈を視認することができる

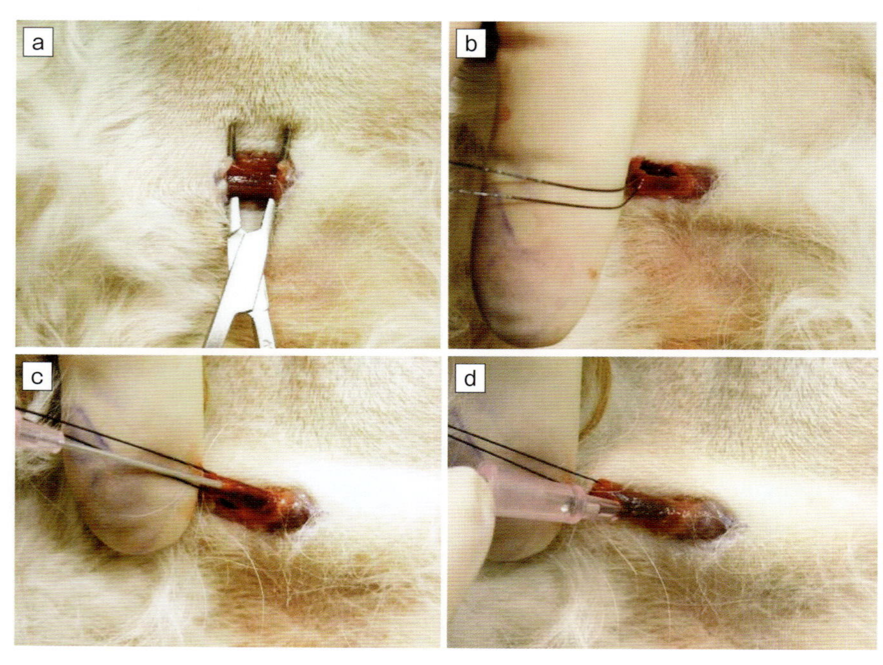

図 11．外頚静脈の留置（血管を確保して行う場合）
a：モスキート鉗子で外頚静脈を剥離する
b：ナイロン糸で外頚静脈を確保する
c：留置針を刺入する
d：血液のフラッシュバックを確認し外套を進める

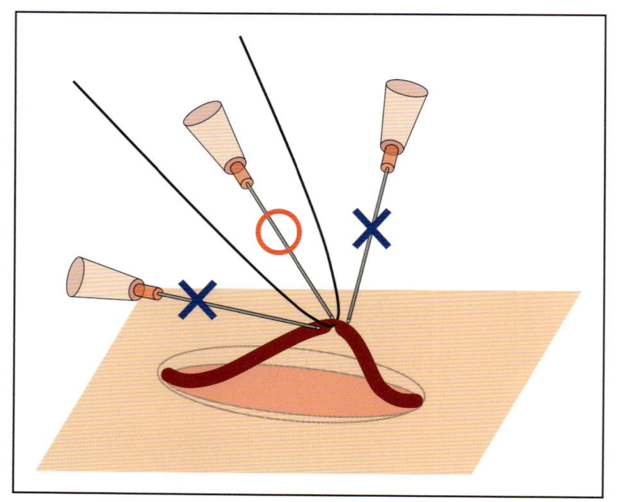

図 12．留置針を刺入する位置と角度（血管を確保して行う場合）
ナイロン糸で牽引している部位のなるべく近くの血管が扁平になっている部位から刺入し，血管と平行に留置針を進める

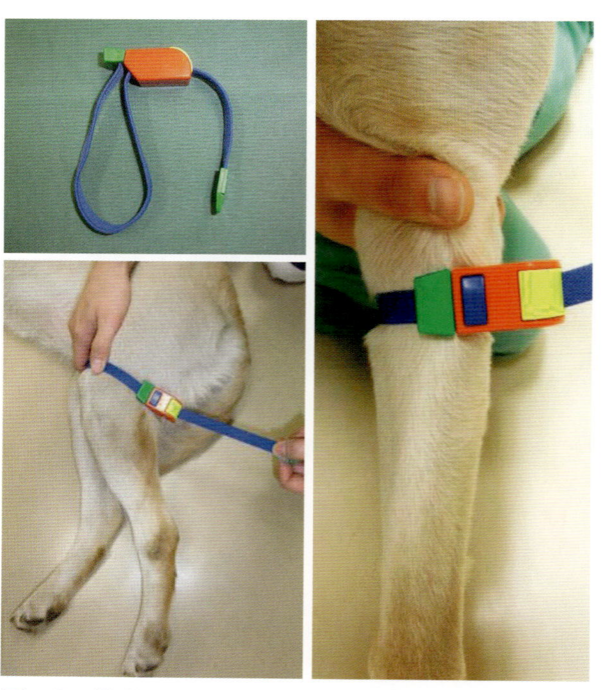

図 13．筆者の施設で使用している駆血帯
小児用の市販品であり，大型犬はもちろん，中・小型犬でも使用できる（図は 20 kg のラブラドール・レトリーバー）

駆血帯の使用

用手による駆血では静脈を怒張させられない場合や，人手が足りずひとりで作業する必要がある場合には，駆血帯を使用するのもよい。駆血帯は，動物のサイズによって長さや太さを変更する必要があるが，筆者の経験では市販の小児用の駆血帯を使用することでたいていの動物でスムーズに血管を確保できる（**図 13**）。ただし猫や幼齢動物などでは，四肢の太さや長さによって包帯などを適当な長さに切断し，駆血帯として使用してもよいだろう。

注意点

- □1度留置針の外套を進めた場合には，動物の体内で再度外套を戻してはならない。下図に示すように外套を内針が貫通し管壁を傷つけ，場合によっては先端を動物の体内に残してしまう可能性がある

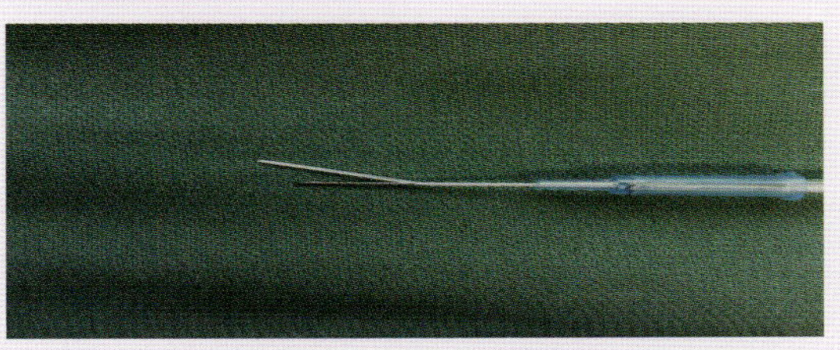

- □血管カテーテルは一定期間で交換するようにする（筆者は5日を目処に長くても7日以内に交換するようにしている）
- □入院中は血管の留置部を定期的にチェックし，浮腫や発赤そして排液など感染の徴候がないか評価する
- □原因不明の一般状態の低下，特に発熱を認めた場合には静脈炎の可能性があるため，血管を留置している場所の確認を行う

ポイント

- □留置針の外套がスムーズに進み血管に入った感覚がある場合には，たとえ血液のフラッシュバックが認められない場合でもすぐに抜去するのではなく，諦めずにしばらく血液の逆流を待ってみる
- □前腕部で橈側皮静脈が確認できない場合には，前肢の手根関節付近を確認すると怒張した血管が視認できる場合がある
- □高齢動物や何度も血管留置を繰り返している動物で，本来の血管がつぶれてしまい迂回ルートの血管を確保しなければならない場合がある。このような血管は管壁が菲薄であり，穿刺時に皮下出血を伴いやすく，また蛇行していることが多いため，迷わず細いサイズの留置針を選択する
- □留置できそうな血管がみつからないときや穿刺に失敗したときには，一呼吸置くことが大事である。特に外頚静脈は，一度穿刺に失敗すると皮下血腫を生じて二度目の穿刺は極端に困難となる
- □血管内留置に固執するあまり，時間を浪費すると薬剤および輸液剤投与の遅れなど，その後の治療に影響を及ぼす。このような場合には，血管内留置を諦めることも肝心であり，気管内投与や骨髄内投与など他のルートからの投薬に切り替えるなど，柔軟に考えて対応することが重要であろう

（前田賢一）

3-4

投薬方法

概説

動物の体内に薬物や輸液を投与する方法には多くの選択肢があり，緊急時には状況に応じて適切に選択する必要がある。「3-3 血管内留置」で血管確保について述べたが，ショック状態において常に血管ルートを確保できるとは限らない。このような場合には血管以外から薬剤や輸液を投与することが必要となり，血管以外の投与ルートおよびそれぞれのルートに適した薬剤について知ることは，緊急時の初期治療において非常に重要である。そこで本稿では，血管以外で使用できる投与ルートについて解説するとともに，それぞれのルートから投与できる薬剤および輸液剤について確認する。

投与ルート

● 気管内投与

気管内投与は有効な薬剤の投与ルートではあるが，薬物の用量などのエビデンスが確立されておらず，静脈内および骨髄内ルートを確保することが困難もしくはそれらを確保する時間的な余裕がない場合に選択する。

準備するもの（図 1）

・喉頭鏡
・気管チューブ
・栄養チューブ
・各種サイズのシリンジ
・希釈溶液（生理食塩液または蒸留水）
・人工呼吸器またはアンビューバッグ

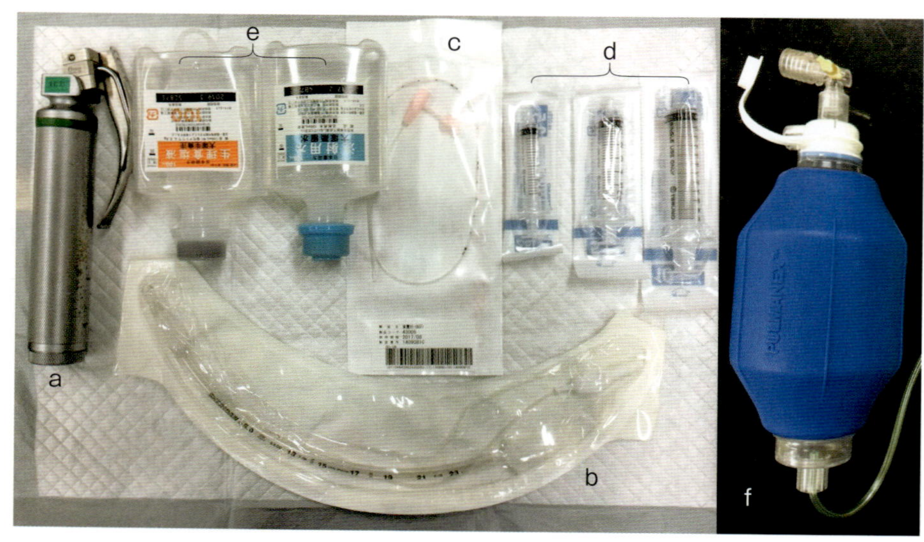

図 1．気管内投与に必要となる材料および器具
a：喉頭鏡
b：気管チューブ
c：栄養チューブ
d：各種サイズのシリンジ
e：希釈溶液（生理食塩液または蒸留水）
f：アンビューバッグ

表 1. 気管内投与可能な薬剤 NAVEL と推奨投与量

Naloxone(ナロキソン)	0.04〜0.08 mg/kg
Atropine(アトロピン)	0.1 mg/kg
Vasopressin(バソプレシン)	1〜4 U/kg*
Epinephrine(エピネフリン)	0.2〜0.4 mg/kg
Lidocaine(リドカイン)	1〜3 mg/kg

推奨静脈内投与量より推定
＊参考文献 1 より引用

方法

動物を横臥位に保定し，自発呼吸がある場合には呼吸音を聴取する。自発呼吸が停止している場合には速やかに挿管して呼吸音を聴取する。これは肺胞内に血液や滲出液が貯留していると，肺胞内に薬物を投与することができないためであり，肺水腫や肺胞内出血を疑う場合には他のルートを選択する。また，少しヘッドダウンして気管チューブ内に液体が逆流してくるかどうかで確認することができるが，急激な体位変換は血圧などに影響を及ぼし動物の状態を急変させるため，実施する際には注意する。

気管内投与できる薬物は，**表 1** に示したようにアルファベット表記の頭文字をとって NAVEL と覚えておくとよいだろう[1]。これ以外の薬物は組織障害を引き起こす可能性があるため推奨されない。薬剤の投与量は，静脈内推奨投与量の 2〜2.5 倍とされており，気管および肺胞全域に薬物を行き渡らせ効率よく吸収させるには，2〜5 mL に希釈して投与するのがよいとされる。また希釈する液体には諸説あり，蒸留水で希釈すると薬剤の吸収スピードが速くなることが知られているが，組織障害の観点から生理食塩液を用いるのが一般的である。

実際の投与方法は，気管内挿管ができていれば非常に簡単であり，気管チューブ内に 5 Fr 程度の栄養チューブを挿入し，気管チューブの先端から栄養チューブの先端が 5 mm 程度出たところで薬液を注入する。注入後は等量の生理食塩液などの液体で栄養チューブ内をフラッシュアウトする。なお，栄養チューブを気管チューブに挿入する際に，チューブの外側を生理食塩液で濡らしておくとスムーズに挿入することができる。薬剤を注入した後はバギングで深呼吸を数回行って薬剤を広範囲に拡散させる。薬剤の気管内投与の間隔についての情報は少なく，推奨される投与間隔は不明である。このため気管内投与を行った後は，引き続き血管および骨髄の投与ルート確保に努めるべきである。

● 骨髄内投与

骨髄内ルートは心肺機能停止，ショック状態など迅速な薬剤投与が必要な状況で，末梢および中心静脈ルートが確保できない場合に有用である。蘇生薬剤の効果発現時間や輸液投与速度についても静脈内投与に匹敵する効果がある。

準備するもの(図 2)

・骨髄生検針(18 G)
・有窓布
・皮膚消毒薬(ポビドンヨード，ヒビテンなど)
・シリンジ(10 mL)
・18 G 注射針
・生理食塩液
・剃毛セット(バリカン，スクラブ，カミソリ)

方法

動物は基本的に仰臥位に保定し，穿刺する脛骨の近位部を広く剃毛する。膝関節の裏側にハンドタオルを丸めたものなどをクッションとして置き，**図 3** で示したように刺入点の周囲を消毒する。脛骨を回外してクッションに押し付けるように不動化する。脛骨粗面の 1 cm 程度内側の皮膚を 18 G 注射針で切開し，骨髄針を遠位側に向けて刺入する(関節から遠ざかるように皮膚に対して 60〜75 度傾ける)。刺入の際には，**図 4** に示すように骨髄針を把持し，示指は針の先端より約 1 cm 近位に添え，脛骨を深く貫かないようにストッパーとする。刺入のポイントは一度に刺入するのではなく，刺入し始めは 8 割程度の力で開始し，骨表面がある程度削れて針が安定化するまで左右にねじりながらゆっくり進めていく。針先の位置が安定化した時点でさらに力を加えて針を進めると，先端が骨皮質を貫き骨髄内に到達する瞬間に抵抗が急に減弱し，すっと針を進めることができるようになる。この時点で針はしっかりと骨に固定されている（**図 5a**）。次に内針を抜き，生理食塩液を満たしたシリンジを接続する（外套と内針が固く密着して抜くのが困難な場合は，鉗子などを使用してゆっくり抜去する。無理に引き抜くと外套も一緒に抜けることがあるため注意する）。血液の逆流を確認し（**図 5b**），5 mL 程度の生理食塩液を注入する。この際に過大な抵抗や注入している周囲に液漏れによる腫脹（**図 6**）を認めないことを確認して輸液ラインを接続し，投薬や輸液（**図 7**）を開始する。

骨髄内ルートは穿刺部位の蜂窩織炎を引き起こす危険性があるものの骨髄炎が生じることは比較的まれであり，生じた場合も通常は抗菌薬の投与によって改善する。また，50％糖液などの高浸透圧物質やジアゼパムなどのアルカリ性薬剤による無菌性の骨髄炎が報告されているが，通常は一過性であり数週間で回復する。基本的に骨髄内ルートは容易で安全性が高い投与ルートであるが（**表 2**），あくまでも緊急避難的なものであり，長期管理には不向きであるため，他のルートが確保でき次第中止し抜去する。

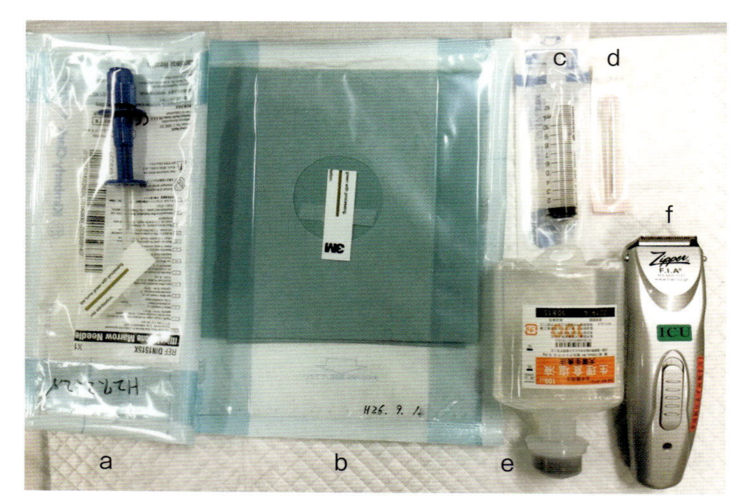

図 2．骨髄内投与に必要となる材料および器具
a：骨髄生検針（18 G）
b：有窓布
c：シリンジ（10 mL）
d：18 G 注射針
e：生理食塩液
f：バリカン

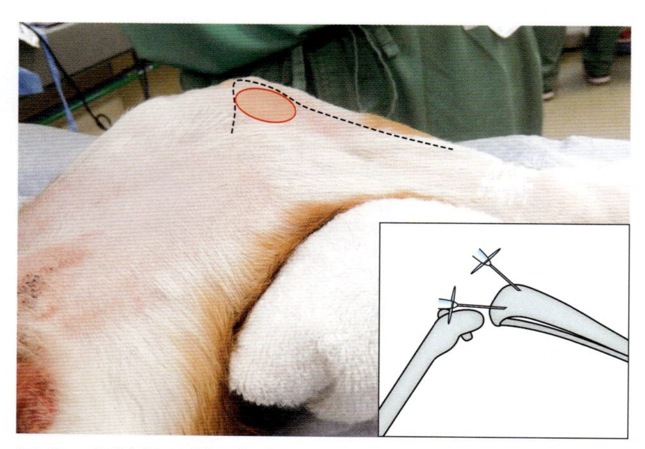

図 3．骨髄針の刺入部位
仰臥位に保定し，穿刺する脛骨の近位部を広く剃毛する。膝関節の裏側にハンドタオルを丸めたものなどをクッションとして置き，刺入点の周囲（赤○部位）を消毒する

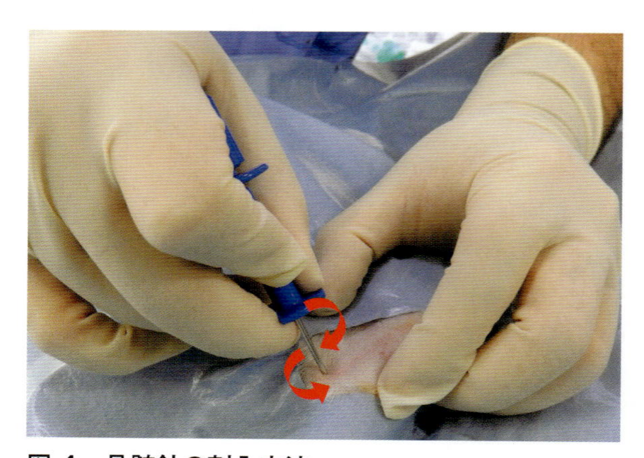

図 4．骨髄針の刺入方法
示指は（図では中指）針の先端より約 1 cm 近位に添え，脛骨を深く貫かないようにストッパーとする。刺入のポイントは一度に刺入するのではなく，刺入し始めは 8 割程度の力で開始し，骨表面がある程度削れて針が安定化するまで左右にねじりながらゆっくり進めていく

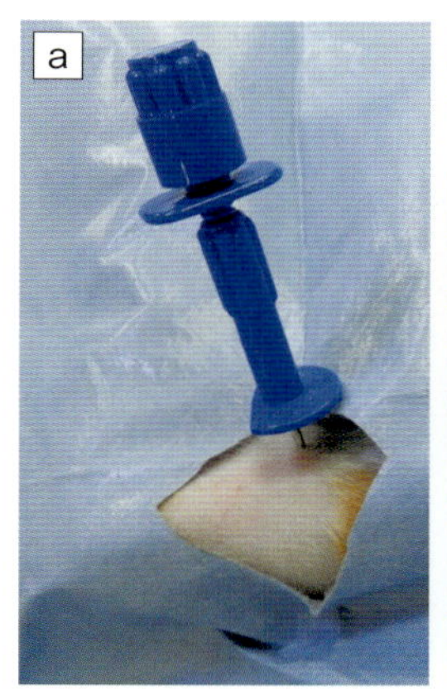

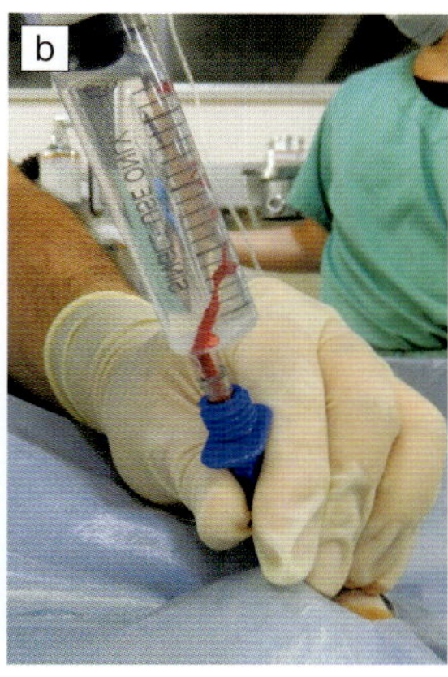

図 5. 針先の位置の確認

a：刺入が完了し，骨髄針が支えなしで立つ状態を確認する
b：内針を抜去し，血液のフラッシュバックを確認後，ヘパリン加生理食塩液でヘパリンロックする

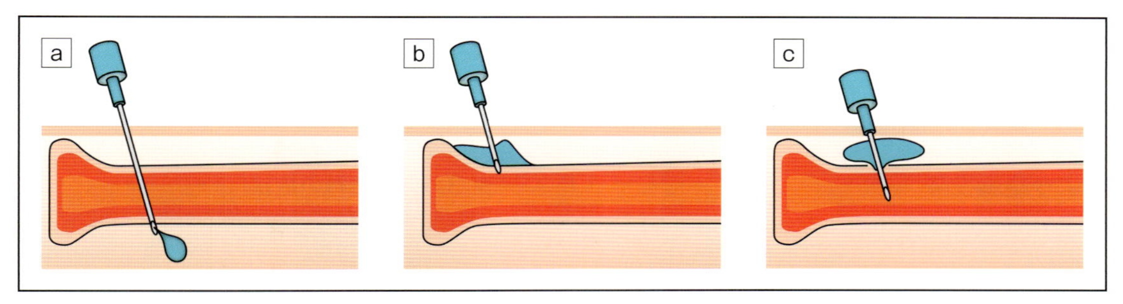

図 6. 骨髄針刺入の失敗例

a：骨髄針が貫通して反対側の軟部組織に薬液が漏出
b：骨髄針の先端が骨皮質を貫通せず，軟部組織中に薬液が漏出
c：骨髄針の刺入時に回転軸がブレて孔が大きくなりすぎたため，針と骨皮質の間隙より薬液が漏出

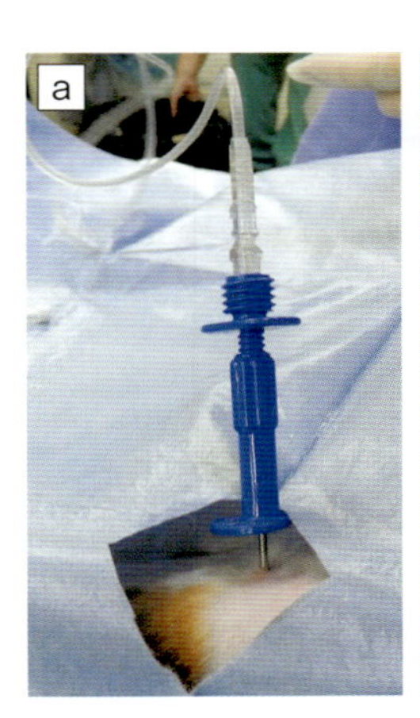

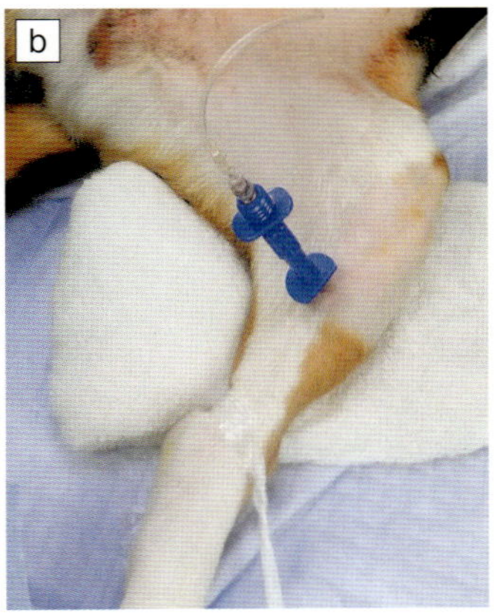

図 7. 骨髄内輸液の開始

a：骨髄針に輸液ラインを接続する
b：輸液を開始した正面からの図

表 2. 骨髄内投与可能な主な薬剤および輸液剤

薬剤				輸液剤
・アトロピン	・エフェドリン	・デキサメサゾン	・グルコン酸カルシウム	・ブドウ糖液
・エピネフリン	・モルヒネ	・ジアゼパム	・塩化カルシウム	・生理食塩液
・ドブタミン，ドパミン	・チオペンタール	・フェノバルビタール	・造影剤	・乳酸リンゲル液
・リドカイン	・麻酔薬	・マンニトール	・インスリン	・新鮮凍結血漿
・ヘパリン	・ベクロニウム	・重炭酸	・抗菌薬	・濃厚赤血球

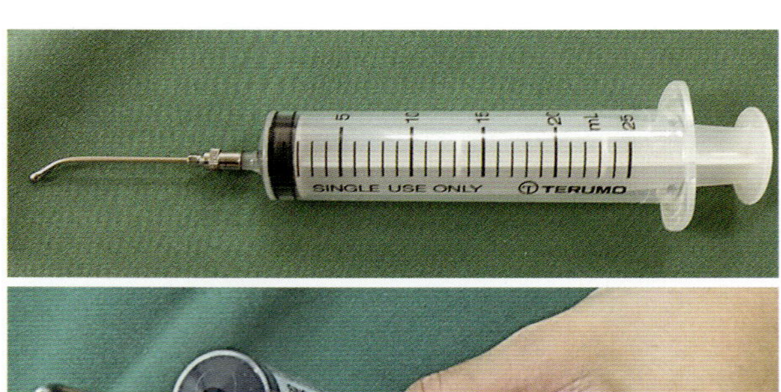

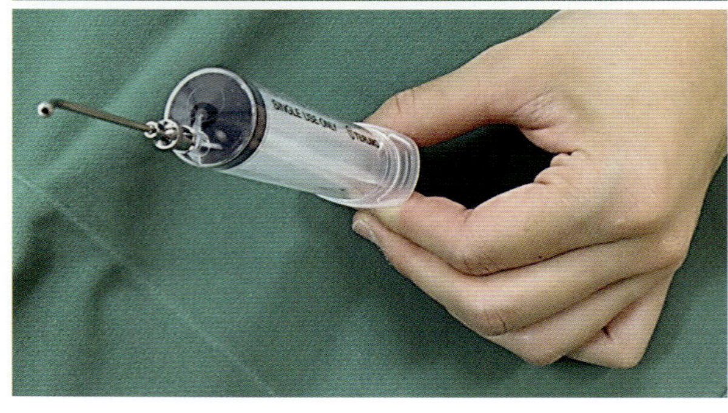

図 8．小動物用経口ゾンデ
ステンレス製であり，必要に応じて曲げて使用することができる。ゾンデがない場合には留置針の外套やフィーディングチューブを短く切断したものを代用する（噛み切られないように注意が必要となる）

●経口および経腸投与

食欲の廃絶や新生子の脱水および嘔吐を伴わない下痢などに適用される投与ルートである。液体を投与するには最も安全なルートで，ゾンデ（**図 8**）や経鼻カテーテル，咽頭造瘻チューブ，食道造瘻チューブ，空腸造瘻チューブおよび胃造瘻チューブなどのいずれかで実施する。ただし，嘔吐や食道疾患，誤嚥性肺炎およびショック状態では禁忌である。

経口投与

【低血糖時に糖を補給するケース】

緊急時に経口投与を行うケースとして最も遭遇するのは低血糖であろう。インスリンの過剰投与およびインスリノーマは低血糖を誘起し，ふらつきや失神，代償性カテコラミン分泌による振戦および異常行動が生じる。低血糖はそのレベルによって症状は異なる（**表 3**）。意識レベルが保たれている場合には，50％ブドウ糖液を経口投与する。その際に重要なのは，グルコースは粘膜から吸収されるので，飲み込ませる必要がなく，歯茎に塗布するイメージで投与すると効率よく吸収させることができる。これは，動物の意識レベルが改善し，自力での摂食が可能となるまで継続する。

表 3．低血糖時の症状

血糖値（mg/dL）	症状
70>	嘔吐・沈うつ
50>	頻脈・異常行動
30>	傾眠
20>	痙攣・昏睡

【呼吸停止した新生子における舌下投与】

また，呼吸停止時（特に帝王切開時の新生子など）に血管ルートが確保できない場合には，塩酸ドキサプラム（1～5 mg/head）を舌下に滴下することで呼吸を促すことが可能である。舌下投与は，腸壁と肝臓を経由せず舌下粘膜に分布する小血管から直接吸収されるため薬剤の吸収が速いが，粘膜の状態などの要因で吸収が不安定なため，なるべく静脈内投与を選択する。

経腸投与

近年では術後や熱傷，外傷患者に対しては受傷後24～48 時間以内に経腸栄養を開始することにより，感染症や死亡のリスクを低下させることが知られている[2]。そのため，早期に動物の栄養状態を評価し，経口での食事摂取が難しい場合には早期に経腸栄養を開始する。早期の経腸栄養により，ストレス反応の軽減や腸管の透過性亢進を減少させ炎症性サイトカインの活性や放出を抑制し，感染性の合併症を抑制することができる。経腸栄養の方法には経鼻カテーテル，咽頭造瘻チューブ，食道造瘻チューブ，空腸造瘻チューブ，胃造瘻チューブなどがある。いずれの方法も緊急時というよりは一命を取り留めた後の回復期に行われる処置である。

直腸内投与

経口で投与する薬の多くは，坐剤として直腸から投与することが可能であり，直腸内投与は，嘔吐や嚥下困難など経口投与が困難な場合に適用される。直腸壁は薄く血液供給が豊富であり薬剤の吸収が速やかであるが，刺激性がある薬剤は静脈ルートで投与する。てんかん発作時のジアゼパムもダイアップ® などの坐剤として用いられるが，緊急時に坐剤がない場合にはシリンジを用いてセルシン® やホリゾン® などジアゼパムの注射薬を注腸することで静脈内投与と同様の効果を得ることができる。

● 皮下投与

獣医療において皮下投与は日常的に行われており，慣れ親しんでいる方法であるが，この方法は軽度な脱水を疑う症例に対してのみ実施可能である。すなわち，皮下に投与された薬液や輸液は組織内に吸収され，循環血流中へ移行するが，重度な脱水やショック状態では末梢血管は収縮しており，投与された薬剤と輸液は重力により体の下側に貯留する。このため体温の低下(特に猫)や感染の原因となるため，皮下投与は推奨されない。

● 心腔内投与

血管の確保が困難であった場合に，以前ではエピネフリンの心腔内投与が行われていたが，現在では気胸，冠動脈破裂および心タンポナーデを起こし得るので心腔内投与は行ってはならず，エピネフリンは気道内または骨髄内に投与することが推奨される。

参考文献

1. Efrati O, Barak A, Ben-Abraham R, Modan-Moses D, et al. Should vasopressin replace adrenaline for endotracheal drug administration? *Crit Care Med*. 2003 Feb; 31(2): 572-6.
2. 三宅康史．症例から学ぶ ER の輸液―まず何を選び，どう変更するか．羊土社．2011.

（前田賢一）

ポイント

□血管確保ができない場合には骨髄ルートの確保に躊躇しない。脛骨の他に上腕骨の大結節にも穿刺することができる

□輸液が行われていない場合には，薬剤の投薬後に生理食塩液を 5～10 mL 投与して後押しをすることで，全身へ薬剤を循環させる(骨髄ルートではさらに多く 20 mL 程度必要となる場合がある)

⚠ 注意点

【静脈内投与】

□ミリスロール® 注(ニトログリセリン)やインスリンはポリ塩化ビニル(PVC)によって吸着されるため，ニトログリセリン専用のラインを使用するか，あらかじめ高濃度の薬液を灌流し飽和させておいてから使用する

□薬剤によっては投薬時に血管痛が生じる可能性がある。また，ジアゼパムなどのアルカリ性薬剤は血管外へ漏出している場合には痛みが強く，組織ダメージも大きいため注意する

【気管内投与】

□気管内からエピネフリンを投与した際に，その血中濃度では β 作用を誘起し血圧低下を生じ得る可能性があるため注意する

【薬剤の混合に関して】

□薬剤の pH によっては析出する危険性があるため注意する。緊急時に頻用される代表的な薬剤としては，ラシックス®(フロセミド)，ネオフィリン®(アミノフィリン)は強アルカリ性であり，ボスミン®(エピネフリン)，ドブトレックス®(ドブタミン)は強酸性であるため注意する。また FOY®(ガベキサート)は基本的に単独で投与する

3-5

輸液療法

はじめに

輸液においては諸説あり，獣医師それぞれの経験に基づいて好みの輸液剤を使用する傾向がある。一般状態がそれほど悪くない症例では“輸液剤は何でもたいていは大丈夫で，動物が自力で何とか回復する”ことが多い。しかし，救急治療時においては動物の予備能が低下しているため，輸液の選択が生死を分ける場合がある。本稿では輸液療法の基本的な手技や輸液計画についての確認および解説を行う。

準備するもの（図 1）

・輸液剤各種
・留置針
・輸液ライン
・翼状針
・インジェクションプラグ
・その他，留置を固定するテープや自着性包帯など

状態の評価

輸液には循環の維持，水分・電解質の補給を目的とする**欠乏輸液**，浸透圧，酸–塩基平衡の調整を目的とする**維持輸液**，そして低栄養時のカロリー補給を目的とする**高カロリー輸液**がある。これらいずれの輸液が必要となるかは動物の状態を評価することが重要となる。輸液を計画するにあたり，血液検査データはもち

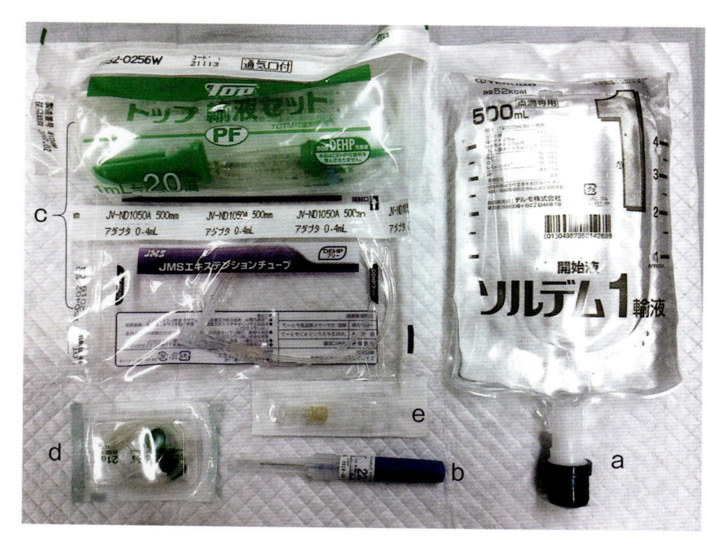

図 1．輸液に必要となる材料および器具
a：輸液剤各種（図はソルデム 1 輸液）
b：留置針（図は 22 G）
c：輸液ライン（図はトップ輸液セットおよび延長チューブ）
d：翼状針（図は 21 G）
e：インジェクションプラグ
その他，留置を固定するテープや自着性包帯などを用意する

表 1. 脱水の分類

分類	病態と原因	血漿浸透圧	血清 Na
高張性脱水 (水欠乏性脱水)	・水分が電解質より多く喪失 ・昏睡，尿崩症，浸透圧利尿，過呼吸，発熱など	高値	高値
低張性脱水 (Na 欠乏性脱水)	・電解質が水分より多く喪失 ・利尿薬，副腎皮質機能低下症，熱中症，嘔吐，下痢，熱傷，膵炎など	低値	低値
等張性脱水 (混合性脱水)	・水分と電解質が同程度喪失 ・下痢，出血，ネフローゼ症候群など	正常	正常

表 2. 全身状態による脱水の評価

脱水の程度	臨床症状および所見
5%以下	体液を喪失する病歴があるが，特に異常を認めない
5%	口腔粘膜の渇きはあるが，浅速呼吸や頻脈はない
7%	軽度～中等度の皮膚弾力の減少，口腔粘膜の渇き，軽度頻脈
10%	中等度～重度の皮膚弾力の減少，口腔粘膜の渇き，頻脈，血圧低下
12%	重度の皮膚弾力の減少，口腔粘膜の渇き，ショック状態

表 3. 皮膚ツルゴール試験による脱水の評価

皮膚をつまみあげ，元の状態に戻るまでの時間により評価する

脱水の程度	所見
正常	つまみ上げてもすぐ元に戻る
5%	2～3 秒程度で元に戻る
8%	10 秒程度の時間をかけて元に戻る
12%	つまんだままの状態で元に戻らない

※頭部や肩甲部は皮膚がもともとルーズであるため基本的には腰背部で評価する
※肥満や削痩によっても影響を受けるため，BCS についても注意する

ろん既往歴や身体検査などから，脱水症，電解質異常，酸–塩基平衡の異常，そして栄養状態を総合的に評価する。既往歴については，飼い主からの聴取により情報を得るが，それらが不明な場合には獣医師が五感を頼りに動物の状況を評価しなければならない。

●脱水症

脱水(dehydration)は水が体外に失われる病態で，慢性的に生じる場合と，下痢や嘔吐などの体液喪失(fluid depletion)を原因として電解質を含む体液が喪失することで急性に生じる場合があり，喪失する体液により低張～高張性脱水まで様々である(**表 1**)[3]。脱水の程度は血液検査の結果が不明な状態であっても，身体検査(**表 2**)や皮膚ツルゴール試験(**表 3**)[2] からある程度推測することができる。

緊急時の臨床現場で脱水の程度は血液検査のうち，ヘモグロビン(Hb)およびヘマトクリット値(HCT)の上昇，BUN/Cre 比の開大，総蛋白(TP)およびアルブミン(Alb)の上昇などからも評価できる。また胸部 X 線検査により，心胸郭比の狭小化も脱水の評価において参考になる。尿量は，末梢循環動態すなわち脱水の状態を評価するのに有効な指標となり得る。緊急時には触診や X 線検査または超音波検査によって膀胱内の尿貯留を確認する。さらに尿路系に異常がない場合には，尿道カテーテルを留置して時間あたりの尿量を確認し，0.5 mL/kg/hr を下回る場合には末梢循環の低下が疑われる[2]。

脱水の分類(表 1)

脱水症が疑われる場合には何が原因で脱水に陥っているのか，すなわち脱水の分類を行う必要がある。体液中の水分調節は血漿浸透圧によって調整されており，細胞外液のナトリウム(Na)濃度によって大きく影響される。

【高張性脱水】

高張性脱水は，摂食不良や水制限などの水分摂取ができない場合や，浸透圧利尿，尿崩症など尿中への水分過剰排泄，そして過呼吸や発熱による過剰な不感蒸泄が原因となる。このような場合，水分の喪失が主で Na の喪失が軽度であることから，細胞外液量が減少して Na 濃度が上昇することで浸透圧が上昇する。この浸透圧の上昇は細胞外へ水分を引っ張り出す要因となり，細胞内脱水が生じる。このため，細胞外液の減少は細胞内から補填されることとなり，喪失量の割には目にみえる範囲での症状は軽度であるが，重度の場

合には神経細胞の萎縮による中枢神経障害が認められることがある。

【低張性または等張性脱水】

低張性または等張性脱水は，臨床的に遭遇する確率が高く，副腎皮質機能低下症などによる尿中への喪失や嘔吐，下痢，熱傷などによる体液喪失により水分とNaを同時に失うことを原因とする。この場合，細胞外液のNa濃度は喪失により低下し，これにより浸透圧は低下する。このため，細胞外液から細胞内へ水分が引っ張り込まれ，細胞外液量の減少による血圧低下や末梢循環不全が生じる。

電解質の異常

● ナトリウム(Na)の異常

高ナトリウム血症はNaの過剰投与または水分の喪失を原因とし，細胞外液のNa濃度が上昇すると，細胞外液の浸透圧は上昇する。これにより，水分が細胞内から引っ張り出されて細胞の萎縮が生じる。このような細胞の萎縮が脳細胞で生じると中枢神経症状を示し，緊急的な補正が必要となる。

低ナトリウム血症は一般的に140 mEq/L以下の場合をいうが，実際に問題となるのは125 mEq/L以下となった場合である。低ナトリウム血症は，低張輸液や摂食障害など，Na供給の低下または，心不全や腎不全などによる細胞外液の過剰を原因とする。

高ナトリウム血症へのアプローチ

高ナトリウム血症へのアプローチには細胞外液量を評価することが重要である。細胞外液量の減少を補正，すなわち循環血液量の回復のため，生理食塩液または乳酸リンゲル液で細胞外液を補充し，続いて輸液剤を低ナトリウムである低張液または5%ブドウ糖液に変更して積極的にNa濃度を低下させる。この際に注意すべき点は160 mEq/L以上の重度な高ナトリウム血症の場合では，急激に低張液および5%ブドウ糖液を投与すると脳細胞の膨化を招き非常に危険であるため，まずは等張液の輸液を開始し，定期的に電解質の評価を行って血清Na濃度の低下が認められた時点で低張液および5%ブドウ糖液に変更する。この補正には1日〜数日かかる場合があり，焦って急激にNaの補正を行うことは非常に危険である。

一方，細胞外液量が変化しない，または過剰な場合には，過剰なNaの供給源となるメイロン®や高張液の投与を中止する。また尿中へNaを放出するため，利尿薬を投与し，5%ブドウ糖液によって細胞外液量を調整する。

低ナトリウム血症へのアプローチ

Naの供給が低下している場合には，当然ながらNaを生理食塩液で補充することから開始する。そして定期的に電解質をチェックし，徐々にNa濃度の低い輸液剤に変更していく。この際に急激にNaの補正を行うと，細胞外液の急激な浸透圧の正常化により細胞内から水分が引っ張り出され，神経細胞が細胞内脱水を起こす。このためNaの補正は，一般的に血清Na濃度が1日あたり10 mEq/Lの増加を超えない程度にとどめる。

● カリウム(K)の異常

高カリウム血症

高カリウム血症は一般的に5.5 mEq/L以上になった状態である。腎不全で尿中へのK排泄が低下している場合や，プロトン(H^+)の排泄が阻害され血中に蓄積しアシドーシスとなることで，細胞内にH^+を取り込み，その交換として細胞外へKが放出されることで高カリウム血症に陥る。

高カリウム血症は致死的な不整脈を誘起し，命にかかわる可能性が高い。このため高カリウム血症に遭遇したら，まず心電図を評価する。心電図に異常を認めた場合，カルシウム(Ca)製剤，利尿薬，β_2作動薬などの投与やG-I(グルコース・インスリン)療法などを行う(**図2**)[3]。

低カリウム血症

低カリウム血症は摂食障害やKの尿中への排泄，嘔吐や下痢による喪失，インスリン，カテコラミン，アルカローシスによる細胞内への移動を原因とする。重篤な低カリウム血症は脱力による頭部下垂，心電図の異常が認められる。基本的には電解質輸液にKを添加して投与することが基本である(**表4**)[4]。原則としてブドウ糖を含まない輸液剤を使用する。

【カリウム製剤の選択】

添加するカリウム製剤は，クロール(Cl)欠乏や代謝性アルカローシスがあるときにはKCLを，高クロー

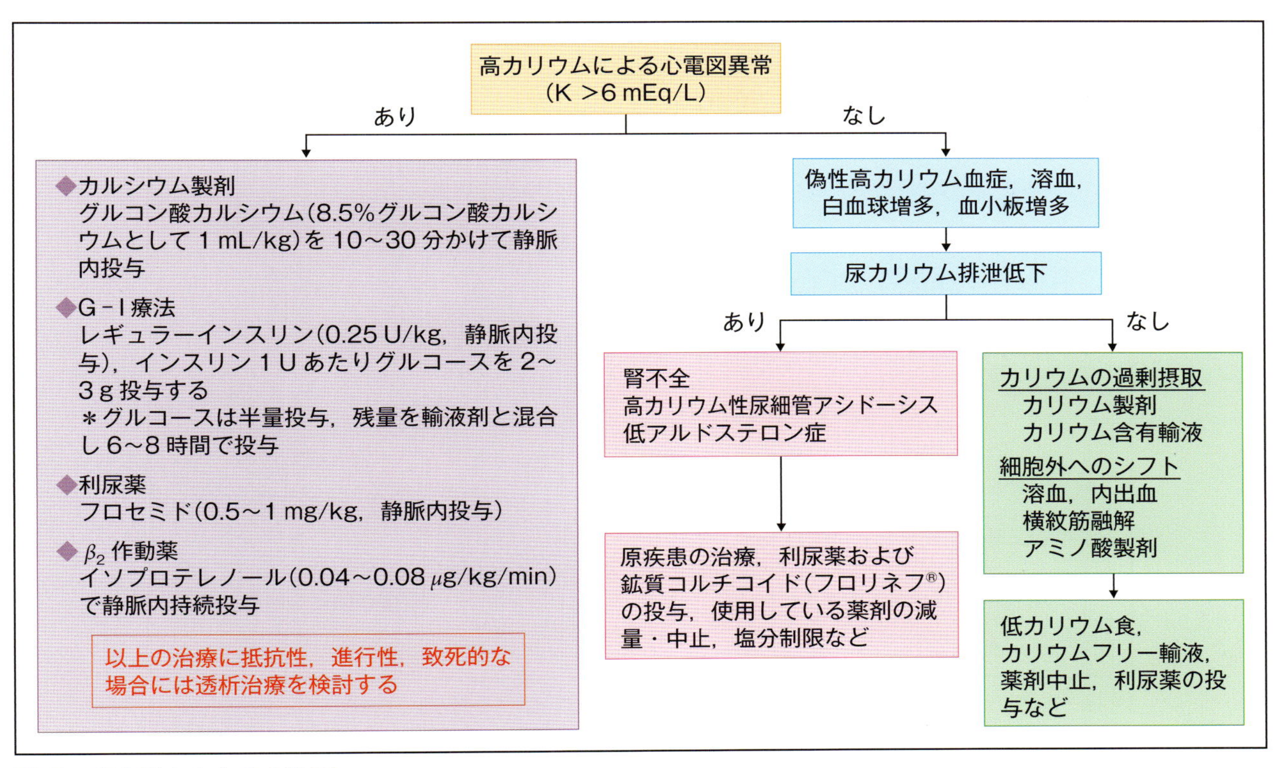

図2．高カリウム血症の治療
参考文献3より引用・改変

ル血症を併発している場合にはグルクロン酸カリウムを使用する。

【カリウム投与における注意点】

Kを添加する際には医原性の高カリウム血症に陥らないように定期的に心電図と血清K濃度のチェックを行い，投与速度は0.5 mEq/kg/hrを超過しないように設定する。なお，輸液にカリウムを添加して補正する際に動物の体格を考慮することを忘れてはならない。体内で最もKを貯蓄している組織は筋肉であり，体内のKプールは筋肉量の多さに比例する傾向がある。すなわち，同じ量のKを負荷した場合に筋肉量が多い動物では細胞内へ取り込まれるK量が多くなるため，血清K濃度は上昇しにくく，筋肉量が少ない動物はKの取り込み量が少ないため血清K濃度は上昇しやすい。そのため，筋肉量の少ない動物のK補正には注意が必要となる。

表4．カリウム添加の目安

血症カリウム濃度(mEq/L)	輸液剤1Lに添加するKCL量(mEq/L)	最大輸液速度(mL/kg/hr)
<2.0	80	6
2.1～2.5	60	8
2.6～3.0	40	12
3.1～3.5	28	16

※混合する輸液剤にはグルコースを含むものは使用しない

酸-塩基平衡の異常

細胞内のpHは7.35～7.45のほぼ中性に保たれており，これにより重要な代謝活動が円滑に行われている。酸-塩基平衡を評価するためには，動脈血液ガスの測定を行う必要がある。血液ガスではまずpHを確認する。pHを評価して，血液が酸性に傾くアシデミア(pH7.38～7.4以下)か塩基性に傾くアルカレミア(pH7.4～7.42以上)が生じているのか判断する。

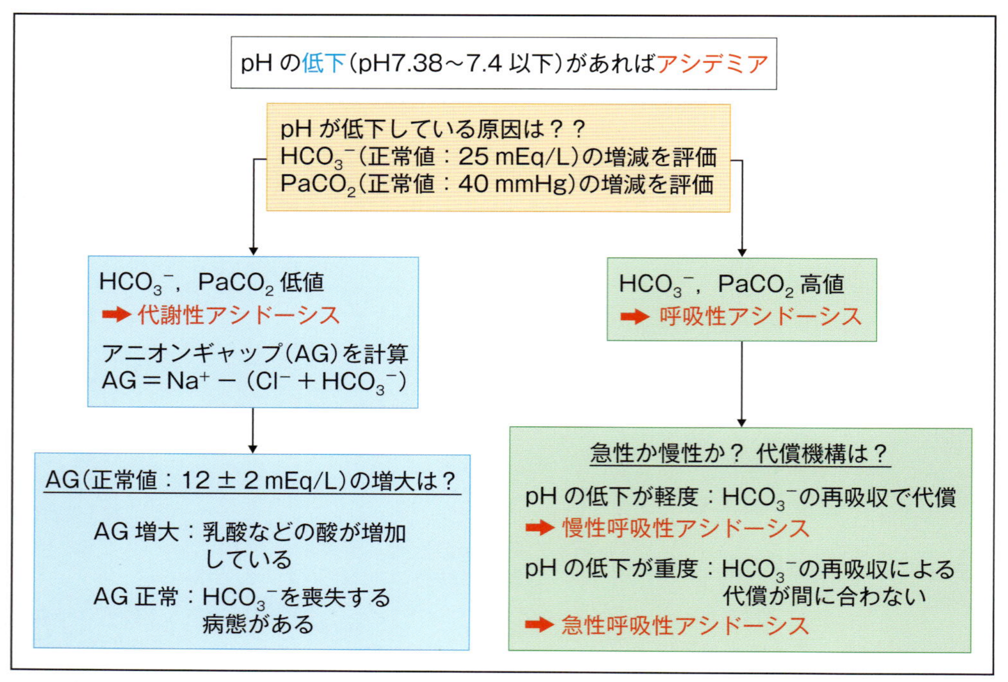

図3．血液ガスの評価法（アシドーシスの場合）
参考文献3より引用・改変

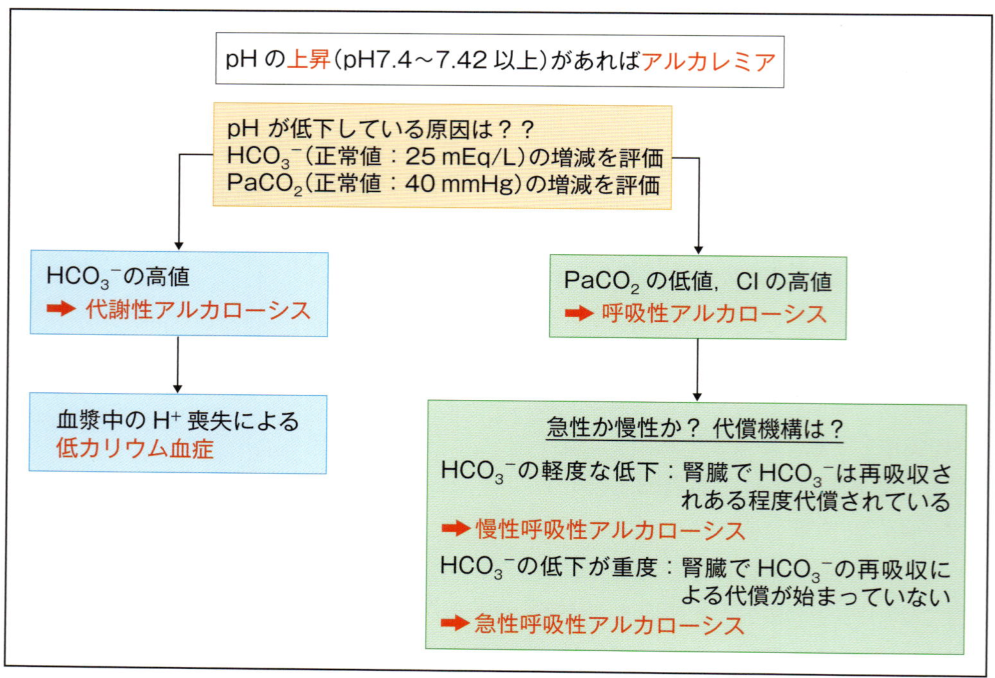

図4．血液ガスの評価法（アルカローシスの場合）
参考文献3より引用・改変

続いてアシデミアもしくはアルカレミアが存在する場合，これらのpHの変化が呼吸性によって生じているのか，もしそうであるならば経過（急性 or 慢性）を評価する。一方，重炭酸の低下など代謝性に生じているのであれば，$PaCO_2$，HCO_3^-，アニオンギャップ（AG）を総合的に評価する（**図３，４**）[3]。

輸液療法が必要になる酸-塩基平衡の異常とは

酸-塩基平衡の異常で輸液療法が必要となるのは代謝性アシドーシスである。代謝性のアルカローシスは原因の除去により改善されるため，一般的に輸液療法は必要でない。また，呼吸性の酸-塩基異常は呼吸管理による治療を行うべきで，輸液療法の適応とはならない。

代謝性アシドーシス

代謝性アシドーシスの原因としては，下痢などによるHCO_3^-の喪失，腎不全によるH^+の排泄障害，循環不全によるH^+産生亢進が考えられる。代謝性アシドーシスの治療において，原因となる病態の改善により乳酸は速やかに代謝され，アシドーシスは改善される場合が多い。つまり，アシドーシスの改善には換気の維持，輸液（乳酸リンゲル液など）や輸血により循環動脈血量を保つとともに，強心薬で心機能を維持することである。

重炭酸による補正について

重炭酸ナトリウムの安易な投与は，換気や組織灌流に問題がある場合，組織中の二酸化炭素分圧が急上昇し，CO_2が細胞内に逆拡散して逆説的にアシドーシスを悪化させる危険性がある。代謝性アシドーシスが致命的な合併症を誘起するのはpH 7.1以下であり，このためアルカリの投与による急速な補正が必要となるのは，pHが7.1以下となる場合に限られる。このような重度なアシドーシスの原因は，ほぼ末梢循環不全による乳酸アシドーシスに限られると考えられる。欠乏補充輸液中に加える重炭酸の量は，

BE※×0.3×体重（kg）もしくは

（24－HCO_3^-値）×0.4×体重（kg）

で算出し，安全を考慮して計算値の半量を緩徐に投与する。目標とするpHは7.2であり，これ以上の補正は行わない。

輸液量の決定

輸液量は，**水分欠乏量**と日常的に必要とする**維持量**そして病態ごとに推定される**予測水分喪失量**から算出される。動物に必要となる輸液量を24時間で割って1時間あたりの輸液速度を決定する[2]。

水分欠乏量は？

水分の欠乏量は，前述の評価項目より脱水の程度を評価し，おおよその量を以下の計算式により算出する。

水分欠乏量（L）＝体重（kg）×脱水（％）÷100

もしも正常の状態のHCTまたはTPが把握できていれば，以下の計算式で水分欠乏量は算出される。

水分欠乏量（L）＝体重（kg）×0.6×（1－正常時のHCTまたはTP／現在のHCTまたはTP）

維持量は？

維持量＝尿量＋不感蒸泄＋便－代謝水

尿量：27～40 mL/kg

不感蒸泄：13～20 mL/kg

代謝水：6～8 mL/kg

たいていは，目安としての維持量は40～60 mL/kgとしてよい（小型犬や猫では高めの値で，大型犬では低めの値で評価する）。

予測水分喪失量は？

滲出液，吸引液，嘔吐，下痢などの水分を喪失する病態では，維持量に今後予測される水分の喪失量を加える必要がある。

輸液量は？

水分欠乏量および維持量より輸液量は以下の式で算出される。

※　BE（過剰塩基）：血液を37℃，$PaCO_2$ 40 mmHgに平衡させた状態でpHを7.40に滴定するのに必要とされる，酸または塩基の量として定義され，代謝性（非呼吸性）の因子の状態を表す。一般的にHCO_3^-は呼吸性でも代謝性でも変動し得るが，BEは代謝性の原因により変動することから，BEが正の値であれば代謝性のアルカローシス，負の値であれば代謝性のアシドーシスが疑われる。しかし，BEは変動を表しているだけで，これだけで病態を判断することはできないため，他のパラメーターと同時に評価する必要がある。

輸液量＝水分欠乏量×1/2～1/3（安全係数として）＋維持量＋予測水分喪失量

輸液速度が速すぎるとすぐに尿として排泄されるため，なるべく低く抑えて投与し，輸液剤や電解質を効率よく利用させるようにする。

輸液治療の評価

輸液を開始したなら，輸液量や輸液内容が適正かどうか経時的に評価しなければならない。輸液治療において24時間の投与を原則とし，その間は輸液量と尿量から水分のin-outや身体検査，電解質などを6時間間隔で評価する。一般的に小型動物では輸液量の安全域は低い傾向があり，肺水腫，腹水貯留そして浮腫など水分過剰が生じないよう慎重に投与する。

輸液剤の種類：電解質輸液

● 等張性輸液剤

晶質浸透圧に近い輸液剤であり，主に細胞外液の補充を目的とする。

生理食塩液

血漿の浸透圧と等しい輸液剤であり，重炭酸イオンを含まない。このため大量に投与すると血漿中の重炭酸イオンが希釈され，アシドーシス（希釈性アシドーシス）に陥ることがあるため注意する。

リンゲル液

リンゲル液は生理食塩液をより血漿電解質の成分に近づけるために，KとCaを添加した輸液剤である。しかし生理食塩液と同様にClイオン濃度が高く，大量投与で希釈性アシドーシスを引き起こす危険性がある。

乳酸リンゲル液

乳酸リンゲル液は，細胞外類似液のひとつである。生理食塩液よりNaおよびCl濃度が低く，より血漿電解質に近い組成に調製されている。添加されている乳酸ナトリウムは，肝臓で代謝され重炭酸イオンを生じる。この重炭酸イオンはアルカリ化剤としてはたらくことから，細胞外液の喪失によって生じるアシドーシスの改善が期待される。しかしながら，臨床現場において乳酸リンゲル液が生理食塩液より有利に作用したとするエビデンスは示されておらず，溶解，希釈および創面の洗浄などにも使用できるため，生理食塩液の方が汎用性は高い。

酢酸リンゲル液

重度な循環不全による肝血流の低下や，肝機能障害が生じている場合，乳酸ナトリウムの代謝は低下する。このため乳酸の替わりに酢酸を加えたものが酢酸リンゲルである。酢酸は肝臓以外でも全身の筋肉で代謝され重炭酸イオンを産生することから，肝障害がある症例において有利とされている。

循環不全における乳酸アシドーシスにおいて乳酸リンゲル液より酢酸リンゲル液を使用すべきという意見があるが，乳酸アシドーシスの状態でも，輸液中に含まれる乳酸は十分に代謝可能であることが判明している。すなわち，実際のところ代謝性アシドーシスは輸液剤のアルカリ化剤で何とかできるものではなく，十分な細胞外液補充による前負荷，体液喪失の抑制など本筋の治療が重要である。さらにいえば，アルカリ化剤を含まない生理食塩液と代謝性アシドーシスに対する効果において大差はないと考えられる。

● 低張性輸液剤

主に維持輸液に用いられ，細胞外のみならず細胞内にも浸透する。1～4号まで各種用途にあわせた配合が存在する。

1号液（開始液）

脱水治療の開始液であり，乳酸リンゲル液と5%ブドウ糖液を2：1の割合で配合したものである。Kを含んでおらず，Naと水分を補うことができる。脱水の原因が不明で“とりあえず輸液を”というときに使用することができる。Kが含有されていないため，低カリウム血症に注意が必要となる。

2号液（細胞内液補充液）

細胞内に必要となるKとリン（P）が含まれており，乳酸リンゲル液と5%ブドウ糖液を1.5：1の割合で配合したものである。

3号液（維持液）

乳酸リンゲル液と5%ブドウ糖液を1：3の割合で配合したものである。

4号液（術後回復液）

乳酸リンゲル液と5%ブドウ糖液を1：4の割合で配合したものである。術後はNaとKの投与は控えるべきという考えに基づき作製されたが，現在は使用されない。

輸液剤の種類：栄養輸液

5%ブドウ糖液

電解質の含有はゼロであり，浸透圧の調製のため100 mLあたりに5 gのグルコースを含んでいる。グルコースは肝臓で代謝され消失するため，水分のみを投与したことと同じである。基本的に5%ブドウ糖液の輸液後，血管内に残る水分は投与量の1/12（生理食塩液は投与量の1/4）程度である。

輸液剤の種類：その他の輸液

膠質輸液剤

電解質輸液だけでは循環血流が回復できないと判断した場合や，血液量が回復する前に浮腫が現れた場合に血漿増量剤として使用する。血漿蛋白濃度が3.5 g/dL以下で使用を検討する。

低分子デキストラン

デキストランは急性大量出血の際の初期治療に用いられるとともに，人では体外循環灌流液としても使用される。一般的には生理食塩液や乳酸リンゲル液で希釈された500 mL製剤が市販されており，大量投与すると出血傾向が生じるため20 mL/kg/day以下を緩徐に投与する。

ヒドロキシエチルデンプン（HES）

デンプンの一種であるアミロペクチンを成分とし，循環血液量の回復とともにアシドーシス予防，末梢循環の改善が期待される。投与量は10～20 mL/kg/day以内を30分以上かけて投与するが，乏尿を伴う腎不全に対しては投与してはならない。

高カロリー輸液

重症例において急性期は著しい代謝および異化が亢進する。これに対して除脂肪体重の維持や代謝亢進に伴う合併症を避けるため，必要なエネルギーを投与する栄養のサポートが重要となる。

栄養管理が必要か？

栄養管理が必要かどうかについては，入院時に栄養障害がある場合，集中治療が3日以上見込まれる場合，消化管機能の異常などで3日以内に経口で栄養摂取ができない場合などが挙げられる。栄養状態を評価する項目について**図5**に示した。重症疾患の急性期では血液生化学検査においてアルブミンなどの蛋白質の評価に目がいきがちとなる。しかし，血管透過性が亢進してサードスペースに移動したり，肝臓でCRPなど炎症蛋白の産生が優先されることで他の蛋白質合成が低下するため，正確に評価できない場合があるので注意する。

栄養の投与経路

栄養管理を行う上で，栄養の投与経路は**経腸栄養**と**静脈栄養**が挙げられる。これらのうち，第一選択となるのは経腸栄養であり，経腸栄養が不可能な場合に初めて静脈栄養を開始する。不足するエネルギーの補充として浸透圧性静脈栄養を使用する際には，中心静脈カテーテルを使用する。

中心静脈カテーテル留置

必要な材料および器具

- 滅菌グローブ
- 縫合に必要なもの（ナイロン糸，針）
- 中心静脈カテーテルキット（**図6**）
  - －有窓布
  - －穿刺針
  - －中心静脈カテーテル
  - －ストッパー
- 延長チューブ
- 固定用テープ
- 毛刈り用バリカン
- 皮膚用消毒薬
- ヘパリン加生理食塩液
- 血管用造影剤

主観的な評価

・体重は減少しているか？
・入院前は栄養摂取できていたか？
・疾患の重症度は？
・併発している疾患は？
・消化管の機能は正常か？
・被毛や皮膚の状態は？

客観的な評価

・血清アルブミン※
・総リンパ球数
・総コレステロール
・トランスフェリン※

※アルブミンおよびトランスフェリンは疾患の急性期または重症度によって血管透過性の亢進や肝臓での蛋白合成の変化により，正確に栄養状態を反映しない場合がある

図 5. 栄養状態の評価

栄養状態の評価の結果，「すでに栄養障害がある」，「重症疾患および腸疾患があり 3 日以内に経口摂取ができない場合」には栄養管理を決定する

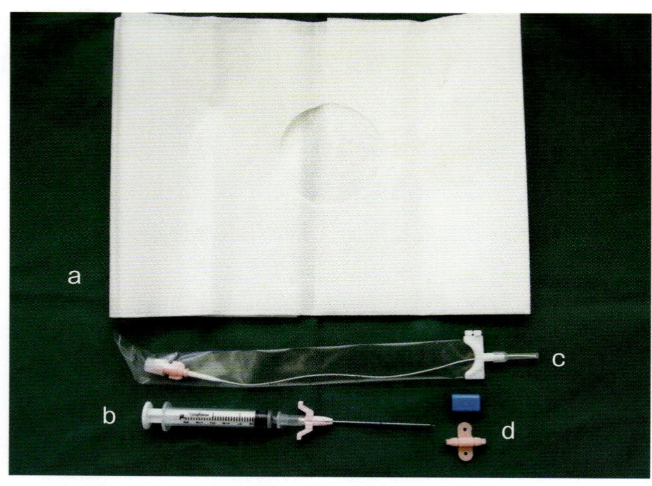

図 6. 中心静脈カテーテルキット

a：有窓布
b：穿刺針
c：中心静脈カテーテル
d：ストッパー

留置法(図 7)

1. 動物を横臥位もしくは仰臥位で保定する(**図 7a**)。
2. 頚部をバリカンで剃毛し，皮膚を消毒する。
3. 頚静脈の走行を確認して皮膚を血管の直上からずらして小切開を加える(頚静脈が確認できるのであれば切皮する必要はない)(**図 7b，c**)。
4. 頚静脈に外套針を刺入し，シリンジ内への血液の流入を確認する(**図 7d，e**)。
5. 外套の全長を血管内に挿入して穿刺針を抜去する(**図 7f**)。
6. あらかじめ挿入する長さを目盛りで確認し，その位置までカテーテルを挿入する(**図 7g，h**)
7. ヘパリン加生理食塩液でカテーテル内をフラッシュアウトする。
8. 可能であれば造影剤を注入し，X 線透視や通常の X 線などでカテーテルの先端が正しい位置(前大静脈まで進める。心臓内に入っていないことを確認)にあることを確認する。
9. 外套を裂きながら血管外へ引き出す(摩擦でカテーテルを一緒に抜いてしまわないように介助者などに保持してもらう)(**図 7i，j**)。
10. カテーテルを再度ヘパリン加生理食塩液でフラッ

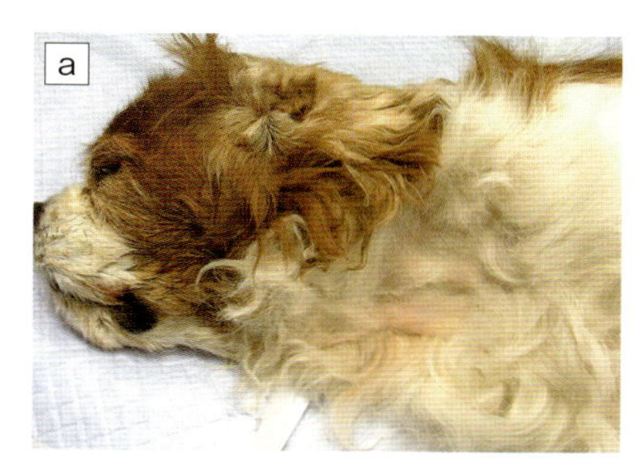

動物を右側横臥位に保定する
（頚部をバリカンで剃毛）

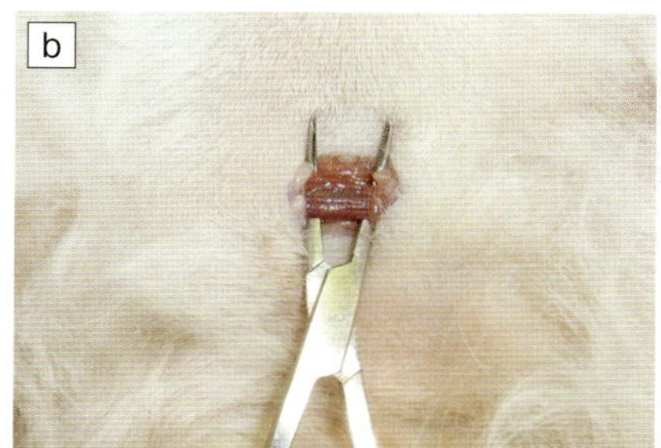

切皮して頚静脈を露出し，ナイロン糸で確保する（切皮しないでも刺入は可能である）

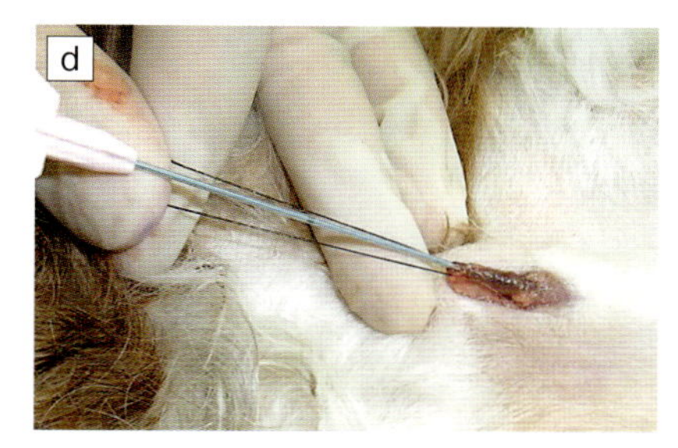

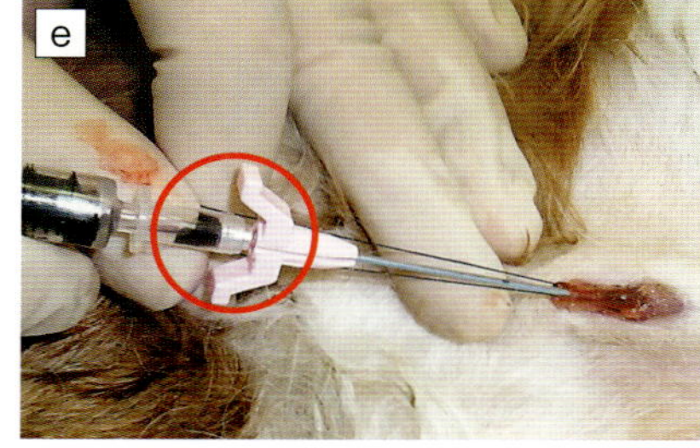

外套付き穿刺針で頚静脈を穿刺し，シリンジ内への血液の逆流（赤○内）を確認する

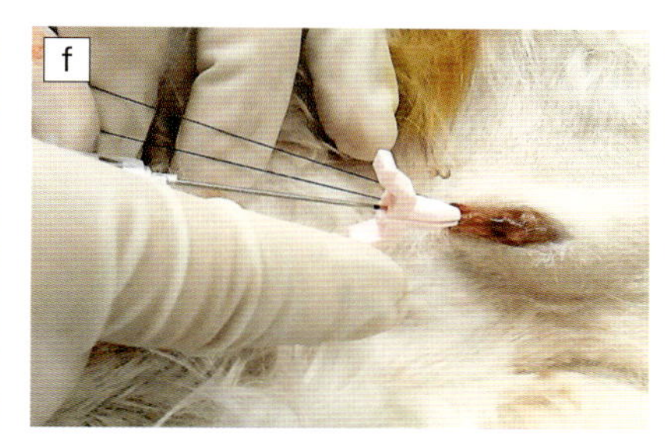

外套を進め，穿刺針を抜去する

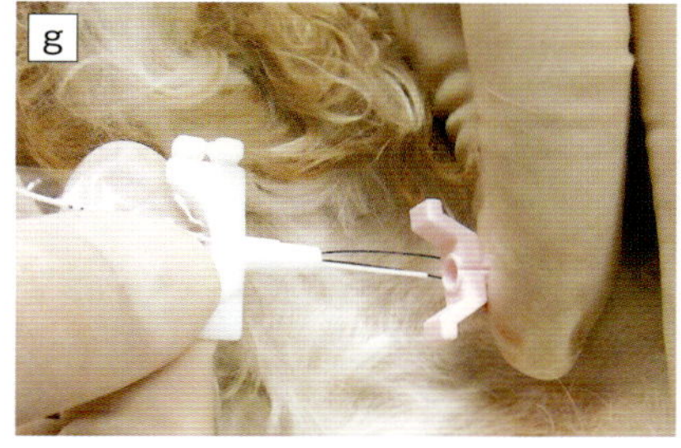

カテーテル挿入コネクターを外套に接続する

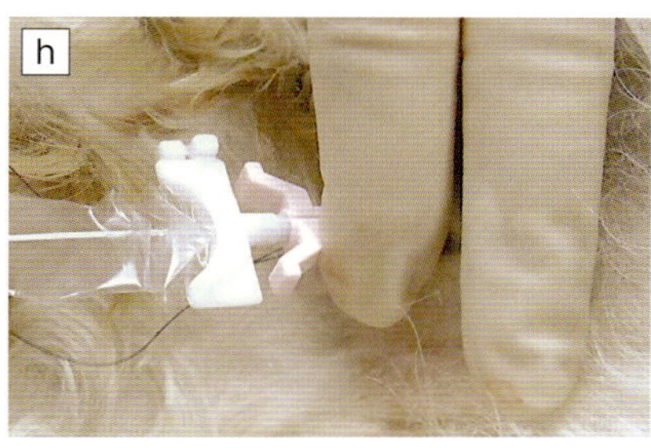

外套を通じて，保護袋で覆われた状態のままカテーテルを静脈内に進める（あらかじめ長さを確認しておく）

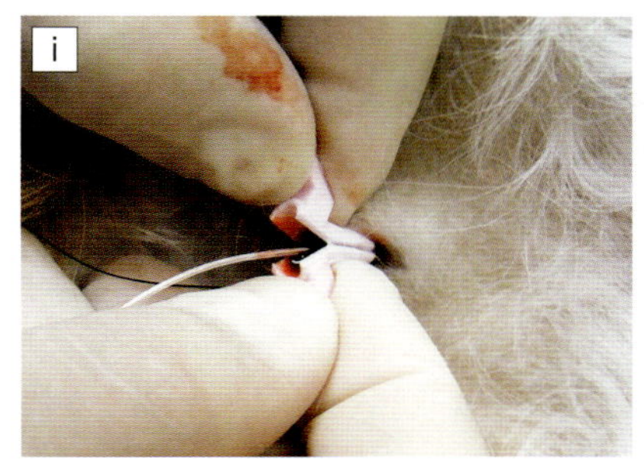

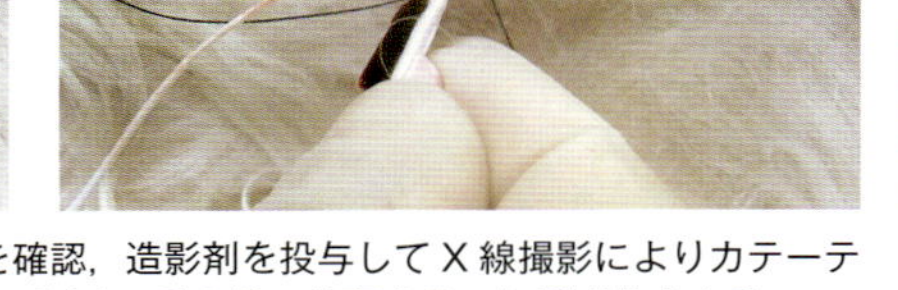

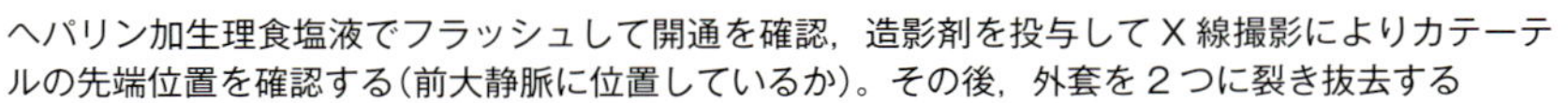

ヘパリン加生理食塩液でフラッシュして開通を確認，造影剤を投与してX線撮影によりカテーテルの先端位置を確認する（前大静脈に位置しているか）。その後，外套を2つに裂き抜去する

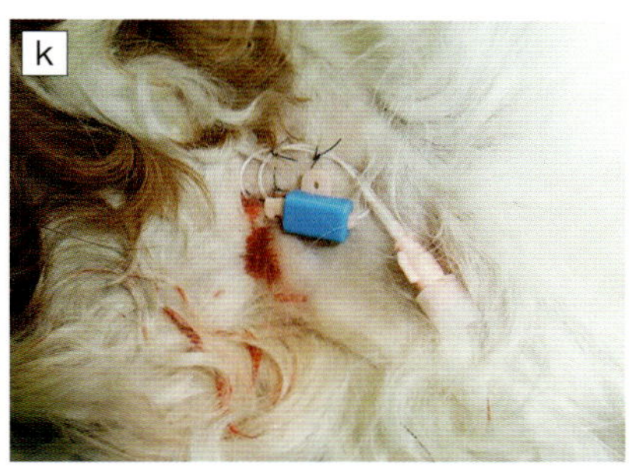

カテーテルを再度ヘパリン加生理食塩液でフラッシュし，翼で体表に縫合して固定する。切開した皮膚を縫合し，延長チューブでループをつくり，頚部に粘着テープで固定する（余ったカテーテル部分はループにして周囲の皮膚に縫着している）

図7．中心静脈留置法

シュし，翼で体表に縫合して固定する。

11. 切開した皮膚を縫合し，延長チューブでループをつくり，頚部に粘着テープで固定する(**図 7k**)。

● 必要エネルギーの投与方法

静脈栄養において投与量の基準となるのは，1 日あたりのエネルギー供給量(daily energy requirement, DER)であろう。動物が安静状態で必要となるエネルギー量(resting energy requirement, RER)は，

RER＝70×(体重 kg)$^{0.75}$ または 30×(体重 kg)＋70

のような式で算出される。従来では RER に症例の状態に応じた疾病係数を乗じて DER としていたが，近年では過剰なカロリー供給は消化管合併症や電解質の不均衡を引き起こす危険性があることから，RER をそのまま DER とする傾向がある。

輸液剤の配合については，全量のうち 60～90％をイントラリポス® などの脂肪乳剤とし，ハイカリック® 液などの高濃度ブドウ糖電解質液と合わせて DER をカバーするように考える。アミノ酸の投与量については，アミノ酸の代謝に成犬で 2～3 g/100 kcal，成猫で 3～4 g/100 kcal のエネルギーが必要となる。これに基づき，投与するエネルギー量に合わせて添加し，電解質輸液を用いて 1 日の維持体液量を満たすように調整する。投与速度は DER の 1/3～1/4 量を 24 時間かけて投与開始し，3～4 日をかけて完全量まで引き上げる。

● 静脈栄養の注意点

高血糖

静脈栄養において注意する点は高血糖である。高血糖(180 mg/dL 以上)は重症感染や多臓器不全などの合併症を悪化させ，死亡率を高める。一方で，厳密すぎる血糖のコントロール(80～110 mg/dL)も高度な低血糖(40 mg/dL 以下)を誘起し，死亡率を高くする可能性がある。このため 110～150 mg/dL での血糖値のコントロールが推奨される。

Refeeding syndrome

また，栄養不良の動物に積極的な栄養補給を行うことにより Refeeding syndrome に陥ることがある。Refeeding syndrome[3] は，飢餓状態で体内の異化が進んでいる状況で急激に栄養を補給すると，膵臓が刺激されインスリンの分泌が亢進する。これにより血管内から細胞内に K および P が取り込まれ，低カリウム血症，低リン血症，低マグネシウム血症を起こす。また，分泌されたインスリンは腎臓の尿細管から Na の再吸収を促進して体内の水分貯留を引き起こし，浮腫の原因となる。さらにビタミン B1 の消費も生じ，乳酸アシドーシスが出現することもある。よって，静脈栄養の開始後にうっ血性心不全，電解質異常，浮腫，意識障害，発熱，乳酸アシドースをみた場合には Refeeding syndrome を疑う。静脈栄養において経腸，経口栄養よりも Refeeding syndrome の発生率は高い傾向にあり，疑われた際には可能な限り早期に静脈栄養は中止する。

輸液の方法別ひとくちメモ

【輸液ポンプによる輸液】

□ラインを輸液ポンプにセットする際には，輸液バッグから漏出した輸液剤がラインを伝ってポンプに浸入し故障の原因となる場合があるため，輸液ラインをループさせて輸液剤が直接ポンプに浸入しないようにする（左図；矢印）。右図は輸液剤の浸入によりサビが浮き出た輸液ポンプ

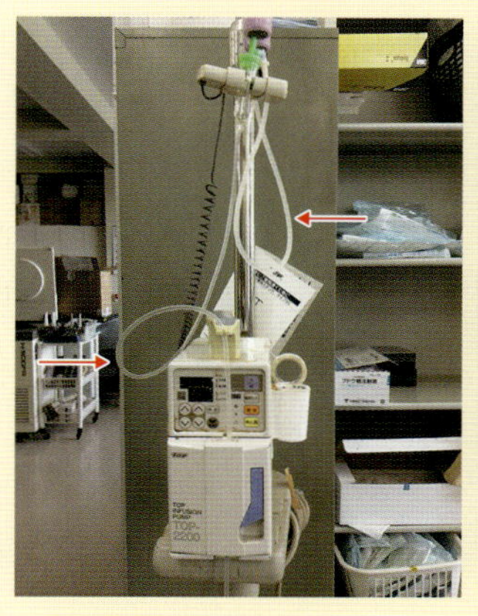

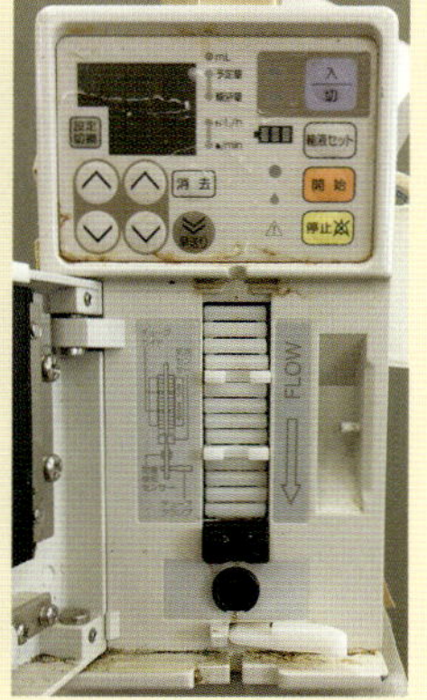

【自然滴下による輸液】

□クレンメを使用して輸液量を調節する際には，滴下量を設定しても動物の体動などの原因で流速が変動するため，定期的に滴下量をチェックする

【シリンジポンプによる輸液】

□シリンジポンプを用いる際には，シリンジのフランジとスリットの隙間およびシリンジの押し子とスライダーの隙間（緑矢印）をなくすため，セットする時点でシリンジポンプの早送り機能を使用し“空押し”が起こらないようにする

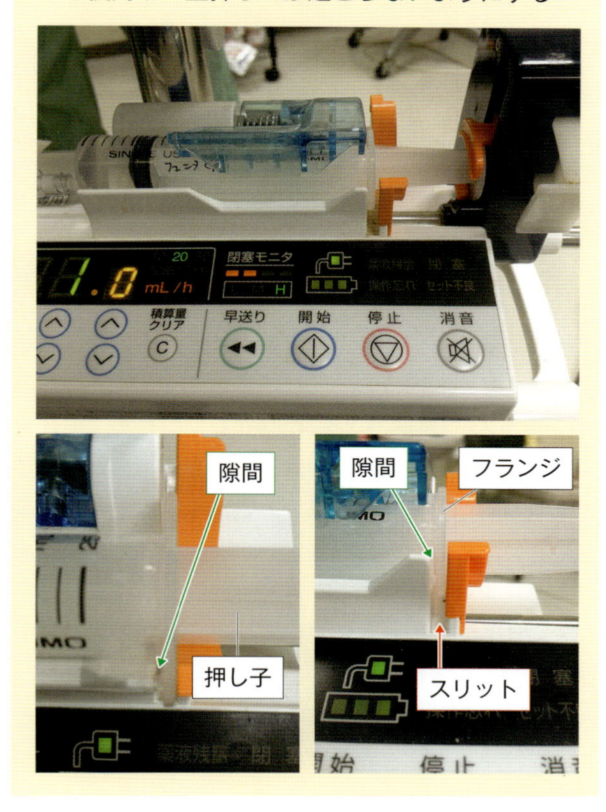

⚠ 注意点

□三方活栓や延長チューブは感染が起こりやすいため，滅菌操作を徹底する（特に高カロリー輸液）

□尿量，体重，呼吸状態などを評価して水分出納を確認し，流速や処方内容が適正か評価する

□輸液剤に薬物を混合する場合にはpHが変化することで析出する可能性があるため注意する

参考文献

1. 北岡建樹．ポケット輸液マニュアル―正しく使うための基本と疾患別療法．羊土社．2010.
2. 小林正行．救急治療時の輸液法．山根義久 総監．小動物 最新 外科学大系 2．救急治療．インターズー．2006.
3. 三宅康史．症例から学ぶ ER の輸液―まず何を選び，どう変更するか．羊土社．2011.
4. 桃井康行．小動物の治療薬．文永堂．2012.

（前田賢一）

3-6

輸血療法

供血動物の条件と感染症対策

輸血療法を実施する上では輸血用血液の確保は必須となる。日本国内においては，認可された動物の血液供給センター(血液バンク)が存在しないため，輸血を実施する個々の動物病院や獣医師自身が何らかの方法で供血動物(ドナー)を確保し，血液を採取しなければならない。そのためには施設内(病院内)にてドナーを飼育管理するか(院内ドナー，供血動物)，もしくは一般家庭において飼育されている健康な動物から血液を提供してもらう(院外ドナー，献血動物)ことが必要である。そのようなドナーは十分な健康管理が必要となり，血液を提供する際には以下のような様々な条件を満たしている必要がある。

表 1．供血・献血犬の条件

必須条件
健康な成犬(1～8 歳齢程度)
過去に輸血療法を受けたことがない
狂犬病および混合ワクチン接種
フィラリア予防
感染症に罹患していない ダニ媒介性疾患(バベシア症，エールリヒア症など)，フィラリア症，ブルセラ症など
妊娠していない
望ましい条件
ヘマトクリット値 40%以上
血液型　DEA1.1 陰性(または受血犬と同じ血液型)
大型犬(体重 25 kg 以上)
供血間隔 3 週間以上(献血間隔 3 カ月以上)

● 供血・献血犬の条件(表 1)

基本的な条件として，1～8 歳齢程度の臨床的に健康な成犬であること，過去に成分輸血を含めた輸血療法を受けたことがないこと，および妊娠していないことは事前に確認すべきである。その他の条件として，ヘマトクリット値が 40％以上であること，血液型が受血犬と同じ(または DEA1.1 陰性)であること，体重 25 kg 以上の大型犬であること，供血は 3 週間以上(院外の献血動物であれば 3 カ月以上)の間隔を空けていること，などが望ましい。

院内飼育供血犬の生活環境は，ストレス要因の少ない衛生的な居住環境を整え，食事の量や質にも十分配慮すべきである。具体的には，感染症の媒介を防ぐため，ゴキブリ，蚊，ノミ，ダニなどの衛生害虫の発生や外部寄生虫の感染に注意を払う。また，運動不足や栄養過多による肥満防止を心掛け，健康管理を徹底する。各個体についてカルテを作成し，定期検査結果や輸血用採血日および採血量などを詳細に記録しておくことが望ましい。

院外飼育の献血犬においては，生活環境や健康管理について飼い主へ十分に説明する必要がある。

供血・献血犬の感染症予防

輸血療法においては血液が媒介する感染症の危険が常にあることを理解しなければならず，獣医師は可能な限りリスクをなくす努力をすべきである。

具体的には，まず供血・献血犬が狂犬病ワクチンならびに混合ワクチン接種を定期的に実施していることは必須条件である。また，フィラリア予防も定期的に行っていることが必要である。一般的に用いられている犬用の混合ワクチンは，ジステンパーウイルス，アデノウイルスⅠ型(犬伝染性肝炎)，アデノウイルスⅡ型，パラインフルエンザウイルス，およびパルボウイルスの5種が基本的に混合されているものがほとんどであり，その他にコロナウイルスやレプトスピラ2種または3種が含まれているものもある。いずれのワクチンを使用すべきかは地域や個々の獣医師の判断により異なるが，最低限5種以上の混合ワクチンを定期的に接種すべきである。

ワクチン接種後は免疫系細胞の機能的変化が起こり得るので，最低2週間は供血させない。複数の供血犬を院内にて飼育している場合は，ワクチン接種を同時に実施せず，効率的な接種計画を立てた方がよい。

供血犬の感染症検査

供血犬が感染症に罹患していないことを可能な限りの手段を用いて確認すべきであり，年に1回以上は感染症のスクリーニング検査を実施することが望ましい。

具体的には，一般的な血液検査やX線検査などにより炎症所見がないことを確認することは基本であり，フィラリア症の血液中抗原検査，ブルセラ症の血清中抗体検査または血液中遺伝子検査，およびバベシア症やエールリヒア症などの吸血生物媒介性感染症の血液中遺伝子検査も実施すべきである。一般に，PCR (polymerase-chain reaction)法による遺伝子検査の検出感度は光学顕微鏡における観察よりも1,000倍以上高いとされているため，不顕性感染であっても検出できる可能性はきわめて高い。各種の感染症に罹患する可能性は地域による差もあるため，前記以外の感染症関連検査項目は地域性を考慮して追加することが望ましい。

獣医師は輸血により感染症を媒介することに細心の注意を払わなければならず，ブルセラ症のような人獣共通感染症を動物間に拡散させてしまう可能性があることも念頭に置かなければならない。

● 供血猫の条件(表2)

基本的な条件として，1〜8歳齢程度の臨床的に健康な成猫であること，過去に成分輸血を含めた輸血療法を受けたことがないこと，および妊娠していないことは事前に確認すべきである。その他の条件として，ヘマトクリット値が35%以上であること，血液型が受血猫と同じであること，体重5kg以上であること，供血は3週間以上の間隔を空けていること(院外の献血動物であれば3カ月以上)，などが望ましい。

表2．供血猫の条件

必須条件
健康な成猫(1〜8歳齢程度)
過去に輸血療法を受けたことがない
混合ワクチン接種
感染症に罹患していない FeLV，FIV，コロナウイルス，トキソプラズマ，ヘモプラズマ，フィラリア症など
妊娠していない
望ましい条件
ヘマトクリット値35%以上
受血猫と同じ血液型(A型，B型，AB型)
体重5kg以上
供血間隔3週間以上(献血間隔3カ月以上)

院内飼育供血猫の生活環境は，ストレス要因の少ない衛生的な居住環境を整え，食事の量や質にも十分配慮すべきである。具体的には，感染症の媒介を防ぐため，ゴキブリ，蚊，ノミ，ダニなどの衛生害虫の発生や外部寄生虫の感染に注意を払う。また，運動不足や栄養過多による肥満防止を心掛け，健康管理を徹底する。各個体についてカルテを作成し，定期検査結果や輸血用採血日および採血量などを詳細に記録しておくことが望ましい。

院外飼育の猫は感染予防の徹底が難しいため献血を避けた方が無難であるが，献血猫を採用する場合は生活環境や健康管理について飼い主へ十分に説明し，採血ごとの徹底した感染症検査を実施すべきである。

供血猫の感染症予防

猫はウイルス等の感染予防が非常に困難であるため，院内管理の供血猫は限定された室内のみで飼育されていることが望ましい。特に院内飼育の場合は，診療エリアや供血猫以外の動物が居る場所には出入りさせないようにする。輸血療法においては血液が媒介する感染症の危険が常にあることを理解しなければならず，獣医師は可能な限りリスクをなくす努力をすべきである。

具体的には，まず供血猫が混合ワクチン接種を定期的に実施していることは必須条件である。また，フィラリア予防も定期的に行っていることが望ましい。一般的に用いられている猫用の混合ワクチンは，ヘルペスウイルス（猫ウイルス性鼻気管炎），カリシウイルス，およびパルボウイルス（猫汎白血球減少症）の3種が基本的に混合されているものがほとんどであり，その他にネコ白血病ウイルス（feline leukemia virus，FeLV）やクラミジア1種または3種が含まれているものもある。いずれのワクチンを使用すべきかは地域や個々の獣医師の判断により異なるが，最低限3種以上の混合ワクチンを定期的に接種すべきである。ワクチン接種後は免疫系細胞の機能的変化が起こり得るので，最低2週間は供血させない。複数の供血猫を院内にて飼育している場合は，ワクチン接種を同時に実施せず，効率的な接種計画を立てた方がよい。

供血猫の感染症検査

可能な限りの手段を用いて感染症に罹患していないことを確認すべきであり，年に1回以上は感染症のスクリーニング検査を実施することが望ましい。具体的には，一般的な血液検査やX線検査などにより炎症所見がないことを確認することは基本であり，ネコ白血病ウイルスの血液中抗原検査あるいはプロウイルスDNA遺伝子検査，ネコ免疫不全ウイルス（feline immunodeficiency virus，FIV）の血液中抗体検査あるいはプロウイルスDNA遺伝子検査，コロナウイルスの血液中ウイルス遺伝子検査，およびヘモプラズマ（ヘモバルトネラ，マイコプラズマ）の赤血球寄生体検出および血液中遺伝子検査は必須である。さらに，フィラリア症の血液中ミクロフィラリア検出および抗原検査や，人獣共通感染症予防の面から，トキソプラズマの血清中抗原検査をはじめとして，サイトースゾーン，猫引っ掻き病，Q熱などについても考慮する必要がある。各種の感染症に罹患する可能性は地域による差もあるため，前記以外の感染症関連検査項目は地域性を考慮して追加することが望ましい。

獣医師は輸血により感染症を媒介することには細心の注意を払わなければならず，トキソプラズマ症のような人獣共通感染症を動物間に拡散させてしまう可能性があることも念頭に置かなければならない。

輸血療法が必要となる病態

輸血療法が適応となる病態は多岐にわたるため，一般的な臨床検査によって病態を的確に把握することが必要である。すなわち，スクリーニング検査としてCBC，血液化学検査，尿・糞便検査，X線検査，超音波検査などにより，異常値および病態を的確に評価し，輸血が必要かどうかを判断する。また，全血，赤血球あるいは血漿輸血のいずれが必要なのかは病態によって異なる。輸血療法が必要となる主な病態について，以下にその適応や目安を概説する。

● 再生性貧血

赤血球産生が亢進している病態では必ずしも輸血する必要はなく，原疾患に対する治療を優先させる。しかしながら，生命の危険がある場合，特に循環血液量減少性ショックを起こしているあるいは起こす可能性のある場合や，赤血球産生量よりも喪失量が上回っている場合には輸血療法が適応となる。

基本的に出血性貧血では全血あるいは赤血球輸血，溶血性貧血では赤血球輸血が適応となるが，後者ではさらなる溶血による副反応に注意しなければならない。また，溶血性貧血を呈する症例において血液凝固系の異常を伴っている場合は，全血輸血が適応となり，低分子ヘパリン（ダルテパリン100～150 U/kg/day）の静脈内持続点滴やビタミンK投与も状態に応じて併用する。

輸血適応の目安としては，犬および猫においてPCV15％以下であり，貧血に関連する臨床症状がある場合は，速やかに輸血することを推奨する。また，手術により大量の失血が予測される場合も輸血適応である。

● 非再生性貧血

慢性疾患による貧血（anemia of chronic disease，ACD）が考えられる病態では，PCV20％以下になることは少ないため，原疾患に対する治療を優先する。鉄欠乏性貧血は赤血球菲薄化や低MCHCにより特徴付けられ，慢性的な失血により体内貯蔵鉄が枯渇した状態であるため，まず鉄剤の経口投与を優先する。

腎不全による貧血においては，低エリスロポエチン血症が原因であると考えられるため，まず間欠的なエリスロポエチン投与を優先する。しかしながら，以上のような場合においても動物の状態によるが，PCV15％以下となっている場合は輸血療法を考慮する。

一方，造血系疾患においては正常な造血前駆細胞の減少による持続性貧血であるため，原疾患に対する治療とともに長期にわたる頻回の輸血が必要となり，動物の状態によるが，PCV15％以下が輸血療法の目安として推奨される。

貧血のみなのか，血液凝固系異常や低蛋白血症を伴っているのかなど，個々の病態によって赤血球輸血あるいは全血輸血が適応となる。

骨髄検査や内視鏡検査などの麻酔が必要な場合は，少なくとも犬はPCV25％以上，猫はPCV20％以上であることが望ましい。

● 血小板減少症

犬および猫において，血小板の補充のみを目的とした輸血療法はあまり行われていない。血小板の寿命は5〜7日程度と短く，輸血によって補充した血小板の寿命はさらに短く2〜3日程度であり，その効果を持続させることは困難であるためである。すなわち，血小板減少による出血性貧血や貧血を伴う播種性血管内凝固には全血輸血が適応となるが，貧血を伴わない場合には原疾患に対する治療を優先する。

● 播種性血管内凝固（DIC）

DICは悪性腫瘍，重度の感染症，組織障害，急激な溶血などによって血液凝固が亢進し，全身の血管内に微小血栓が形成される病態である。凝固因子の消費によるPTやAPTTの延長，血小板減少症，線溶系活性化によるフィブリン分解産物（FDP）増加などが血液検査における特徴的な異常所見であり，出血傾向が認められることがある。

輸血療法は，基礎疾患の治療と並行して必要となることがあり，欠乏した凝固因子や血小板などの補充や血液凝固活性化を担う酵素阻害などの目的で実施される。DICは貧血を伴う病態であることが多く，そのような場合は全血輸血が適応となる。また，低分子ヘパリン（ダルテパリン100〜150 U/kg/day）の静脈内持続点滴も併用される。

● 先天性凝固因子欠乏症

人医療域においては，欠乏している凝固因子のみを補充できる血液製剤が利用可能であるが，獣医療域においては凝固因子のみを補充するための動物種特異的な血液製剤は利用できないのが現状である。人用の凝固因子製剤は，動物に投与すると抗体産生を促し効果が減弱する可能性が高く，さらに高価であるため利用されない。そのため，基本的には血漿中の欠乏因子を補充する目的で間欠的な血漿輸血が実施されるが，出血性貧血を伴う場合は全血輸血が適応となる。

● 急性膵炎

膵臓から逸脱した酵素の阻害作用を目的として血漿輸血が適応となる。蛋白分解酵素阻害薬の静脈内持続点滴（例：メシル酸ナファモスタット0.2 mg/kg/hr）も補助療法として有用である可能性がある。貧血やDICによる出血を併発している場合には全血輸血が適応となる。

● 低蛋白血症

栄養不良，吸収不良，肝疾患，蛋白漏出性腸症，蛋白漏出性腎症などによって発生し，血漿膠質浸透圧の低下により胸水や腹水，末梢組織の浮腫，肺水腫などが認められることがある。さらに，血液中の凝固系あるいは線溶系因子の欠乏を併発することがあり，出血傾向や血栓症が認められる場合もある。

血中アルブミン濃度が1.5 g/dL以下の場合，前述のような症状が認められることが多く，原疾患に対する治療とともに血漿輸血が適応となる。また，貧血を伴う場合は全血輸血が適応となる。組織生検や内視鏡検査などの麻酔が必要な場合は，血中アルブミン濃度が少なくとも2.0 g/dL以上であることが望ましい。

輸血療法の準備と実施方法

輸血療法を実施する際には，事前に供血動物（ドナー）および受血動物（レシピエント）の血液型を判定し，交差適合試験を行うことが必要であるが，獣医師はその臨床的意義を理解していなければならない。また，輸血の方法も熟知しておかなければならない。

● 血液型判定

犬の血液型

犬の血液型は，犬赤血球抗原(dog erythrocyte antigens，DEA)により分類され，多くの型が判明している。そのうち，臨床的に最も重要なサブタイプがDEA1.1であり，抗原性が最も高いため，輸血時に特に問題となる。DEA1.1陰性血液をDEA1.1陽性犬に輸血することは交差適合試験の結果次第で可能であるが，その逆は避けるべきである。

犬における異型輸血では，初回輸血時には輸血反応(輸血による副反応)としての急性溶血が生じる可能性は低いとされている。しかし，受血犬の免疫系により抗体産生が起こることがあり，2回目以降の異型輸血において重篤な急性溶血が生じる可能性が高くなる。

一方，受血犬がDEA1.1陰性でありDEA1.1陽性の胎子を妊娠している場合，受血犬の免疫系によりすでに抗体産生が起こっている場合があり，DEA1.1陽性の血液を輸血した際に初回であっても急性溶血が生じることがある。このことは妊娠している個体を供血犬として用いるべきではない理由のひとつでもある。

ちなみに犬における同型輸血では，輸血された赤血球の寿命は平均50日程度であると考えられている。

猫の血液型

猫の血液型は，常染色体のメンデルの法則に基づいてA(A/A，A/B)型，B(B/B)型およびAB型の3種類の対立遺伝子で構成され，A型はB型およびAB型に対して優性であるといわれている。AB型は第3の対立遺伝子として遺伝するといわれており，AB型の猫同士の交配でのみAB型の猫が誕生すると考えられている。

猫の血漿中にはそれぞれ同種異型抗体が存在するため，血液型不適合輸血は避けるべきである。すなわち，B型の猫のほとんどに高力価の抗A抗体が存在し，A型の猫には低力価の抗B型抗体が存在することがある。このような抗体により異型輸血の際に初回においても輸血反応としての溶血が生じる可能性がある。AB型の猫には抗Aおよび抗B抗体ともに存在しないが，異型輸血の場合に一方の猫に存在する抗体により溶血が生じる可能性がある。

表3．猫の血液型と輸血の適合性

		供血猫の血液型		
		A	B	AB
受血猫の血液型	A	○	×	×
	B	×	○	×
	AB	△	×	○

＊AB型の猫には，可能であればAB型，それができない場合はA型の血液を輸血すべきである
＊B型の猫に対してA型の輸血はきわめて危険

したがって，猫の輸血には基本的に同型輸血が原則であり，特にB型の猫に対してA型の血液を輸血することはきわめて危険である(**表3**)。AB型の猫に対してはAB型の血液を輸血することが原則的に安全である可能性が高いが，AB型はきわめてまれな血液型であるため入手困難な場合は，交差適合試験を実施した上でA型の血液を輸血することが妥当だと考えられる。ただし輸血反応を生じる可能性があることは飼い主に説明すべきである。ちなみに猫における同型輸血では，輸血された赤血球の寿命は平均30〜40日程度であると考えられている。

犬および猫の血液型は市販の判定キット(ラピッドベット-H)を用いて簡便に判定可能であるため，健康診査などの際に調べておけば緊急時に非常に有用である。血液型の分布は品種や地域によって差がみられるが，犬ではおおむね60％以上がDEA1.1陽性であり，猫の雑種ではおおむね80％以上がA型である。

● 交差適合試験(クロスマッチテスト)(図1)

血液型が同じ個体間においても交差適合試験は行うべきである。供血および受血動物のEDTA加血液を遠心分離(1,000〜1,300×g，5分程度)後，血漿および赤血球のみをそれぞれ抽出し，赤血球を生理食塩水にて攪拌および遠心分離(1,000〜1,300×g，5分程度)洗浄を2〜3回繰り返した後，3％赤血球浮遊液を作成する。丸底チューブや丸底プレートなどを用い，供血赤血球と受血血漿(主試験)，および供血血漿と受血赤血球(副試験)をそれぞれ同量ずつ混和し，蒸発しないように37℃にて20〜30分静置後，赤血球凝集の有無を観察する。

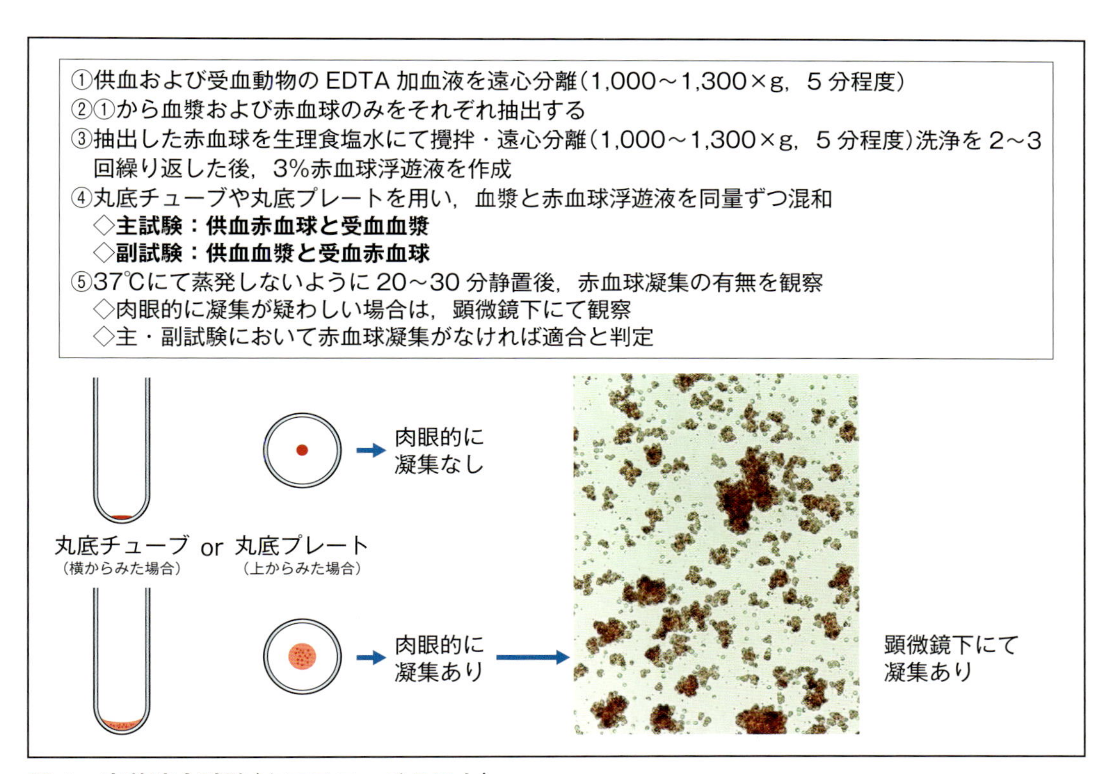

図1．交差適合試験(クロスマッチテスト)

肉眼的に凝集が疑わしい場合は，顕微鏡下にて観察する。主および副試験において赤血球凝集が認められなければ適合と判定する。

血液型判定または交差適合試験のいずれかのみ実施し輸血した際の問題点

血液型判定あるいは交差適合試験のいずれか一方のみの判断により輸血療法を実施する場合には，様々な臨床的問題が生じる可能性があることを理解しておかなければならない。

血液型判定のみによる輸血の場合，血液型のみでは判断できない血液中抗原に対する抗体が存在または産生する可能性があり，輸血反応あるいは免疫系の過剰な活性化が生じることがある。

一方，交差適合試験による判定のみでの輸血の場合，犬においては自然状態で異型血球に対する抗体が存在することは少ないと考えられているが，まれに輸血反応が生じることがある。輸血反応が生じなかったとしても，免疫系の過剰な活性化を誘導し，抗体産生が起こることがある。また，猫においては異なる血液型である場合，交差適合試験により検出できない程度の微量な同種異型抗体の存在により輸血反応が生じることがある。

以上のような機序により，結果的に輸血後の赤血球寿命が短縮し，軽度～重度の輸血反応が認められることがある。このように輸血療法による効果が持続しないため，症例の状況によっては再輸血が必要となる場合がある。さらに，2回目以降の輸血においては重篤な免疫反応や輸血反応が生じる可能性が高くなる。

したがって，適切な輸血療法においては血液型判定および交差適合試験の両方を実施し，輸血の適合性を総合的に判断すべきである。

●輸血量

輸血療法は様々な病態の症例において実施するが，最も多い場合は貧血の改善(外科的処置時における血液喪失の予防を含む)であると考えられる。このような貧血症例に対する輸血療法の目的としては，生命維持に支障のない程度，あるいは麻酔処置可能な最低限度まで貧血を改善させることである。

症例の状況や処置の内容によって目安は異なるが，症例のヘマトクリット値として犬であればおおむね25％以上，猫であればおおむね20％以上を目標とすることが多い。必要輸血量は下記の式によって計算するが，簡易的に概算することも可能である。すなわちPCV40％の血液を2.0〜2.2 mL/kg輸血するとPCVが1％上昇する。

必要輸血量＝体重(kg)×90(犬)または70(猫)×(目標PCV－受血動物PCV)÷供血動物PCV

供血動物からの採血量は，犬では22 mL/kg以下，猫では15 mL/kg以下でなければならない。これは，体内の総血液量の1/3が失われると，循環血液量減少性ショック(乏血性ショック)を生じる可能性が高くなるとされており，採血量を総血液量の1/4未満にすべきであるという概念に基づく。

また，次回採血までは血球の回復に十分な期間を設けるため，最短でも3〜4週間の間隔を空けるべきである。供血または献血動物から採血する際には必ずヘマトクリット値を確認すべきであり，犬において40％以上，猫において35％以上が輸血用採血時の目安となる。

●輸血用抗凝固液(保存液)

輸血用血液を採取する際には，ヘパリンやエチレンジアミン四酢酸塩(EDTA)を用いてはならない。ヘパリンは血小板凝集を抑制することができず，血球の形態変化も起こしやすい。EDTAは結合している塩(ナトリウムやカリウム)やキレート作用のため電解質異常を起こす可能性が高い。さらにヘパリンおよびEDTAのみでは，短時間であるとしても血液の保存に適さない。

したがって，輸血用血液はクエン酸塩およびブドウ糖加抗凝固保存液(ACD，CPD，CPDA，MAP液など)に採取・混和し，必要であれば血漿と血球を遠心分離後，直ちに使用しない場合は適切な温度条件にて保存する。

輸血用保存液は様々な組成のものが入手可能であり，それぞれ血液の冷蔵保存可能期間が多少異なる。しかしながら，市販されている保存液の中では，ACD液以外は規定の血液量を採取するためのバッグとなっており，小動物臨床においては若干使いにくくコストパフォーマンスもよくない。犬や猫の輸血療法では，受血側の体重に応じて必要な血液量を使用するため使用量にかなりの幅があることを考慮すると，都度ごとに必要量を調整できるACD液が最も使用しやすく，コストパフォーマンスがよい。

●輸血用血液の採取方法と成分分離

輸血用血液を採取する際には，細菌などの汚染を可能な限り避けなければならない。実際には，多量の血液を採取するために比較的太い血管である頚静脈から採血することが適当であり，頚静脈周辺を剃毛し，ヨード系などの消毒液およびアルコール系消毒液にて十分に洗浄し，採血する。採血時の物理的溶血を極力防ぐために，なるべく太い(犬であれば18 G，猫であれば21 G)注射針を使用することが推奨される。

採血後，全血輸血に用いない場合は血液成分を分離し，保存する。血液成分分離は採取した血液を遠心分離(約1,000×g，10分程度)後，無菌的に(外気に触れないように)血漿と血球を分注する。血液バッグを遠心分離可能な機器(**図2**)と分離スタンド(**図3**)を用いると外気に触れないように成分分離可能であるため，汚染を防止することが容易である。分離した新鮮血漿と濃厚赤血球は，それぞれの血液バッグのチューブ部分に血液を満たし，輸血バッグ用アルミリングとローラーペンチ(**図4**)を用いて2〜3分割して栓をする(**図5**)。これらはパイロットチューブとよばれ，症例への輸血前に交差適合試験を実施する際の血液成分として用いることが目的である。血液成分を分離せずに全血として保存する場合もパイロットチューブを作製する。

輸血用血液成分の種類と保存

輸血用血液成分は分離方法によりいくつかの種類に分けられ，それぞれ保存温度と有効期限が異なる(**表4**)。小動物臨床において実際に多用されるのは，新鮮全血，保存全血，濃厚赤血球，および新鮮凍結血漿であると考えられる。それぞれの血液成分は直ちに(およそ6時間以内に)使用するのであれば必ずしも低温保存する必要はないが，そうでない場合はそれぞれ適切な温度条件にて保存する必要がある。

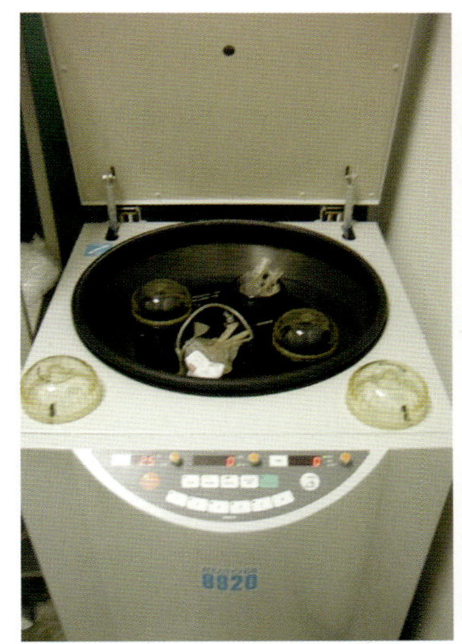

図2. 遠心分離機

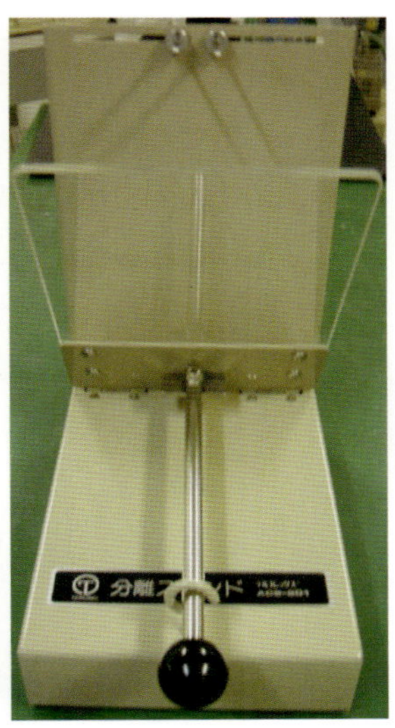

図3. 分離スタンド

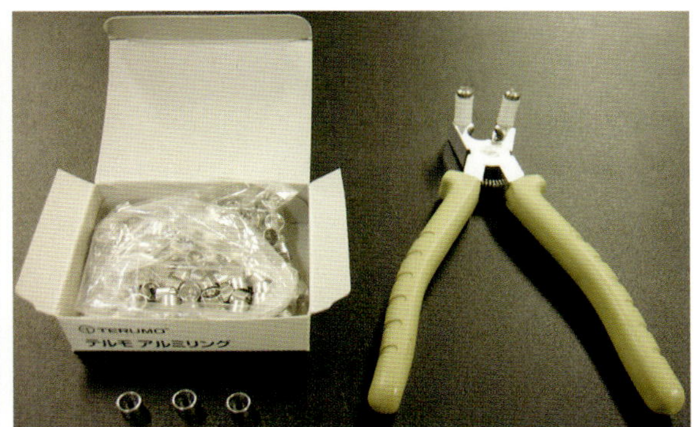

図4. 輸血バッグ(パイロットチューブ作製)用アルミリングとローラーペンチ

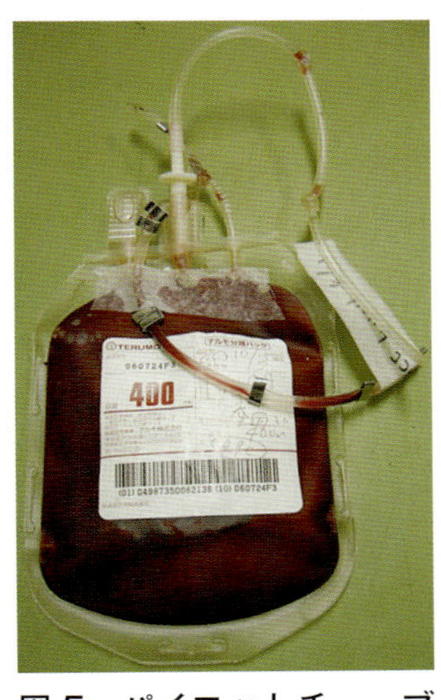

図5. パイロットチューブ作製後の保存血液

表4. 輸血用血液成分の種類と保存温度・有効期限

同型輸血による生体内血球寿命は，赤血球…犬50日程度，猫30〜40日，白血球・血小板…犬・猫1〜3日である

製剤名	内容	保存温度	有効期限
新鮮全血	全血液成分	室温	直ちに
保存全血	赤血球・血漿蛋白・凝固因子	1〜6℃	21日
濃厚赤血球	赤血球	1〜6℃	21日
新鮮凍結血漿	全凝固因子・血漿蛋白	−18℃以下	1年
凍結血漿	VK依存性因子・Alb・Glb	−18℃以下	5年
クリオプレシピテート	Fib・Fibnec・vWF・Ⅷ・XIII	−18℃以下	1年
低血漿クリオ	Fib・Fibnec・vWF・Ⅷ・XI・XIII・VK依存性因子・Alb・Glb	−18℃以下	1年
濃厚血小板血漿	血小板・全凝固因子・血漿蛋白	室温	直ちに

VK：ビタミンK　Fib：フィブリノーゲン　Fibnec：フィブロネクチン
vWF：フォン・ヴィルブランド因子

● 輸血の実施方法(図6)

供血動物の血液と受血動物の血液の適合性を血液型判定および交差適合試験により確認し，輸血用血液を準備する。保存血液である場合は，室温あるいは37℃以下の温湯や恒温槽などにより温める(凍結血漿であれば解凍し室温〜37℃に温める)。この際に37℃を超える熱湯や電子レンジを用いて加温すると，細胞成分や蛋白成分が変性するため禁忌である。

輸血用血液バッグにフィルター付き輸血用点滴ラインを装着し，フィルター部分の半分以上に血液を満たす。フィルターは輸血用血液中の微小凝血塊を除去す

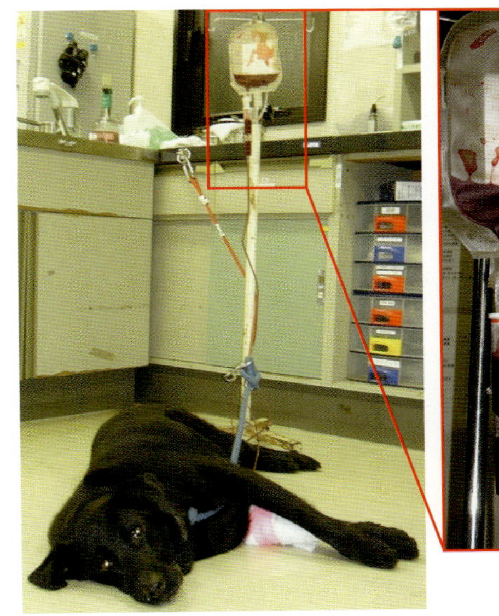

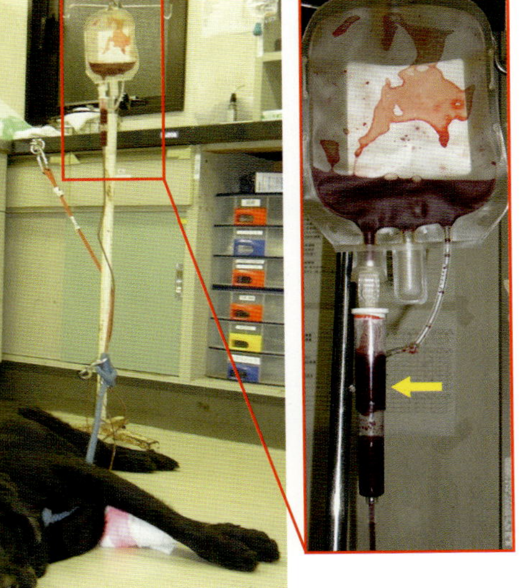

図6. 輸血の実施方法

る役割があり，フィルター部分の半分以上に血液を満たすことにより(**図６矢印**)目詰まりせずに効率的に凝血塊を除去することができる。

輸血速度は 5 mL/kg/hr 以下にて開始し，30 分程度の間は受血動物の呼吸状態や嘔吐の有無などを観察し，急性輸血反応の有無を確認する。輸血反応が認められなければ，その後に輸血速度を速めることができる。輸血速度は貧血の程度，水和状態，心肺機能・血圧の状態などによって異なるが，心肺機能や血液循環に問題がない場合は 10 mL/kg/hr 以下，問題がある場合は 5 mL/kg/hr 以下での投与が推奨される。

輸血は自然滴下による速度調節が推奨されるが，輸液用ポンプにて速度調節する場合は，ポンプが輸血用として使用可能であるかを確認する必要がある。通常の輸液用ポンプは加圧により物理的溶血を起こすことがあるため使用してはならない。

ポイント

日常の診療において，手術時の循環血液量維持のためや重篤な疾患を呈する動物に対して輸血療法はしばしば必要となるが，正しい知識をもって輸血を行わないと，逆効果となってしまうこともある。すなわち輸血療法は適応症例においては非常に効果的な治療法である一方，様々なリスクを伴う可能性があることを獣医師は熟知し，飼い主に説明しなければならない。

（藤野泰人）

Appendices

Appendix-1　エマージェンシーボックス

参考までに，北里大学獣医学部獣医学科小動物第２外科学研究室で常備している救急処置に必要なアイテムを収納したエマージェンシーボックスの内容，および救急医療で使用される主な薬剤の薬用量の一例を紹介する。

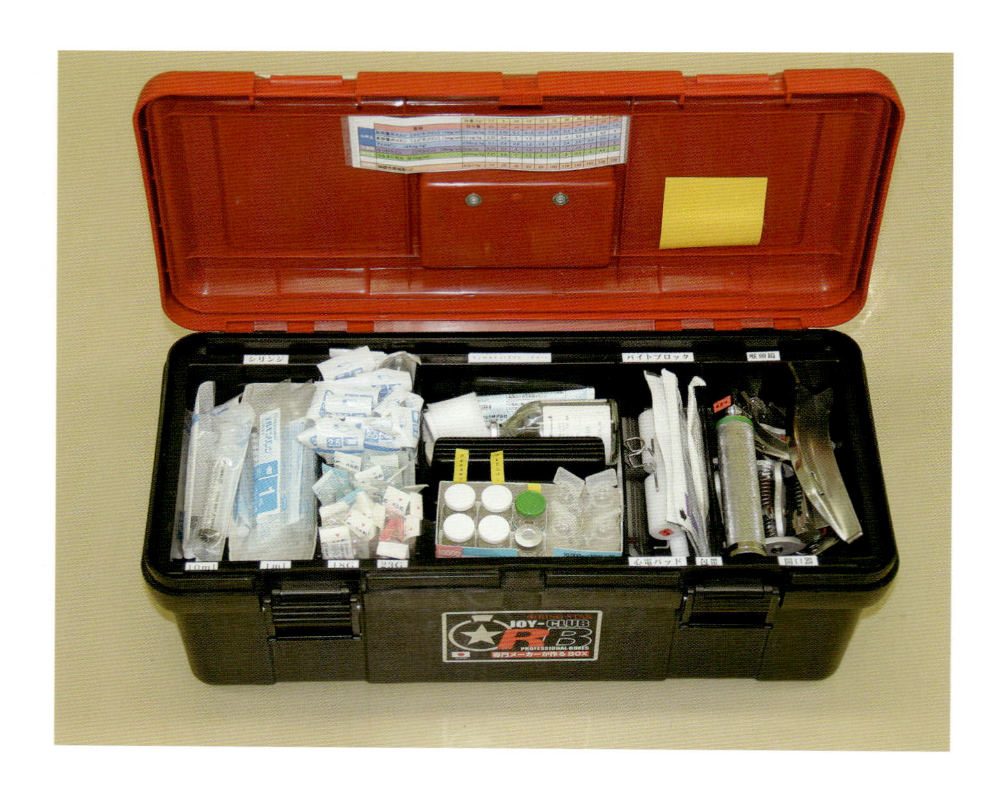

□シリンジ（１～50 mL 各サイズ）
□注射針（25～18 G 各サイズ）
□留置針（24～14 G 各サイズ）
□インジェクションプラグ
□サージカルテープ
□バイトブロック
□開口器
□喉頭鏡
□キシロカイン（スプレー，ゼリー）
□気管チューブ（各種サイズ）
□スタイレット
□電極パッド
□包帯
□ハサミ
□電卓

□エピネフリン
□アトロピン
□キシロカイン
□フェニレフリン
□ジアゼパム
□ブトルファノール
□デキサメサゾン
□フロセミド
□ドブタミン
□ドパミン
□アミノフィリン
□ヘパリン
□ 50% ブドウ糖液
□生理食塩液

Appendix-2　救急医療で使用される主な薬剤

薬剤		用量
心停止	エピネフリン	低用量　0.01～0.02 mg/kg, IV, IT, IO 高用量　0.1～0.2 mg/kg, IV, IT, IO
	バソプレシン	0.8～1.2 U/kg, IV, IT, IO
	アトロピン	0.01～0.04 mg/kg, IV, IT, IO
鎮痛・鎮静薬	ブトルファノール	0.1～0.8 mg/kg, IV, IM, SC, 4～6 時間ごと
	ブプレノルフィン	5～20 μg/kg, IV, IM, SC, 6～12 時間ごと
	ジアゼパム	0.2 mg/kg, IV
抗不整脈薬	アミオダロン	5 mg/kg, IV
	リドカイン	1～2 mg/kg, IV
拮抗薬	ナロキソン	0.04 mg/kg, IV
	フルマゼニル	0.01 mg/kg, IV
	アチパメゾール	0.1 mg/kg, IV
心機能・循環動態維持	ノルエピネフリン	0.05～0.1 μg/kg/min, CRI
	ニトロプルシド	1～10 μg/kg/min(犬), CRI
	ドパミン	5～15 μg/kg/min, CRI
	ドブタミン	1～20 μg/kg/min, CRI
	フェニレフリン	1～3 μg/kg/min, CRI
利尿薬	フロセミド	1～4 mg/kg, IV, IM, PO, 2～12 時間ごと
	マンニトール	1～3 g/kg, IV, 10 分以上かけて
気管支拡張薬	アミノフィリン	5～10 mg/kg, IV, PO, 6～8 時間ごと
	テルブタリン	0.01 mg/kg, IV, IM, SC, 8～12 時間ごと 0.1 mg/kg, PO, 8～12 時間ごと
ステロイド	デキサメサゾン	0.5～2 mg/kg, IV, IM, SC
	プレドニゾロン	0.5～1 mg/kg, IV, IM, SC
	コハク酸メチルプレドニゾロン	5～30 mg/kg, IV, IM
抗ヒスタミン薬	ジフェンヒドラミン	1 mg/kg, IV
	ラニチジン	1 mg/kg, IV
催吐薬	キシラジン	0.5～1 mg/kg, IM
	トラネキサム酸	15～50 mg/kg, IV
抗痙攣薬	フェノバルビタール	1～8 mg/kg, IV, PO
呼吸興奮薬	ドキサプラム	1～5 mg/kg, IV
中毒	(有機リン)PAM	20～50 mg/kg, IM, SC, 非常にゆっくり IV
	(クマリン系殺鼠剤)ビタミンK	3～5 mg/kg, PO, SC

(岡野昇三)

索引

あ

アーティファクト　*68, 94, 115, 116*
アキレス腱断裂　*206–209*
アグレプリストン　*165–168*
アジソンクリーゼ　*122–125*
アシデミア　*274, 295–297*
アシドーシス　*104, 118, 119, 123, 131, 296–299*
アスコルビン酸(ビタミンC)　*251*
アスピリン　*50, 51, 239, 250*
アセタゾラミド　*217–219*
アセトアミノフェン　*239, 242, 243, 250, 251*
アセプロマジン　*20*
アチパメゾール　*239, 273, 274, 315*
圧迫性傷害　*180*
アテノロール　*55, 57*
アトロピン　*57, 59, 173, 225, 247, 274, 287, 315*
アナフィラキシーショック　*29–32*
アニオンギャップ　*105, 296, 297*
アポモルヒネ　*238*
アミオダロン　*274, 276, 315*
アミカシン　*26*
アミドトリゾ酸メグルミン　*92*
アミノグリコシド系　*26*
アミノフィリン　*20, 291, 315*
アモキシシリン　*99, 101*
アルガトロバン　*35*
アルカレミア　*295–297*
アルカローシス　*63, 99, 104, 296, 297*
アルクロキサ外用散剤　*199*
アルコール脱水素酵素　*249, 250*
アルテプラーゼ　*49*
アレルギー反応　*29, 31*
アンチトロンビンⅢ(ATⅢ)　*34–36, 50, 51*
　—ATⅢ製剤　*36, 37*
アンピシリン　*26, 77, 96*
アンビューバッグ　*262, 263, 286*
アンモニア　*97–99*

い

イオヘキソール　*140, 183*
威嚇瞬目反応　*211, 216*
胃拡張捻転症候群(GDV)　*79–89*
意識レベル/意識障害/意識消失　*23, 114, 190, 202, 237, 290*
維持輸液　*99, 184, 292, 298*
萎縮(視神経の萎縮)　*215, 223*
異常分娩　*170–179*
異所性興奮　*54, 55*
維持量　*130, 244, 297*
胃切開　*70–72*
胃洗浄処置　*83, 85, 237, 239, 240*
イソフルラン　*173, 192*
イソプロテレノール　*57, 59, 295*
一次救命処置(BLS)　*267, 268, 270, 275*
一次止血異常　*33*
胃の減圧処置　*82–85*
いびき音　*17*
異物(食道・胃・腸管)　*60–78*
イブプロフェンによる中毒量　*250*
イベルメクチン中毒　*251, 252*
イミペネム　*26*
インジェクションプラグ　*279, 292*
インスリノーマ　*115–117*
インスリン　*120, 130, 245, 302*
　—血中インスリン濃度　*115*
インフォーム　*13*

う

ウィルヒョウの三要素　*47*
うっ血
　—うっ血による肝腫大　*23*
　—うっ血性心不全　*50, 51, 55, 302*
　—静脈うっ血(腸管)　*62*
　—脾臓のうっ血　*87*
　—上強膜のうっ血　*215, 216*
ウレアーゼ産生菌　*99, 101, 137*
ウロキナーゼ　*49, 51*
運動不全/運動失調　*48, 114, 183, 245, 246, 248, 249, 252*
運動不耐　*40, 41, 244*

え

栄養チューブ/栄養カテーテル　*132, 143, 287*
栄養輸液　*99*
会陰尿道瘻術　*155, 158–160*
エコーフリー(無エコー)　*41, 42*
壊死　*51*(血栓塞栓症), *62, 71, 73, 91, 92, 95*(腸管), *86–88*(胃), *129*(尿細管), *143, 153, 154*(陰茎), *151, 158*(尿道), *226–228*(皮膚), *245*(肝)
エスモロール　*56, 57, 59*
エタノール　*249, 250*
エチレングリコール中毒　*129, 135, 248–250*
エノキサパリン　*35, 36, 50, 52*
エピネフリン　*25, 30, 31, 57, 273, 274, 287, 315*
エリザベスカラー　*212, 213*
炎症性ポリープ　*94*
エンテロキナーゼ　*102*
エンドトキシン　*162, 165, 258*
エンドトキシンショック　*108*
エンロフロキサシン　*26, 96, 235*

お

横隔膜ヘルニア　*18, 21, 202*
黄体ホルモン(プロジェステロン)　*162, 163, 165, 167*
黄疸　*97, 244, 251*
嘔吐　*24, 29, 61, 80, 91, 97, 104, 109, 110, 126, 140, 162, 234, 237–239*
オキシトシン　*171–174, 176, 178*
オザグレル　*51*
オメプラゾール　*76*
オンダンセトロン　*88, 110*

か

カーバメート中毒　*247*
外頚静脈　*265, 280–284*
開口呼吸　*16, 22*
外固定　*198–201*
外傷性椎間板ヘルニア　*180, 184*
外側伏在静脈　*280, 281*
ガイドワイヤー　*146, 152–154*
開放骨折　*195–197, 198*
海綿体　*156*
角膜潰瘍　*211, 223*
角膜穿孔　*211–214*
角膜線条痕(ハーブ線)　*215, 216*
過呼吸　*23, 293*
過酸化水素水　*238*
可視粘膜(の)蒼白　*9, 24, 231*
過水和　*129, 133*
活性炭　*239–241*
活動性(の)低下　*114, 118, 122, 251, 255*
合併症　*134, 223,244, 248, 302*
カテーテル(尿道カテーテル)　*142–144, 152–154*
カテコラミン　*25, 131*
カラードプラ検査　*48, 231*
カルベジロール　*55, 57*
カルボプラチン　*235*
眼圧上昇　*215, 218*
肝炎　*97*
肝外胆道閉塞　*111*
換気　*16, 18, 263, 271, 272, 276, 297*
眼球脱臼　*221–225*
眼球摘出　*222*
眼球突出　*221*
眼球破裂　*222*
緩下剤　*98, 237, 241*
間欠的陽圧換気(IPPV)　*269*
眼瞼痙攣　*211, 215*
肝硬変　*97*
間質パターン　*18*
肝障害/肝細胞障害　*97, 243, 245, 251, 255, 258*
肝性脳症　*97–101, 245, 256*
関節サポーター　*209*
感染/感染症　*27, 33, 60, 110, 134, 137, 151, 162, 196, 228, 235, 304–306*
完全閉塞(腸管)　*60, 61, 91, 92*
眼底検査　*216*
感電　*17, 275*
肝庇護剤　*242, 245*
肝不全　*97–100, 245, 258*
眼房水　*211–213*
顔面腫脹　*29*

き

気管虚脱　*17*
気管支拡張薬　*19, 20, 31, 315*
気管支痙攣　*30, 31*
気管支収縮　*23, 29, 246*
気管支パターン　*18*
気管食道瘻　*60*
気管切開　*18, 265, 266*
気管チューブ　*262, 264, 265, 286, 287*
気管内挿管　*18, 264, 265, 272, 287*
気管内投与(IT)　*272, 286*
気胸　*17, 20, 60, 64, 87*
キシラジン　*238, 239, 315*
キシリトール中毒　*245*
基礎疾患　*33–37, 44, 54, 55, 58, 59*
拮抗薬　*56, 76, 100, 167, 239, 242, 273, 274, 315*
気道確保　*18, 25, 194, 256, 262–266, 271*
気道管　*18, 265, 266*
気道熱傷　*228*
気道閉塞(閉鎖)　*16, 18, 19, 21, 23, 262, 265*
　—上部/下部気道閉塞　*16, 17*
逆Cサイン/ポパイサイン　*80*
逆行性尿路造影検査　*204*
吸引器　*18, 262*
吸気相/吸気時間　*17, 272*
急性呼吸窮迫症候群(ARDS)　*17, 63, 64, 66, 91, 92, 255*
急性腫瘍溶解症候群(ATLS)　*234, 235*
急性腎障害(AKI)/急性腎不全　*126, 243*
　—腎前性AKI　*126, 127*
　—腎性AKI　*126, 127*
　—腎後性AKI　*127, 140–142, 145, 161*
急性膵炎　*54, 102–113, 244, 307*
急性尿細管壊死　*129*
急性白血病　*234*
吸着剤(活性炭)　*239–241*
胸郭　*11, 16, 60, 64, 79, 87, 271*
胸腔穿刺　*18, 20*
胸腔ドレーンチューブ　*20*
胸腔ポンプ理論　*271*
供血動物/献血動物(ドナー)　*304–307*
凝固(系)異常　*231, 245, 307*
凝固因子　*33, 245, 307*
胸骨舌骨筋　*18, 265, 266*
強心薬　*25, 82*
胸水　*17, 20, 40, 63, 134, 246, 307*
胸部圧迫　*268, 270, 271*
虚血　*33, 59, 82, 87, 102, 158, 181, 184, 255, 275*
虚脱　*16, 23, 29, 40, 47, 54, 80, 91, 126, 140, 230, 234, 237*
菌血症　*27, 235*
筋性防御　*91*

く

隅角鏡検査　*216*
駆血帯　*284*
グラルギン　*120*
グリコピロレート　*57, 59*
グリセリン　*217*
グルカゴン　*116*
グルコース　*114, 118, 130, 299*
グルコース・インスリン(G-I)療法　*294, 295*
グルココルチコイド　*122–125*
グルコン酸カルシウム　*130, 178, 192, 193, 295*
グレード分類/グレーディング　*127, 183*
クロスマッチテスト(交差適合試験)　*308, 309*
クロピドグレル　*51*
クロプロステノール　*166, 167*

け

経口ゾンデ　*290*
脛骨圧迫試験　*207–209*
脛骨前方引き出し試験　*207, 208*
経腸栄養　*76, 290, 299*
経腸投与　*290*
経鼻カテーテル　*19, 290*
経鼻法　*18, 19, 25*
傾眠　*23, 245, 251, 290*
痙攣　*97, 126, 140, 190, 192, 194, 234, 242*
痙攣発作　*114, 122, 237, 242–244, 247–252, 254–257*
ケージレスト　*204*
ケタミン　*109, 173, 178*
血圧　*10–12, 62, 128, 134, 140, 269*
　—血圧(の)上昇　*24, 25, 31*
　—血圧(の)低下　*23, 24, 29, 122, 126, 129, 239, 291, 294*
血圧測定　*88, 191, 272, 282*
血液ガス　*12, 16, 18, 119, 249, 276, 295, 296*
血液型判定　*308*
血液凝固系検査　*12, 34, 232, 246, 255, 256, 258*
血液凝固機能低下　*97*
血液検査　*63, 82, 91, 97, 128, 140, 151, 255*
　—血液生化学検査　*11, 12, 48, 105, 128, 140, 151*
血液分布異常性ショック　*23*
血管拡張薬　*19, 20*
血管収縮薬　*25, 256*
血管肉腫　*40, 44, 230–232*
血管(内)留置/血管確保　*62, 63, 272, 279–285*
血胸　*17, 78*
血小板(の)凝集　*50, 57, 250, 310*
血小板(数の)減少　*33, 34, 82, 151, 231, 255, 258, 307*
血清アミラーゼ/血清リパーゼ　*104*
結石(尿石)　*137–146, 151, 152, 249*
血栓　*33, 47*
血栓塞栓症　*47–53*
血栓溶解療法　*49–52*
血糖値　*105, 114–117, 120, 192, 290, 302*
血尿　*140, 151, 244, 251*
欠乏輸液　*292*
ケトアシドーシス(糖尿病性)　*105, 118–121*
ケトーシス(糖尿病性)　*119*
解毒薬　*241, 242*
ケトン体　*118, 119*
下痢　*9, 23, 29, 62, 91, 104, 126, 130, 140, 191, 244, 245, 251, 255, 290, 293, 294, 297*
腱索断裂　*23, 27*
ゲンタマイシン　*26*
原発緑内障　*215, 216*

眩惑反射　211, 216

こ

高エコー　48, 92, 106, 129
高カリウム血症　55, 122, 123, 130, 140, 294, 295
高カルシウム血症　103, 123, 127, 128, 140
高カロリー輸液　292, 299
抗がん剤　230, 234–236
交感神経(受容体)作動薬　57, 217
抗凝固療法　50, 51
抗菌薬　26, 77, 96, 110, 168, 228, 235
後躯麻痺　48
抗痙攣薬　247, 252, 315
高血圧　269
高血糖　119, 302
抗コリン薬　57
虹彩突出　211
交差適合試験(クロスマッチテスト)　308, 309
高脂血症　103, 104
膠質液/膠質輸液剤　24, 25, 83, 232, 256, 257, 299
高脂肪食　102, 104
口臭　126, 140, 237, 244
甲状腺機能亢進症　47, 104
甲状腺機能低下症　54, 104
高体温　11, 16, 192–194, 238, 244, 248, 252, 254–257, 276
後大静脈　47, 82
好中球減少症　235, 236
高張食塩液　24, 82, 192
高張性脱水(水欠乏性脱水)　293
交通事故/外傷　151, 195–205
喉頭蓋　264
喉頭鏡　262, 264, 265, 286
喉頭麻痺　17
高ナトリウム血症　239, 294
紅斑　29, 226
抗ヒスタミン薬　31, 315
抗不整脈薬　25, 55–58, 315
硬膜切開　186, 187
高リン血症　128
誤嚥性肺炎　63, 83, 91, 238, 290
呼気/呼気相　17, 263
呼吸運動　23, 79
呼吸音　11, 17, 287
呼吸管理　18, 265, 297
呼吸器(系)　10, 23, 29, 30
呼吸筋　16, 17, 22
呼吸困難　9, 16–22, 30
呼吸障害　33, 181, 242, 250, 255
呼吸数　27, 272
呼吸性アシドーシス/呼吸性アルカローシス　296
呼吸相　22
呼吸促迫　29, 30, 40, 63, 91, 118, 167, 171
呼吸停止　10, 19, 276, 290
呼吸不全　16, 18, 246
呼吸補助　193, 194
呼吸様式　17, 20
呼吸抑制　109, 242
骨髄内投与(IO)　287–289
骨折　195–205
骨盤骨折　202, 203
コハク酸メチルプレドニゾロン　20, 31, 184, 185, 192, 315
コリー　252
コリンエステラーゼ　246, 247, 252
コルチコステロイド　103, 111, 274
コルチゾール　123
コレシストキニン(CCK)　102, 103
昏睡　9, 23, 114, 244, 249, 252, 255, 269, 276, 290
　—肝性昏睡　97, 99
　—バルビツレート/プロポフォール昏睡　192, 194
昆虫刺傷　29

さ

細菌同定/菌同定　18, 141, 151
再生性貧血　306
ザイデル試験　213
催吐処置　238
細胞診　42, 105, 228
酢酸リンゲル液　298
殺鼠剤中毒　245
殺鼠剤による中毒　246–248
酸-塩基平衡　12, 104, 105, 295, 297
酸素吸入(供給)　18, 19, 25, 233, 256
酸素ケージ　18, 19
散瞳　215, 239, 252

し

ジアゼパム　20, 187, 191–194, 242, 248, 276, 291, 315
ジアゾキシド　117
視覚異常(障害/喪失)　97, 115, 215, 217
糸球体濾過量(GFR)　140
子宮蓄膿症　162–169
子宮内膜　162, 163
子宮破裂　167, 173
子宮無力症　170, 178
軸索流障害　217
刺激生成異常/刺激伝導異常　54
試験開腹　86
自己心拍再開(ROSC)　267, 269, 270, 276
自己免疫性溶血性貧血　33
支持療法　186, 192, 193, 235, 248, 251
視神経炎　222
視神経乳頭　215, 216
シスチン　137–139
自着(粘着)性伸縮包帯　199, 279
シックサイナスシンドローム　55
失神　54, 55, 58, 290
シッフシェリントン現象　182
ジノプロストトロメタミン　166, 167
自発呼吸　177, 269, 287
紫斑　33, 231
ジピベフリン　217
ジピリダモール　51
ジフェンヒドラミン　31, 315
ジフルプレドナート　218, 219
嗜眠　41, 97, 114
臭化プリフィニウム　166, 167
充血(結膜充血/強膜充血)　211, 215, 221, 251
シュウ酸カルシウム結石　137–139, 141
収縮期血圧(SAP)　24, 27, 83, 88, 257, 269
重炭酸　105, 119, 120, 274, 297
終末呼気二酸化炭素分圧($EtCO_2$)　268, 269, 272, 276
主試験　308, 309
腫大　23(肝臓), 93(腸間膜リンパ), 128(腎臓), 163, 164, 174(子宮), 215(眼球), 232(脾臓)
腫脹　29, 207
出血
　—眼内出血(前房出血)　211, 213, 215, 222, 223, 246
　—腹腔内出血　82, 230–233, 246
出血傾向　33, 49
腫瘍破裂　230
循環器(系)　20, 29, 104, 239
循環血液量減少性ショック　23, 61, 91, 255, 306, 310
循環不全　23, 25, 298
浄化　237, 238
消化管造影　63–65, 68, 74, 92
消化器(系)　29
小肝症　98
上行性尿路水圧推進法　142, 143
晶質液　24, 232, 256
上室性頻拍　54
静脈栄養　96, 299, 302
静脈還流　41, 82, 193
食事療法　98, 117, 120
触診　11, 62, 91, 207
褥瘡　186
食道炎　60, 70, 76
食道拡張　60, 83
食道狭窄　70
食道切開　70
除細動器　268, 275
ショック　23–28, 62
　—ショック用量　24
徐脈　54, 57, 231
シリカ　137–139
ジルチアゼム　57
シロスタゾール　57
心陰影　41
心基底部　43, 64
心筋症　40, 47
心腔内投与　291
神経学的検査　181, 182, 202, 216
心原性ショック　23, 40
腎後性急性腎障害/腎後性 AKI　127, 140–142, 145, 161
心雑音　17, 54
心室細動/粗動　54, 55, 268, 273, 275, 276
心室性期外収縮　25, 48, 54, 55, 82
心室頻拍　48, 54, 55–57, 82
滲出液　71, 287, 297
腎性急性腎障害/腎性 AKI　126, 127
心静止　268, 272, 273
新生子　170, 176–179, 290
振戦/震え　97, 114, 115, 122, 191, 244, 247, 248, 251, 252, 290
腎前性急性腎障害/腎前性 AKI　126, 127
心臓ポンプ理論　271
心臓マッサージ　270
靭帯断裂　206–210
心タンポナーデ　23, 40–46
陣痛促進剤　173, 178
陣痛微弱　170, 173, 178
心停止　58, 262, 273–276, 315
心電図(検査)　41, 54–56, 82, 255, 268, 272
振盪性傷害　180, 181
心嚢水　40–45
心嚢穿刺　43
心肺蘇生(CPR)　267–278
心肺停止(CPA)　9, 11, 13, 267, 268, 270–272, 274, 276
心拍出量　24, 40, 54, 82, 131, 244
心拍数　23, 24, 27, 48, 54–57, 82, 88, 273
腎不全　145, 234, 241, 243, 248–251, 255, 258, 294, 297
深部痛覚　180–183, 186
心房細動/粗動　54, 55
心膜　40, 42
心膜横隔膜ヘルニア　40
腎瘻チューブ設置　148, 149

す

髄液検査/脳脊髄液(CSF)検査　12, 191
膵偽嚢胞　110
衰弱　96, 118, 177
水晶体脱臼　215, 216
水頭症　171, 190, 191
水尿管　146
膵膿瘍　110
水分欠乏量　297
水疱　226
水泡音　17
水溶性非イオン性ヨード造影剤　64
水和状態　129
スクラルファート　70, 76, 99, 250
ステロイド　20, 31, 192, 315
　—ステロイド外用　227
　—コルチコステロイド　103, 111, 274
　—プレドニゾロン　20, 117, 124, 315
　—コハク酸メチルプレドニゾロン　20, 31, 184, 185, 192, 315
　—デキサメサゾン　20, 31, 123, 124, 192, 218, 224, 289, 315
ストッキネット　199
ストルバイト　137–139, 141
ストレプトゾシン　117
スプリント固定　198–201

せ

整形外科的検査　207
制吐剤　77, 96, 110
整復　83, 86, 95, 222–224
喘鳴　16, 17
生理食塩液　298
脊髄ショック　182
脊髄損傷　180, 181, 183, 184
脊髄軟化症　181, 184, 186, 188
切開(血管留置の補助切開)　282, 283
切開胃腹壁固定術　87
舌下投与　290
セファゾリン　26, 77, 96
セファレキシン　235
セファロスポリン系　26
セフォキシン　26
セフタジジム　26
全血凝固時間　35
穿孔　60–64, 66–68, 73–79, 91, 92, 95, 239–241
穿刺
　—穿刺検査　12
　—胸腔穿刺　18, 20
　—胃腔穿刺　82–84
　—膀胱穿刺　140–142, 145, 151
　—腹腔穿刺　63, 231, 232
前十字靭帯断裂　206–210
全身性炎症反応症候群(SIRS)　27, 64, 104, 255
喘息　17, 20
蠕動　60–62, 68, 90, 148, 240, 241
前房シャントインプラント　217
前房出血/眼内出血　211–213, 215, 222, 223, 246

そ

造影
　—消化管造影　63–65, 68, 74, 92
　—脊髄造影　183–185
　—静脈性尿路造影/逆行性尿路造影　204
造影剤　204
早産　170
創傷被覆剤　227
続発緑内障　215, 216, 218, 219
蘇生法(心肺蘇生)　267–278

た

体温上昇　63, 91, 166, 254, 257
体温低下　167, 171, 232
体腔内出血　33, 231
胎子の過大/失位　170
代謝水　297
代謝性アシドーシス　61, 63, 92, 109, 118, 119, 128, 131, 249, 250, 296–298
代謝性アルカローシス　99, 104, 294, 296, 297
第Ｘａ因子　35, 50
　—第Ｘａ因子阻害剤　36, 37
体重減少　97, 118, 122
対症療法　36, 51
大腿骨骨折　195, 202–204
大腿静脈　280

大腿動脈　47, 48
第Ⅱa因子(トロンビン)　50
体表冷却法　256, 257
多飲多尿　118, 162, 249
多臓器機能障害症候群(MODS)　104, 255
多臓器不全　33, 190, 254, 256
脱水の基準　129
ダナパロイド　35, 36
ダブルバブルサイン/ボクシンググローブサイン　80
タマネギ中毒　244
ダルテパリン　35, 51, 52, 306, 307
短鎖脂肪酸　97
炭酸脱水酵素阻害薬(CAI)　217, 218
単純性胃拡張　80, 81
端々吻合　73, 95, 155
短頭種　221, 256
短頭種気道症候群　17
蛋白摂取制限　98
蛋白分解酵素阻害薬　26, 35, 36, 307
蛋白漏出性疾患　47, 307

ち

チアノーゼ　16, 20, 29, 40, 41, 48, 244, 251, 252
チモーゲン　102
チモロール　217–219
中心静脈圧(CVP)　269
中心静脈カテーテル留置　299–301
中心静脈血酸素飽和度($ScvO_2$)　269, 276
中枢神経障害/中枢神経症状　115–117, 238, 239, 246, 255, 294
中毒　237–253
中皮腫　40, 44
腸炎　90, 91, 93
超音波検査　12, 18, 48, 68, 92, 93, 106, 129, 141, 231
—超音波ガイド　43, 232
—眼科超音波検査　216
—心エコー図検査　41
超音波破砕装置　143
腸重積　90–96
聴診　17, 40, 54, 62, 91, 270
腸切開/腸管切除/端々吻合　73
直腸内投与　291
チョコレート中毒　243, 244
沈うつ　40, 54, 91, 97, 126, 140, 243, 246, 249
鎮静薬　20
鎮痛　109, 196
鎮痛薬　20, 109

つ

椎間板物質　180, 184, 186, 188
椎間板ヘルニア(胸腰部)　180–189
対麻痺　181
ツルゴール試験　128, 129, 140, 293

て

帝王切開　174–178
低温熱傷　226, 228
低カリウム血症　88, 99, 104, 119, 130, 140, 145, 149, 245, 294, 298, 302
—カリウムの補充(補正)　119, 130, 295
低カルシウム血症　128, 172, 190, 192, 234, 249
低血圧　27, 54, 58, 123, 174, 230, 256, 269
低血糖(症)　54, 99, 114–117, 122, 124, 130, 192, 245, 256, 290
低体温　48, 54, 123, 126, 174, 249, 251, 252
—治療的低体温　276
低蛋白血症　307
低張性脱水(Na欠乏性脱水)　293, 294
低張性輸液剤　298
低ナトリウム血症　122, 130, 294
低分子ヘパリン　26, 35, 36, 50–52, 233, 306, 307
低マグネシウム血症　82, 302
低リン血症　245, 302
デキサメサゾン　20, 31, 123, 124, 192, 218, 224, 289, 315
デキストラン　24, 299
デテミル　120
デブリードマン　228
テルブタリン　20, 315
てんかん　190
てんかん重積　190–194
てんかん発作　190
電気的除細動　275
点状出血　33

と

糖化アルブミン/糖化ヘモグロビン　119
瞳孔対光反射(PLR)　211, 212, 222, 223
瞳孔不同　221, 222
橈尺骨骨折　195–201
洞徐脈　54
糖新生/糖消費　114
橈側皮静脈　280, 281
糖代謝　23, 99
等張性脱水(混合性脱水)　293, 294
等張性輸液剤　298
疼痛　48, 91, 95, 221, 227
糖尿病　104, 118–121
洞不全症候群　54, 57
動脈血酸素含量　18, 24, 25
動脈血酸素飽和度(SpO_2)　18, 256, 269, 276
動脈血二酸化炭素分圧($PaCO_2$)　16, 269, 276, 296, 297
動脈血酸素分圧(PaO_2)　16, 18, 269, 276
動脈分岐部　47
投薬方法　286–291
動揺胸　17
ドキサプラム　290, 315
特発性てんかん　191
トコンシロップ　238, 239
怒張(頚静脈)　23, 41, 280
ドパミン　25, 83, 131, 315
ドパミン受容体　110, 238
ドブタミン　25, 83, 131, 289, 315
トラネキサム酸　238, 239, 315
トリアージ　9, 11
トリアージタッグ　11
トリプシノーゲン/トリプシン　102
努力性呼吸　16, 17, 40
ドルゾラミド　217–219
ドレーン/ドレーンチューブ　20, 71, 75, 95

な

内視鏡検査　12, 68
—内視鏡による摘出　63, 69, 70, 71
—下部消化管内視鏡検査　93, 94
ナックリング　48, 204
ナロキソン　274, 287, 315
軟口蓋過長　17, 256
難産　170

に

ニコチン様作用　246, 247
二次救命処置(ALS)　267, 268, 272
二次止血異常　33
ニトロプルシド　20, 315
乳酸リンゲル液　298
乳び胸/乳び　17, 18
尿管結石　137, 140–142, 146
尿管ステント　148
尿管切開術　145–147
尿管閉塞　137, 140, 145, 148
尿検査　12, 98, 128, 140, 151, 255
尿酸塩　137, 139, 141
尿沈渣　128, 141
尿糖　119, 128
尿道カテーテル　142–144, 152–154
尿道結石　137
尿道栓子　137
尿道造瘻術　155–160
尿道損傷　151–161
—尿道損傷部の縫合　155
尿道粘膜　147, 156–159
尿道閉塞　137, 140, 142
尿毒症　126, 140
尿比重　128
尿量　11, 88, 126, 127, 129, 130, 134, 241, 293, 297
尿路閉塞　137–150
妊娠期間　170

ね

ネギ中毒　244
猫伝染性腹膜炎(FIP)　40, 103, 127
熱傷　226–229, 294
熱中症　254–259
捻髪音　17

の

脳圧　98, 190, 256
膿胸　17, 60
膿汁/膿液　18, 162–164
ノルエピネフリン　25, 83, 256, 315

は

肺炎　17, 235
敗血症　27, 61, 91, 235
敗血症性ショック　27, 61, 91, 235
肺血栓(症)　16, 17, 33
肺高血圧　190
肺挫傷　17
肺水腫　17, 51, 54, 249, 276, 307
バイタルサイン　10
バイトブロック　83, 263
肺内シャント　16
排尿不全　181
排膿　163, 167
肺胞気動脈血酸素分圧較差($A\text{-}aDO_2$)　18
肺胞低換気　16
肺胞パターン　18
パイロットチューブ　310, 311
ハインツ小体性溶血性貧血　192, 244, 250
バクテリアルトランスロケーション　62, 91, 258
跛行　48, 246
破砕赤血球　34
播種性血管内凝固(DIC)　26, 33–37, 233, 307
バソプレシン　274, 315
発咳　16
白血球数　27
—白血球数増加　104, 163
発情回帰　167
発情出血　162
発熱　91, 104, 162, 192, 235, 293, 302
バリウム　64, 68, 92, 94
バルーンカテーテル　143, 144, 153
パルスオキシメーター　18, 272
バルビツール系抗痙攣薬　252
瘢痕　226, 228
ハンセンタイプⅠ型/Ⅱ型　180
パンティング　16, 19

ひ

皮下気腫　17, 64
皮下投与　291
非クロム親和性傍神経細胞腫　40
非再生性貧血　306
微小血栓形成　33, 307
脾静脈　47, 82, 87
皮疹　226
ヒスタミン　25, 29, 30, 31, 226
非ステロイド系抗炎症薬(NSAIDs)　197, 213, 224, 227, 250
肥大型心筋症　40, 48, 50, 55
ビタミンK1　245, 246
ビタミンC(アスコルビン酸)　251
ビタミンB1　192, 193
ヒドロキシエチルデンプン(HES)　24, 299
ピペラシリン・タゾバクタム　26
肥満　104, 170, 209, 254, 279
病理組織学的検査　108, 227, 232
びらん　226
ピレスロイド中毒　248
ピロカルピン　217–219
頻呼吸　40, 48, 249, 251
貧血　306
頻脈　16, 25, 54, 55, 58, 231, 244, 251
頻脈性不整脈　54, 55, 57, 59

ふ

ファモチジン　76, 99, 250
フィゾスチグミン　252
フィブリノーゲン　34, 49, 50
フィブリン　49, 50, 239
フィラリア予防薬による中毒　251, 252
フェザーリング　172
フェニレフリン　315
フェノキシベンザミン　187
フェノバルビタール　192, 193, 248, 289, 315
フェンタニル　76, 96, 109
—フェンタニルパッチ　109
フォメピゾール　250
不穏　23
フォンダパリヌクス　35, 36
不感蒸泄　297
不均衡症候群　131
腹腔鏡　108
腹腔穿刺　63, 231, 232
副交感神経作動薬　217, 218
副試験　308, 309
副子固定　198–201
副腎皮質機能亢進症(クッシング症候群)　47, 104
副腎皮質機能低下症(アジソン病)　122
副腎皮質ホルモン製剤　123
腹水　40, 86, 97, 106, 164, 231, 232
腹大動脈　47–49
腹痛　104
腹部膨満　91, 162, 231
腹壁ヘルニア　202
腹膜炎　71, 86, 91, 95, 106, 134, 163, 164
腹膜透析(PD)　131–134
—腹膜透析カテーテル　132
—透析液　133
浮腫　29, 97, 226, 251, 307
—咽頭浮腫/喉頭浮腫　23, 30, 262
—腸管浮腫　62, 91
—脳浮腫　97, 116, 120, 190, 192, 241, 258
—脊髄浮腫　184, 186
—角膜浮腫/網膜浮腫/結膜浮腫　211, 215, 221
不整脈　25, 54–59
不全麻痺　48, 182, 183, 204
ブドウ糖(液)　116, 120, 130, 192, 245, 256, 290, 299
ぶどう膜炎　215, 216, 218, 222, 223
ぶどう・レーズンによる中毒　251
ブトルファノール　20, 76, 96, 109, 173, 315
ブナゾシン　217
不妊手術　164

ブプレノルフィン　20, 76, 96, 109, 315
部分閉塞(腸管)　61, 92
プラスミノーゲン　49, 50
プラスミン　49, 239
プラゾシン　187
プラリドキシム(PAM)　242, 247, 315
ブリモニジン　217
プリン尿石　137, 138
フルクトサミン　119
フルドロコルチゾン(酢酸フルドロコルチゾン)　123
フルマゼニル　100, 242, 274, 315
プレドニゾロン　20, 117, 124, 315
フローバイ法　19
プロカインアミド　57, 58, 82
プロジェステロン受容体拮抗薬　167
プロジェステロン値　167
プロスタグランジン(PG)$F_{2\alpha}$　165–167
プロスタグランジン(PG)関連薬　217, 218
フロセミド　20, 131, 315
プロパンテリン　187
プロプラノロール　82
プロポフォール　173, 192, 193
プロリゲストン　165
分岐鎖アミノ酸　99
分娩(正常)/遅延/徴候　170, 171
糞便検査　92

へ

平均血圧(MAP)/平均動脈血圧　269, 276
閉塞
　—気道閉塞　16–19, 262
　—消化管閉塞　60–78, 90–96
　—胆道閉塞　111
　—尿路閉塞　137–153
閉塞解除(尿道)　142
閉塞隅角緑内障　215
閉塞性ショック　23
ベタキソロール　218
ベタネコール　187
ヘパリン(未分画)　26, 35, 36, 50–52
ヘモグロビン濃度　24, 25, 233
ベラパミル　56, 57
ヘルニア
　—胸腰部椎間板ヘルニア　180–189
　—横隔膜ヘルニア　18, 202
　—腹壁ヘルニア　202
ペルメトリン中毒　248
片側椎弓切除術　186
ベンゾジアゼピン拮抗薬　100
ベンゾジアゼピン様物質　97
ペントバルビタール　192

ほ

膀胱穿刺　140–142, 145, 151
芳香族アミノ酸　97, 99
房室ブロック　54–56
房水フレア　211
房水流出障害　217
乏尿　24, 127, 140
ホスホジエステラーゼ　51
ホスホジエステラーゼ阻害薬　57, 59
ホスホリパーゼA_2　31, 103
母体側の要因　170, 171
発赤　29, 226, 227, 235
保定　10, 264, 280, 281

ま

マウス・ツー・ノーズ法　263
麻酔/麻酔薬　173, 178, 179, 192
マスク/マスク法　18, 19, 262, 263
末梢血管　23, 25, 29–30, 174, 239, 273, 274, 279, 291
麻痺　11, 48, 50, 158, 181–183, 204, 246, 249
　—四肢/後躯麻痺　48, 50, 204
　—膀胱麻痺　158
マロピタント　77, 96, 110
慢性腎臓病(CKD)　126, 128, 140, 149
マンニトール　99, 131, 192, 218, 256, 315

み

ミソプロストール　250
ミダゾラム　191–193
ミニチュア・シュナウザー　104
ミニチュア・ダックスフンド　29
ミネラルコルチコイド　122–124
脈　270
ミルベマイシン中毒　252

む

無気肺　17
無呼吸　23
ムスカリン様作用　246, 247
無尿　24, 126–136, 140, 250, 251, 258
無脈性心室頻拍　268
無脈性電気活動(PEA)　268, 272, 273

め

迷路試験　216
メキシレチン　57, 59
メシル酸ガベキサート　26, 35
メシル酸ナファモスタット　26, 35, 307
メディエーター　29, 30, 31, 102
メデトミジン　238, 239
メトカルバモール　248
メトクロプラミド　77, 88, 96, 110
メトヘモグロビン血症　242, 246, 250, 251
メトロニダゾール　98, 99, 101, 110, 243
メルカプタン　97
綿球落下試験　216

も

毛細血管再充満時間(CRT)　23, 41, 128, 129, 140
毛様体光凝固術　217
モキシデクチン中毒　252
もやもやエコー　48
モルヒネ　76, 96, 289
モンテプラーゼ　49
門脈体循環シャント　97, 98, 100, 116, 190

や

薬剤感受性試験　18, 110, 128, 134, 141, 151, 153, 186, 228
薬剤投与/薬物投与　19, 30, 273, 274
薬剤投与経路　279–291

ゆ

有機リン中毒　246, 247
幽門洞　80, 86, 87
遊離脂肪酸　114, 118
輸液　24, 82, 99, 108, 119, 123, 129, 184, 232, 234, 241, 256, 276, 292–303
　—骨髄内輸液　289
　—輸液量　129, 297
輸液ライン　292, 303
輸血　25, 233, 304–312
　—輸血量　309, 310
　—輸血用抗凝固液(保存液)　310
　—輸血速度　312

よ

ヨークシャー・テリア　104
翼状針　83, 84, 292
予測水分喪失量　297, 298
ヨヒンビン　239

ら

ラクツロース　98–101
ラタノプロスト　218, 219
ラニチジン　31, 250, 315
卵巣・子宮全摘出術　164

り

リドカイン　25, 26, 57, 82, 88, 109, 274, 287(気管内投与), 289, 315
利尿薬　20, 99, 131, 241, 295, 315
リムサイン　129
流涎　80, 97, 167, 191, 246, 248, 252
留置針　279, 281, 282, 285, 292
流涙　211, 215
緑内障　215–220
緑内障視神経症(GON)　215, 217
リンゲル液　298
リン酸デキサメサゾン　192
リンの補充　119, 120
リンパ腫　40, 42, 44, 230, 234

れ

冷却処置　227, 256, 257

ろ

漏出液　18, 71, 86
露出性角膜症　222
肋間/肋間動静脈　20

わ

ワクチン　29, 30, 32, 304–306
ワルファリン(抗凝固療法)　51
ワルファリン(中毒量)　245

欧文

α作用　30, 273
α_1遮断薬　217
α_2作動薬　238
ACTH 刺激試験　115, 123, 125
ADP　51
A/G 比　97
ALS　267, 268, 272
APTT　34
ARDS　17, 63, 64, 66, 91, 92, 255
ATLS　234, 235
β作用　30, 273, 291
β遮断薬　55, 217, 218, 244
βヒドロキシ酪酸　118
βラクタム系　26
β_2作動薬　294, 295
BE　297
BLS　267, 268, 270, 275
Ca チャネル拮抗薬　56, 57
CAI　217, 218
COX　51, 250
crescent-in-doughnut sign　93
CRP　63, 91, 106, 107, 163
CRT　23, 41, 128, 129, 140
CSF 検査　12, 191
CT 検査　68, 94, 142, 184, 191
CTZ　238, 239
CVP　269
D-dimer　34
DER　302
DIC　26, 33–37, 233, 307
Disk bulge　180
DOCP　124
ECF-A　30
$EtCO_2$　268, 269, 272, 276
FDP　34
FIC　137
FiO_2　269
FLUTD　137, 139
GABA(γ-アミノ酪酸)　97
G-CSF　236
G-I 療法　294, 295
GON　215, 217
H_2受容体拮抗薬　76
HES　24, 299
IgE　29
IPPV　269
LA/Lo 比　50
LMN 徴候　181, 182
MAP　269
MDR1 遺伝子　251, 252
MODS　104, 255
MPSS　20, 31, 184, 185, 192, 315
MRI 検査　184, 191
N-アセチルシステイン(NAC)　242, 245, 251
N-アセチル-P-キノネミン　250, 251
Na チャネル遮断薬　57, 58
Na^+/K^+-ATP アーゼ活性　97
NPH インスリン　120
NSAIDs　197, 213, 224, 227, 250
P 波　55
$PaCO_2$　16, 269, 276, 296, 297
PAM　242, 247, 315
PaO_2　16, 18, 269, 276
PEA　268, 272, 273
PGA　167
$PGF_{2\alpha}$　165–167
PLI　104
PLR　211, 212, 222, 223
pseudokidney sign　93
PT　34
QRS 群　55
R 波　41
Refeeding syndrome　302
RER　302
ROSC　267–269
S-アデノシルメチオニン(SAMe)　242, 245
SAP　24, 27, 83, 88, 257, 269
$ScvO_2$　269, 276
SIRS　27, 64, 104, 255
SpO_2　18, 256, 269, 276
SRS-A　30
target sign(doughnut sign)　92, 93
TCA 回路　118
TLI　104
t-PA 製剤　49, 51
TXA_2　51
UMN 徴候　181, 182
UPC　128
VF　54, 55, 268, 273, 275, 276
VT　48, 54–56, 82, 268
Wind-up 疼痛　112
X 線検査　12, 17, 41, 63, 80, 92, 106, 141, 152, 183, 196
X 線不透過性/透過性異物　63, 64

数字

I 型アレルギー反応(即時型過敏性反応)　29
1 号液(開始液)/2 号液(細胞内液補充液)/3 号液(維持液)　298
3 相モデル　275
3 方向(X 線)　17, 198
4 号液(術後回復液)　299
5%ブドウ糖液　299

監修者プロフィール

岡野昇三(おかの しょうぞう)

1962年東京都生まれ。獣医学博士，北里大学獣医学部教授。1992年日本獣医畜産大学(現・日本獣医生命科学大学)大学院獣医学研究科博士課程修了。北里大学獣医畜産学部助教授などを経て，2008年北里大学獣医学部教授および同附属動物病院長に就任し，現在に至る。公職として，日本獣医師会学会幹事，日本獣医学会評議員などを務める。その他所属学会は，Veterinary Emergency and Critical Care Society，日本麻酔学会，日本Shock学会など。主な著書に『ポイント解説 犬と猫の救急治療のABC』(インターズー)，『獣医内科学 第2版』(分担執筆，文永堂出版)など。

犬と猫の救急医療プラクティス

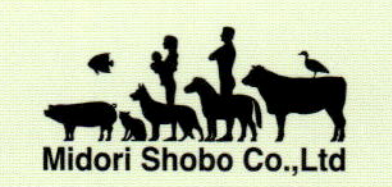

2016年1月20日　第1刷発行

監修者……………………岡野昇三

発行者……………………森田　猛

発行所……………………株式会社 緑書房
〒103-0004
東京都中央区東日本橋2丁目8番3号
TEL 03-6833-0560
http://www.pet-honpo.com

編　集……………………池田俊之，村上美由紀

カバーデザイン………メルシング

印刷・製本……………アイワード

ISBN978-4-89531-249-3 Printed in Japan
落丁，乱丁本は弊社送料負担にてお取り替えいたします。